Maria Becker

Begegnung im Niemandsland – Musiktherapie mit
schwermehrfachbehinderten Menschen

Beiträge zur Integration
Herausgeber/Herausgeberin: Volker Schönwiese und Gabriele Rath
Internet-Volltext-Bibliothek BIDOK: http://bidok.uibk.ac.at/

Für Jan-Peter, Sonja, Andy, Regid, Rolf, Nihaya, Martin, Sabine und Uta, mit denen gemeinsam ich viel gelernt habe.

Maria Becker

Begegnung im Niemandsland – Musiktherapie mit schwermehrfach- behinderten Menschen

Mit einem Vorwort von Dietmut Niedecken

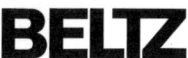

Lektorat: Gabriele Pannwitz

© 2002 by Beltz Verlag · Weinheim, Berlin, Basel
Herstellung: Monika Bock
Satz: Wiesjahn Satz- und Druckservice, Berlin
Druck: Heenemann GmbH & Co, Berlin
Umschlaggestaltung: Wiesjahn Satz- und Druckservice, Berlin
Printed in Germany, Juni 2002

ISBN 3-407-56184-9

Inhalt

Danksagung

Dieses Buch hätte ich ohne die Unterstützung anderer Menschen nicht schreiben können. Ihnen allen möchte an dieser Stelle ausdrücklich danken. Dietmut NIEDECKEN hat die Ideen und Gedanken, die in diesem Buch vorgestellt werden, von Beginn an ermutigend und verstehend unterstützt. Dies ermöglichte mir, sie trotz der sie bestimmenden Schwierigkeiten und Widersprüchlichkeiten durchzuhalten und konzeptionell auszuführen.

Mit Hilfe der Begleitung von Dagmar HIRSCH gelang es mir nach und nach, mich dem Niemandsland in mir zu stellen. Ohne diesen Prozess wäre es mir unmöglich gewesen, das in der Beziehung zu den schwerbehinderten Menschen bestimmend werdende Niemandsland aushalten und verstehen zu können.

Die Auseinandersetzungen mit Karl-Josef PAZZINI waren ein herausfordernder Widerpart in der Ausformulierung des eigenen Standpunktes.

Die Bestärkung und Ermutigung, die ich von meinen Freundinnen und Freunden erfahren habe, die auch in der kritischen Lektüre und Diskussion teilweise umfangreicher Manuskript-Abschnitte bestand, waren mir von Beginn an sehr wichtig. Hier möchte ich vor allem Hans-Peter SPLITTLER-MASSOLLE, Barbara DEHM-GAUWERKY, Rolf HEMLEP, Florence KARRES, Roswitha DÜSTERHÖFT und Peter ROESLER-GARCIA nennen.

Karl-Heinz KLÄREN war mir eine große Hilfe, da er sowohl das Manuskript der Dissertation wie das des vorliegenden Buches in sorgfältiger Weise auf sprachliche Mängel hin korrekturgelesen hat.

Ganz besonders möchte ich meiner Lebenspartnerin Gabriele RAU danken, nicht nur für ihr kritisches Verständnis, das sie der jahrelangen Arbeit an diesem Buch entgegenbrachte, sondern vor allem auch für die Unterstützung und herausfordernde Bestätigung, die ich in der Beziehung zu ihr gefunden habe.

Maria Becker

Vorwort

Das Buch, das hier von Maria BECKER vorgelegt wird, kenne ich von seinen ersten Anfängen an und habe dessen langen und schwierigen Entstehungsprozess zuzeiten intensiv, zuzeiten wohl wollend-kritisch von Ferne begleitet. Von Anfang an war ich überzeugt, dass die hier vorgestellte Arbeit der Öffentlichkeit unbedingt zugänglich gemacht werden sollte. Der Idee zu dem Buch ging eine Supervision voraus, die Maria BECKER im Rahmen ihres Musiktherapie-Studiums und auch noch darüber hinaus bei mir nahm. Wenn sie in ihren Stunden von Jens, von Anna, oder auch von anderen schwermehrfachbehinderten Menschen und ihrer Arbeit mit ihnen erzählte, fühlte ich mich oft, als wohnte ich einem Akt von ungeahnter Innigkeit und Zartheit bei, als sei ich unvermittelt in einem Heiligtum gelandet, in welchem ich Zeugin einer tiefen Menschlichkeit, aber zugleich auch von äußerster Verzweiflung und Beziehungslosigkeit wurde. Damals schon war meine Bewunderung für die Fähigkeit Maria BECKERS groß, sich in solcher Weise auf Menschen einzulassen, die dazu prädestiniert erscheinen, einfach nur »aussortiert« zu werden. So war ich denn auch sehr froh, als sich die Gelegenheit ergab, dass diese Arbeit hier in der Reihe »Beiträge zur Integration« erscheinen konnte.
Es ist ein langer und schwieriger Prozess, auf den Frau BECKER sich eingelassen hat – zunächst in der Arbeit mit ihren PatientInnen, und sodann noch einmal in dem Prozess des Schreibens, in dem Versuch, das kaum Fassbare, welches sie erlebt hat, in eine Sprache zu bringen, die für Außenstehende deutlich macht, was diese Arbeit bedeutet und was sie daraus gelernt hat, was wir alle daraus lernen können und sollten. Eine Vorform dieses Buches legte Maria BECKER als Dissertation vor. Diese Vorform war noch so schwer zugänglich, dass ich große Zweifel hatte, ob je mehr als ein paar Experten davon etwas würden lernen können. Umso bewundernswerter erscheint mir, dass die Autorin nun, noch einmal zwei Jahre nach der Promotion, ein Buch vorlegt, das zwar nicht etwa als leichtgängige Lektüre bezeichnet werden kann, das aber auf durchaus zugängliche Weise die therapeutischen Prozesse und deren soziokulturelle Voraussetzungen darstellt. Dadurch wird uns ermöglicht, Einblick zu gewinnen, und dies muss zuallererst Bewunderung auslösen – für die Einfühlung, das Beharrungs-

vermögen und die Bereitschaft der Autorin, sich in ganzer Person Menschen zur Verfügung zu stellen, die dies auf existenzielle Weise brauchen, ohne je eine Chance zu haben, das, was sie brauchen, auch aktiv einfordern zu können. Über die Bewunderung können wir freilich, von der Autorin geleitet, hinausgehen; mit ihren differenzierten theoretischen Ausführungen nimmt Maria BECKER uns an der Hand und zeigt uns, was in solcher Arbeit geschieht, dass es lehrbar und lernbar ist, aber auch, dass dieses Tun einen Lernprozess von kultureller Tragweite mit sich bringt.

Es mag auf den ersten Blick verwunderlich, vielleicht gar befremdlich erscheinen, dass ausgerechnet die Arbeit mit Menschen, die der Sprache nicht im Geringsten mächtig sind, zu ihrem Verständnis höchst komplexe Gedankengänge und weit in die Kulturtheorie ausgreifende Reflexionen erfordert. Im Verlauf des Buches wird dieses verständlich werden – die Komplexität der Gedanken spiegelt wider, was Maria BECKER als eine Folge des von ihr so genannten »Rationalen Mythos« erkennt und beschreibt. Der »Rationale Mythos« grenzt, dies wird im Buch in vielerlei Weise gezeigt, Erfahrungsbereiche aus, die für unser aller Sein und Erleben zwar konstitutiv sind, die aber sich auf Grund ihrer dyadischen Struktur einer sprachsymbolischen Formulierung sperren müssen. Nachdem ich selbst in »Namenlos. Geistig Behinderte verstehen« gezeigt habe, wie vermittels fantasmatischer Zuordnungen ein Reich des Ausgegrenzten eingerichtet wird, welches ich die »Institution Geistigbehindertsein« genannt habe, können die Darstellungen Maria BECKERS darüber hinausgehen und deutlich machen, wie diesen Insitutionalisierungsprozessen das kulturelle Muster der Subjekt-Objekt-Trennung zu Grunde liegt. Diese verabsolutiert sich, indem sie alle diese Trennung aufhebenden Erfahrungen ins Aus drängt – und zwar auf Kosten all jener Menschen, die sich auf Grund ihrer Lebensumstände nie als Subjekte von ihrer Objektwelt absetzen können. Ein solches Erleben kann in der Subjekt-Objekt-Trennung nicht gedacht werden. Damit muss jede sprachliche Annäherung an solche Erfahrung die Anstrengung unternehmen, die Quadratur des Kreises zu konstruieren.

In der letzten Phase der Arbeit Maria BECKERS an ihrem Buch ereignete sich eine befremdliche und zugleich sehr bezeichnende Fehlleistung. Sie pflegte mir in dieser Zeit ihre jeweils überarbeiteten Kapitel per E-Mail-Anhang zu schicken, damit ich sie noch einmal lesen könne. Eines Tages fand ich in einem solchen attachment einen Text, der mir auf eine erschreckende Weise fragmentiert, zugleich größenwahnsinnig-überladen, dabei ohne jede Konsistenz, ohne jeden roten Faden erschien. Beim Lesen machte ich ein Wechselbad an Gefühlen durch: Wut – war es doch eine mir unerträgliche Zumutung, dass ich etwas derart Inkonsistentes und Unverständliches zum Lesen vorgelegt bekam – Panik: hatte ich doch dieses Buch den Herausgebern der Reihe empfohlen – Scham: hatte ich zudem Maria BECKER bereits versprochen, ein Vorwort zu schreiben – Mitleid: erschien mir Maria BECKER doch nun als eine Art Behinderte mit intellektuellem Größenwahn. Der Gedanke, mein Name sollte mit dem grotesken Produkt einer derart »Verrückten« in der Öffentlichkeit in Verbindung gebracht werden, ja, ich sollte noch öffentlich solchen »größenwahnsinnigen Schwachsinn« (wie mir das Geschriebene erschien) als »aus meiner Schule stammend« vertreten, war mir aufs Äußerste peinlich. Insgesamt fühlte ich mich zuinnerst angegriffen, und da ich mich aus meinem Vorwort-Versprechen nicht herausstehlen konnte (wie ich es gerne getan hätte), entstand in mir das Bedürfnis, die Autorin zu gängeln, den Text zurechtzustutzen, nach meinen Vorstellungen zu gliedern, ja völlig umzuschreiben, damit ich mich mit ihm nicht hoffnungslos in der Öffentlichkeit kompromittieren würde. Bei all diesen heftigen Fantasien verlor ich völlig das Vertrauen in Maria BECKER, deren Denkschärfe und Ausdrucksfähigkeit mir doch eigentlich seit langen Jahren bekannt war. Plötzlich erschienen mir auch die anderen Texte, deren überarbeitete Version ich vorliegen hatte, fragwürdig, ich konnte mit ihnen nichts mehr anfangen, aller Sinn schien mir zusammenzubrechen.

Es stellte sich bald heraus, dass der Anhang ein falscher war, dass Maria BECKER mir an Stelle einer anderen versehentlich eine Datei geschickt hatte, in welcher sie allerlei Bruchstücke aus den einzelnen Kapiteln des Buches, angefangene Gedanken, die sie dort nicht weiterverfolgen konnte, kleine Exkurse etc., einfach wahllos abgespeichert hatte, sozusagen als Notizensammlung, in der Überlegung, das derart Ausgeschlossene könne eines Tages doch im Ganzen noch seinen Sinn finden.

Die Heftigkeit meiner Reaktion mag wohl verwundern. Sie zeigt mir – im Nachhinein – mit welcher Gegenübertragung ich auf den Gegenstand dieses Buches reagierte; wie leicht ich zu verwickeln war in eine Interaktion, die sehr viel Ähnlichkeit hat mit der affektiven Situation von Menschen, die sich mit einem Gegenüber – ihrem Kind, ihrer PatientIn, Betreuten – in einer unauflösbaren, aber für sie unverständlichen und aufs Äußerste beängstigenden Interaktion finden, einer Interaktion, die durch nichts Gemeinsames, Haltendes, durch keine soziokulturelle Selbstverständlichkeit mehr getragen zu werden scheint und quasi aus dem Nichts heraus blindlings Strukturen schaffen muss. Fluchtpunkt des Buches ist nun genau die Hoffnung, die Maria BECKER mit jener mir irrtümlich gesendeten Datei verband: dass das fragmentierte, sinnlos scheinende, unbrauchbare Ausgeschlossene eines Tages doch noch im Ganzen seinen Sinn finden werde. Um dieses Ziel ringt sie in diesem Buch mit jedem Satz. Wer liest, wird dieses Ringen mit vollziehen müssen, und dies wird nicht immer einfach sein, intellektuell nicht und insbesondere emotional nicht. Wer liest, wird jedoch auch an der Hoffnung und der Menschlichkeit Anteil haben, die das ganze Buch durchziehen und es zu einer zutiefst bewegenden Lektüre machen.

Hamburg, im Dezember 2001   *Dietmut Niedecken*

1. Einführung

Mit diesem Buch möchte ich Erfahrungen und Erkenntnisse weitergeben und zur Diskussion stellen, die ich in der von mir durchgeführten Musiktherapie mit schwermehrfachbehinderten Menschen gesammelt und bearbeitet habe. Es wendet sich in erster Linie an Menschen, die im Rahmen ihrer Berufsarbeit, aber auch auf Grund persönlicher Bindungen mit schwermehrfachbehinderten Menschen in Beziehung stehen. Ich hoffe, dass ihre Erfahrungen und ihr Erleben in den hier vorgestellten Überlegungen angesprochen werden. Diese Überlegungen können und sollen Anregung und Hilfe sein, wenn sie sich im Kontakt mit dem schwermehrfachbehinderten Menschen und den dort auftretenden Empfindungen und Seins-Zuständen manchmal isoliert und allein fühlen und sie sich mit überwältigenden inneren und äußeren Schwierigkeiten konfrontiert sehen.

Damit der mit dem schwermehrfachbehinderten Menschen geführte Dialog als solcher von der nichtbehinderten BeziehungspartnerIn[1] mitgetragen werden und damit überhaupt in Erscheinung treten kann, ist es von besonderer Bedeutung, dass diese mit ihren Empfindungen und Erfahrungen in einem gesellschaftlichen Diskurs aufgehoben ist. Dieser ist jedoch äußerst prekär. Denn öffentlich wird diskutiert, ob das Leben schwermehrfachbehinderter Menschen überhaupt sinnvoll und lebenswert ist, ob nicht passive oder gar aktive Sterbehilfe die angemessene menschenwürdige ›Behandlung‹[2] sei. Hierdurch wird der Bezug zu dem von schwerer Behinderung betroffenen Menschen für die nichtbehinderte BeziehungspartnerIn zu einer Zerreißprobe und konfrontiert letztere mit einer unerträglichen Spannung.

---

[1] In meinen Formulierungen möchte ich die Tatsache der menschlichen Zweigeschlechtlichkeit berücksichtigen, die in der sprachlichen Gleichsetzung von Allgemeinheit und Männlichkeit geleugnet wird. Dies führt notwendigerweise zu sprachlichen Brüchen und Unförmigkeiten, die auf gesellschaftliche Widersprüche im Zusammenhang von Herrschaftsformen, Sprache und Geschlecht weisen.

[2] Siehe z. B. die ›europäische Konferenz zu medizinischen Fragen in der Behandlung von Patienten im Wachkoma‹ ZIEGER, A. (1995) oder die Diskussion über die Einführung einer Bioethik-Konvention, mit der wissenschaftliche Experimente an nichteinwilligungsfähigen Personen unter bestimmten Bedingungen erlaubt werden soll. ARP, D. (1995).

Ich möchte mit diesem Buch einen Weg zeigen, der mir half, die Beziehung zum schwermehrfachbehinderten Menschen aufrechtzuhalten, ohne das extreme Spannungsfeld leugnen zu müssen, in dem er lebt.

Dieser Weg beschreibt die Möglichkeiten und Grenzen in der psychotherapeutischen Arbeit mit ihnen als eine ganz spezifische Art des In-Beziehung-Seins. Dem psychoanalytischen Ansatz entsprechend ist der Fokus die therapeutische Beziehung und damit der hier in Erscheinung tretende zentrale Konflikt, mit dem ich als nichtbehinderte Therapeutin konfrontiert und in den ich verwickelt bin. Aus der Analyse dieses Konfliktes heraus habe ich ein Konzept der Schwermehrfachbehinderung entwickelt, in dem diese als eine besondere Art der Interaktionsstörung deutlich wird. Dieses Konzept möchte ich in diesem Buch vorstellen und diskutieren.

Die hier dargelegten Einsichten, Konzepte und Überlegungen sind gleichermaßen für Menschen bedeutsam, die mit schwermehrfachbehinderten Menschen in einem pädagogischen, erzieherischen oder pflegerischen Arbeitszusammenhang stehen. Denn auch ihre Arbeit ist stets in Gefahr, von den grundlegenden Beziehungsschwierigkeiten des schwermehrfachbehinderten Menschen unterminiert zu werden. Diese Schwierigkeiten schlagen sich im Bewusstsein der MitarbeiterIn als Empfindungen der Sinn- und Hoffnungslosigkeit der eigenen Arbeit gegenüber nieder, als Gedanken, Eindrücke und Empfindungen, die zu einer stetigen Infragestellung der eigenen Bemühungen führen und die mit der Schwere der Behinderung in Zusammenhang gebracht werden. Ähnlich wie ich mich fragte, ob es überhaupt sinnvoll ist, mit so schwer behinderten Menschen psychotherapeutisch zu arbeiten, mögen sich auch SonderpädagogInnen fragen, ob der Anspruch von Unterricht und Erziehung nicht eine immense Überforderung darstellt und an dem So-Sein des schwerbehinderten Menschen ganz vorbeigeht. Mit dem hier vorliegenden Ansatz habe ich ein Verständnis für diese Schwierigkeiten entwickelt, die so zu einer fruchtbaren und kreativen Herausforderung wurden und Begegnung da ermöglichten, wo sie nicht zu erwarten ist: im Niemandsland.

Auch für jene Psychotherapeutinnen und Psychotherapeuten, die nicht mit solch schwer behinderten Menschen arbeiten, ist die Arbeit von Bedeutung und Brisanz. Die therapeutische Beziehung ist im vorliegenden Fall durch eine Extremsituation gekennzeichnet. Auf Seiten der behinderten BeziehungspartnerIn kann weder Sprach- noch Handlungskompetenz vorausgesetzt werden. Der Bezugspunkt für das therapeutische Handeln liegt allein im Verständnis der Gegenübertragung, in der Analyse der Empfindungen der TherapeutIn. Die TherapeutIn muss – ähnlich wie in der Arbeit mit Säuglingen oder psychotischen Menschen – ein immens hohes Maß an Unsicherheit und Nicht-Wissen aushalten. Der objektive Sinn der Arbeit wie auch das Maß ihrer Qualität ist nur von innen heraus aus der Analyse des therapeutischen Prozesses in Auseinandersetzung mit Theorie bestimmbar und lässt sich weder durch die

Scheinobjektivität verbaler Verständigung noch durch den Nachweis messbarer Veränderungen oder Wirkungen ersetzen. Die Auswirkung der psychotherapeutischen Arbeit auf den Lebensalltag der PatientIn ist natürlich beabsichtigt. Sie lässt sich aber weder erzwingen, noch kann sie als Messlatte dienen, da die TherapeutIn hierauf keinen Einfluss hat, sondern dies eine Frage ist, die in den Kompetenzbereich der PatientIn fällt. Insofern tritt hier die Grund-Situation therapeutischen Handelns exemplarisch in Erscheinung. Schwermehrfachbehinderte Menschen leben häufig in einem äußerst bedrohlichen Kontext. Dieser findet Ausdruck in ihrer extremen vitalen Gefährdung auf Grund organischer Beeinträchtigungen. An sich ›harmlose‹ Erkrankungen können jederzeit zu krisenhaften Zuspitzungen führen. Euthanasie-Bestrebungen und Tötungsfantasien bestimmen und unterminieren in direkter oder subtiler Weise das Beziehungsfeld, in das sie eingebunden sind. Psychotherapeutisches Bemühen dient hier dem Ziel, die damit zusammenhängende Fixierung jeglicher Entwicklungstendenzen zu lockern, zu mildern und – wenn möglich – aufzuheben. Dadurch kann es möglich werden, dass sich auch dem schwermehrfachbehinderten Menschen der Sinn erschließt, der ihm in seinem Leben bisher als verborgener so wenig zugänglich gewesen ist.

Wer sind schwermehrfachbehinderte Menschen, wo und wie leben sie?

Die Menschen, auf die ich mich in diesem Buch beziehe, sind nicht nur jene, die von Geburt an (manchmal einer extremen Frühgeburt) schwer behindert sind, sondern auch Kinder, Jugendliche und Erwachsene, die erst zu einem späteren Zeitpunkt in ihrem Leben von einer schweren Behinderung betroffen wurden. Als Folge lebensbedrohlicher Unfälle oder Erkrankungen, vorgeburtlicher Noxen oder Geburtstraumata (häufig liegen mehrfach traumatisierende Einflüsse vor) haben sie schwere hirnorganische Schädigungen erlitten. Diese führen z.b. zu gravierenden Beeinträchtigungen des Bewegungssystems. Viele können daher ihre Bewegungen nur mühsam oder kaum steuern. Häufig können sie sich sprachlich nicht verständigen und sind allgemein in ihrer Kontaktaufnahme zur Umgebung sehr gestört. Ihr Verhalten ist mehr oder weniger stark durch autistische Züge geprägt. Ihre Aufmerksamkeit scheint überwiegend durch Stereotypien, selbstdestruktive oder selbststimulierende Verhaltensweisen gebunden. Einige leiden an cerebralen Anfällen[3]. Wieder andere ha-

---

[3] Epileptische Anfälle infolge einer Hirnstörung; ebenso gehören Menschen im Wachkoma – mit einem sog. appallischen Syndrom – dazu (siehe Seite 53).

ben zusätzlich zu einer mehr oder weniger schweren Behinderung starke psychische Beeinträchtigungen.[4]

Schwermehrfachbehinderte Menschen fallen aus den meisten gesellschaftlichen Institutionen heraus – sei es Kindergarten, Schule, Berufsarbeit, aber auch Partnerschaft und Elternschaft. Meist werden sie von ihren nächsten Angehörigen betreut. Wenn diese sie nicht mehr versorgen können, bleibt für viele nur noch das Pflegeheim, da die Plätze in den auf ihre Belange zugeschnittenen kleineren Wohneinrichtungen nicht ausreichen, um den Bedarf zu decken. Seit einigen Jahren gibt es Einrichtungen, in denen schwermehrfachbehinderte Menschen tagsüber betreut werden. Der Personenkreis solcher Tagesförderstätten hängt eng mit Größe und Qualität des regionalen Netzes der jeweiligen Sondereinrichtungen zusammen. Seit die Sonderschulen für Körper- und/oder Geistigbehinderte beginnend mit den 70er-Jahren über entsprechende pädagogisch-therapeutische Konzepte verfügen und sie angesichts abnehmender Schülerzahlen unter Rechtfertigungsdruck geraten sind, sind sie zunehmend auch für die Beschulung schwermehrfachbehinderter Kinder zuständig. Dementsprechend existieren an vielen Sonderschulen Sonderklassen für schwermehrfachbehinderte Kinder. Dennoch gibt es immer noch Sonderschulen mit Mindestanforderungen – wie z. B.»in Niedersachsen, wo Schwerstbehinderte wegen der Unterschreitung der Aufnahmekriterien alternativ in Tagesbildungsstätten betreut werden.«[5] Auch andernorts ist es jederzeit möglich, die Schulpflicht eines Kindes ruhen zu lassen. Das Vorhandensein von Tageseinrichtungen für schwerstbehinderte Kinder erleichtert diese ›Abgrenzung nach unten‹.
In diesen öffentlichen Einrichtungen gestalten SonderpädagogInnen, ErzieherInnen, Zivildienstleistende und KrankengymnastInnen den Tagesablauf, in dem die Auseinandersetzung mit den Grundbedürfnissen wie Ernährung und Verdauung, Hygiene, Bewegungserfahrungen, die richtige Lagerung etc. häufig einen großen Teil der Zeit, Aufmerksamkeit und Energie beansprucht. Die Einrichtungen entlasten die Gesellschaft von der Schwierigkeit, das Zusammensein mit Menschen zu ertragen, deren Leben mit Hoffnungslosigkeit, Sinnlosigkeit und Ohnmacht identifiziert wird. Andererseits wird diesen damit ein gesellschaftlicher Ort zur Ver-

---

[4] In diesem Zusammenhang sei auf das Konzept der ›vitalen Depression‹ von FRÖHLICH verwiesen. FRÖHLICH interpretiert autoaggressives Verhalten, Stereotypien und Beeinträchtigungen der vitalen Funktionen (z. B. in Form eines Rückzuges, Apathie, Schwierigkeiten mit der Nahrungsaufnahme, Atembeschwerden), die bislang vorwiegend als direkte Folge der neurologischen Störung oder als »Symptome für unzureichende sensorische Verarbeitung« verstanden wurden, als Ausdruck schwerer emotionaler Störungen: »Die Kinder konnten nicht lernen, dass Menschen liebevolle Zuwendung und zuverlässige Bedürfnisbefriedigung anbieten. (Das Kind M.B.) erlebt seine Umwelt immer wieder neu als unverstehbar, bedrohlich und möglicherweise angsterzeugend.« (FRÖHLICH, A. 1982, S. 15–20)
[5] FORNEFELD, B. 1995, S. 26

fügung gestellt, der mehr als nur Verwahrung sein kann. Für die MitarbeiterInnen ist es schwierig, hieraus ein eigenes Selbstverständnis zu entwickeln. Selbstverständnis – das ist Sinnfindung: der Sinn des eigenen Tuns in der Arbeit mit Menschen, deren Leben nach Maßstäben unserer Gesellschaft sinnlos ist. Dieser Widerspruch belastet und kennzeichnet die Arbeit mit diesem Personenkreis. Die Suche nach dem Selbstverständnis der eigenen Arbeit erzwingt die Auseinandersetzung mit und Stellungnahme zu dem, was den MitarbeiterInnen Fortschritt, Entwicklung und Sinn bedeutet. Sie umfasst die Auseinandersetzung mit und das Ertragen von Hoffnungslosigkeit, Verzweiflung und Ohnmacht in einem Ausmaß, das stets droht, die Arbeitshaltung zu unterminieren.

Dieser sich auf die Sinnhaftigkeit der Arbeit beziehende Widerspruch ist von wesentlicher Bedeutung. Im Blick auf den schwerbehinderten Menschen scheint der Sinn-Begriff zerfallen – ›Sinn‹ als zentrale Kategorie für das Selbst- und Weltverständnis eines Menschen. Im Diskurs um schwermehrfachbehinderte Menschen verlieren die mit ›Sinn‹ in Zusammenhang stehenden Begriffe wie ›Subjekt‹ und ›Realität‹ ihre allgemein verbindliche Bedeutung, lassen keinen verbindenden und verbindlichen Bezug mehr zu. Wir sprechen über den Sinn medizintechnischer Eingriffe, therapeutischer oder pädagogischer Interventionen nach Maßgabe unseres Standpunktes bzw. des Standpunktes, den wir dem schwerbehinderten Menschen zuschreiben. Hier lassen sich jedoch diametral entgegengesetzte Ansichten ausmachen. Die Aussagen nichtbehinderter Beziehungspersonen, die sich auf schwermehrfachbehinderte Menschen beziehen, haben eine Spannbreite, als hätten die jeweiligen AutorInnen nichts miteinander zu tun, sprächen nicht die gleiche Sprache. Wissenschaftliche Stellungnahmen, in denen das Leben schwermehrfachbehinderter Menschen als sinnlos dargestellt wird, ihre Regungen als Qual und damit Beweis ihres Sterbewunsches gedeutet werden, stehen neben Aussagen, in denen sie als dumpf vor sich hin vegetierende Wesen geschildert werden, bar jeden Vermögens, mit ihrer Umwelt in einen sinnvollen Kontakt zu geraten. Dem gegenüber stehen wieder Aussagen, in denen eine lebendige Beziehung zwischen schwermehrfachbehinderten und nichtbehinderten Menschen beschrieben wird und Möglichkeiten von Interaktionen wie förderlichen und bereichernden Lebensvollzügen aufgezeigt werden. Diese in ein und derselben Gesellschaft vorgefundene, diametral widersprüchliche Spannbreite von möglichen Antworten auf das Leben schwermehrfachbehinderter Menschen weist zugleich auf die Willkürlichkeit jeder Antwort. Jede ist jeweils nur innerhalb ihres Bezugssystems zwingend und nachvollziehbar. Dieses Bezugssystem wird bestimmt durch das, was jeweils als sinn- und bedeutungsvoll angesehen und unter Person, Erfolg etc. verstanden wird.

In der Arbeitsbeziehung – sei es der PsychotherapeutIn, der SonderpädagogIn, der KrankengymnastIn etc. – scheint unser Gegenüber dem wenig

Eigenes entgegensetzen zu können. Im Gegenteil: Der Frage nach der beziehungsstiftenden Bedeutung der Verhaltensweisen des behinderten Menschen scheint die Grundlage entzogen. In der Begegnung mit schwermehrfachbehinderten Menschen vermittelt sich der nichtbehinderten BeziehungspartnerIn häufig auf subtile Weise der Eindruck, dass den wahrgenommenen Verhaltensweisen, Bewegungen, Lautierungen etc. ihres Gegenübers im eigentlichen Sinne kein Ausdruckswert zukommt. Ihre Verhaltensweisen scheinen geradezu ein Indiz dafür zu sein, dass sie auf Grund ihrer schweren Behinderung nicht in der Lage sind, etwas mitzuteilen. Sie wirken zwar, hinterlassen starke emotionale Eindrücke, erscheinen aber nicht als intentionale Gesten im engeren Sinne, deren Gestaltung sich als Äußerungsformen eines Subjektes verstehen lassen. Dennoch ereignet sich etwas in der Beziehung. Es scheint eine Verbindung zu geben, die jedoch immer wieder von Zweifeln zersetzt wird.

Es passiert etwas zwischen uns. Über das, was passiert, scheint es jedoch keine Möglichkeit der Verständigung zu geben.

Das Gegenüber wird daher in radikaler Weise als anders, fremd und uneinfühlbar empfunden, sodass Mitteilung und Verständigung stets zu scheitern drohen. Indem es dem schwermehrfachbehinderten Menschen unmöglich zu sein scheint, eine Beziehung zu gestalten, ist der psychotherapeutischen wie auch sonderpädagogischen tendenziell Arbeit die Basis entzogen.

Der Eindruck der Bedeutungslosigkeit der Verhaltensweisen des schwermehrfachbehinderten Menschen entzieht der Sinnfrage den Boden. Es erscheint verrückt, in seinen Bewegungen und Lauten eine mögliche subjektive Bedeutung zu vermuten. Weisen sie doch gerade auf seine Unfähigkeit hin, Bedeutungen mitzuteilen und sich auszudrücken. Das hier sinnlos Erscheinende taucht jedoch auf Seiten des nichtbehinderten Gegenübers eben in der Frage nach dem Sinn des eigenen Tuns in drängender und existenzieller Weise wieder auf.

Es wird zu zeigen sein, dass die Frage nach der Sinnhaftigkeit, mit der dem schwermehrfachbehinderten Menschen sein Leben verständlich werden kann, – sein Selbst-Welt-Bezug – damit zusammenhängt bzw. davon abhängt, ob die sich im therapeutisch/pädagogischen Kontext konstituierende Beziehung von der nichtbehinderten Beziehungsperson wahrgenommen werden kann. Die Wahrnehmung dieser Beziehung als eine von beiden Partnern gestaltete, welche auch das mögliche Scheitern dieser Bemühungen einbezieht, ist durch spezifische Schwierigkeiten belastet.

Anliegen dieses Buches ist es, ein Verständnis für die Struktur dieser Schwierigkeiten vorzustellen, welches die Erfahrung der Fremdheit erträgt und damit zugleich eine Reflexion der Begegnung ermöglicht. Es

soll gezeigt werden, dass das Beteiligt-Sein der schwermehrfachbehinderten Menschen an der Beziehung wie an den Beziehungsschwierigkeiten nicht reduziert werden kann auf die Schwere ihrer organischen Schädigung, sondern als Folge eines interaktiven Umgangs damit subjektiv
verstehbar wird.

Idee und Vorgehensweise des Buches

Das Buch arbeitet mit drei Ebenen: 1. die Falldarstellungen (kursiv), 2.
Exkurse zu spezifischen theoretischen Themen (eingerückt) und 3. der
fortlaufende Text.
Die *Falldarstellungen* beziehen sich im Wesentlichen auf zwei von mir
durchgeführte einzelmusiktherapeutische Behandlungen. Sie sind so über
das ganze Buch verteilt, daß der jeweilige Ausschnitt der Falldarstellungen einen Bezug zum nachfolgenden Text ermöglicht. Sie sind kursiv
gedruckt, so dass sie je nach Interesse auch im Zusammenhang gelesen
oder weggelassen werden können. Der jeweilige Ausschnitt der Falldarstellungen und der entsprechende Textteil lassen sich als verschiedene
Ebenen der Reflexion zu dem, was sich in der Beziehung zwischen mir
und meinem Gegenüber ereignete, verstehen.
Ich habe den Text der Falldarstellungen auf der Basis der im Anschluss
an jede Sitzung angefertigten Notizen, sowie einiger Kassetten- und Vi-
deoaufnahmen erstellt. Sie bestehen aus Beobachtungen, Fantasien, Überlegungen und Interpretationen, enthalten Ungereimtheiten und Brüche,
die ich nicht geglättet habe. Sie sind aus der zwingenden Not erwachsen,
dem in mir entstandenen Durcheinander von Gedanken, Eindrücken, Erkenntnissen, heftigen und quälenden Empfindungen Ausdruck verleihen
zu müssen, obwohl es noch unverstanden war. Zwingende Not bedeutet,
dass dieses Durcheinander nicht auf eine subjektive Schwäche meinerseits
verweist, sondern erhalten werden musste, um es einem tieferen Verstehen zugänglich zu machen. Die Darstellungen haben daher eine Form,
mit der die Qual des Nicht-Verstehens teilweise ungebrochen an die LeserIn weitergeben wird. In der Besonderheit ihrer Form – der Verdichtung – liegt ihre eigentliche Aussage verborgen. Die Darstellungen scheinen sich einer gattungsmäßigen Einordnung zu entziehen. Sie sind zugleich Erlebnis-Schilderung, Behauptung und Ausdruck, Beobachtung
und Analyse der Beobachtungsdaten. Sie sind Niederschlag des Ringens
um Verstehen wie auch seiner Vermeidung. Es sind Geschichten, deren
Form die LeserInnen in ein Zwischenreich einlädt, sie gleichermaßen in
Bann ziehend wie abstoßend – als Teil eines wissenschaftlichen Textes
eine Zumutung. Die Balance des Dazwischen ist schwer haltbar und doch
einzig mögliche Haltung. Sie sind vorläufige Schilderungen eines Ver-
laufes, sind selbst Teil des Prozesses, den sie zum Inhalt haben.

In den *Exkursen* werden jeweils spezifische theoretische Themen erörtert bzw. der jeweilige theoretische Hintergrund dargelegt. Der *fortlaufende Text* orientiert sich an einer formalen Idee. Dies ist die Formulierung der Schwermehrfachbehinderung als eine durch einen zentralen Widerspruch gekennzeichnete Interaktionsform. Damit ist die bestimmte Form einer Beziehung – ein Beziehungsmuster – gemeint. Diese Formulierung ermöglicht eine psychodynamische Herangehensweise an die davon betroffenen Menschen. Sie zieht sich durch den gesamten Text hindurch.

Dieser Idee liegt ein psychoanalytisch orientiertes psychotherapeutisches Konzept zu Grunde. Danach muss sich der das Leiden der PatientIn organisierende unbewusste Konflikt in der therapeutischen Beziehung inszenieren, sich quasi zwischen TherapeutIn und PatientIn – in der Übertragung – neu ereignen. Dies ermöglicht der TherapeutIn einen verstehenden Zugang zu dem, was dem Bewusstsein der PatientIn bislang entzogen war. Mit ihren Deutungen kann sie der PatientIn ermöglichen, sich ein verändertes Verständnis ihrer Schwierigkeit anzueignen und diese darin zu modifizieren.
Psychotherapeutische Arbeit zielt damit auf die Aneignung der eigenen Geschichte als der Wiederentdeckung früher Wünsche und Strebungen, die um des Überlebens willen verdrängt, abgewiesen, abgespalten etc. werden mussten. ›Um des Überlebens willen‹ meint nicht nur das physische, sondern vor allem das psychische Überleben, d.h. die Integrität der Identität und des Selbstgefühls, das Aufrechterhalten der Beziehung zu den existenziell wichtigen Beziehungspersonen etc. Die frühen Umgangsformen mit den Konflikten zwischen unterschiedlichen Wünschen und Strebungen, zwischen Wünschen und Normen/Idealen werden Bestandteil der sich entwickelnden Persönlichkeit des Kindes.[6] Diese trägt die Spuren dieser Auseinandersetzung wie auch des Scheiterns dieser Bemühungen.
Aneignung bedeutet daher, in den Symptomen und Leidenszuständen die Spuren früher Konfliktbewältigungen wie ihrer Niederlagen zu erkennen und anzuerkennen, um sie darin möglicherweise neu zur Disposition stellen zu können.

---

[6] Hierbei ist zu berücksichtigen, dass entsprechend der psychoanalytischen Theorie Konflikte der Motor von Entwicklung sind. Das Ideal eines konfliktfreien Lebens ist weder realistisch noch wünschenswert, sondern inhuman, da erst das Ertragen und Bewältigen von Konflikten psychisches Wachstum in emotionaler und rationaler Hinsicht ermöglicht. Pathologisch werden konfliktbedingte Umgangsformen z.B., wenn sie einen weit gehenden Verzicht lebenswichtiger Bedürfnisse bedeuten bzw. zu einer weit gehenden Verzerrung dieser Bedürfnisse führen oder aber in einem Maß das Umfeld einbeziehen, sodass die dort auftretenden Schwierigkeiten dramatisch eskalieren. Manchmal kommt es zu einem Zusammenbruch, wenn auf Grund veränderter innerer oder äußerer Bedingungen die angeeigneten Umgangsformen dysfunktional werden.

Ein so verstandener Erkenntnisprozess versteht den Wunsch als Organisator einer Bewegung, bei der der Mensch sich in seinen Beziehungen zur Welt selbst erkennt und darin Einfluss auf sie nimmt. Indem die Mutter die ihr deutlich werdende Intention des Kindes als dessen eigene benennt, gewinnt sie für das Kind Kontur. Die Mutter bestätigt das Kind damit in seiner selbst-behauptenden Sinngebung. Mit Wunsch ist hier nicht der Wunsch im umgangssprachlichen Sinn gemeint, sondern frühe, auf vorsprachlicher Basis sich organisierende energetische Beziehungskonfigurationen. Der Wunsch lässt sich verstehen als ein frühes affektiv wirksames Gerichtet-Sein des Kindes. Er entsteht auf der Basis einer den Körperbedarf des Kindes sichernden Beziehung. Die Mutter ist hier nicht in ihrer haltenden und/ oder nährenden Funktion von Bedeutung. Sie ist erstes Objekt eines archaischen Liebesimpulses, mit dem das Kind als Subjekt sich selbst erlebbar werden kann.

Anliegen der psychotherapeutischen Arbeit ist es, den in Krankheit und Leiden entfremdeten Sinn eigenen Erlebens und Handelns dem Subjekt wieder verfügbar werden zu lassen. Sie wendet sich daher an Menschen, die doch zumindest in rudimentärer Form Selbstgewahrsein und Selbstbewusstsein entwickelt haben. Das bedeutet, ihren Wahrnehmungen, Empfindungen und Handlungen liegt eine sinngebende Struktur zugrunde, mit der sie ihre Beziehungen zur Umwelt regeln bzw. über die sie sich mit dieser zu einigen vermögen und sich mit ihr auseinander setzen.

Von diesen Voraussetzungen kann in der Arbeit mit schwermehrfachbehinderten Menschen nicht ausgegangen werden. Schwermehrfachbehinderte Menschen sind weitgehend aus dem Sprach- und Handlungszusammenhang ausgeschlossen. Sie können auf dieser Ebene nicht als gleichwertige Dialogpartner, als autonome Subjekte eingreifen. Ihre anscheinend fehlende Sprach- und Handlungskompetenz führt uns damit an die Grenzen unseres theoretischen Verständnisses von Person, Subjekt und Sprache. Als nichtbehinderte Beziehungspersonen (TherapeutIn, LehrerIn, BetreuerIn, Eltern, ...) sind wir auf symbolische Ausdrucksmöglichkeiten wie Sprache etc. angewiesen, ohne die es uns nicht gelingen kann, uns selbst und Welt zusammenhängend darzustellen. So stoßen wir beim Versuch, die Erfahrungen aus der Begegnung mit dem schwermehrfachbehinderten Menschen mitzuteilen, auf fundamentale Schwierigkeiten: Etwas lässt sich anscheinend nicht oder nur sehr schwer mitteilen, miteinander teilen.

›Es passiert etwas zwischen uns. Über das, was passiert, scheint es jedoch keine Möglichkeit der Verständigung zu geben.‹

Wir nähern uns jetzt der oben, von innen beschriebenen existenziellen Fremdheit gewissermaßen von außen. Während sie zuvor als subtiler Eindruck der Sinnlosigkeit der Gesten beschrieben wurde, der sich der nichtbehinderten Beziehungsperson in der Beziehung zum schwermehrfachbehinderten Menschen unterschwellig vermittelt, lässt sie sich nun als Folge des Angewiesenseins der nichtbehinderten Beziehungsperson auf Reflexion verstehen. Wenn ich von der Beziehung berichten will, von dem, was sich zwischen mir und meinem Gegenüber ereignet, kann das, worüber ich berichten will, in keiner Weise von meinem Gegenüber bestätigt, zurückgewiesen oder kritisiert werden. Die Erfahrung, dass das Sich-Ereignende sprachlich nicht vermittelbar scheint, führt in der Regel zu einer tiefen Verunsicherung seitens der nichtbehinderten Beziehungsperson. Der – vorübergehende – Verzicht auf symbolische Ausdrucksformen bedroht die Beziehungsperson selbst mit dem Zerfall ihres darin aufgehobenen Zusammenhanges von Welt und Selbst (der eigenen Person). Im Ausbleiben der Bestätigung meiner selbst – im Dialog wie in der Reflexion – wird die/der Andere zu einer Leerstelle, die als das absolut Fremde, Andere erfahren wird. Das Fehlen des Selbstverständnisses einer gemeinsam geteilten Welt scheint jeder Möglichkeit von positiver Aussage den Boden zu entziehen.

Daraus folgt die Notwendigkeit einer Reflexion, die in ihrer Offenheit für die eigene Begrenztheit das ›fremde Andere‹ nicht vernichtet das ›fremde Andere‹ nicht als das Gegenüber, das sich mir als solches nicht mitteilen kann, sondern nun als das Undenkbare, Fremde, Nicht-Identische als bestimmende Bedingung des Gedachten, des Vertrauten und Identischen. Das Reflektieren als Sprechen und Denken über die Beziehung zum schwermehrfachbehinderten Menschen benötigt eine ›Sprache‹ und eine Form, die die Erkenntnis der eigenen Begrenztheit nicht von vornherein ausschließt und damit die Erfahrung existenzieller Fremdheit zulässt – und zwar als Erfahrung und nicht als ein ›Darüber-Sprechen‹. Denn im Versuch der Reflexion liegt die Gefahr, dass in ihrer Form ihr eigentlicher Gegenstand verloren geht, seine sinnliche Erfahrbarkeit zunichte gemacht wird.[7] In der reflektierenden Begegnung mit schwermehrfachbehinderten Menschen[8] müssen wir den Zerfall des Zusammenhanges unseres Selbst-Welt-Erlebens riskieren, ohne ihn ganz zu verlieren,

---

[7] Auch PFEFFER weist auf die Gefahr hin, die darin besteht, mit der Art des Nachdenkens über behinderte Menschen deren Subjekt-Sein zu verleugnen: »Die Notwendigkeit der folgenden Betrachtungen (gemeint ist die Frage nach der Intentionalität des Leibes, M. B.) ergibt sich aus der Frage nach dem Selbst- und Subjektsein von Menschen mit schwerer geistiger Behinderung und der Gefahr, ihre Aktivitäten rein auf von der Umwelt determinierte Mechanismen zu reduzieren und als Spielball innerer ›biologischer‹ und äußerer ›sozialer‹ Determinismen zu verstehen, aus denen ›pädagogische‹ Folgerungen abgeleitet werden, die die Personalität bedrohen.« PFEFFER, W. 1988, S. 11

[8] – wie auch mit jedem anderen Menschen, aber dort vielleicht nicht in solch umfassender und unausweichlicher Form –

wenn wir nicht gezwungen sein wollen, in der Reflexion der Beziehung die Begegnung – das Sich-Ereignende – zu leugnen.

Das Bemühen, über das zu sprechen und nachzudenken, was sich anscheinend nicht denken und sprachlich nicht mitteilen lässt, lässt das ›Etwas‹ als ›Nichts‹ erscheinen. Das anscheinende ›nichts‹, von dem ich berichte, droht sich dahin zu verkehren, dass ich nichts zu berichten habe. Oder ich habe etwas zu berichten. In dem ›Etwas‹ wird jedoch mein Gegenüber – der schwermehrfachbehinderte Mensch – verobjektiviert und ist in seinem Subjekt-Sein als Person nicht mehr erfahrbar. Ich berichte in diesem Fall über ihn, und nicht darüber, was er mir mitgeteilt und ich verstanden habe.

So ist der einzig gangbare Weg in der zu scheitern drohenden Mitteilung nach den Spuren des Sich-ereignet-Habenden zu suchen. In den Brüchen und Unverträglichkeiten der Falldarstellungen verbirgt sich das, was sich in der therapeutischen Begegnung ereignet hat Sie sind vorläufig die einzig mögliche Form der Mitteilung.

In dieser Schwierigkeit, dass etwas passiert, das sich anscheinend nicht mitteilen lässt, ist das Wesentliche dessen, was es mitzuteilen gilt, verborgen. Es ist eine ganz spezifische Formeigenschaft, ein ganz spezifisches Verhältnis von sprechendem Subjekt, Sprache und Sprachgegenstand. Hierbei droht im Versuch des Erzählens der Mitteilungsgegenstand zu verschwinden. Ich verstehe es als eine besondere Form des Gestaltens von Sinnhaftem, die es Menschen mit extremer Hilflosigkeit ermöglicht, im Niemandsland zu existieren. In ihr realisiert sich ein mögliches, wenn auch extremes Verhältnis von Erkenntnisgegenstand und Methode, von Darstellung und Ausdruck, von Objekt und Vermittlung, bei dem die existenzielle Fremdheit des Gegenübers – sein Nicht-Erscheinen als Subjekt – das einzig Klare, Handfeste zu sein scheint. Die Anerkennung dieses Verhältnisses ermöglicht ein Verständnis dieser Fremdheit, ohne den immanenten Schrecken zu negieren.

Musik und Selbstentwicklung

Die Musik hat im Bemühen, diese spezifische Form der Gestaltung deutlich und verstehbar zu machen, einen besonderen Stellenwert.

In der Arbeit mit schwermehrfachbehinderten Menschen stellt sie als therapeutisches Medium eine exklusive Möglichkeit dar. Wegen ihrer engen Verknüpfung mit vegetativen Vorgängen ist sie geeignet, Beziehung auch dort ›hörbar‹ zu machen und damit zu vermitteln, wo diese auf vegetative Formen reduziert zu sein scheint, und – dies ist das Entscheidende – diese Reduktion zugleich zu reflektieren, d. h. auf eine Vermittlung, auf das Gemachte an der Reduktion zu verweisen.

Musik dient in einer einfachen und gleichzeitig höchst komplexen Weise dem Vergnügen und der Lust. Als Ergebnis geistiger Tätigkeit kann sie Vermittlerin von spiritueller Erfahrung sein. Sie verbindet Menschen im Gesang und im gemeinsamen Musizieren. Sein eigenes Erleben in Musik aufgehoben zu finden, kann dem Menschen Trost und Hoffnung, Triumph und Freude sein, da es ihm Hingabe an etwas außer ihm Seiendes ermöglicht und er sich mit seinem Erleben in einem größeren Zusammenhang verbunden weiß.

In früheren Jahrhunderten war sie wie alle Kunst in der westeuropäischen Kultur konstituierender Bestandteil rituellen Lebens. Seit der Renaissance hat sie sich zunehmend zur eigenständigen Kunstform entwickelt und unterliegt heutzutage den Markt-Mechanismen der Kulturindustrie.

Musik verhilft zum Ausdruck von Empfindungen und spricht zugleich unseren Geist an. Sie kann beruhigen wie auch Erregung kanalisieren. Sie kann diese darin erträglich machen wie auch am Bewusstsein vorbei Handlungen bahnen. Sie ermöglicht Selbst-Reflexion, wie sie zur Manipulation missbraucht werden kann. Sie ist sinnliches Erlebnis und zugleich dessen Formulierung. Als Formulierung sinnlichen Erlebens weist sie auf etwas ›darüber hinaus‹.

Musik kann und ist dies alles, weil sie in engem Wirkungszusammenhang mit vegetativen Körpervorgängen wie auch affektiven Formen stehend als hoch differenziertes Symbolsystem organisiert ist. Das Ineinander von Musik und Leben wurzelt im Ineinander musikalischer Parameter wie Klang und Rhythmus mit den Formen organismischen und affektiven Lebens und Selbst-Erlebens. Es beginnt im Mutterleib. Für den Embryo sind Rhythmus und Klang/Geräusch als Eindruck von Innen und Außen (z. B. eigener Herzrhythmus und der der Mutter) spür- und hörbar. Der Embryo lebt in diesen Rhythmen, Klängen und Vibrationen und spürt sie. Spürbare (vibratorische) und hörbare (klangliche) Rhythmen sind in dreifacher Hinsicht bedeutsam:

– Als Zusammenspiel der embryonalen und mütterlichen biologischen Rhythmen vermitteln sie Innen und Außen (Embryo und personales Umfeld).
– Als Ineinander – als Homöostase – des embryonalen Körpergeschehens erhalten und geben sie Gestalt, indem sie verschiedenen neuronalen und physiologischen Modalitäten und Funktionsbereiche des kindlichen Organismus als dynamische Bewegungsgestalt koordinieren. Damit geben sie dem embryonalen Körpergeschehen als Ganzem – dem Kind – Gestalt und Einheit.
– Sie sind zum Dritten das Ineinander und Auseinander von Leben und Erleben im Sein und Spüren/Hören. Darin sind sie Nahtstelle der (späteren) Möglichkeit eines selbstreflexiven Bezuges.

Dieser Prozess findet nach der Geburt in veränderter Form eine Fortsetzung, wenn das Kind außerhalb des biologischen Systems der Mutter mit dieser in einen gemeinsamen Prozess kommen muss. Die sinnlich-körperliche Beziehung zwischen Mutter und Kind entsteht in der Erarbeitung gemeinsamer Bewegungs-, Erlebens- und Lebens-Rhythmen, und zwar wieder in schon bekannter dreifacher Überlagerung:

– Das Kind erlangt erste vegetative Kontrolle über die Koordination von Herz- und Atemrhythmen. Es entwickelt sein Aufmerksamkeits- und Erregungsniveau (die sog. ›states‹) in einem organisierten Rhythmus. Dies ist die Grundlage, dass es sich körperlich als Einheit erfahren kann.

– Dabei ist es auf die Unterstützung durch die Mutter angewiesen, wenn diese es versteht,»ihr eigenes Verhalten den Rhythmen des Babys anzugleichen«.[9] Das Kind in seinem Selbst-Sein ist dies im sinnlich-unmittelbaren Bezug zur Mutter.

– Das Finden und Ruhen in einem Rhythmus wird dabei immer wieder aufgebrochen durch Störungen von Innen und Außen, wie es zugleich über sie vermittelnd sich bildet. Auch neurophysiologische Reifungsprozesse provozieren rhythmische Einbrüche, da sie eine (auch rhythmische) Organisation auf einem neuen Niveau erfordern. Rhythmus vermittelt Unterbrechung und Stetigkeit als Grundlage von Entwicklung.

Das mit der Geburt eintretende Neue ist die Notwendigkeit der Einigung zweier physiologisch getrennter Individuen. Die bisher bestehende ›unmittelbare uterale Einbettung‹ ist aufgehoben und muss durch Mitteilung ersetzt werden. Jede vegetative Regung ist von nun an in erster Linie Mitteilung, der im Rahmen des jeweiligen kulturellen Systems Bedeutung zugeordnet wird. Das, was bisher die ›unmittelbare Einbettung‹ war, muss ersetzt werden durch »die Fähigkeit der Mutter, durch ihr Verhalten eine das Baby umschließende Hülle zu schaffen«,[10] und der Fähigkeit des Kindes, auf die Umgebung zu reagieren und Reaktionen in Gang zu setzen. Diese Hülle lässt sich als das Aufgehoben-Sein des bislang physioloigschen Ineinanders in einen interaktiven Kontext beschreiben, in dem die Identität von Mutter und Kind füreinander sinnvoll werden.

In diesen frühen Interaktionsformen sind rhythmisch-dynamische Bewegungsgestalten ein wesentlicher Ordnungs- und Organisationsfaktor. In ihnen erkennt/erlebt das Kind spezifische Personen, erlebt damit sich in Beziehung. Darüber hinaus sind sie Gestalt des als In-

---

[9] Brazelton, T., Cramer, B. 1991, S.148
[10] Brazelton, T., Cramer, B. 1991, S.121

teraktionsform erlebbar werdenden Affektes. Affekte realisieren sich für das Kind in ihrer Form als bestimmte dynamische Bewegungsmuster. Auch ihre neuronale Registrierung erfolgt nach bestimmten ›Feuerungsmustern‹ in dynamischen Bewegungsgestalten. Der Affekt als rhythmisch-dynamische Bewegungsgestalt ist hier noch eins mit dem Sinnlich-affektiv-Motorischen und Vegetativen. Sein Eigen-Sein als Erleben ist noch Potenz und kann erst im Spiel und später in der Auseinandersetzung mit musikalischen Figuren (oder anderen präsentativen Symbolsystemen) erlebte und erlebbare Realität werden. Wenn diese dynamischen Bewegungsgestalten nicht mehr nur Erleben begleiten und als erlebbare Gestalt das Aufgehoben-Sein des Eigen-Seins in einem interaktiven Kontext spürbar machen, sondern z. B. als Melodien oder Lied-Spiele in der Verständigung zwischen Kind und Umgebung wie auch im Spiel mit sich allein eine exklusive Rolle einnehmen, kann das Kind im Spiel mit diesen Laut-Bewegungsgestalten sich seiner selbst in der Hingabe an eine interaktive Einheit versichern, und sich damit zugleich die Möglichkeit der Verständigung mittels Musik, d. h. ein Verständnis für Musik aneignen. Es tut dies in seinen akustischen Lautproduktionen, im Umgang mit seinem Körper wie mit Gegenständen. Die Entwicklung eines präverbalen Selbstbewusstseins geschieht in der Anvermittlung der einzigartigen Welt dieser rhythmisch-dynamischen Interaktionsformen mit der objektiven Bedeutungswelt des Außen, vertreten in den gesellschaftlich organisierten Symbolformen.

Das Besondere in der Anvermittlung mit Musik liegt darin, dass die rhythmisch-dynamischen Bewegungsgestalten als Formen eines frühen Selbsterlebens der Musik exklusiv Material sind. In der Musik sind die rhythmisch-dynamischen Bewegungsgestalten aus dem situativen Kontext gelöst und zu bestimmten Formen geronnen. Da die formalen Strukturen der Musik den formalen Strukturen der Affekte – eben den ›klang-rhythmisch dynamischen Bewegungsgestalten‹ – entsprechen, kann die Musik zur ›logischen Formulierung von Gefühlen‹ werden.[11] Denn im Spiel mit diesen Formen entsteht Musik, indem der interaktive Kontext – das sich mittels rhythmisch-dynamischer Formgestalten organisierende Aufgehobensein des Eigenseins in der Hingabe an ein Ganzes – als szenische Einheit formuliert wird.[12] Dynamische Bewegungsgestalten organisieren und strukturieren Körpergeschehen im Kontext einer interaktiven Einheit als erlebbaren Affekt. Sie vermitteln zwischen Kind und Umgebung. In der Vermittlung erhalten sie ihre Form und dadurch auf zwei verschiedenen Ebenen – Sprache und Musik – Anschluss an öffentliche Bedeutung.

---

[11] siehe dazu die ausführliche Arbeit NIEDECKEN, D. 1988
[12] NIEDECKEN, D. 1988

In Sprache werden sie inhaltlich ausformuliert. Indem die Beziehung eine grammatikalische Struktur erhält, wird die Getrenntheit zur bestimmenden Erfahrung. Währenddessen ermöglicht die Musik im Spiel mit ihren Formbildungen ein Einheitserleben, das aus der Infragestellung der festgefrorenen Bedeutungen entsteht. Sie knüpft darin an die der Sprache im Exklusiven entzogenen frühen Erlebens-Aspekte an. Als Spiel mit den aus dem sprachlichen Leben verbannten sinnlich-affektiven Aspekten früher Erfahrungen wie ihren Ausgrenzungsformen ist Musik in der Lage, diese Ausgrenzung bewusst, d.h. hörbar und damit sinnlich erfahrbar zu machen.

In der Musiktherapie mit schwermehrfachbehinderten Menschen ist die Beziehung überwiegend musikalisch gestaltet. Natürlich findet auch Ansprache statt, wie zugleich die sprachliche Reflexion dessen, was sich ereignet, im Inneren der TherapeutIn von großer Wichtigkeit ist. Die gemeinsame musikalische Gestaltung der Beziehung verstehe ich als Improvisation, die das Kernstück der aktiven Musiktherapie ist. Die PatientIn sitzt oder liegt dabei auf Kissen oder Matten im Raum. Ich sitze neben oder vor ihr. Um uns herum sind verschiedene Musikinstrumente wie Rasseln, Schellenkranz, Xylophon, Handtrommel, Kantele etc. Ich benutze meist eine Gitarre, Flöten, Trommeln oder/und meine Stimme. Mein Wunsch ist, mit Hilfe von Klängen, Tönen, Melodien, Rhythmen oder Bewegungen mit den PatientInnen in Kontakt zu geraten. Auf ihre Töne, Bewegungen, Schreie, unartikulierten Laute, Klopfen, Sich-Schlagen etc. versuche ich zu antworten. Ich fasse dabei alle Angebote, Aktionen, Laute, Bewegungen, Handlungen – Ereignisse – als Interaktionsangebote auf, die sich an mich richten und die ich zu verstehen suche. Ich beziehe sie auf mich und bin darin offen, die sich entwickelnde Inszenierung deuten zu können, zu verstehen, was mein Gegenüber mir im Kontext der therapeutischen Beziehung mitteilt. Dabei versuche ich, die Frage nach dem Sinn der Eindrücke von der Frage nach deren offensichtlicher Funktion im unmittelbaren Hier und Jetzt zu trennen. Dies jedoch bereitet Schwierigkeiten. Wenn eine PatientIn sich so verhält, dass deutlich wird, dass sie Hunger hat, Schmerzen, Verdauung etc., verstehe ich das als Mangelsituation oder ein Zuviel (Unverdauliches) und zugleich als Darstellung einer Mangelsituation (oder eines ›Zuviel‹), deren Sinn bisher noch unbegriffen ist und der sich nicht unmittelbar aus der Situation selber ergibt, obwohl ich als Bezugsrahmen nur die Situation selbst zur Verfügung habe. Wenn ich ihre Äußerungen so verstehe, dass sie Hunger hat oder Schmerzen, hat sie möglicherweise real Hunger oder Schmerzen. Zugleich ist es ein Beziehungsangebot, das es zu deuten gilt. Damit wird es zu einer Inszenierung. Der Eindruck der Unmittelbarkeit der Empfindungen nimmt gefangen. Ich fühle mich gedrängt, zu füttern, zu trösten, zu beschwichtigen, also auf funktionaler Ebene auf das Interaktionsangebot einzugehen, und empfinde dies zugleich als Infragestellung der Möglichkeit, das Interaktionsangebot als Inszenierung eines Mangels oder Zuviel zu verstehen. Indem ich tue, droht sich die Sinnhaftigkeit der Inszenierung zu zerstören. Ich merke nicht mehr, dass es zugleich eine Inszenierung ist.

Dennoch lässt sich in dem entstandenen musikalischen Gewebe etwas verstehen. In ihm kann die oben beschriebene Schwierigkeit – »*Es passiert etwas zwischen uns. Über das, was passiert scheint es jedoch keine Möglichkeit der Verständigung zu geben.*« – musikalisch hörbar werden. Mittels der Musik ist es möglich, dass die spezifische Form der Verbindung zwischen mir und dem schwermehrfachbehinderten Menschen hörbar entsteht. Sie ermöglicht aber auch und vor allem die Hörbarkeit des Scheiterns dieser Mitteilung, ohne als Musik davon zerstört zu werden. Damit kann sie zum Ausgangspunkt werden für einen Verstehenszugang zu den Schwierigkeiten, die die Beziehung zwischen dem schwermehrfachbehinderten Menschen und seinem nichtbehinderten Beziehungspartner belasten. Die charakteristische Erfahrung existenzieller Fremdheit ließ sich mit ihrer Hilfe ertragen und von Zeit zu Zeit wenden – zur Begegnung im Niemandsland.

2. Der Beginn der psychotherapeutischen Arbeit

Die hier vorgestellten Überlegungen fußen auf psychoanalytischem Denken. Die psychoanalytische Erkenntnishaltung war sowohl grundlegend in der praktischen Arbeit, wie sie auch die Auseinandersetzung mit jenen Theorien aus den Bereichen Pädagogik, Medizin und Psychologie ermöglichte, die die Schwermehrfachbehinderung betreffen. Insbesondere jedoch ist das psychoanalytische Denken Voraussetzung dafür, den grundlegenden Konflikt zu erfassen, der die Interaktionsform Schwermehrfachbehinderung – die besondere Art der Beziehung zwischen dem schwermehrfachbehinderten Menschen und der nichtbehinderten Beziehungsperson – in spezifischer Weise kennzeichnet.

Psychoanalyse als Erkenntnismethode

Psychoanalyse nur als therapeutische Methode verbunden mit dem dafür nötigen theoretischen Gebäude zu verstehen ist eine zwar gesellschaftskonforme aber ihrem eigentlichen Charakter zuwiderlaufende Einengung. Psychoanalyse ist auch und vor allem eine Erkenntnismethode, die sich mit dem Anspruch der Wissenschaftlichkeit in Gegensatz zur naturwissenschaftlichen Methode bzw. zu ihrer philosophischen Grundlage, dem Empirismus, gestellt hat. Grundlegend ist ihr der Begriff des Unbewussten und der sich daraus ergebende Zusammenhang von Erkenntnisziel und Erkenntnismethode. »Lokaldiagnostik und elektrische Reaktionen kommen bei dem Studium der Hysterie eben nicht zur Geltung, während eine eingehende Darstellung der seelischen Vorgänge, wie man sie vom Dichter zu erhalten gewöhnt ist, mir gestattet, bei Anwendung einiger weniger psychologischer Formeln doch eine Art von Einsicht in den Hergang einer Hysterie zu gewinnen.«[1] Die ›dichterische Darstellung der seelischen Vorgänge‹ ermöglichte FREUD den Zugang zur unbewussten Dynamik, die zur Bildung hysterischer Symptome führt.

---

[1] FREUD, S. 1895/1997, S. 180

Die psychoanalytische Therapie geht davon aus, dass der Heilungsprozess von den ihn behindernden Schwierigkeiten befreit wird, indem der Mensch einen verstehenden und erkennenden Zugang zu sich selbst, zu den ihm inhärenten unbewussten Kräften gewinnt. Die dabei zum Tragen kommende Erkenntnismethode muss der besonderen Art dieses Forschungsgegenstandes entsprechen. Freud weist im obigen Zitat auf die Bedeutung der Sprache für diesen Erkenntnisprozess hin. Heilung ist hierbei nicht identisch mit Symptombefreiung, ebenso wenig kann das Ergebnis dieses Prozesses die Beseitigung von Fremdheit/Unbewusstheit an sich sein.

Die naturwissenschaftliche Methode wie entsprechend das traditionelle westliche Denksystem fußt (in unzulässiger, für den vorliegenden Zusammenhang jedoch notwendiger Verkürzung) auf der Philosophie DESCARTES. Dieser führte mit dem ›denkenden Ich‹ das reflexive Selbstbewusstsein als Grundlage eines Selbst-Welt-Verständnisses ein. Mit diesem wird die Trennung der ›res extensa‹ (der materiellen Dinge) und der ›res cogitans‹ (Ideen) vollzogen. Für den Menschen der Neuzeit setzte sich in der Folge ein Subjektbegriff durch, der auf dem ›cogito ergo sum‹ beruht. Fußend auf diesem Konzept hat sich als Erkenntnishaltung die dem traditionellen naturwissenschaftlichen Denken zu Grunde liegende Trennung von Methode und Ziel, von forschendem Subjekt und erforschtem Objekt entwickelt. Wirklichkeit ist das, was sich denken lässt, was sich mit den Strukturmerkmalen der rationalen Denk-Tätigkeit erfassen und auf diese reduzieren lässt. Die Subjektivität der ForscherIn, ihre Beziehung zum Erkenntnisgegenstand, wird zur Störvariablen, deren Einfluss auf die Erkenntnistätigkeit es zu minimieren gilt.[2]

Ich führe diese Gedanken so ausführlich aus, da sie für das Verständnis des Folgenden bedeutsam sind. Das ›Ich denke‹ ist ja gerade das, was per definitionem dem schwermehrfachbehinderten Menschen nicht möglich scheint und ihn grundlegend trennt von der nichtbehinderten Beziehungsperson – genauso wie den gänzlich abhängigen Säugling von der ihn pflegenden Mutter. Im Fall des Säuglings und seiner Mutter ist diese Differenz jedoch aufgehoben in der spezifischen Beziehung zwischen Mutter und Kind. Es wird zu zeigen sein, inwiefern infolge der besonderen Form der Interaktionsstörung zwischen dem schwermehrfachbehinderten Menschen und der nichtbehinderten Beziehungsperson die mit dem ›Ich denke‹ erfolgende Differenz als totale unüberwindbar zu werden droht.

---

[2] Auch heute noch wird häufig dies traditionelle naturwissenschaftliche Verständnis mit Wissenschaft generell gleichgesetzt.

Indem FREUD die Notwendigkeit der ›dichterischen Darstellung‹ vom
Forschungsgegenstand der unbewussten seelischen Vorgänge her ableitet, weist Freud im obigen Zitat auf den im Verständnis von Sprache deutlich werdenden Zusammenhang von Gegenstand und Methode hin. Das Verständnis für das Bedingungsgefüge seelischer
Krankheiten erfordere die ›dichterische Darstellung‹. FREUD spricht
damit eine künstlerische Ausdrucksform an, bei der das subjektive
Erleben der KünstlerIn, ihre Beziehung zum Sujet, ein wesentliches
Element ist. Hierin liegt der Verweis auf einen anderen, vom Empirismus abweichenden Begriff von Objektivität. Der empiristische
Gegensatz von Innen und Außen im Sinne von ›objektiv-allgemein
gültiger Naturgesetze‹ vs. ›subjektiv-persönlicher Empfindungen‹
wird damit in einen veränderten Erkenntniszusammenhang gestellt.
In der Psychoanalyse wird »die Introspektion (zum, M. B.) Instrument der Forschung.«[3]
Introspektion weist auf die Aufmerksamkeitsrichtung nach innen.
Nicht (nur) um sich selbst zu erkennen, sondern (auch) um Fremd-
psychisches zu erfassen, wird die Wahrnehmung von den äußeren
Sinnesdaten abgezogen und nach innen auf Gefühle, Empfindungen
und Eindrücke gelenkt. Diese als wissenschaftliche Erkenntnis-
möglichkeiten zu nehmen, setzt jedoch einen bestimmten Begriff wie
auch Umgang mit ihnen voraus. Es bedeutet, sie nicht als subjektiv-
individuelle ›Zufälligkeiten‹ zu verstehen, sondern ihren sozialen Zusammenhang als das objektiv Hergestellte an ihnen wahrzunehmen.
Damit ist die Fähigkeit gemeint, eine innere Distanz zu den eigenen
Empfindungen einnehmen zu können. Mittels der Introspektion werden sie ihres naturhaft erscheinenden Selbstverständnisses entklei-
det. In der reflektierenden Wahrnehmung wird es möglich, sie in Frage zu stellen und zu erkennen, auf welche Beziehungsformen sie verweisen, in welchem Kontext sie sich entwickelt haben, und ihre Dynamik auf einen sozialen Kontext zu beziehen. Genauso wie das Bewusstsein in seinem Selbstverständnis und vor allem seiner Geschlos-
senheit eine ihm inhärente Fiktion ist – Folge der cartesianischen
Spaltung der ›res cogitans‹ und der ›res extensa‹ –, sind Empfindungen und Affekte nichts per se etwas Selbstverständliches. Sich ihres
Zusammenhanges bewusst zu werden ermöglicht ein vertieftes Verständnis für sich selbst im Bezug zum Umfeld.

Es ist schwierig, sich beispielsweise dem Hass auf vermeintlich am eigenen Unglück Schuldige oder der Angst vor dem Fremden zu überlassen
und darin eine Entlastung zu verspüren, wenn Funktion und Bedeutung
dieser Gefühle als Ausgleich eigenen Ohnmachtsempfindens spürbar

---

[3] ERDHEIM, M. 1990, S. 9

werden. Der Hass relativiert sich, wenn ich merke, dass ich ihn auf Menschen verschoben habe, mit denen ich nicht in enger Beziehung stehe, da er da, wo er seinen Ursprung hat, zu bedrohlich gewesen wäre.

Doch das Sprechen über die eigenen Empfindungen und Gefühle ist behaftet mit dem Etikett der »Selbstoffenbarung«[4]. Es stempelt sie wissenschaftlich als belanglos, d. h. ohne Erkenntniswert ab. Dies ist Folge eines empiristischen Wissenschaftsverständnisses und seines Anspruches auf sachlich-neutrale Ausdrucksformen sowie der Reduktion auf Quantität als ausschließlichen Maßstab für Objektivität und Verlässlichkeit. Methodik bezeichnet hier ein Verfahren zur Minimierung subjektiver Einflüsse und nicht zum Umgang mit ihnen. Da der Prozess des Erkennens ein dialektischer ist, vom Staunen wie vom Schrecken begleitet, stehen Erkenntnismethoden immer auch im Dienste der Angstabwehr.[5] Forschung, die in der Wahl und Gestaltung der Methode den Einfluss der Einstellung der ForscherIn zum Gegenstand zu minimieren sucht und darin die Möglichkeit seiner Vernachlässigung nahelegt, läuft Gefahr, dass die Abwehrfunktion des Erkenntnisprozesses unbewusst bleibt und daher zu nicht wahrnehmbaren Verzerrungen des Gegenstandes führt. Sie ist in Gefahr, Phantasien, Ängste und Vorurteile der ForscherIn als objektive Eigenschaften des Gegenstandes zu reproduzieren. Diese Gefahr ist umso größer, je angstauslösender der Erkenntnisgegenstand ist und je stärker diese Ängste durch gesellschaftliche Mechanismen gebunden sind, diese Bindungen Herrschaft legitimieren. In diesem Fall installiert oder verfestigt Forschung eine Herrschaftsbeziehung zwischen der ForscherIn und dem Forschungsgegenstand.

Dies ist für diejenigen, die sich mit schwermehrfachbehinderte Menschen beschäftigen, von großem Interesse. Im Nationalsozialismus wurde die Gültigkeit jener gesellschaftlicher Ideale, die Stärke und Überlegenheit zu garantieren schienen, durch die Ermordung der sie in Frage stellenden – behinderten – Menschen durchzusetzen versucht. Heutzutage führt die Idealisierung und Gleichsetzung von Leistung und Autonomie – verstanden als Freiheit von Bindung und Abhängigkeit – dazu, dass Pflegebedürftigkeit als volkswirtschaftlich unzumutbarer Ballast mit der Vorstellung eines autonomen Subjektes unvereinbar erscheint. Insofern muss die Konfrontation mit behinderten Menschen für nichtbehinderte Menschen zwangsläufig angstauslösend sein. Es gilt, diese Angst wahrzunehmen und zu berücksichtigen, statt sie zusammen mit der Vergangenheit zu verdrängen und hierdurch der Gefahr Vorschub zu leisten, den

---

[4] NIEDECKEN, D. 1988
[5] siehe DEVREUX, G. 1992

Dialog mit dem behinderten Menschen durch theoretisch fundierte Behandlungsmethoden in einer Weise zu gestalten, die ihm den Boden entzieht, da die Möglichkeit und Gefahr seines Scheiterns nicht mehr wahrgenommen werden darf.

Jedoch birgt auch der Ansatz, Subjektivität als Erkenntnismedium zu
verstehen, Gefahren. Damit die Gefühle der TherapeutIn nicht »zu
einer Quelle von Projektionen und zu einer treibenden Kraft von
Manipulation und Delegation (werden, M. B.), durch welche die Subjektivität des Forschungsobjekts zusehends verdunkelt wird«,[6] ist eine
»auf Selbstreflexion beruhende Subjektivität des Forschers«[7] gefordert. Die TherapeutIn darf ihren Empfindungen nicht unhinterfragt
folgen und sie für bare Münze nehmen. Sie weisen erst einmal nur
auf die TherapeutIn selbst hin. Erst in einem reflektierenden Umgang damit kann es ihr gelingen, sie zu einem tieferen Verständnis
für die Beziehung und damit für ihr Gegenüber zu nutzen.
Dies ist mit dem Begriff *Gegenübertragung* gemeint. Er bezieht sich
aus der Sicht der TherapeutIn auf die Wahrnehmung der eigenen Empfindungen, Gefühle, Eindrücke in ihrem Zusammenhang mit der
jeweiligen therapeutischen Situation, in der sie ausgelöst werden. Gegenübertragung beschäftigt sich mit der Frage, in welcher Weise sich
die in der therapeutischen Situation ausgelösten Gefühle, Empfindungen und Eindrücke der TherapeutIn im Kontext des Anliegens
der PatientIn und ihrer Konflikte verstehen lassen.
Bei einem Kurzschluss dieses tiefenhermeneutischen Prozesses würde die TherapeutIn ihre Subjektivität der PatientIn quasi überstülpen
(›das spüre ich jetzt in meiner Gegenübertragung‹). Es ist die entscheidende Frage, wie mit der unbewussten Tendenz der TherapeutIn umzugehen ist, die Situation entsprechend ihrer unbewußten Be-
dürfnislage so zu gestalten, dass die PatientIn für sie ununterscheidbar
von ihren unbewussten Bildern wird. Es ist unmittelbar einleuchtend,
dass die Annahme der TherapeutIn als einer ›durchtherapierten‹,
weitgehend konfliktfreien Person eine unmenschliche und zugleich
gefährliche Fiktion ist. Die psychotherapeutische Beziehung ist die
Beziehung zweier konfliktbehafteter Menschen. Professionalität bedeutet vielmehr, dass die TherapeutIn neben ihrem qualifizierten und
qualifizierenden Fachwissen einen möglichst weit gehenden intros-
pektiven Zugang zu ihrer Konfliktneigung hat und in der Lage ist,
diese wahrzunehmen statt auszuleben. Das intuitive Sich-Einlassen
auf die Beziehung seitens der TherapeutIn ist Voraussetzung einer
gelingenden Therapie und erfährt seine Begrenzung im Setting, in

---

[6] ERDHEIM, M. 1988, S. 78
[7] ERDHEIM, M. 1988, S. 78

der Rollendefinition und der Arbeitsbeziehung, für deren Wahrung und Aufrechterhaltung weitgehend die TherapeutIn die Verantwortung trägt.

So werden erst einmal alle innerpsychischen, der eigenen Person zugerechneten Vorgänge in der TherapeutIn einschließlich der Reaktivierung eigener frühkindlicher Konflikte als Teil des therapeutischen Beziehungsgeschehens betrachtet und dahingehend befragt, inwieweit sie zu einem vertieften Verständnis der Schwierigkeiten der PatientIn beitragen. Es bedarf daher auf Seiten der TherapeutIn der Selbsterkenntnis als Voraussetzung für die Fremderkenntnis. Der Intuition, der Einfühlung, dem Sich-Einlassen auf die ausgelösten Empfindungen muss mit der Selbstreflexion die innere Distanzierung folgen, mit der aus dem Verstehen der von der PatientIn intendierten Beziehungsfigur heraus der bislang ausgeschlossene Sinn der symptomatischen Äußerungen der PatientIn erkennbar wird. In einem weiteren Schritt gilt es, das in der Selbstreflexion sowie der Analyse der eigenen Empfindungen von der PatientIn Verstandene ihr in Worten mitzuteilen, die ihr zugänglich sind. Dem innerpsychischen Vorgang in der TherapeutIn folgt also der interaktionelle Prozess der Mitteilung einschließlich der Auseinandersetzung der PatientIn mit dieser Mitteilung

LORENZER bezeichnet diesen innerpsychischen Schritt in der Therapeutin als Wechsel von der coenästhetischen Teilhabe zu einem diakritischen sprach-symbolischen Verstehen der durch Teilhabe ausgelösten wahrgenommenen »Derivate seines eigenen Unbewussten.«[8] Der Begriff ›coenästhetisch‹ stammt von einem der ersten Säuglingsforscher: René SPITZ. Dieser bezeichnet damit den Modus, mit dem Säuglinge sich auf ihre Umwelt beziehen, sie wahrnehmen und auf sie reagieren. Er entspricht einem ›Sich-den-Empfindungen-Überlassen‹. Das Kind reagiert dabei in ganzkörperlicher Weise auf Reize. Auch Mütter reaktivieren diese Fähigkeit, um im Kontakt mit ihrem neugeborenen Kind für dieses sorgen zu können, um zu erspüren, was es braucht.[9] Die *diakritische* Wahrnehmung stützt sich dem gegenüber überwiegend auf die Fernsinne und ist gekennzeichnet durch die Zunahme von planendem Kausal-Verhalten sowie von der Bildung und dem Einsatz von Zeichen, Symbolen und inneren Repräsentanzen. Sie ist durch Ich-Steuerung gekennzeichnet. Der Wechsel von der coenästhetischen Teilhabe zum sprachsymbolischen Verstehen vollzieht sich anfangs in der TherapeutIn. Er bedeutet, ein zuvor un/vorbewusstes, leiblich-handelndes Mit- oder Ineinander, das sprachlich nicht benannt werden konnte, sondern sich an

---

[8] LORENZER, A. 1976, S. 218
[9] Eine ausführlichere Erklärung des coenästhetischen Wahrnehmungsmodus erfolgt auf Seite 88.

Sprache vorbei vollzog, in ein sprachliches Verstehen zu verwandeln. Mit der sog. ›gleichschwebenden Aufmerksamkeit‹, die sich durch den Verzicht auf Hypothesenbildungen, Gleichgültigkeit gegenüber den eigenen Erkenntnisinteressen und Neigungen auszeichnet und mit der alle Informationen und Eindrücke gleichermaßen für wichtig erachtet werden, soll es der TherapeutIn gelingen, sich in Beziehung zu ihrem Gegenüber auf die coenästhetische Wahrnehmungshaltung einzulassen. Im Gegensatz zur Mutter-Kind-Beziehung geht es in der therapeutischen Beziehung jedoch nicht darum, die erspürten Wünsche zu befriedigen, sondern sie sprachlich zu deuten.

So verstanden verlangt die Reflexion der Gegenübertragung ein bestimmtes Sprachverständnis. Sie setzt eine Vorstellung voraus, wie sprachliche Verständigung aus einem leiblich-handelnden Miteinander – dem Sich-Einlassen auf den coenästhetischen Empfang und damit eine leiblich-präreflexive Kommunikation – erwächst bzw. wie beide Ebenen miteinander verbunden sind, sich gegenseitig hervorbringen, verbergen oder infragestellen können. Der unbewusste Kern der therapeutischen Beziehung lässt sich als intersubjektiv verstehen. Die TherapeutIn reagiert mit ihrem Unbewussten auf die unbewussten Beziehungsangebote der PatientIn. Dieser Kern widersetzt sich der Erfassung durch Subjekt-Objekt-Kategorien wie auch dem Ursache-Wirkungs-Prinzip und ebenso daher auch sprachlicher Benennung. Er kann weder eindeutig dem Subjekt noch dem Objekt zugeordnet werden.

Das Besondere an Sprache ist jedoch, dass sie sich selbst zur Kritik werden kann. Die Mesalliance beider Ebenen – der sprachlichen Verständigung und des unbewussten, leiblich-handelnden Miteinanders – kann als Sprachkritik zum Ausdruck kommen. In den Brüchen und Ungereimtheiten der sprachlichen Mitteilungen zeigt sich das, was verborgen werden soll und doch ans Licht drängt. Ebenso wird eine falsche oder zeitlich unpassende Deutung auch sprachlich erkennbar in einer Sprache, die das Gegenüber nicht erreicht, es kränkt, verletzt oder zurückweist. Es schlägt sich nieder in sprachlicher Gewalt, die an den Verzerrungen der Sprachstrukturen – rhythmisch-dynamischer Formgestalten organisiert als falscher Ton etwa oder als funktionale oder manipulative Sprache – nachvollziehbar ist. Sprache ist kein frei verfügbares Material, sondern ein objektiv-strukturiertes Symbolsystem, in dem »Praxiserfahrungen«[10] abgebildet und kritisierbar werden können. Im Unpassenden/Falschen der Sprache verbergen sich wesentliche un/vorbewusste Inhalte. Daher konnte Freud mit der Analyse von Versprechern wie des Witzes auf alltagssprachliche Umgangsformen mit verpönten Inhalten zeigen.

---

[10] LORENZER, A. 1988, S. 90

Der unbewusste Kern der therapeutischen Beziehung hinterläßt seine Spuren in der gemeinsamen, in sprachlicher Verzerrung sich darstellenden Inszenierung. Hinter den Worten von PatientIn und TherapeutIn, an den Worten vorbei oder mit ihnen passiert etwas, was von der Sprache explizit nicht oder vorerst noch nicht thematisiert wird, nicht thematisiert werden kann. Die ganze Situation einschließlich Sprache, Gestik, Mimik lässt sich als von beiden Seiten unbeabsichtigt beabsichtigte Gestaltung verstehen. Hieran sind die unbewussten Fantasien wie auch die Abwehrmechanismen beider InteraktionsteilnehmerInnen gleichermaßen beteiligt.
Die innere Haltung der TherapeutIn ermöglicht es, dass sie auch und gerade mittels der Wahrnehmung ihrer eigenen Abwehrbewegungen die die Beziehung strukturierenden Abwehrmechanismen der PatientIn zum Gegenstand des Interesses machen kann. Diese Abwehrmechanismen sind zu verstehen als Umgangsformen der PatientIn mit dem zu Grunde liegenden Konfliktgeschehen. Diese Position der TherapeutIn ist kein fester Punkt, sondern entsteht aus der Haltung der Gegenübertragung heraus als Changieren zwischen coenästhetischer Teilhabe und diakritischem Verstehen, zwischen unbewusstem, leiblich-handelndem Mitagieren und sprachlicher Reflexion.

Gegenstand des Erkenntnisprozesses der psychoanalytisch orientierten Musiktherapie sind also nicht schwermehrfachbehinderte Menschen als solche, sondern die Beziehung zwischen uns: die therapeutische Beziehung und die sie strukturierenden Abwehrmechanismen. Als Umgangsformen mit dem unbewussten, leiblich-handelnden Kern der Beziehung zeigen sie sich als strukturelle Verzerrungen von Sprache und Musik.
Es ergibt sich jedoch unmittelbar die Frage, inwiefern dieser psychotherapeutische Ansatz hier überhaupt zur Anwendung kommen kann, wenn schwermehrfachbehinderte Menschen nicht über Sprach- und Handlungskompetenz zu verfügen scheinen, sie sich weder sprachlich noch musikalisch mitteilen können. Ihre Äußerungen sind leiblich-gestische Bewegungen und Lautierungen, denen anscheinend kein Ausdruckswert im eigentlichen Sinne zukommt.

Die erste Begegnung – Inszenierung eines Schreckens

Der Anfang
Ich betrete einen großen Raum. Die MitarbeiterInnen sitzen am Tisch und essen. Es ist Mittagszeit. Die Behinderten sind auf Betten, Sesseln, Sitzkissen etc. gelagert. Sie haben schon gegessen und dösen, schlafen, träumen. Manche brabbeln vor sich hin, stoßen seltsame, erschreckende Laute aus. Ich setze mich schnell zu den MitarbeiterInnen. Die Leiterin erzählt von der Einrichtung, von ihrer Arbeit, warum sie sich für einige BesucherInnen eine musiktherapeutische Behandlung wünsche. Ich stelle mich und meine Arbeit vor. Plötzlich beginnt einer der Behinderten mit weit aufgerissenen Augen panikartig zu schreien. Er schlägt um sich. Mehrere MitarbeiterInnen stürzen hinzu, um ihn zu beruhigen. Ich erlebe das Ganze distanziert, als sei ich Zuschauerin in einem Schauspiel. Die Reaktion der MitarbeiterInnen scheint mir etwas übertrieben. Anschließend diskutiere ich mit ihnen, ob das wohl eher ein epileptischer oder psychogener Anfall gewesen sein könnte. Auch das Geschrei des Behinderten fand ich insgeheim übertrieben, hysterisch demonstrativ aufgebläht.

Was ich mir erst schreibend eingestehe, ist meine mich in diesem Moment bestimmende Angst. Ich habe schreckliche Angst, Angst vor den Behinderten, vor ihrer Fremdheit, vor der skurrilen Monstrosität ihrer Erscheinung, den Erwartungen der MitarbeiterInnen, meinen eigenen Ansprüchen wie auch dem Schrecken meiner eigenen Gefühle. Der Angstanfall des Behinderten bringt dies auf den Punkt – als inszeniere sich darin das in mir angerührte fantasierte Grauen. Im Gespräch mit den MitarbeiterInnen gewinne ich beurteilend Distanz von diesen Empfindungen und finde Sicherheit in Fachkompetenz. Indem ich, um meiner Aufgabe gerecht werden zu können, meine Not abwehre, distanziere ich mich vom Behinderten und seiner Not.

Deutlich in Erinnerung ist mir neben diesem Schrecken die Empfindung einer bedrückenden Schwere. Die Behinderten, die schon seit fast 10 Jahren in nahezu gleicher Besetzung die Einrichtung besuchen, haben inzwischen Generationen von MitarbeiterInnen mit den entsprechenden Hoffnungen, Therapiezielen und Konzeptionen kommen und gehen erlebt – ›überlebt'. Sie wirken auf mich alt, müde und resigniert. Ohne gefragt zu werden und darauf Einfluss zu haben, rollen wir über sie hinweg. Heute diese – morgen jene Therapie, jede mit den entsprechenden Hoffnungen und Erwartungen verbunden, die möglicherweise wenig mit ihnen zu tun haben. Jetzt komme ich auch noch mit Musik-

therapie. Mit welchem Recht? Ich will es besser machen als alle ande-
ren?! Ist es Arroganz und Überheblichkeit, wenn ich mir einbilde, dass
ich es anders machen könnte? Und doch will ich versuchen, sie nicht
im Stich zu lassen, ihnen nicht auch noch die Last meiner enttäuschten
Hoffnungen dazulassen.

In diesen Überlegungen lässt sich als Reaktion auf Ohnmachtsempfin-
dungen die Wirkung der angeregten Allmachtsphantasien vermuten.
Die Wahrnehmung der bescheidenen Erfolge diverser therapeutischer
Bemühungen angesichts des bestehenden Ausmaßes an Sprachlosigkeit
und bedrückendem In-sich-gefangen-Seins ist sehr erschreckend. Den-
noch kommen die Behinderten in diesen Gedanken in gewisser Weise
nicht vor. Sie erscheinen ausschließlich als Opfer,[11] genauer: als Ob-
jekte. Statt im Kontext eigener Entwicklungsbemühungen und -schwie-
rigkeiten wird ihr So-Sein als Ausdruck des Versagens bisheriger the-
rapeutischer Bemühungen verstanden.

In den ersten Gesprächen mit MitarbeiterInnen oder Angehörigen, in
denen es um Übernahme eines Behandlungsauftrages für ein Kind oder
einen Erwachsenen geht, spielt der Schrecken wie auch das zur Ab-
wehr der Hoffnungslosigkeit Auf-Hoffnung-fixiert-Sein oft eine ent-
scheidende Rolle. So werden mir in einer anderen Einrichtung als mög-
liche Adressaten für Musiktherapie zwei Kinder vorgestellt, die beide
nach Reanimationen schwerste Behinderungen zurückbehalten haben.
Mir gehen erschreckende Fragen durch den Kopf: ›Wozu? Wäre es
nicht besser gewesen, sie sterben zu lassen?‹ Die Art und Weise, wie
die MitarbeiterInnen mir die Kinder vorstellen, scheint diese Gedan-
ken nahe zu legen. Manche ihrer Umgangsformen mit den Behinder-
ten empfinde ich wie unterlegt mit dem Gedanken:‹ Warum hat man
euch bloß wiederbelebt, jetzt müssen wir sehen, wie wir damit fertig
werden.‹ Über diese Eindrücke wage ich kaum zu sprechen. Zu deut-
lich ließen sie Tötungsphantasien erkennen.

Auch in diesen Gesprächen, Gedanken, Überlegungen zur Therapie-
Planung sind die Behinderten nicht eigentlich Gegenüber oder Aus-
einandersetzungspartner. Ihr als hoffnungslos empfundenes Leben ist
Anlass der Therapie-Planung. Hinter den sich andeutenden Fragen
nach Wert und Sinn therapeutischer Bemühungen stehen Fantasien,
die nicht wahrgenommen werden dürfen als das, was sie sind – Tö-
tungsphantasien. Ihre Benennung als Tötungsfantasien wird in der
Spaltungsdynamik[12] abgewehrt. Diese kennt nur Allmacht oder Ohn-

---

[11] Opfer im Gegensatz zum Täter-Status
[12] Bei dieser Dynamik wird im Rückgriff auf frühe Erlebensformen der Gesamtzusammenhang
von Interaktionen gesprengt. Das Erleben ›guter‹ Aspekte muss vom Erleben ›schlechter‹ As-

macht, Ich oder Du. Abgewehrt wird damit auch die Möglichkeit der Wahrnehmung der Behinderten als Gegenüber.

Der Beginn der therapeutischen Beziehung ist – in klärender Zuspitzung formuliert – durch das Fehlen schwermehrfachbehinderter Menschen als Subjekte gekennzeichnet. Die therapeutische Beziehung als Beziehung zwischen mir und den schwermehrfachbehinderten Menschen entwickelt sich über die fehlende Wahrnehmung ihrer als Person. Obwohl sie erhebliche emotionale Erschütterungen auslösen, treten sie als deren AutorInnen nicht in Erscheinung.

Die Musiktherapie mag hier die Aufgabe haben, in der Auseinandersetzung mit Hoffnung und Hoffnungslosigkeit, Allmacht und Ohnmacht, Hoffnung auf Leben und Tötungsfantasien einen Standpunkt zu finden, der es ermöglicht, in Anerkennung der Hoffnungslosigkeit Hoffnung zu bewahren, in Anerkennung der Hilflosigkeit Verantwortung zu übernehmen und in Anerkennung der Tötungsimpulse das Leben zu schützen und es in der subjektiven Gestaltung der Beziehungen wahrzunehmen und zu bezeichnen.

Der Beginn psychotherapeutischer Arbeit stellt eine hoch brisante Begegnung zwischen TherapeutIn und PatientIn dar. Von Seiten der PatientIn mag dies unmittelbar einleuchten, da sie sich auf Grund unerträglich gewordener Leidenszustände auf die Suche nach einem fachlich kompetenten Menschen begeben hat, von dem sie Unterstützung in der Veränderung ihrer Lebensumstände erhofft und dem sie daher Einblick in ihre persönliche Intimsphäre gewährt. Schon allein das Eingeständnis, Hilfe in persönlichen Dingen zu benötigen, ist für Menschen der westlichen Kultur häufig eine Kränkung ihres autonomen Selbstempfindens, welche die erste Begegnung stark belasten kann. Doch auch für die TherapeutIn ist diese Situation spannungsgeladen. Weiß sie doch, dass sie sich auf eine persönliche Begegnung mit einem ihr bislang unbekannten Menschen einlässt, einlassen muss, um zugleich mit ihrer Kompetenz, ihrer Erfahrung und ihrem Wissen ein unterstützendes Beziehungsangebot machen zu können. Beide wissen voneinander wenig. Dies gibt der Tendenz Raum, mit je eigenen Fantasien, Ängsten, frühen Beziehungserfahrungen und Konfliktneigungen die Begegnung zu bestimmen.

---

pekte getrennt gehalten werden, um das ›Gute‹ nicht zu gefährden. Dabei gibt es nur ›ganz gut‹ oder ›ganz schlecht‹. So kann es passieren, dass sich je nachdem Professionelle oder Angehörige als diejenigen erleben, die sich in der einzig sinnvollen Weise für das Wohlergehen des schwermehrfachbehinderten Menschen einsetzen, während die jeweils anderen zu potenziell Schädigenden werden.

Diese Situation lässt sich als Grenzsituation beschreiben, die in ihrer Einmaligkeit durch Offenheit und emotionale Spannung – Angst und Neugier – gekennzeichnet ist. Zugleich mit dem Gespräch und dessen bewussten Inhalten und Mitteilungen entfaltet sich ein ›szenisches Arrangement‹. Es ist Aufgabe der TherapeutIn, gerade hierfür offen zu sein, d.h. es im Rahmen des Settings zuzulassen und wahrzunehmen. Sie versteht die Worte der PatientIn nicht allein in ihrer sprachlogischen Mitteilung, sondern gewissermaßen als Vehikel für wichtige, jedoch unbewusste Mitteilungen, die die PatientIn nur so und nicht anders machen kann. Die TherapeutIn lässt Erzählungen und Handlungen als Beziehungsangebote auf sich wirken und nimmt dabei mit ihrer Introspektion ihre eigenen Reaktionen und Empfindungen zur Kenntnis. Die in diesem Zueinander von Wahrnehmungen und Empfindungen deutlich werdenden Gestaltungen lassen sich verstehen als beginnende Übertragungs-Gegenübertragungs-Inszenierung. Hinter dem offensichtlichen Sinn der Mitteilungen und auch der Handlungen wie auch den durch Einfühlung zugänglichen Gefühlen steht ein unbewusstes Inszenierungsangebot, auf das die TherapeutIn mit ihrem Unbewussten reagiert und das in ihren Empfindungen und manchmal auch Handlungen einen Ausdruck findet. Aus der distanzierenden Wahrnehmung dieses Geflechtes versucht sie, erste Ideen zum inneren Bedingungsgefüge des Leidens der PatientIn – zum unbewussten inneren Konflikt – zu entwickeln und der PatientIn anzubieten. Die Art und Weise, wie die PatientIn davon Gebrauch machen kann, bestimmt über ein mögliches Arbeitsbündnis als Grundlage der zukünftigen gemeinsamen therapeutischen Arbeit.

Auch in der Arbeit mit Schwermehrfachbehinderten gehe ich von einem mir stellvertretend durch MitarbeiterInnen oder Angehörige übermittelten Behandlungsauftrag aus. Anliegen der therapeutischen Arbeit ist der Aufbau einer therapeutischen Beziehung, in deren Rahmen mit dem Arbeitsbündnis das in diesem Behandlungsauftrag verborgene eigene Anliegen der PatientIn deutlich werden kann.
Im vorliegenden Fall war die erste Begegnung insofern eine offensichtlich unmögliche Situation, als sie von Widersprüchen und erschreckenden Eindrücken – so scheint es – gesprengt wurde. Die Unmöglichkeit zeigte sich daran, in welcher Weise der Behandlungsauftrag als Voraussetzung für ein mögliches *Arbeitsbündnis* zu Stande kam.
Die Situation drohte auseinander zu fallen. Dem inhaltlichen Gespräch mit den MitarbeiterInnen, in dem mir die behinderten Menschen vorgestellt und der Wunsch nach einer Musiktherapie erklärt wurde, stand die beschriebene Inszenierung gegenüber. In dieser Inszenierung kulminierte die durch unterschwellige Tötungsfantasien angeheizte Angst in ei-

nem dramatisch erlebten Anfallsgeschehen, ohne dass klar war, um wessen Angst es sich handelt, worauf sie sich bezieht etc. In der Situation selber konnte es mir nicht gelingen, meine Empfindungen so weit zu reflektieren, dass es zu einem Verstehen kommen konnte. Der Wechsel von der coenästhetischen zur diakritischen Position misslang. Es war mir daher auch nicht möglich, mit den MitarbeiterInnen in ein Gespräch über meine Empfindungen zu kommen. Erst schreibend konnte ich mir über die beteiligten Gefühle Klarheit verschaffen. In der Situation hätten sie mir die Möglichkeit genommen, entsprechend zu reagieren, das Gespräch mit den MitarbeiterInnen so fortzuführen, dass wir uns über einen möglichen Behandlungsrahmen verständigen konnten.

Das Besondere war also, dass die Empfindungen, die wahrzunehmen und reflektierend zu verstehen in der psychoanalytischen Erstbegegnung von großer Bedeutung ist, hier einerseits nicht wahrgenommen werden durften, damit der Behandlungsauftrag überhaupt zu Stande kommen konnte. Andererseits konnte der Schrecken, der in der ersten Begegnung durch die Empfindungen ausgelöst wurde, überhaupt nicht völlig ausgeblendet werden. Er war zu stark. Die völlige Ausblendung des Schreckens hätte bedeutet, die schwermehrfachbehinderten Menschen überhaupt nicht zur Kenntnis zu nehmen, bzw. es hätte mich um die Möglichkeit gebracht, wahrzunehmen, dass ich sie eben nicht wahrnehme. Daher war es möglich und notwendig, die Inszenierung des Behandlungsauftrages reflektierend zu beschreiben und darin einem Verstehen zugänglich zu machen. Der mit dem Behandlungsauftrag verbundene Schrecken führte dazu, dass dieser nur in doppelter Reflexion – der in der Situation selbst stattfindenden Reflexion in meinem Inneren, sowie der nachträglichen schriftlichen Reflexion in der Falldarstellung – in seiner Inszenierung verständlich wurde. Der Schrecken wurde ausgelöst durch Gedanken, Bilder und Fantasien, die in mir in der Begegnung mit den schwermehrfachbehinderten Menschen – der Wahrnehmung der Sprachlosigkeit und des bedrückenden In-sich-gefangen-Seins – virulent wurden. Diese Gedanken, Bilder und Fantasien kreisten um Tod und Sterben, um die Infragestellung des Bildes eines ›heilen Menschen‹ etc. Es waren Gedanken, Bilder und Fantasien, von denen ich annahm, sie könnten meinem Gegenüber schaden, zumindest standen sie in völligem Gegensatz zu meinem Behandlungsauftrag.

Während Tötungsfantasien wie auch Gedanken um Tod und Sterben in der Begegnung mit weniger schwer behinderten Menschen verdrängt werden können, gelingt das in der Beziehung zu schwermehrfachbehinderten Menschen kaum. »Ich denke immer, ich darf sie nicht haben. Aber sie sind doch da« sagte eine Mitarbeiterin zu mir.

Dieser Konflikt – der offizielle Behandlungsauftrag versus die mit dem Schrecken verbundenen unterschwelligen Empfindungen, Fantasien und Ängste – unterhöhlte *und* formulierte den Behandlungsauftrag. Das Cha-

rakteristische des Konfliktes war, dass er sich nicht denken ließ oder –
anders ausgedrückt – sich vorerst denkend nicht erfassen ließ. Er blieb
als erschreckende Empfindung in mir. In seiner Relevanz für die therapeutische Beziehung zum Verständnis der inneren Schwierigkeiten der
schwermehrfachbehinderten Menschen drohte er auf theoretischer Ebene mit Hilfe von Theorien, die sich zur Erklärung der Situation zwanglos
anboten, ausgeblendet zu werden. Denn es erschien gänzlich undenkbar,
sich über diese Gedanken, Bilder, Fantasien mit dem schwermehrfachbehinderten Menschen verständigen zu können. Dies führte in der oben
beschriebenen Inszenierung zu einer Spaltung: auf der einen Seite das
Gespräch mit dem MitarbeiterInnen, bei dem wir ›über‹ den Anfall des
Behinderten sprachen, während sich das Geschehen ereignete, als hätten
wir nichts damit zu tun, auf der anderen Seite die nachträgliche Beschreibung der Inszenierung, in der die nicht zur Sprache kommenden Affekte
deutlich und einem nachträglichen Verstehen zugänglich wurden.
Dieser erschreckende Konflikt konnte also vorerst nur gefühlt und ertragen, jedoch noch nicht verstanden werden. Er wurde zum zentralen Problem der Psychotherapie, indem sich ein spezifisches Theorieverständ-
nis anbot und aufdrängte, welches psychotherapeutische Arbeit mit
schwermehrfachbehinderten Menschen als unmöglich erscheinen ließ.

Zuallererst erscheint die Anwendung psychoanalytischen Denkens eine
Unmöglichkeit, die Fähigkeiten der betroffenen Menschen weit übersteigend.
Diese Unmöglichkeit ergibt sich aber nicht zwangsläufig aus der Klien-
tel. Schwermehrfachbehinderte Menschen sind zwar nicht in der Lage,
der Aufforderung zum ›freien Assoziieren‹ zu folgen. Das psychoanalytische Setting ist jedoch inzwischen für die Arbeit mit Menschen
abgewandelt worden, denen es nicht gerecht wird, da sie eben dieser
Aufforderung nicht folgen können: für die Arbeit mit Kindern und Säuglingen[13], mit psychotischen Menschen[14], mit geistig behinderten Menschen[15], mit altersdementen Menschen[16] oder für die psychoanalytische
Gruppentherapie[17]. Die notwendige Veränderung des Settings besteht in
der hier dargestellten Arbeit vor allem darin, dass nicht Sprache, sondern
Musik das Medium ist, auf das wir uns beziehen. Ich führe eine sog.
aktive Musiktherapie durch, deren Kernstück die gemeinsame Improvisation von TherapeutIn und PatientIn ist. Musik soll hier an Stelle von
Sprache die therapeutische Beziehung vermitteln.[18]

---

[13] FREUD, A 1980, KLEIN, M. 1985, DOLTO, F. 1989, ELIACHEFF, C. 1994
[14] siehe BENEDETTI, G. 1998, MENTZOS, S. 1992
[15] siehe MANNONI, M. 1972, NIEDECKEN, D. 1989
[16] siehe DEHM-GAUWERKY, B. 2000
[17] ARGELANDER, H. 1972, GRINBERG, L./LANGER. M, RODRIGUÉ 1960
[18] siehe Kapitel 5

Die – anscheinende – Unmöglichkeit ergibt sich vielmehr aus etwas anderem. Der in der ersten Begegnung in mir ausgelöste Schrecken – die erschreckenden Empfindungen – stand in Verbindung mit dem subjektiven Eindruck des fehlenden Ausdruckswertes der leiblich-gestischen Verhaltensweisen und Lautierungen des schwermehrfachbehinderten Menschen – ihr Nicht-Erscheinen als Subjekt in der anfänglichen Begegnung. Dieser subjektive Eindruck legt ein spezifisches theoretisches Verständnis der Schwermehrfachbehinderung nahe: Schwermehrfachbehinderung als ausschließliche Folge einer organisch bzw. neurophysiologisch bedingten Entwicklungsfixierung. Die anscheinende Unfähigkeit schwermehrfachbehinderter Menschen zur sprachlichen oder spielerischen Kommunikation – ihr Ausschluss aus dem Sprach- und Handlungszusammenhang, wie ich es in der Einleitung genannt habe – scheint sich hier unmittelbar aus der organischen, neurophysiologischen Zerstörung herzuleiten. Hieraus ergibt sich als logische Folge die – anscheinende – Unmöglichkeit einer psychotherapeutischen Behandlung. Subjekt und Sprachfähigkeit sind hier so ineins gesetzt, dass sich daraus Ausschlusskategorien bezüglich der Indikation zur psychoanalytisch orientierten Psychotherapie ergeben. Die Voraussetzung der Gegenübertragung – die Vorstellung davon, wie sprachliche Verständigung aus einem leiblich-handelnden Miteinander (dem Sich-Einlassen auf den coenästetischen Empfang und damit eine leiblich-präreflexive Kommunikation) erwächst bzw. wie beide Ebenen miteinander verbunden sind – ist damit gewissermaßen ausgehebelt. Der Begriff ›Konflikt‹ ist in seiner psychoanalytischen Bedeutung daher nicht anwendbar. Denn er bezieht sich in der Psychoanalyse stets auf ein inneres Geschehen als Konflikt zwischen gegensätzlichen Bedürfnissen oder gegensätzlich inneren Instanzen. Er setzt die Entwicklung eines Innenraumes – des Selbst – voraus und ist der Ansatzpunkt psychoanalytisch orientierter Psychotherapie.[19]

---

[19] Mentzos hat dieses Problem für an Schizophrenie wie endogenen Depressionen erkrankte Menschen zu lösen versucht, indem er den Begriff ›Dilemma‹ eingeführt hat. Er versteht diese Erkrankungen im Zusammenhang mit einem grundlegenden Dilemma, für das die davon betroffenen Menschen keine Lösung gefunden haben – dem Dilemma zwischen Selbstidentität und Fusion mit dem Objekt bzw. zwischen Selbstwertregulation mittels autonomer vs. objektbezogener Regulierung. Der Begriff Dilemma steht im Gegensatz zum Begriff Konflikt, da der Begriff Konflikt als ein innerer voraussetzt, dass sich ein Innenraum bildet, der Mensch ein Selbst – wie beschädigt auch immer – entwickelt hat, mit dem er seine Beziehungen gestalten kann. Dies ist auf Grund des zu Grunde liegenden Dilemmas für die an Schizophrenie wie der endogenen Depression erkrankten Menschen nicht möglich gewesen. Ihre Erkrankung stellt eine Form dar, mit diesem Dilemma einen Umgang zu finden. (Mentzos, S. 1999)

Das ›Selbst‹ als psychoanalytischer Begriff ist von HARTMANN in den Fünfzigerjahren in Abgrenzung zum Begriff des ›Ich‹ konzipiert worden. ›Ich‹ bezieht sich auf Funktionsbereiche wie Denken, Wahrnehmen, Aufmerksamkeit, Realitätskontrolle, insgesamt auf die Organisation und Regelung der Beziehung des Menschen zur Außenwelt. Die Entstehung der Ich-Funktionen versteht Hartmann nicht mehr ausschließlich als Ergebnis des Konfliktes zwischen Triebbedürfnissen und Außenweltforderungen, sondern gleichermaßen mitbestimmt vom Reifungsprozess autonomer Ich-Anlagen. Währenddessen bezeichnet der Begriff Selbst die »gesamte Person eines Individuums, einschließlich seines Körpers und seiner Körperteile, wie auch seiner psychischen Organisation und deren Teile.«[20] Er ist, wie JACOBSEN weiter ausführt, »ein deskriptiver Begriff, der auf die Person als Subjekt verweist im Unterschied zu der sie umgebenden Welt der Objekte.«[21] Der hier verwendete Selbst-Begriff geht im Wesentlichen auf KOHUT zurück. KOHUT versteht das Selbst als ein Zentrum, von dem aus psychische Entwicklung organisiert wird. Es ist durch »Kohärenz, Vitalität, Stärke und Harmonie«[22] gekennzeichnet und findet Ausdruck im Gewahrsein der eigenen ›Einmaligkeit‹ und dem ›Sich-selbst-gleich-Sein‹. Es beinhaltet die Fähigkeit, auf »Gelegenheiten zu (...) Wachstum mit (...) Strukturbildung zu reagieren«[23]. Hierbei ist der Mensch auf die Verfügbarkeit von Selbstobjekt-Beziehungen angewiesen. Dies meint eine Beziehungsform, die dazu dient, das Selbstgefühl wie auch Selbstwertgefühl zu stärken und zu stützen. In ihrer frühen Form ist diese Beziehungsform dem Verfügungsanspruch ähnlich, den »ein Erwachsener über seinen eigenen Körper und seine eigene Seele hat.«[24] (Der Mensch ist eigentlich Teil von mir. Ich habe einen selbstverständlichen Anspruch darauf, von ihm bewundert zu werden, ihn zu bewundern oder von ihm begleitet zu werden.) In der Beziehung zu Selbstobjekten wird diesen emotional keine Autonomie zuerkannt, da dies das innere Gleichgewicht – die Kohärenz des Selbst – gefährden würde. Dem Kind gibt diese Beziehungsform eine Umgangsmöglichkeit mit der langen Phase seiner Hilflosigkeit und Abhängigkeit.

Bei schwermehrfachbehinderten Menschen kann entsprechend dem Verständnis der Schwermehrfachbehinderung als einer organisch bedingten Entwicklungsfixierung die Bildung eines wenn auch rudimentären Selbst nicht vorausgesetzt werden. Daher scheint eine psychotherapeutische Be-

[20] JACOBSEN, E. 1978, S. 17 Bei dieser Definition bezieht sich JACOBSEN auf HARTMANN.
[21] JACOBSEN, E. 1978, S. 17
[22] KOHUT, H. 1987, S. 281
[23] KOHUT, H. 1987, S. 193

handlung, die die Entwicklung eines solchen erfordert, nicht indiziert. Ein solch nahe liegendes und scheinbar unmittelbar einleuchtendes theoretisches Verständnis hat einen verführerischen Charakter, da es gegenüber dem in der Begegnung ausgelösten Schrecken Entlastung bietet und zwar gerade dadurch, dass es in zutreffender Weise das Auseinanderklaffen der Situation erklärt und einen Beziehungsabbruch legitimiert. Statt psychotherapeutischer Behandlung wäre dann z. B. eine einfühlsame pflegerische Betreuung empfehlenswert. Diese Entlastung ist zugleich prekär, da der sich anbietende Beziehungsabbruch – hier das Aufgeben des verstehenden psychoanalytischen Ansatzes – unbewusst als Tötungshandlung erscheinen muss.

So diente mir das theoretisierende Gespräch mit den MitarbeiterInnen über den Anfall dazu, meine Angst auszublenden und ermöglichte mir zugleich Distanz. Ich brauchte die Angst nicht mehr zu fühlen. Zugleich halfen die Überlegungen mir aber nicht, die Situation zu verstehen bzw. mein Nicht-Verstehen wahrnehmend auszuhalten.

Die Theorie und das Denken erhält in der Dynamik der ›Schwermehrfachbehinderung‹ die Funktion, den in der Beziehung erzeugten Schrecken auszublenden – eine Ausblendung, die jedoch Spuren hinterlässt.

Die hier beschriebene fundamentale Schwierigkeit findet sich ebenfalls in pädagogischen Ansätzen. So liegt beispielsweise auch der ›Basalen Stimulation‹ das theoretische Verständnis der Schwermehrfachbehinderung als einer organisch bedingten Entwicklungsfixierung zu Grunde.

Die ›basale Stimulation‹ ist ein Konzept von FRÖHLICH und HAUPT, das 1976 auf Grund eines Schulversuches entwickelt und seitdem stetig verändert und modifiziert wurde. Es entstand in einem weit gehenden Vakuum. Bestehende pädagogische wie psychologische Theorien und methodische Ansätze ließen sich für systematische pädagogische Arbeit mit schwermehrfachbehinderten Kindern nicht nutzen, da fast alle auf Seiten des Kindes wenigstens ansatzweise Sprache und kognitive Fähigkeiten erwarten. Selbst die Verhaltenstherapie setzt Ich-funktionales, Selbst-gesteuertes Verhalten zumindest in rudimentärer Form voraus, das sich in Motivation und Eigenaktivität äußert, um darin Einfluss nehmen zu können. Das Konzept der basalen Stimulation geht davon aus, dass die hirnorganisch bedingte schwere Bewegungsstörung zu einer schweren Wahrnehmungsstörung führt. Die hieraus resultierende grundlegende Störung der Beziehung des schwerbehinderten Kindes zu seinem Umfeld verhindere, dass psycho-somatische Entwicklung als ein sich selbst tragender Prozess zu Stande komme. Basale Stimulation ist der Versuch, die gestörte Beziehung des schwerst behinderten Kindes zu seiner Umwelt dadurch wieder herzustellen, dass ihm eine Umgebung verschafft wird, die ihm eine aktive Umwelterkundung und damit grundlegende Selbsterfahrung ermöglichen soll. »Der zentrale Ausgangspunkt basaler Stimulation liegt darin, dass wir versuchen wollen, einem schwerstbehinderten Menschen dabei zu helfen, seinen eigenen Körper, d. h. sein Ich und dessen Möglichkeiten, neu zu entdecken.«[25] Ziel basaler Stimulation ist es, durch systematische Stimulation und Förderung in den basalen Wahrnehmungsbereichen Entwicklung in Gang zu setzen, ›eine Initialzündung zu geben‹, die das schwermehrfachbehinderte Kind unterstützt, Motor und steuerndes Zentrum der eigenen Entwicklung zu sein.[26]

Basale Stimulation setzt bei den für die früheste Selbstorganisation des Kindes bedeutsamen Wahrnehmungsbereichen an und versucht, durch systematische Stimulierung den Aufbau einer intentionalen Umweltbeziehung als Fähigkeit zur sinnvollen Wahrnehmung zu fördern. Notwendigerweise setzen HAUPT und FRÖHLICH eine bestimmte soziale Beziehung voraus, die durch Konstanz, liebevolle Zuwendung etc. gekennzeichnet ist.[27] Sie verstehen sie als Basis, auf der eine gezielte Förderung aufbauen kann, die dem schwerstbehinderten Kind sinnvolle Erfahrungen in den genannten Wahrnehmungsbereichen ermöglicht. Diese Voraussetzung steht jedoch in Widerspruch zu der gestörten Beziehung, die sich in den Bewegungsmustern des Kindes manifestiert und die den Einsatz der basalen Stimulation ja erst notwendig macht. Die stereotypen Bewegungsmuster führen ja eben gerade zu einem Umweltbezug, in dem Konstanz, liebevolle Zuwendung etc. nicht zur bestimmenden Erfahrung werden. Das Dilemma der basalen Stimulation ist, dass sie durch die Behandlung erreichen möchte, was ihr Voraussetzung wäre: die haltende Beziehung. Im Nicht-zur-Sprache-Kommen dieses Widerspruches droht mit der Behandlung der Verlust festgeschrieben zu werden.
In der konkreten Situation versuchen die MitarbeiterInnen, angemessen pädagogisch zu handeln. Häufig fühlen sie sich dabei jedoch überfordert, erschlagen, angestrengt, ängstlich etc. Diese Empfindungen lassen sich entsprechend der Theorie der Basalen Stimulation nicht aus der Beziehung heraus verstehen. Im Gegenteil: Sie müssen ignoriert werden, damit die Behandlung durchgeführt werden kann.
In den theoretischen Überlegungen FRÖHLICHS werden sie auf die immense Überforderung zurückgeführt, die für die nichtbehinderte BeziehungspartnerIn und ihre basale kommunikative Grundausstattung der pädagogische Umgang mit einem Menschen darstellt, dem keine noch so rudi-

---

[25] FRÖHLICH, A. 1991, S. 136
[26] Eine kritische Diskussion dieses Konzeptes auf dem Hintergrund des von mir vorgestellten Ansatzes ist in meiner Dissertation nachzulesen. Einen kurzen Ausschnitt davon enthält das Kapitel 4.
[27] HAUPT, U./FRÖHLICH, A. 1982, S. 52 ff;

mentäre Selbstorganisation zur Verfügung steht. FRÖHLICH spricht von zwei verschiedenen Welten, in denen MitarbeiterInnen von schwerstbehinderten Kindern leben müssten, wenn sie ihre Arbeit deren Bedürfnissen angemessen gestalten würden. »Der eigene Körper muss zur ›Verfügung‹ gestellt werden, was ansonsten in direktem Widerspruch zu gesellschaftlichen Normen und Erwartungen steht. Es muss also eine zweite ›Kommunikationswelt‹ aufgebaut werden, die z. T. säuberlich von der ›wirklichen‹ getrennt gehalten werden muss – eine hohe psychische Belastung.«[28]

Die Theorie bietet eine Erklärung an, bei der die anstrengenden Empfindungen der nichtbehinderten Beziehungsperson auf das organisch-physiologische Versagen des schwerbehinderten Gegenübers zurückgeführt werden. Die Überforderung und die damit zusammenhängenden Empfindungen sind damit nicht mehr aus der gestörten Beziehung heraus verständlich, können nicht mehr zum Verstehen des schwerbehinderten Gegenübers beitragen. Mit Hilfe der Überlegungen können die Empfindungen rationalisiert und kann die Situation gerettet werden. Sie machen den erschreckenden Konflikt als nicht vorhandenen für die MitarbeiterInnnen erträglich, möglicherweise überhaupt aushaltbar. Es besteht damit zugleich die Gefahr, dass mittels der Theorie und des Denkens das Charakteristische des Konfliktes – die anscheinende Unmöglichkeit, ihn zu erfassen – fixiert wird.

Dieser unmöglich erscheinende Konflikt – die Funktion des Denkens als Abwehr eines die Beziehung kennzeichnenden Schreckens – führt im Kontext der neueren Euthanasie-Betrebungen[29] dazu, dass schwermehrfachbehinderte Menschen nicht mehr als Menschen im engeren Sinne gelten, d. h. als Menschen, deren Leben durch die Gesetze geschützt ist. Dem diesen Bestrebungen inhärenten Theorie-Komplex liegt ein ›Person‹-Begriff zu Grunde, der in der Fähigkeit zum Denken, in der Ratio das spezifisch Menschliche sieht. Der mangelnde Ausdruckswert der leiblich-gestischen Verhaltensformen und Lautierungen schwermehrfachbehinderter Menschen verdichtet sich im Kontext ›scheinobjektiver Daten‹ (messbare organische und/oder neurophysiologische Veränderungen, Beobachtung gravierender Einschränkungen, Fehlen kommunikativer Signale) zur Feststellung, dass sie nicht in der Lage sind, subjektiv einen Anspruch auf Leben zu erheben.[30] Die Feststellung wird zum Beweis einer Unfähigkeit, zur menschlichen Gemeinschaft zu gehören. Ein Recht auf Leben – auch im juristischen Sinn – haben nur Menschen, die über spezifisch menschliche Eigenschaften verfügen, z. B. minimale kommu-

---

[28] FRÖHLICH, A. 1991, S. 58
[29] Diese werden in Kapitel 4 etwas ausführlicher dargestellt und diskutiert.
[30] Ein Eindruck, der im Kontext der ›neueren Euthanasie-Bestrebungen‹ zum Kriterium wird, das über Leben und Tod entscheidet (siehe Seite 138).

nikative oder rationale Fähigkeiten, mittels derer sie einen ›subjektiven Anspruch auf Leben erheben können‹.

Der spezifische Eindruck der Verhaltensweisen schwermehrfachbehinderter Menschen löst einen Schrecken aus und legt bei der nichtbehinderten Beziehungsperson ein Denken nahe, das mit dem Verständnis der Schwierigkeiten als unmittelbare Folge einer organisch bedingten schweren Beeinträchtigung die psychotherapeutische/pädagogische Arbeit mit ihnen ad absurdum führt. In diesem Denken, wie es in den oben beschriebenen theoretischen Ansätzen[31] deutlich wird, erscheint der durch einen Schrecken geprägte Konflikt als nicht vorhanden, als für die Arbeit irrelevant. Die theoretischen Erklärungen zeigen, warum es für den schwermehrfachbehinderten Menschen unmöglich ist, sich mit der nichtbehinderten Beziehungsperson zu verständigen. Der Schrecken wird ausgeblendet, indem er als Beweis dieses Schlusses dient.

Das Denken der nichtbehinderten Beziehungsperson, ihr Person- oder Subjekt-Begriff, ihr Verständnis von Behinderung etc. droht in der Begegnung mit schwermehrfachbehinderten Menschen zur Abwehrfunktion zu werden. Es wird zum Ausschlusskriterium, mit dem das anscheinende Als-Mensch-psychisch-nicht-existent-Sein des schwermehrfachbehinderten Menschen festgeschrieben und theoretisch verankert wird.

Aus theoretischen Überlegungen ergeben sich Folgerungen, die die Sinnlosigkeit der psychotherapeutischen/pädagogischen/pflegerischen Arbeit zu besiegeln scheinen, wenn diese die Beziehung zu einem autonomen Subjekt zur Voraussetzung hat, zu einem Menschen mit doch zumindest rudimentären Fähigkeiten, als ein ›Ich‹ bzw. auf der Basis eines ›Selbst‹ in Erscheinung zu treten. Diese Folgerungen können lauten:
– ›Aufgrund der schweren neurophysiologischen Schädigungen stellen schwermehrfachbehinderte Menschen auf biologischer Ebene eine Überforderung für die kommunikativen Fähigkeiten nichtbehinderter Menschen dar.‹
– ›Die sich aus den Schädigungen ergebende Unfähigkeit zur Entwicklung sensomotorische Handlungsschemata und darauf aufbauend rationaler Fähigkeiten führt zur Unfähigkeit, sich selbstreflexiv als Person und als Subjekt im eigenen Recht wahrzunehmen.‹

---

[31] Natürlich können die ›neueren Euthanasie-Bestrebungen‹ nicht als Behandlungsansatz in einem Atemzug mit der basalen Stimulation oder psychoanalytisch orientierter Musiktherapie genannt werden. Sie sind jedoch auch eine wenn auch extreme Antwort auf das Leben schwermehrfachbehinderter Menschen, die in ihrer Radikalität ein Denken bloßlegt. Der unmögliche Konflikt, der in der basalen Stimulation wie der psychoanalytisch orientierten Musiktherapie dazu führt, dass die Behandlung jene Eigenschaften zum Ziel hat, die ihr eigentlich Voraussetzung sind, wird von Singer etc. als unmöglicher endgültig festgeschrieben: das nicht wahrnehmbare Subjekt–Sein des schwermehrfacbehinderten Menschen als ein nicht denkbarer Konflikt.

– ›Die organisch bedingte Unfähigkeit, sich selbstreflexiv wahrzunehmen, hat die Unmöglichkeit zur Folge, dass sie mich als Person wahrnehmen können und ich mich mit ihnen über das, was in unserer Beziehung geschieht, mitteilen kann.‹

Man könnte auch sagen: das Denken der nichtbehinderten Beziehungsperson droht fantasmatisch[32] zu entgleisen. ›Schwermehrfachbehinderung‹
erscheint dementsprechend als eine von unbewussten Tötungsvorschriften stetig unterminierte Beziehungsform. Sie besagt, dass, wer schwer-
mehrfachbehindert ist, kein Mensch und sein Leben nicht lebenswert sein
kann, da er nicht denkt, nichts fühlt, nichts kann und im Höchstfall nur
leidet, bzw. für sein Umfeld unermessliches Leid darstellt, ohne Hoffnung auf Erlösung. So ein Wesen unterliegt nicht menschlichen Regeln
und Gesetzen. Wir können uns daher nicht mit ihm verständigen. Können wir uns mit ihm verständigen, so ist er nicht mehr schwermehrfach-
behindert, sondern ein pflegebedürftiger Mensch.
Das Charakteristische des Konfliktes erscheint hier, dass er die Beziehungssituation in einer spezifischen Weise auseinander fallen lässt. Als
Konflikt im eigentlichen Sinne erscheint er undenkbar, wenn überhaupt
dann scheint er ein Konflikt der Therapeutin bzw. in der Therapeutin zu
sein. Es lässt sich noch in keiner Weise verstehen, was daran der Anteil
des schwermehrfachbehinderten Menschen ist – wenn man unter seinem
Anteil mehr verstehen will als lediglich Auslöser zu sein für eine Reaktion beim nichtbehinderten Gegenüber. Dieses Mehr würde bedeuten, dass
er in irgendeiner Weise ein subjekthaftes Zentrum ist, aus dem heraus er
entsprechend seinen Bedürfnissen, Intentionen und Wünschen bzw. den
entsprechenden Äquivalenten die Situation und damit auch die konflikt-
hafte Beziehung gestaltet. Darüber hinaus gälte es zu zeigen, in welcher
Weise dieser Konflikt auf seine spezifische Form der Beziehungsgestaltung weist.
Diese spezifische Form der Beziehungsgestaltung seitens des schwermehrfachbehinderten Menschen zeigt sich gerade darin, dass er als Subjekt nicht in Erscheinung tritt.

Vorläufig lässt sich der Konflikt auf drei verschiedenen Ebenen formulieren.

• Auf der **interaktionellen oder Beziehungs-Ebene** imponiert im Eindruck der Therapeutin die Nicht-Mitteilbarkeit ihres Erlebens und ihrer
Empfindungen, die durch den Kontakt mit den schwermehrfachbehinderten Menschen ausgelöst wurden, sowie der Widerspruch zwischen der
inneren und äußeren Wahrnehmung (in der Situation: die nicht mitteilba-

---

[32] Zum Begriff des Fantasmas siehe Seite 264.

ren Affekte und die diskutierbaren Beobachtungen). Bezogen auf den Behandlungsauftrag stand der sprachlichen Verabredung mit den MitarbeiterInnen die Inszenierung des affektiven Geschehens gegenüber, das nicht mitteilbar, nicht zu vermitteln zu sein schien. Der Zusammenhang wurde erst in der nachträglichen schriftlichen Fixierung gehalten.

• Auf der **psychodynamischen Ebene** geht es um die Frage, ob schwermehrfachbehinderte Menschen überhaupt in der Lage sind, einen Konflikt zu entwickeln, der ja einen psychischen Binnenraum voraussetzt und auf diesen verweist. Die denkbare Möglichkeit eines Arbeitsbündnisses hat die Fähigkeit zur Entwicklung eines psychischen Binnenraumes zur Voraussetzung. Diese Annahme wird durch Konstrukte wie das der organisch bedingten Entwicklungsfixierung unterlaufen. Die denkbare Möglichkeit eines psychischen Konfliktes scheint die haltende Beziehung zu gefährden, die Voraussetzung seiner Bearbeitung ist. Denn die Empfindungen, die ein Verständnis für den Konflikt ermöglichen würden, mussten ja gerade ausgeblendet werden, damit die Situation aushaltbar war. Es geht jedoch darum, ein Konzept von der Schwierigkeiten schwermehrfachbehinderter Menschen zu entwickeln, aus dem heraus sich ein psychotherapeutischer Zugang herleiten lässt.

• Auf der **metapsychologischen Ebene** lässt sich die fehlende Grundlage für die psychotherapeutische Arbeit am Erkenntnisbegriff festmachen. Zu welcher Art von Erkenntnis sind schwermehrfachbehinderte Menschen fähig, wenn sie über kein ›Ich‹ bzw. ›Selbst‹ zu verfügen scheinen? Auf welcher Basis kann ein psychodynamisches Verständnis ihrer Schwierigkeiten überhaupt möglich sein, wenn es kein ›Ich‹ bzw. ›Selbst‹ gibt, das Wirkung und Einwirkung von Umwelt gestalten könnte? Daraus ergibt sich die Frage, ob es ein der Entwicklung von Ich und Selbst vorgelagertes Regulationssystem gibt, das Voraussetzung für die Entwicklung eines affektiven Selbstgewahrseins ist.

3. Die Interaktion

Dieser im vorigen Kapitel beschriebene ›undenkbare Konflikt‹ zeigt sich in der therapeutischen Situation als ein ganz spezifisches Interaktions-muster. Die Ausführung und Beschreibung dieses Musters führt zu ei-nem Konzept, bei dem gerade die ›Unmöglichkeit‹, mit schwermehrfach-behinderten Menschen eine Psychotherapie durchzuführen, Ansatzpunkt eines verstehenden Zuganges ist.

Beschreibung des musiktherapeutischen Settings

Ich habe die musiktherapeutischen Behandlungen über mehrere Jahre lang in den eingangs beschriebenen Tagesstätten durchgeführt, in denen ne-ben schwermehrfachbehinderten Menschen häufig auch Menschen mit anderen schweren Störungen betreut werden. Auf Initiative der Mitarbei-terInnen hin erhielten einige der BesucherInnen wöchentlich je eine Stunde Musiktherapie. Sie wurde durch den Träger, in geringem Umfang durch Krankenkassen und zum größten Teil durch Spenden finanziert. Uns stand ein Krankengymnastik-Raum zur Verfügung. Manchmal fanden die The-rapien aber auch im allgemeinen Aufenthaltsraum statt, wenn ich den Eindruck hatte, dass die PatientInnen die gewohnte Atmosphäre als Si-cherheit benötigten. An Instrumenten waren ein großer Gong, ein Alt-Xylophon, Handtrommeln und Percussions-Instrumente, eine Gitarre, eine Kantele, ein kleines Glockenspiel und diverse Flöten vorhanden.

Hierbei ging ich davon aus, dass im Zusammensein mit den jeweiligen Menschen meine Gefühle und Empfindungen mir sagen würden, was ich zu tun und zu lassen hätte. Ich verließ mich hinsichtlich der Wahl der Instrumente, Lieder, Rhythmen, Töne und Klänge auf meine Einfälle. Konkret sah das so aus: Ich hatte die PatientInnen durch Beobachtungen, in kurzen Begegnungen und durch Schilderungen der MitarbeiterInnen und des Arztes kennen gelernt und mir so einen ersten Eindruck ver-schafft. Zu einem späteren Zeitpunkt kamen auch Gespräche mit Ange-hörigen dazu.[1] Aus meinem persönlichen Repertoire und dem in der Ein-

---

[1] Diese Reihenfolge ergab sich im vorliegenden Kontext daraus, dass der Kontakt über die

richtung vorhandenen Material traf ich eine Material- und Ideen-Auswahl und stellte ein Angebot an Instrumentarium sowie Lied- und Spielvorschlägen zusammen, um mit den PatientInnen in Kontakt zu treten. Anfangs war diese Auswahl meist noch groß und unbestimmt. In der ersten Zeit war ich daher mit diversen Instrumenten beladen, wenn ich zur Musiktherapie kam. Je klarer sich die jeweilige Form der therapeutischen Beziehung abzeichnete, umso geringer bzw. präziser eingrenzbar wurde auch das benötigte Instrumentarium. In den ersten Stunden nahm das Finden der ›richtigen Position‹ viel Zeit ein. Damit ist ein Arrangement gemeint, in der die PatientIn sich einigermaßen wohl fühlt und trotz ihrer behinderungsspezifischen Einschränkungen größtmögliche Bewegungsfreiheit hat, wie auch ich bequem sitzen kann und dies mir zugleich einen möglichst guten Kontakt zur PatientIn ermöglicht.

Die PatientIn saß oder lag also auf Kissen oder Matten im Raum. Ich saß neben oder vor ihr/ihm. Um uns herum waren diverse Musikinstrumente. Das, was die Wahrnehmung ihres/seines Verhaltens bei mir als Empfindung auslöste, wie ich es verstand, wie ich berührt war, welcher Eindruck sich mir bildete, versuchte ich, mit Klängen, Tönen, Sing-Sang, Rhythmen, Schreien, Worten und Satzfetzen wiederzugeben. Ich war bemüht, in der Haltung der ›gleichschwebenden Aufmerksamkeit‹ die verschiedenen Äußerungen meiner PatientInnen aufzunehmen und zu verstehen, d. h. den verborgenen oder zersplitterten zu Grunde liegenden Sinnzusammenhang zu erraten und ihn musikalisch ›zur Diskussion zu stellen‹ und damit für den therapeutischen Prozess wieder nutzbar zu machen. Entsprechend betrachtete ich alle Eindrücke von Lautierungen, Bewegungen und Regungen meiner PatientInnen als im Sinne von Eindrücken von Einfällen, deren vordergründiger Zusammenhang (ob sie als vegetativ gesteuert wirken oder im Sinne von Ausdrucksgesten erscheinen) sich zum dahinterliegenden Sinn verhielt wie der manifeste zum latenten Trauminhalt. Das bedeutete, ich ging davon aus, dass es etwas zu verstehen gab, sich etwas hinter dem Augenschein verbarg, auch wenn mich die Eindrücke verwirrten und sie scheinbar sinnlos erschienen. Sinn bedeutete hier vorerst lediglich, die affektive Stimmungslage aufzunehmen, die die Bewegungen begleitenden Fantasien wahrzunehmen und mich in meinen Reaktionen von beidem leiten zu lassen.

Welche ›szenischen Arrangements‹ ließen sich nun in der therapeutischen Beziehung mit den von mir behandelten PatientInnen erkennen? In welcher Weise inszenierte sich hier der Konflikt, der zuvor als

---

Einrichtung zu Stande kam. Die MitarbeiterInnen hatten es zuvor übernommen, mit den Angehörigen betr. ihres Einverständnisses mit der Behandlung zu sprechen. In anderen Fällen kamen die Angehörigen zusammen mit den behinderten Menschen zu mir in die Praxis. Hier wurden die begleitenden Gespräche ausschließlich mit ihnen geführt.

- Unterminierung des Behandlungsauftrages durch Tötungsfantasien,
- Funktion des Denkens zur Abwehr eines in der Beziehung ausgelösten Schrecken beschrieben wurde?

Diese Fragen weisen darauf, dass das Augenmerk der Therapeutin den Interaktionsmustern gilt, die sich als ›Szenen‹ verstehen lassen, als ›Beziehungssituationen zu zweit‹.

Szenisches Verstehen

Gegenstand der Erkenntnisbildung in der psychotherapeutischen Arbeit mit schwermehrfachbehinderten Menschen ist – wie sonst auch – die therapeutische Beziehung. Sie ist Ansatzpunkt des »szenischen Verstehens«[2]. Mit dessen Hilfe soll es gelingen, das bislang aus der gemeinsamen Kommunikation Ausgeschlossene – das Verdrängte oder mittels anderer Abwehrformen dem Subjekt unverfügbar Gemachte – der Verständigung wieder zugänglich zu machen. Das Ausgeschlossene lässt sich als eine Art stumme Lebenserfahrung der PatientIn verstehen, die unverständliche Spuren hinterlassen hat, Spuren, die an Sprache vorbei Verhaltens- und Beziehungsformen der PatientIn bestimmen. Szenisches Verstehen richtet sich darauf, das von PatientIn wie TherapeutIn unbewusst realisierte Beziehungsmuster – den Übertragungs-Gegenübertragungs-Komplex – als »Gesamtsituation zu zweit«[3] zu erfassen, um die aus Sicht der PatientIn sich hier aktualisierende Konfliktlage zu verstehen und ins Bewusstsein zu holen. Hierbei ist der Vorgang des Verstehens, der zur Deutung führt, kein analytischer Denkprozess im Sinne logischer Schlussfolgerungen. Verstehen ereignet sich in der TherapeutIn und ist begleitet vom Eindruck der Evidenz oder Stimmigkeit als »Moment (...), in dem sich der Analytiker eine Vorstellung von der unbewussten Phantasie des Patienten gebildet hat.«[4] Mit der ›Vorstellung von der unbewussten Fantasie‹ nimmt das bislang Ausgeschlossene Gestalt an – vorerst noch in der TherapeutIn, um in und mit der Deutung der PatientIn verfügbar zu werden.
Die TherapeutIn hört die Mitteilungen der PatientIn, nimmt deren affektive Gesten wie auch Handlungen wahr, koppelt aber diese sprachlichen wie gestischen Informationen von der Frage nach deren faktischer Realität ab. Es interessiert sie nicht, ob sich die Dinge tatsächlich so zugetragen haben, wie mitgeteilt, sondern sie nimmt stattdessen alle Äußerungen, Gesten, Handlungen als an sie gerichtete

[2] LORENZER, A. 1976, S. 138
[3] LORENZER, A. 1976, S. 215
[4] ARGELANDER, H. 1968, S. 325

Mitteilungen mit einem vorerst unbekannten Sinn – als Beziehungsbotschaften, auf die sie mit einer entsprechenden Antwortbereitschaft
reagiert. Sie richtet ihre Aufmerksamkeit auf die darin deutlich werdenden szenischen Arrangements und den Platz, den sie selbst darin
einnimmt. Erst dadurch, dass sie sich selbst als Teil dieses Arrangements versteht, kann sich der von LORENZER beschriebene »Übergang
von der coenästhetischen zur diakritischen Ebene« als entscheiden-
der Schritt der Umwandlung der »bloße(n, MB) Verstrickung in die
Beziehung zum Patienten (...) in die ›verstehende‹ Teilnahme«[5] ereignen als ein Erkennen des Beziehungs-Musters. Dieses Muster lässt
sich verstehen als Übertragung-Gegenübertragungs-Inszenierung und
stellt aus dieser Sicht eine Verbindung her zur Konfliktlage im aktu-
ellen Leben der PatientIn wie zu den frühkindlichen Beziehungssituationen, in denen die Unvereinbarkeit der verschiedenen Strebungen
deren kompromisshafte Fixierungen erzwang. Diese Verbindung ist
der bislang ausgeschlossene Sinn, den es mit der Deutung zu erfassen gilt, und der sich in spezifischen Beziehungsgestalten und »Interaktionsmustern«[6] realisiert.

Das in der therapeutischen Situation entstehende ›Klangmuster‹

Im Umherschwirren oder auch Sich-Treffen der Töne, Klänge, Rhythmen oder Geräusche entstand nun eine Art sich ständig veränderndes
Gewebe. In diesem wurde zeitweise auf eindrucksvolle Weise eine Art
von Bezogen-Sein deutlich. Dann wieder konnte es sich in ausein-
anderdriftenden, zusammenhanglosen Ein- und Ausdrucksfetzen auflösen, die mich darin verständnislos und verloren umgaben. Ohne erkenn-
baren Grund verdichteten sie sich dann wieder plötzlich: Ich – meine
geordnete Wahrnehmung – schien mich aufzulösen, um Teil eines atmo-
sphärischen Raumes zu werden – ein Zustand, der der von BOSSINGER und
HEISS beschriebenen »ozeanischen Selbstentgrenzung« als »Transzendenz
der Ich-Grenzen, Gefühl des Verbundenseins mit dem Ganzen, Verschmelzen mit dem Sein, (...)«[7] gleicht. Dieses Gewebe lässt sich aus meiner
Sicht als ein verschlungenes Ineinander des ›äußeren Geflechtes‹ der
akustischen und auch körperlichen Berührungen zwischen mir und den
PatientInnen mit dem inneren Strom meiner Empfindungen, Fantasien
und Gedanken beschreiben. Von Zeit zu Zeit wurden dabei Lieder, Melodien, Rhythmen, ›Arten der Ansprache‹ etc. bedeutsam.

---

[5] LORENZER, A. 1976, S. 223
[6] LORENZER, A. 1976, S. 171
[7] BOSSINGER, W./HEISS, P. 1993, S. 242

So hat sich zum Beispiel in der Therapie mit Jens anfangs »*als bestimmende Form das Spielen der Tonleiter auf dem Xylophon im Atemrhythmus entwickelt. Lautiert Jens dabei, trifft er mit seinen Tönen häufig genau die von mir gerade gespielte Tonhöhe. Ich antworte Jens musikalisch. Oft entsteht so ein Dialog – mal länger, mal kürzer, mal freudig/begeistert, mal überwiegend genervt. (...) Ich greife Jens‹ Töne und seine dynamisch gestalteten Tonfolgen auf und versuche dabei auch, die darin enthaltene emotionale Geste mitzuerfassen.*«

In der Therapie mit Anna wurde später ein Liedspiel wichtig: »›*Backebacke-Kuchen‹ singe ich jetzt häufiger. Es scheint mir zu Anna und unserer Beziehung zu passen. ( ) Anna klatscht sehr gerne zu Melodien und Liedern. ( ) Im Laufe der Zeit wird es zu ›unserem Lied‹. Anna und ich singen es abwechselnd. Ich fange an und lasse immer Pausen, die Anna in ihrer Weise füllt. Dabei drückt sich im Gesang Annas Befindlichkeit aus. Das Lied wird zur Unterhaltung.*«

Eine Form, die zu Beginn der Therapie entstand und fast bis zum Schluss Bestand hatte.

Beginn der musiktherapeutischen Arbeit mit Jens und Anna
Ein Vortrag über Musiktherapie vermittelte der Leiterin einer Tageseinrichtung die Hoffnung, dass ein solches Angebot schwer behinderten Menschen zu einer Erweiterung ihrer Lebensmöglichkeiten verhelfen könne.
Jens (23 J.) und Anna (19 J.)[8] sind beide schwer körper- und geistig behindert. Jens hat zusätzlich ein Anfallsleiden. Die MitarbeiterInnen unterstützen eine Musiktherapie für ihn, da er häufig sehr unruhig ist, sich dann kratzt, manchmal so stark, dass es blutet. Es gäbe wenig, was man für ihn und mit ihm tun könne. Anna kann im Gegensatz zu Jens sitzen und sich robbend vorwärts bewegen. Die MitarbeiterInnen meinen, eine Musiktherapie würde ihr gut tun. Sie könne ihr vielleicht wegen ihrer Konzentrationsschwäche helfen.
Dieser Bericht ist auf der Grundlage der im Anschluss an die Sitzungen angefertigten Protokolle, Kassetten-Aufnahmen und einiger weniger Video-Bänder nach Abschluss der Therapien entstanden. Zitate aus den Protokollen stehen in › ‹.

---

[8] Namen und Familienangaben sind verändert.

Jens

Als ich Jens kennen lerne, ist er 23 Jahre alt. Mit 5 Jahren hat er eine Lungenentzündung bekommen, in deren Verlauf ein Herzstillstand eintrat. Jens wurde wiederbelebt und ist seitdem blind, hat ein schweres Anfallsleiden, Arme und Beine sind spastisch gelähmt. Die Schwere von Jens< Behinderung macht mir große Angst. Er ist sehr dünn, sein Körper ist verformt. Aus Angst, etwas falsch zu machen oder ihn zu verletzen, traue ich mich kaum, ihn zu berühren. Ich habe Hemmungen, ihn anzusprechen, weil ich nicht weiß, wie. Aber ich habe das Gefühl, ich müsste es tun, es würde von mir erwartet. Ich komme mir vor, als spreche ich eine Wand an, also völlig verrückt und hohl in meiner angeblichen Sicherheit.

Seine Betreuerin hat eine sehr liebevolle und ernsthafte Beziehung zu ihm. Ihre Erzählungen machen mir Mut und geben mir ein wenig Gefühl für die Person Jens, was für ein Mensch er ist. Jens liebe Musik. Er komme aus einer einfachen, kinderreichen und sehr musikalischen Familie, in der viel musiziert werde. Er liebe es nicht, wenn man sein Gesicht berührt, sei oft sehr verspannt und unruhig. Dann kratze er sich ständig am Kopf und verletze sich auch dabei. Er zeige deutlich, ob er sich wohl fühlt oder nicht.

Sein Arzt, der ihn und seine Familie schon seit langem betreut, ist skeptisch bezüglich einer Musiktherapie. Nicht nur weil er sich unter dem Begriff Musiktherapie nicht viel vorstellen kann, sondern vor allem weil er im Laufe der Zeit gemeinsam mit Jens< Eltern viele Hoffnungen auf entscheidende Verbesserung zu Grabe getragen hat bzw. wieder und wieder das Zusammenbrechen von Erwartungen und Hoffnungen bei Eltern, TherapeutInnen und ErzieherInnen erlebt und begleitet hat. Er beschreibt die Schwere von Jens< Behinderung entsprechend einem apallischen Syndrom[9]. Er empfiehlt mir, nicht (zu)

---

[9] »In seiner ursprünglichen Bedeutung wird unter einem apallischen Syndrom ein Erlöschen des Selbstbewusstseins und der Kontaktfähigkeit im Gefolge einer schweren Schädel-Hirnverletzung oder eines Sauerstoffmangels am Gehirn verstanden. Meist wird auch von einem sogenannten Wach-Koma gesprochen: Der Patient liegt mit offenen Augen da und weist auch einen Schlaf-Wach-Rhythmus auf, ist jedoch aus eigener Kraft zu keinerlei Kontaktaufnahme mit seiner Umwelt fähig, obwohl manchmal bereits vegetative und emotionale Reaktionen erfolgen. Im entwickelten Stadium besteht zwar eine stabile Atmung, die Beweglichkeit ist aber infolge einer allgemeinen Muskeltonuserhöhung (Spastik) weitgehend eingeschränkt. Nicht selten wird die Erkrankung daher auch als >vegetativer Zustand< bezeichnet. Mit dieser Bezeichnung wird nahe gelegt, die Lebensform dieser Kranken als >primitiv<, >pflanzliches Leben< oder – wie im Nationalsozialismus geschehen und heute leider immer noch vorkommend – als »sinnlose Hülle« oder »lebensunwert« zu bewerten.« (ZIEGER, A. 1994, S. 4/5) Menschen im Wach-Koma oder apallischen Syndrom gehören heute trotz erheblicher medizinischer Differenzen bezüglich ihrer Rehabilitationschancen weltweit zu einem von Euthanasie bedrohten Personenkreis. So existieren konkrete Bestrebungen im Rahmen der EU, inner-

viel zu erwarten, um nicht schnell enttäuscht das Handtuch werfen zu müssen. Diese Warnung erschrickt mich sehr und setzt zugleich meinen Ehrgeiz in Gang. So schnell werde ich bestimmt nicht aufgeben, schwöre ich mir.

Die verschiedenen Eindrücke formen bei mir eine von hoher Spannung, Erwartung und Konzentration geprägte Einstellung, als sammele ich für eine entscheidende Aufgabe all meine Kräfte auf einen einzigen Punkt, als könne ich Jens nur gerecht werden bzw. begegnen, wenn ich innerlich still und ganz ruhig werde. Ich habe dabei ein Bild vor Augen: Ich sitze im Wald auf einer Lichtung. Die Sonne scheint durch die Bäume. Ich schweige innen, lasse die Umgebung in mich ein, versuche mitzuschwingen und das Schwingen zu verstehen. Ich bin nur noch mein Rücken und Hinterkopf, alles andere ist durchlässig.

In der ersten Stunde verspreche ich Jens, nicht gewaltsam in seine Welt einbrechen zu werden. Dieses Versprechen beschreibt und formt gleich zu Beginn unsere Beziehung, ermöglicht Distanz, in der auch meine große Angst aufgefangen und berücksichtigt wird.
Die darin auch angesprochene Möglichkeit der Gewalt der therapeutischen Beziehung lässt sich als Reflex auf die bedrohliche Gewalt der Affekte verstehen. Sie wird hier umgangen durch Spaltung: aufgesplittet durch die Rolle des Arztes und der Betreuerin im meinem Verhältnis zu Jens. Mithilfe des Arztes – bzw. der Rolle, die er für mich innerlich spielt – kann ich vorläufig die Gefühlsanteile abspalten und projizieren, die eine Beziehungsaufnahme zu Jens gefährden würden. Hoffnungslosigkeit, Ekel, Hass und Verzweiflung kann ich ›zurückstellen‹, ohne sie völlig unterdrücken zu müssen, da sie in meiner Einstellung zum Arzt unbewusst gehalten werden. So blende ich Hoffnungslosigkeit aus, indem ich sie ausschließlich als Einstellung des Arztes verstehe und bekämpfe, indem ich die Einstellung des Arztes ablehne. Erst sehr viel später werden diese Gefühle auch in der Therapie eine Rolle spielen, wenn unsere Beziehung so gefestigt ist, dass diese vorläufig abgespalteten Anteile einer bewussten Auseinandersetzung zugänglich werden können.
Mit der Haltung der Betreuerin zu Jens kann ich mich identifizieren und daran Halt finden. Sie ist anfangs bei der Musiktherapie als stille Beobachterin mit dabei. Es beruhigt und entlastet mich. Als sie nach einem Vierteljahr für eine längere Zeit fehlt, kann ich endlich ganz die Verantwortung für unsere Beziehung übernehmen.

---

halb der Ärzteschaft Absprachen bezüglich der Frage zu erreichen, wann Menschen im Wach-Koma durch Nahrungs- oder Flüssigkeitsentzug bzw. Behandlungsabbruch getötet werden dürfen und diese Absprachen zu legalisieren.

Die folgenden Ausführungen beziehen sich auf eine Analyse der Notizen aus den ersten 14 Stunden. Im Verlauf dieser ersten 14 Sitzungen finden Jens und ich eine eigene Form: räumlich, d. h., ich bin mir jetzt klarer, wie ich Jens und mich am besten lagere, sodass es für ihn bequem ist, er in der Bewegung und wir in der Begegnung und Berührung nicht behindert sind. Aber auch zeitlich: Zu Beginn spiele ich im Atemrhythmus von Jens auf dem Xylophon die C-Dur-Tonleiter. Dabei liegt meine Hand auf seinem Bauch. Ich singe dazu ›Hallo Jens‹ und versuche, mit allen Sinnen bei Jens zu sein. Jens lautiert manchmal dazu. Zeitweise ergeben sich daraus tonale Unterhaltungen, mehr oder weniger lustvoll, innig, genervt oder frustriert. Im Anschluss daran zieht Jens sich häufig zurück, hat Absencen[10] oder schläft. Später, wenn er wieder erwacht ist, entsteht oft noch ein gemeinsamer Kontakt mit Flöten-, Kantele- oder Stimm-Klängen. Das Tonleiter-Spiel im Atemrhythmus ist dabei meine/unsere Grundform, worauf ich bei jeglicher Irritation zurückgehe.

Diese etwas etüdenmäßig starre Form zusammen mit der oben beschriebenen inneren Einstellung ist mein Versuch, mich im Kontakt mit Jens zusammenzuhalten. Bevor diese sich zwischen uns entwickelt hat, habe ich auf verschiedenen Instrumenten gespielt. Ich singe, experimentiere mit Klängen, versuche herauszufinden, wobei wir uns wohl fühlen und wobei nicht – immer auf der Suche nach äußeren Zeichen, woran ich ›wohl fühlen‹ oder ›unwohl fühlen‹ festmachen kann. Sind es bestimmte Klänge oder Intervalle, bestimmte Berührungen, Situationen, Einstellungen? Es gelingt mir nicht, es bleibt alles diffus. Das Schreien von Jens kann in einem Moment Ausdruck der Freude sein, unmerklich aber dann einen Anfall signalisieren. Tanzen (ich spiele ein Tanzlied; wir sind dabei in einer lustvoll-tänzerischen Stimmung) ist mal gut, mal endet es damit, dass Jens kaum noch atmet (4. Sitzung). Eine intensive dichte Atmosphäre wird unvorhergesehen von Erschrecken (wovor?) unterbrochen (9. Sitzung). Dieser Verwirrung kann ich mich noch kaum überlassen, da meine Angst zu groß würde. Selbst in den Momenten, in denen ich den Kontakt zwischen Jens und mir deutlich spüre, bin ich mir doch nicht sicher, ob ich mir nicht alles einbilde. Dies darf ich kaum denken. Es schimmert jedoch durch in manchen Formulierungen, wenn ›Jens intensiv zu lauschen ›scheint‹‹ (9. Sitzung) oder die Musik ›munter und lustbetont ›wirkt‹‹ (14. Sitzung). Dahinter lauert – kaum eingestanden – die Frage, ob ich mir nicht alles einbilde. Vielleicht hat der Arzt doch recht und meine Bemühungen sind von vornherein zum Scheitern verurteilt?
Die Bedrohung, die diese Zweifel und Fragen enthalten, kann mit-

---

[10] Gemeint sind kleine epileptische Anfälle.

hilfe der gefundenen Form zurückgedrängt und ausgehalten werden. Die Tonleiter im Atem-Rhythmus: wie eine Maus, die die Treppe hoch klettert und hoch[11] fällt. Angst und Erleichterung als Rhythmus von Ein- atmen und Ausatmen (9. Stunde). Dies könnte ein lustiges Kinderspiel sein, wenn die Angst, die damit gebannt werden muss, sich nicht verra- ten würde als Todesangst. Einatmen – Ausatmen. Stille ist Todesstille.

Anna

Anna lerne ich als 19-jährige junge Frau kennen. Sie lebt bei ihrer Mutter, hat zwei ältere Schwestern und besucht seit 15 Jahren die Ein- richtung, in der ich musiktherapeutisch arbeiten werde. Anna ist so- wohl schwer körper- als auch geistig behindert. Wegen ihrer starken Gleichgesichtsprobleme[12] kann sie nur mit großer Hilfe laufen. Am Boden bewegt sie sich kriechend fort. Sie spricht nicht, stößt aber vie- le unterschiedliche Laute aus, die ihren momentanen Gemütszustand deutlich verraten. Bei allen Verrichtungen des täglichen Lebens braucht sie Hilfe. Anna hat einen starken Nystagmus (rhythmisches Augenzit- tern). Anderen Menschen blickt sie sehr selten in die Augen. Nur eine ehemalige Mitarbeiterin, mit der sie eng verbunden ist, schaut sie di- rekt an, wenn diese den Raum betritt. Sie liebt visuelle Reize, Musik, Bewegung, Berührung und beschäftigt sich – allerdings immer nur sehr kurzfristig – mit Gegenständen. Sie ist ein sozialer Mensch, schätzt und sucht die Nähe ihr lieber Menschen, auch das jedoch nur spon- tan, unvorhersagbar und unsystematisch.

Die MitarbeiterInnen der Einrichtung wünschen sich für Anna eine Musiktherapie, weil ›Anna Musik so liebt‹ und weil sie so unkonzent- riert ist.
Ein seltener Fall: Der Wunsch nach Therapie scheint nicht auf einer Notsituation zu beruhen, sondern auf dem Wunsch, jemandem etwas Gutes zu tun. Das ist aus verschiedenen Gründen interessant. Es cha- rakterisiert die liebevolle und einander zugewandte Beziehung zwi- schen Anna und den MitarbeiterInnen. Darüber hinaus lässt mir die- ser Behandlungsauftrag bemerkenswert viel Freiheit. Ich soll in ers- ter Linie nicht eine Not beseitigen bzw. lindern, sondern Anna erfreu- en.[13] Im Gegensatz zu anderen Therapieaufträgen steht die Therapie

---

[11] Das soll sicherlich ›tief‹ heißen. Ich habe es nicht verbessert, da mir das Versehen wichtig erscheint, bzw. als Versehen für den Gesamteindruck wichtig ist.
[12] Das soll eigentlich Gleichgewichtsprobleme heißen.
[13] Sicherlich denken die MitarbeiterInnen eher an eine Fördermaßnahme als an Psychothera- pie, wenn sie von Musiktherapie sprechen. Dennoch zeigt sich im Auftrag, Anna mit der Musiktherapie ›etwas Gutes zu tun‹, eine liebenswürdig charmante Seite Annas. Denn man- che der anderen BesucherInnen der Einrichtung sind sicherlich auch mit musikalischen Mit- teln zu erfreuen und zu erreichen.

hier nicht von Anfang an unter dem Leidensdruck, der meist ja Anlass für die Therapie ist. Ich sehe mich daher weniger gedrängt, Beweise meiner Fachkompetenz in Form eindrücklicher Erfolge zu liefern. Es ist jedoch zu vermuten, dass hier die Not sich hinter einer liebevoll kindlichen Seite verbirgt.

Die mangelnde Konzentration bezieht sich auf den schon erwähnten Umgang mit Menschen und Gegenständen, der mit ganz wenigen Ausnahmen in seiner Intensität und Form unsystematisch und unvorhersehbar ist. Spielen im eigentlichen Wortsinn kann Anna nicht. Sie beschäftigt sich mit den Dingen bzw. hantiert mal länger, mal kürzer mit ihnen, hat mal Freude daran, mal sind sie ihr gleichgültig. Ähnliches gilt auch für Beschäftigungen, die MitarbeiterInnen ihr anbieten. Mal ist Anna daran interessiert, dann können sie wieder völlig uninteressant sein. Dabei erkennt sie ihr wichtige Personen jedoch eindeutig und zeigt deutlich ihre Freude und Vorliebe.

Bei unserer ersten Begegnung sitzt Anna in einer gut gepolsterten Kiste mit ihrem Lieblingsspielzeug vor sich, ein Kasten mit allerlei Klingel- und Geräuschmöglichkeiten. Ich setze mich zu ihr, stelle mich vor, singe und erzähle ihr etwas. Anna beugt sich ein wenig zu mir. Nach einer Weile lehnt sie sich zurück. Ich verstehe: Es ist genug für die erste Begegnung. Ich bin ihr noch fremd.

Ich freue mich über Annas Reaktion, zeigt sie mir doch die Verständigungsmöglichkeit zwischen uns auf mehreren Ebenen: Ich habe sie verstanden, sie hat mich verstanden. Ich kann mich in ihr wiederfinden, und das, was ich finde, macht mich froh.

Für unsere erste musiktherapeutische Begegnung habe ich uns einen Raum vorbereitet mit einer großen weißen Plastik-Matte, einem Alt-Xylophon, Gong, Flöten, Trommeln und einigem Spielmaterial. Ich habe mir einige Klang- und Spielideen zurechtgelegt.

Gleich zu Beginn der ersten Stunde spüre ich zwischen uns eine gefühlsmäßige Nähe. Anna freut sich über die von mir produzierten Flöten-Töne: freie Melodie-›Fetzen‹, in denen ich versuche, ihre Lautbildungen nachzuahmen. So entstehen ziemlich rasch Dialog-Formen zwischen uns, die bei uns beiden große Begeisterung hervorrufen. Nach einer Weile wird Anna meist still. Häufig fängt sie an, auf die Plastik-Matte zu sabbern und auf der nassen Oberfläche zu kratzen.

In der dritten Stunde bleibt Anna jedoch nur kurz im Therapie-Raum. Sie will in andere Räume, deren Decken aus einem Material mit kleinen Löchern bestehen. Diese starrt sie an.[14]

---

[14] Anna schaut die kleinen Löcher oft und lange an. Die MitarbeiterInnen halten das nicht für gut und versuchen es meist zu unterbinden. Mir ist nicht klar, was daran schädlich ist.

Ich bin sehr verunsichert. Warum will Anna heute nicht bei mir blei-
ben? Habe ich mich in unserem Kontakt getäuscht? Eine Formulie-
rung aus der ersten Stunde (›scheint zu hören‹) verrät mein Misstrau-
en. Jeder Rückzug von Anna, wenn sie still wird, lässt mich an meiner
Wahrnehmung und Einschätzung unserer Beziehung zweifeln. Ich bin
mir nicht mehr sicher, ob sie wirklich mich meint, ob ich jemals ge-
meint war. Nun gar diese Weigerung in der dritten Stunde. Ich folge
ihr nach draußen, versuche bei ihr zu bleiben. Ich bin unsicher, ob ich
das Anstarren der Löcher verhindern muss. Aber verderbe ich es mir
dann nicht ganz mit ihr? Ich vermute, ihr fehlt die weiße Plastik-Mat-
te, die ich heute nicht finden konnte. Aber vielleicht hätte ich mehr
Tanzlieder spielen müssen? Will sie meine Begleitung? Oder gefällt
ihr die Abgeschlossenheit des Raumes nicht, ist es ihr also zu nah?

Der Hinweis der Supervisorin, dass die Distanzierung Annas mit dem
Zurückweichen vor dem Schmerzhaften zusammenhängen könnte, das
eine Therapie für sie mit sich bringt, mit Wut und Hass, der auch in
unserer Beziehung möglicherweise enthalten ist, empört mich und ich
weise ihn weit von mir. Von dem Schmerz, den ich ihr antun könnte,
will ich vorläufig nichts wissen. Die Verletzung und der Hass, die aus
einem Macht- und Abhängigkeitsverhältnis zwangsläufig erwachsen,
sind für mich schwer aushaltbar, da sie mich an eigene diesbezügliche
Verletzungen gemahnen würden. Das Verhältnis zu Anna ein Macht-
verhältnis? Wo ich sie doch nun wirklich gerne mag? Dass ich er-
leichtert bin, wenn die Stunde mit Anna vorbei ist, ist doch mein Recht.
Liegt darin das Negative, die Ablehnung, der Hass?

Die zeitliche Begrenzung lässt mich manches aushalten, was ich sonst
nicht aushalten würde. Ich lasse Anna viel näher an mich heran –
auch auf der körperlichen Ebene –, als ich sonst mir relativ fremde
aber auch befreundete Menschen heranlassen würde. Anna fasst mir
beispielsweise oft in den Mund. Ich kann das tolerieren, da ich zum
einen Anna mag. Zum anderen ermöglicht mir die Form unserer Be-
ziehung mit der darin enthaltenen Rollenvorschrift, das Persönlich-
Intime dieser Nähe abzugrenzen, umzuformen. Ich muss das Entsetzen
und die Verachtung über solche offen ausgedrückte und gelebte weib-
liche Körperlichkeit wie Bedürftigkeit nicht spüren – ich arbeite ja.
Mit mir persönlich hat das nichts zu tun. Annas Rückzug in der dritten
Stunde bedroht mich deshalb so heftig, weil ich ihn diffus als Zurück-
weichen vor meinem Ekel/Verachtung – eben vor mir – empfinde. Der
Ekel und die Verachtung machen mir heftige Schuldgefühle. Meine
Zuneigung zu Anna sowie das Gute in der Therapie dürfen nicht be-
zweifelt werden. Durch den Streit in der Supervision kann ich jedoch
so viel an eigener Wut und Verletzbarkeit spüren, dass es mir möglich
wird, den Rückzug von Anna auszuhalten und ihn nicht als Zerstörung

meiner Person bzw. der therapeutischen Situation zu interpretieren. Ich muss unseren Kontakt nicht mehr ausschließlich idealisieren.

In der folgenden Stunde sind wir wieder in unserer ›alten‹ Weise zusammen. Die Beziehung hat die Infragestellung unbeschadet überlebt.

Weiterhin wechseln sich Phasen intensiven Kontaktes in Form von ›Flöten-Stimm-Dialogen‹ ab mit Zeiten, in denen Anna still und zurückgezogen ist, gar nichts tut oder auf der Matte kratzt. Diese Momente stellen unsere Beziehung in Frage, allerdings auf einer anderen Ebene. Immer bin ich geneigt, sie als Hinweis dafür zu nehmen, dass ich mir unseren Kontakt nur eingebildet habe.

Mein ständiges Suchen nach plausiblen Gründen für diese Unterbrechungen sowie mein Drängen, Insistieren, Probieren und Verführen (4.,7.,8.,9.,10. Std.) dienen dem Verlangen, endlich einen eindeutigen Beweis für unsere Beziehung zu haben. Die Beobachtung, dass Anna auch ohne meine Flöten-Töne in gleicher Weise lautiert, lacht, sich amüsiert, sich so verhält, als wäre jemand (ich?) da, verwirrt und verunsichert mich vollends. Ich interpretiere es als Annas Wahnsystem, in das ich mich einschleiche (8./10.Std.). Dahinter steht jedoch meine Furcht, selber einem Wahn verfallen zu sein, wenn ich an den Kontakt zu ihr glaube.

In den Phasen des Kontaktes empfinde ich ihn als ›Spiegel-Kontakt‹ (5.,7.,11. Stunde), als ›Mutter-Kind-Kontakt‹ (4.,7.Std.), der grandiose Begeisterung hervorruft. »Ich finde uns toll; mein Flötenspiel finde ich toll; würde ich am liebsten jemandem vorführen, damit er sagt, wie toll wir/ich sind; wie ›ne Mutter zu ihrem Kind.« (7. Std.) Die hier deutlich werdenden idealisierenden narzisstischen Größenfantasien der Allmacht-Position sind Abwehr der vernichtenden Ohnmacht. Sie können schnell umschlagen in die Ohnmacht-Position der narzisstisch Verletzten, wenn ich beispielsweise merke, dass Anna die weiße Plastik-Matte wichtiger ist als der Kontakt zu mir (11. Std.).

Ähnliche Erfahrungen beschreiben die Projektteilnehmer des von PFEFFER initiierten und geleiteten Studienprojektes. Eine Teilnehmerin schreibt:»Nachdem ich lange Zeit versucht hatte, über das Anbieten von Materialien Kontakt zu dem Kind aufzunehmen, ohne dabei den geringsten Erfolg zu sehen, war ich kurz davor, alles hinwerfen zu wollen. Ich konnte es nicht mehr ertragen, dass ich unfähig sein sollte, diesem Kind etwas anzubieten, das interessanter gewesen wäre als sein stereotypes Schaukeln. Sie saß auf ihrem Stuhl und schaukelte. Ich trug alles an sie heran, was mir einfiel – sie schaukelte weiter und beachtete mich nicht. Wenn ich versuchte, das Schaukeln zu unterbinden, reagierte sie damit, dass sie sich kräftig in die Hand biss.«[15] Auch

---

[15] anonymer Teilnehmer, zit. n. SCHLOBACH 1982, S. 37, zit. n. PFEFFER, W. 1988, S. 113

Anna beißt sich in die Hand, wenn ich sie hindern will, den Raum zu verlassen. Ähnlich wie die Teilnehmerin fühle ich mich als ›Ding‹ herabgewürdigt, da die anscheinend sinnlose Hantierung mit diesem ›Ding‹ attraktiver ist als der Kontakt mit mir. So gerate ich in die absurde Konkurrenz-Situation mit einer weißen Plastik-Matte, auf die ich eifersüchtig bin.

Beschreibung des Interaktionsmusters

In den beschriebenen therapeutischen Prozessen war es das Ziel meiner Interventionen, einen Raum zu gestalten, innerhalb dessen sich Interaktionen entwickeln und verstanden werden konnten. Raum bezog sich äußerlich auf die Verfügbarkeit eines relativ ungestörten Ortes, auf eine festgelegte Zeit und auf Instrumente wie innerlich auf meine Haltung entsprechend der ›gleichschwebenden Aufmerksamkeit‹ als Offenheit für äußere und innere Eindrücke.

In meiner Einschätzung dessen, was sich dabei ereignete, war ich überwiegend auf meine Gefühle, Phantasien, Gedanken und Bilder angewiesen, ohne dabei in den Worten, Handlungen oder in der körperlicher Gestik und Mimik eines sich äußernden Gegenübers einen konturierenden Widerpart zu finden, durch den es möglich gewesen wäre, die Bedeutung meiner Eindrücke in Bezug auf die therapeutische Beziehung im gemeinsamen Bemühen zu verstehen. Weder Sprache, künstlerische Ausdrucksformen noch Handlungsstrukturen, innerhalb derer körperlichen Bewegungen, Gestik und Mimik ein sinngebender Kontext erwächst, standen uns verbindend als kulturelle Symbolsysteme mit ihrer spezifischen Eigendynamik zur Verfügung.

Weder gab es also innerhalb unserer Beziehung die Verfügbarkeit einer Vermittlung über etwas Drittes (Sprache oder Musik) – die objektive Allgemeinheit eines symbolischen Kontextes –, noch konnte ich auf die sicherheitgebende Funktion äußerlich messbarer Veränderungen hoffen. Die Falldarstellungen sind der Niederschlag eines Erlebens, dem der symbolische Raum nicht verfügbar war. Sie mussten daher ausschließlich als Schilderung aus meinem Inneren erscheinen – entsprechend einem psychotischen Kosmos, bei dem die Unterscheidung zwischen Fantasie und Realität unmöglich wird. Es waren innere Beobachtungen, die sich weder bündig mit einer äußeren Tatsachen-Wirklichkeit in Verbindung bringen ließen noch einseitig als Ausdruck persönlichkeitsbedingter Verzerrungen zu erklären waren. Welche Wirklichkeit stellte sich also in diesen Berichten her bzw. wird von ihnen verborgen, wenn es weder eine symbolische, noch eine pathologische noch eine Tatsachenwirklichkeit ist? Der Handlungsablauf mutet entgegengesetzt zum eigentlich Wünschenswerten an, bei dem die PatientIn die Initiative ergreift, sich in irgendeiner

Weise ausdrückt, woraufhin die TherapeutIn reagiert und zurückgibt, was sie verstanden hat.

Hier schien oft ich die Initiatorin zu sein, auch wenn ich in Reaktion auf die Wahrnehmung einer Regung sang, auf einem Instrument spielte oder jemanden berührte – darauf hoffend, dass meine Reaktion als Spiegelung, Unterstützung, Aufforderung, Ermutigung etc. angenommen würde. Diese Rückmeldung im Annehmen erfolgte oft nicht. Diesem Handlungskontext gegenüber standen meine Empfindungen, in denen ich mir manchmal weltweit isoliert vorkam. Ungeachtet der Gewissheit, dass das, was ich machte, das Einzige war, was ich als Therapeutin in dieser Situation tun konnte, empfand ich oft Angst und Schrecken. Zeitweise hatte ich das Gefühl, überhaupt kein Gegenüber zu haben. War ich wahnhaft, wenn ich ihre Verhaltensweisen als Reaktion auf mich und mein Angebot verstand, oder waren sie wahnhaft, wenn sie sich oft so unverständlich, scheinbar selbstbezogen verhielten? So war es beispielsweise ganz unklar, wie ich dazu kam, den Liedern, die mir einfielen, Bedeutung beizumessen und sie als Deutung unserer Beziehung zu verstehen. Das Kennzeichnende vieler Interaktionen schien zu sein, dass sie ins Leere gingen. Auf Vermutungen angewiesen war ich nicht sicher, ob und inwieweit mich mein Gegenüber wahrnahm und ob es bereit war, mit mir etwas zusammen zu machen. Es war wenig Verlässliches da. Was in der einen Minute gut zu sein schien (ein Ton, ein Rhythmus, eine Bewegung, eine Berührung, ...), konnte im nächsten Moment völlig wirkungslos sein oder gar schreckenerregend werden.

Alles zusammen ergab oftmals ein Gefühl der Sinnlosigkeit.[16]

In diesem beschriebenen Muster scheinen Handlungen und Gefühle unvereinbar.

Hinter meinen Handlungen stand die Sicherheit angeeigneten Wissens und erworbener Fähigkeiten, stand ich mit der durch langjährige Erfahrung und intensive Auseinandersetzung erworbenen Professionalität. Die Empfindungen jedoch waren oft von Hoffnungslosigkeit, Ohnmacht und Einsamkeit geprägt.

Die anscheinende Einseitigkeit meiner Empfindungen als Folge des Eindruckes eines fehlenden Gegenübers legte mir oft nahe, sie als Einbildung zu betrachten, als ausschließliche Folge eigener Pathologie oder als Bestätigung der pathologischen Unerreichbarkeit meines Gegenübers. Entweder hatte ich das Gefühl, ängstlich und unfähig zu sein, oder ich hatte den Eindruck, mein Gegenüber ist komplett überfordert, kann auf Grund

---

[16] Diese Schwierigkeiten lassen sich partiell auch in einer ›normalen‹ Kommunikation wiederfinden. Die vorliegende Interaktion ist so gesehen ein Grenzfall, der Strukturen eben dieser ›normalen‹ Kommunikation deutlich macht, bei der die Unwägbarkeiten und Fremdheiten innerer und äußerer Art durch die Vertrautheit und Gemeinsamkeit der benutzten Sprache sowie situativer Handlungsabläufe als Einrasten von Signal, Erwartung und Reaktion verborgen werden.

seiner Schädigung mich überhaupt nicht verstehen. In Ermangelung der
Möglichkeit der Realitätsprüfung schien die Grenze zwischen Wahrnehmung und Empfindung verschwommen.
Handlungen und Gefühle heben sich hier gegeneinander auf, negieren
sich.
Dieser oft unerträglich scheinenden Spannung nachzugeben hätte gehei-
ßen, entweder mein Wissen absolut zu setzen und zu handeln, ohne die
Gefühle zu berücksichtigen, oder die Arbeit wegen ihrer Sinnlosigkeit
abzubrechen.
Es ging jedoch darum, diese Spannung auszuhalten, zu handeln *und* mich
dabei an meinen Gefühlen zu orientieren. Das bedeutete, ich musste darauf verzichten, über das sich hinter meinem Wissen, meiner Sicherheit
und meinen Fähigkeiten verbergende Gefühl der Unsicherheit und des
Nichtwissens hinwegzugehen, ebenso wie ich aushalten musste, thera-
peutisch entsprechend meiner Überzeugung und meinem Wissen zu handeln, obwohl meine Gefühle mir die Sinnlosigkeit dieses Handelns oft
angezeigt haben.
Dies ist ein sich gegenseitig entmachtenden Verhältnis von Handlung
und Empfindung. Es verbarg als unausgesprochene Fantasie die Frage:
»Warum hat man diese Menschen leben lassen?« – ein Einfall, der sich
mir ja schon in den ersten Gesprächen mit den Mitarbeiterinnen der Einrichtungen aufgedrängt hatte. Diese mit unerträglichen Schuldgefühlen
verbundene Fantasie blieb mir lange Zeit undenkbar. Sie stand jedoch als
das die therapeutische Beziehung kennzeichnende Skandalon im Raum.
Es war ja der Einfall, mit dem ich in der Situation der ersten Begegnung
die schwermehrfachbehinderten Menschen wahrgenommen hatte. Mit
diesem Einfall hatten sie sich mir quasi aufgedrängt. Ich war daher gezwungen, mich mit ihm zu beschäftigen. Er stellte gewissermaßen die
uns (die PatientInnen und mich) verbindende ›Wirklichkeit‹ dar.

Eine solche ›Wirklichkeit‹ als die das geistig behinderte Kind und
seine Beziehungspersonen verbindende hat NIEDECKEN[17] beschrieben.
Mit ihrer Konzeption der Institution ›Geistigbehindertsein‹ ermöglicht NIEDECKEN ein Verständnis geistiger Behinderung als angeeig-
nete Umgangsform, mit der ein Mensch sich zu behaupten sucht, der
sich auf für ihn kaum verständliche Weise als extrem bedroht erleben
muss. Ausgangspunkt dieser Entwicklung ist die Entgleisung der Interaktionsstruktur zwischen der Mutter und ihrem als geistig behindert diagnostizierten Kind. Durch die Verletzung und Verletzbarkeit
des Kindes und das Erspüren dieser Verletzung und Verletzbarkeit
seitens der Mutter ist diese äußerst verunsichert. Die hierdurch hervorgerufenen widersprüchlichen Gefühle gefährden ihre Fähigkeit,

---

[17] NIEDECKEN, D. 1989

die Beziehung zu ihrem Kind zu halten. Sie braucht und sucht nun den Schutz und die Unterstützung Dritter, die es ihr ermöglichen würden, ihre Sicherheit in der Beziehung zu ihrem Kind wiederzugewinnen. Häufig führen jedoch Umweltreaktionen bzw. Diagnose-Mitteilungen zu einer Fixierung der Ängste der Mutter im Unbewussten. Die destruktive Beziehung zwischen den unbewussten Befürchtungen der Mutter und der Form der Diagnose-Mitteilungen der Fachleute provoziert in der Mutter einen Schrecken, der ihre Beziehung zum Kind endgültig entgleisen lässt. Dieser Schrecken beinhaltet die Furcht, mit ihrem Hass dem Kind real zu schaden oder gar geschadet zu haben. Die aggressiven Fantasien der Mutter müssen daher im Unbewussten fixiert bleiben, sodass der Übergangsraum – als Raum, der Wirklichkeit für das Kind erst entstehen lässt – zwischen Mutter und Kinder zerstört oder unterminiert wird. Diese Zerstörung bzw. Unterminierung entzieht der Beziehung zwischen Mutter und Kind die Dimension des Sinnes. »Das Gesehene, Erlebte, wird (von der Mutter M. B.) zur Kenntnis genommen, aber die Dimension des Sinnes ist ausgeschlossen, unbewusst, verdrängt aus Angst vor Tötungsfantasien.«[18] Die Mutter könne und dürfe sich nicht mehr einfühlen in das, was sie beim Kind wahrnimmt. Sie benötige nun das Fantasma, mit dessen Hilfe das ›Geistigbehindertsein‹ des Kindes organisiert werde. Das Fantasma als gesellschaftlich organisierte Überzeugung von der rein organischer Natur der ›störenden‹ Verhaltensweisen des geistig behinderten Kindes bindet jene Gefühle, die »das Kind, das scheinbar völlig anders, unberechenbar ist (provoziert M. B.): Enttäuschung, Angst, Tötungsfantasien, Verachtung, Ohnmachtsgefühle, Allmachtsfantasien. (...) Es ist wieder klar, was zu tun ist, der Zusammenbruch der mimetischen Kompetenz ist kompensiert durch ein stabiles System von Erklärungsschemata und mitgelieferten Verhaltensweisen, in denen die schlimmen Gefühle einen Ausdruck finden, ohne bewusst werden zu müssen.«[19] »Mit dem Fantasma sieht alles so aus, als müsse es so sein, selbstverständlich, ohne Bedeutung, reine Natur, Schicksal, unabänderlich und unhinterfragt. (...) Die symbiotische Beziehung entbehrt damit ihrer Grundlage, und die paradoxe Wirkung des Fantasmas ist, dass es gerade dadurch Mutter und Kind symbiotisch aneinander fesselt (...).«[20]

In therapeutischen Prozess mit Jens und Anna schien die Zerstörung/ Unterminierung des Spielraumes als Beziehungsraum zwischen uns umfassend. Denn die sich ereignenden ›guten‹ Passagen wurden – zumindest

---

[18] NIEDECKEN, D. 1989, S. 111
[19] NIEDECKEN, D. 1989, S. 169
[20] NIEDECKEN, D. 1989, S. 111

über einen längeren Zeitraum hinweg – nicht zur bestimmenden Erfahrung. Die uns verbindende ›Wirklichkeit‹ war mit der Frage »Warum hat
man diese Menschen leben lassen?« eine vernichtende wie eine vernichtete. Entsprechend dem hier wirksam werdenden Fantasma, das besagt,
dass mit schwermehrfachbehinderten Menschen keine Verständigung
möglich ist, boten sich nun Handlungen an, die unbewusst oder bewusst
als Tötungshandlungen erschienen.
Als solche müssen auch Unterlassungen gerechnet werden, wenn sich
beispielsweise ein psychotherapeutischer Verstehensansatz als Überforderung zu verbieten scheint. FRÖHLICH bezeichnet diese Haltung im pädagogischen Bereich zu Recht daher als »pädagogische Euthanasie«[21].

Über diese ›Wirklichkeit‹ zu sprechen, diese ›Frage‹ in einer Weise zu
benennen, dass sie eine Verständigung zwischen dem schwermehrfachbehinderten Menschen und der nichtbehinderten Therapeutin ermöglichen würde, konnte erst dann gelingen, wenn sie als symbolische kritisierbar und damit in ihrer vernichtenden Wirkung entmachtet werden
konnte. Die Angst in einer Abhängigkeitsbeziehung, vom Gegenüber möglicherweise vernichtet zu werden, muss zum äußersten Rückzug im Totstellreflex führen, wie auch die Angst, das Gegenüber möglicherweise
zu töten, jede eventuell handlungsauslösende Wahrnehmung zerstören
muss. Das Aushalten und Verstehen dieses unmöglichen Interaktions-
musters und der mit ihm verbundenen Angst war also einerseits Vorbe-
dingung, damit sich eine vertrauensvolle Basis als therapeutische Beziehung hätte etablieren können. Zugleich wäre diese Basis jedoch die Voraussetzung gewesen, damit die Auseinandersetzung mit der darin verwo-
benen ›Wirklichkeit‹ für den schwermehrfachbehinderten Menschen
überhaupt aushaltbar sein könnte.
An dieser Stelle ist ein Einschub notwendig. Was ist damit gemeint, es
sei notwendig, eine ›solche Wirklichkeit als symbolische zu kritisieren‹,
um darin ihre Macht zu brechen, ohne sie zu verleugnen? Was ist unter
Spiel- und Übergangsraum zu verstehen? Hierzu soll im Folgenden das
Symbolverständnis vorgestellt werden, das der musiktherapeutischen
Arbeit zu Grunde liegt.

Das Konzept der Symbolbildung ist für die musiktherapeutische Praxis von zweifacher Bedeutung. Es ermöglicht, musikalische Formenbildungen als Erkenntnis-Prozesse zu deuten. Musiktherapeutische
Improvisationen lassen sich als Gestaltung spezifischer Erlebensformen verstehen. Beispielsweise kann in einer musikalischen Improvisation das Thema ›Nähe und Distanz‹ zwischen TherapeutIn und
PatientIn ausgehandelt und in eine hör- und fühlbare Form gebracht

---

[21] FRÖHLICH, A. (Hrsg.) 1981, S. 84

werden. Beim Improvisieren können die SpielerInnen die Stimmigkeit oder Unstimmigkeit einer Distanz fühlen und hören. Zugleich kann das Stimmige und Unstimmige im Nachhinein in seiner musikalischen Gestaltung – in seiner Gemachtheit – betrachtet werden.

Dieses Konzept bietet darüber hinaus die Denkmöglichkeit eines verstehenden Zuganges für die präreflexive Leiblichkeit des Einzelnen und damit auch für die Lebensäußerungen schwermehrfachbehinderter Menschen. Wenn diese auch weitgehend aufs Vegetative fixiert und reduziert sind, sind sie dennoch im Kontext eines symbolischen Universums als Ausschluss daraus entstanden und können nur darauf bezogen ihren Sinn entfalten.

Die Bedeutung des Symbols für die musiktherapeutische Arbeit

Im Verstehen eines Symbols wird eine Verbindung hergestellt zwischen einem Zeichen, der Vorstellung, die es vertritt, und dem situativen Kontext, auf den sich die Vorstellung bezieht. Diese Verbindung greift mit dem situativen Kontext einen interaktiven Zusammenhang auf und überschreitet ihn, indem sie ihn mit sprachlicher, musikalischer etc. Formenbildung koppelt und darin Distanz zum situativen Verwobensein herstellt. Der Erkenntnisprozess – das Verstehen – lässt sich also als Symbolbildungsprozess beschreiben.

Sobald es ein Ich gibt, ist das Verhältnis zu den physisch/materiellen Dingen ein bewusstes und damit symbolvermitteltes. ›Innen‹ und ›außen‹ bezieht sich nun nicht mehr allein auf ›innere Natur‹ (innerorganismische Spannungen etc.) und ›äußere Natur‹ (Sinnes-Wahrnehmung), sondern auf ›innen‹ als geistige, ideelle Komplexe und ›außen‹ als physisch/materielle Dinge/Natur. Der Begriff Ich steht hier allgemeiner für die Fähigkeit eines Menschen, seine Beziehung zur Um-Welt zu betrachten und in dieser Betrachtung sich selbst als Subjekt zu konstituieren. Die Dinge stellen sich dem Subjekt als Bilder, Gestalten und Begriffe mit Bedeutung dar oder – anders ausgedrückt – das Ich bildet sich, indem es Wahrnehmungen, Eindrücke und Empfindungen zu Gestalten formt, über die eine Verständigung möglich wird. Wir werden uns nicht der Dinge als solche bewusst, die – wie KANT dargelegt hat – als solche stets zugleich unerfassbar bleiben. Sondern wir einigen uns über die Bedeutung von Gestalten und Formen. Symbolbildung ist also nicht das Produkt eines isolierten Subjektes. Sie erwächst im Kontext von Einigungsprozessen über Bedeutungen im Rahmen eines einigermaßen sicheren Beziehungssystems.

Wichtig ist hierbei die Entdeckung von LANGER[22], dass es neben der

---

[22] LANGER, S. 1984

diskursiven Symbolik – die der mathematischen Logik oder der Sprache inhärent ist und auf die im naturwissenschaftlichen Denksystem das Symbol-Verständnis häufig reduziert wird – eine weitere ebenbürtige und gleichwertige aber andere Symbolik gibt, die sie als präsentative Symbolik – die der Kunst, Riten und Mythen immanente – bezeichnet hat.

Diskursive Symbole wie unser Sprachsystem oder mathematische Logik erfassen auf einem hohen Abstraktionsgrad das Allgemeine der Dinge im Einzelnen. Symbole sind hier exakt definierbar, ebenso wie ihre Beziehung zueinander als logisch eindeutige Gesetzmäßigkeiten formuliert ist. Die präsentative Symbolik mündet in rituellen, künstlerischen, gegenständlichen und gestischen Ausdrucksformen. Sie unterscheidet sich von den diskursiven Formen durch ihre sinnliche Unmittelbarkeit und ihre als Ganzes wirkende Darbietung. Künstlerische Sujets sind und müssen, um verstanden zu werden, unmittelbar sinnlich erfahren werden.

Mit diesem veränderten Symbol-Verständnis lassen sich so unterschiedliche Bereiche wie das frühkindliche Spiel, bei dem noch kein reflexives Vermögen vorausgesetzt werden kann, und Sprache fassen.

Das Kind ist nach der Geburt mittels des coenästhetischen[23] Empfangs in das Beziehungsgeflecht zur Pflegeperson eingebunden. Diese Beziehungsform lässt sich als dyadisch[24] bezeichnen, da in ihr Verständigung nicht als vermittelt über etwas Drittes – das Symbol – sich ereignet, sondern über den coenästhetischen Empfang in leiblich-sinnlicher Unmittelbarkeit. Mutter und Kind bilden hierbei eine Einheit, wie sie zugleich getrennte Wesen sind. Das Kind lebt unmittelbar in einem System von Beziehungen, an deren Zustandekommen es aktiv beteiligt ist und die es vermittelt über das Gesamt mütterlicher Alltagspraxis als sinnvoll und geordnet erlebt. Seine Regungen werden jedoch schon im Mutterleib und erst recht danach von dieser im Rahmen des komplexen symbolischen Raumes verortet, in dem sie lebt und auf den sie sich definierend bezieht. Ihre Deutungen und Antworten auf das Kind sind immer auch kulturell-symbolische, auch wenn das Kind noch über kein reflexives Vermögen verfügt, mittels dessen es seine Äußerungen gestalten könnte.

Schon früh werden dem Kind in diesem Rahmen Dinge wichtig, die noch nicht als Spiel-, jedoch als Übergangsobjekte Bedeutung gewinnen. Dies können vorzugsweise auch selbst produzierte Töne und Klänge sein, die im spielerischen Kontakt mit der Mutter ihre Form erhielten. Mit ihrer Hilfe beginnt es, sich aus der Unmittelbarkeit der mütterlichen Beziehung zu lösen, bzw. sich in der sich anbahnenden

---

[23] siehe Seite 88
[24] siehe Seite 88

Loslösung seiner selbst zu versichern. Als Übergangsobjekte repräsentieren diese Phänomene »die Unzerstörbarkeit der dyadischen Erfahrung«[25], indem die zu bestimmten Interaktionsformen geronnenen Erfahrungen mit dem dyadischen Gegenüber im Spiel mit den Gegenständen nun in eigener Regie ausgeführt werden. Die Widerständigkeit der Gegenstände bietet diesem Spiel zugleich konturierenden Widerpart. Hierdurch erlangen sie die Fähigkeit, dem Kind die Sicherheit aus der frühen Beziehung zur Mutter zu vermitteln, und es beginnt, im Spiel mit Gegenständen, Tönen, Klängen und dem eigenen Körper die den Interaktionserfahrungen mit der Mutter entstammenden affektiven Regungen als eigen zu erleben, als von innen kommende Wünsche im Gegensatz zu der von außen kommenden Befriedigungserfahrung. Das Kind findet hierdurch erste Ausdrucksformen, in denen es sein eigenes, den dyadischen Interaktionserfahrungen entstammendes Erleben mit den objektiven Gegebenheiten dieser Dinge vermittelt und darin Freude hat, wenn dies in befriedigender Weise gelingt.

So mag ein Kind Spaß daran haben, wieder und wieder Klötzchen mit viel Karacho umzuwerfen, die die Mutter mit Freude und mehr oder weniger Geduld immer wieder aufhebt, ein Spiel, das sie zugleich lautiernd und gestikulierend begleitet. Das Kind bestätigt sich in diesem Spiel seinen Einfluss auf die Welt, seine Energie, seine Wucht, seine Wut, seine Fähigkeit zu zerstören, ohne dass etwas passiert, was seine Sicherheit gefährden würde. Es wendet seine eigene Erfahrung des Umfallens bzw. plötzlicher Einbrüche ins Aktive. Ein Kind, das seinen von Liebe und Ärger geprägten Bewegungsdrang in die Beziehung zur Mutter relativ gefahrlos einbringen konnte und in den Interaktionsspielen mit ihr gespiegelt, begrenzt und gehalten wurde, kann die hier realisierten situativen Interaktionsformen im Spiel zum Erlebnis gestalten, dass sein gierig-zerstörerischer Drang die Welt nicht in den Untergang reißt, sondern als Erleben gehalten werden kann, um sich vielleicht später darüber weitere Möglichkeiten der Bausteine, des Werfens, des Tönens etc. anzueignen.

Die Verbindung in diesen früh-kindlichen Spielformen entsteht als Einheit der Interaktionserfahrungen mit den Ausdrucksformen. Die eine sinnliche Situation – Einbruch/Umfallen/Strampeln/Ärger/Beißen – wird ersetzt durch eine andere sinnliche Situation – Klötzchen mit Karacho umwerfen. Da beides sinnlich erfahrbare Szenen sind, liegt das Symbol hier auf der gleichen Ebene wie das zu Symbolisierende – entsprechend der Organisationsform des präsentativen Symbols. Das Kind findet so im Laufe seiner Entwicklung Anschluss an die verschiedenen Symbolsysteme und gewinnt damit eine zuneh-

---

[25] MÜLLER-POZZI, H. 1995, S.131; siehe auch Kapitel 4

mende Unabhängigkeit aus dem allerersten unmittelbaren situativen Verflochtensein.

Die Bereiche jedoch, in denen es zu keiner gelungenen Einigung mit den Pflegepersonen kam, wo das Kind eigene Intentionen zu Gunsten der Beziehung ausblenden musste, können keinen Anschluss an spielerische Weiterentwicklung finden. Jenes Kind, das seine heftigen Bewegungs-, Beiß- oder Greifimpulse unterdrücken musste, da sie eine erschreckende Reaktion der Umgebung hervorriefen, wird, wenn diese Unterdrückung massiv war, mit den Klötzchen nicht spielen können. Es schiebt sie brav oder stereotyp hin und her oder sie sind ihm eine tatsächliche Waffe, mit denen es versucht, die erfahrene Gewalt und Bedrohung gegen andere zu richten. Es kann sich kein Spiel entwickeln, bei dem es um symbolische Ausdrucksformen für Ärger etc. geht, da der Ärger das Kind in Angst und Schrecken versetzt oder zu überwältigen droht.

In der Therapie geht es nun darum, das auf Grund von Fixierungen, Traumatisierungen etc. aus dem Bereich des subjektiv verfügbaren Ausdrucks- und Handlungspotenzials Herausgefallene wieder in den Bereich des Symbolischen einzuholen. Die zerstörte Verbindung individuellen Erlebens mit symbolischen Ausdrucksformen wird in der Deutung wieder hergestellt. Diese muss nicht sprachlich sein, sondern kann auch als musikalischer Spieleingriff – z. B. ein gesummtes Lied, Instrumentalklänge, ein Liedvorschlag – auf ein Ganzes verweisen. So entsteht vielleicht eine in sich stimmige Musik oder ein Spiel, mit der und bei dem etwas, was bisher nur erlitten, aber nicht gefühlt wurde, als Erlebnis spürbar und deutlich, in der musikalischen/Spiel-Beziehung gehalten wird.

Die vernichtende/vernichtete symbolische Wirklichkeit

Die vernichtende und vernichtete Wirklichkeit, um die es in dem oben beschriebenen Interaktionsmuster geht, stand in Verbindung mit der Fantasie ›Warum hat man diese Menschen leben lassen?‹ Sie drohte in schrecklicher Weise die therapeutische Beziehung zu zerstören, die Grundlage wäre, dass sich da überhaupt etwas ereignen könnte, was es zu verstehen gälte. Diese Fantasie war nicht aussprechbar, da sie eben nicht als Fantasie erschien, sondern auf der Ebene einer faktischen Handlungsrealität quasi als Tötungsauftrag. Dieser erschien subjektiv nicht als Intention zu töten. Unbewusst jedoch entsprach der Drang, auf den psychotherapeutischen Anspruch wegen der wahrgenommenen Überforderung zu verzichten, einer Tötungsfantasie.[26]

---

[26] Die gleiche Tendenz führt im pädagogischen Rahmen zu den Überlegungen der Überforde-

War überhaupt eine therapeutische Beziehung denkbar, in der dieses ›Thema‹ ›zur Sprache‹ kommen konnte? War seine Verdrängung nicht gewissermaßen die Grundlage von Spielen und Sprechen? Das ›Thema‹ stellte den symbolischen Raum grundsätzlich in Frage und erzeugte damit eine vernichtende und vernichtete Wirklichkeit. Die Auswirkungen dieser unverstandenen, unaussprechlichen ›Wirklichkeit‹ zeigten sich in dem unverträglichen Spannungsverhältnis von Handlungen und Empfindungen, der Einseitigkeit der Empfindungen, dem Ins-Leere-Gehen der Interaktionen und dem Eindruck eines fehlenden Gegenübers. Ebenso wie der Schrecken in der ersten Begegnung da war und zugleich nicht wahrgenommen werden konnte, der Konflikt als ein undenkbarer erschien, konnte in dem beschriebenen Interaktionsmuster die therapeutische Beziehung nicht wahrgenommen werden. Das, was wahrgenommen wurde, konnte nicht zur Debatte gestellt werden.

In diesem Interaktionsmuster wird Hoffnungslosigkeit und Ohnmacht hergestellt. In einer ersten Annäherung lässt es sich daher verstehen als ein notwendiges Agieren der mit dem Schrecken, mit dem unmöglichen Konflikt verbundenen Hoffnungslosigkeit: Hoffnungslosigkeit bezogen darauf, diese ›Wirklichkeit‹ verstehen, die Fantasie jemals aussprechen zu können, ohne damit zugleich das Gute zu zerstören. Das Gute dokumentierte sich nicht nur in der Fortsetzung der Therapie. Es waren auch die zeitweise sich ereignenden, wertvollen Momente, die als »Verschmelzung mit dem Sein«[27] erschienen. Sie sind als Hinweis auf ein sehr frühes, die dyadische Einheit betreffendes Erleben zu verstehen.[28]

Es war eine Interaktionsstruktur, die unter dem Eindruck tödlicher Bedrohung sich selbst entmachten musste als eine vorläufig nur so mögliche Verständigung über als vernichtend erlebte Erfahrungen, über die Erfahrung des Ohnmächtig-ausgeliefert-Seins an eine überwältigende Übermacht. Dieses spezifische Interaktionsmuster ließ sich auf den Ebenen von Musik und Sprache verorten: Die musiktherapeutischen Interventionen brachten eine Improvisation hervor, die einen notwendigen Zwi-

---

rung der Kinder durch Unterricht und entsprechend zu ihrer Ausgrenzung aus der Schule. Im medizinischen Kontext entlarvt sich die darin sich realisierende Tötungshandlung als solche zwangsläufig – siehe die Praxis des ›Liegenlassens‹. Das »Liegenlassen« von schwerstbehinderten, angeblich nicht lebensfähigen Neugeborenen bezeichnet KLEE als in bundesdeutschen Kliniken übliche Praxis. Mit Bezug auf HAUSMANN, Leiter der Geburtshilfeabteilung der Universität Bonn, gibt er die Zahl der ›Liegengelassenen‹ mit jährlich 1200 Kindern an. (KLEE, E. 1990, S. 59)

[27] BOSSINGER, W./HEISS, P. 1993, S. 242

[28] Dieses primärnarzisstische Erleben wird mit »Fantasien der Unerschöpflichkeit, der Unendlichkeit und Unzerstörbarkeit« (MÜLLER–POZZI, H. 1995) in Verbindung gebracht und bezieht sich mit der Form der Nachträglichkeit auf einen Zustand, in dem der Säugling seine Abhängigkeit, die sie absolut ist, noch nicht erleben kann. Im günstigen Fall bzw. in der überwiegenden Zeit kann es der Mutter gelingen, immer dann zur Stelle zu sein, wenn er etwas braucht, und ihm so die Erfahrung eines nahezu vollkommen an seine Bedürfnisse angepassten Umfeldes bieten.

schenschritt als erste Basis der Verständigung ermöglichte, da in den entstehenden musikalischen Gestaltungen szenische Besonderheiten erkennbar wurden. Ebenso wies die Textart der Falldarstellungen eine spezifische Gestaltung auf.

Die Besonderheit der musikalischen Improvisation

Die Improvisation war gekennzeichnet durch ein Ineinander von Bewegung und Berührung, ein Gemisch musikalischer und sprachlicher Elemente. Das Ganze war die Situation, die oft gleichermaßen von Umgebungsaspekten (den Geräuschen der Menschen, der Natur, der technischen Geräte in unserer Umgebung) bestimmt wurde wie von der eigentlichen Interaktion zwischen Therapeutin und PatientIn. Die Äußerungen der schwermehrfachbehinderten Menschen waren ihre Bewegungen, unartikulierten Laute und Schreie, ihr Singsang, Lachen und Brummen, ihre Mimik und Gestik, ihr stereotypes Hantieren mit mir, mit den Gegenständen wie Musikinstrumenten. Ich versuchte, diesen Äußerungen musikalisch, stimmlich, mimisch, gestisch und mit Körperhaltung und -bewegung zu begegnen. Aus dem dabei entstehenden Gewebe kristallisierten sich bedeutungsvoll werdende Episoden. Strukturen wurden erkennbar. Liederformen, Bilder, Bewegungen und Handlungen entpuppten sich als Inszenierungen, in denen insel-artig Verstehen möglich wurde.

Diese Episoden und Strukturen blieben jedoch zumeist Fragmente, Fragmente deshalb, weil sie zwar in sich selbst stimmig waren, bezogen auf das Ganze aber ihren Sinn – ihre Stimmigkeit – zu verlieren schienen. So erschienen die Flöten-Stimm-Dialoge mit Anna in einem Moment als Ausdruck unserer lebendigen Beziehung. Sah ich Anna jedoch anschließend in ähnlicher Weise ganz allein sich entsprechend verhalten wie zuvor beim Flöten-Stimm-Dialog, zerfiel der Eindruck der Evidenz. Manche Fragmente waren zwar in sich stimmig, jedoch in einer Weise, dass sie zugleich falsch zu sein schienen und dieses Falsche unvermeidbar war. Das ›Backe-backe-Kuchen‹ wurde durch die Art, wie Anna und ich es ›sangen‹, sich selbst ganz fremd. Wir ›sangen‹ es abwechselnd, d.h., ich unterbrach meinen Gesang und wartete auf irgendeine Reaktion von Anna, bevor ich weiter sang. Hierdurch entstanden zeitweise große und spannungsgeladene Pausen. Hier nun rief gerade diese Fremdheit und Unstimmigkeit den Eindruck der Evidenz hervor. Die an sich stimmigen Fragmente bestimmten das Ganze – die Improvisation – als Lüge, als etwas Unstimmiges, das gerade dadurch stimmig erschien.

Diese Unstimmigkeit war eine musikalische. Denn meinen musikalischen Äußerungsformen wurde durch Entgegnungen der Boden entzogen, die vegetativ organisiert zu sein, stereotyp, gestisch erstarrt erschienen.

In der Musik sind rhythmisch-dynamische Bewegungsgestalten zu Artikulationsformen – Idiomen – gefasst. In diesen Idiomen – beispielsweise die Ruf-Terz, die fallende kleine Sekunde als Seufzer-Motiv, der spannungsarme, daher unendlich wirkende Charakter der Pentatonik, die ›blue note‹ des Blues, die seine melancholisch-verführerische Stimmung herbeiruft – sind die in einem historischen Kontext gewachsenen allgemein-gesellschaftlichen musikalischen Bedeutungen festgefroren. Musikalische Idiome verweisen implizit oder explizit auf diesen spezifischen musikalischen Kontext. Die Idiomatik als Gesamt musikalischer Formelemente bildet die Grundlage der Möglichkeit musikalischen Bedeutens, da in ihnen Klangangebot und Hörerwartung gebunden sind. Musikalischer Ausdruck entsteht verkürzt gesagt, wenn diese Idiome so miteinander komponiert sind, dass aus ihrer gegenseitigen Infragestellung, ihrer sich widersprechenden, ineinander verflochtenen Wirkung die in ihnen festgefrorene Bedeutung befreit wird und daraus ein neuer Spannungsbogen erwächst.

In dem beschriebenen Improvisationsmuster wurde jedoch mit den vegetativ erscheinenden Erwiderungen von Jens und Anna die idiomatische Grundlage der Musik als solche fraglich. Die Formen erschienen unmerklich mechanisch, bedeutungsleer und sinnlos zu werden.

Das Verstehen ereignete sich paradoxerweise mittels der Verformung und Entfremdung der Lieder, der Zerstörung des Klanges zum Dauergeräusch, im kaum unterscheidbaren Ineinander musikalischer Rhythmen und erregender bzw. erregter Bewegungen, von Schrei und Gesang, im atomisierten Zerfall des Idioms, dessen Starrheit zuvor Todesängste bannen half. Denn die Zerschlagung, Verformung und Entfremdung der idiomatischen Grundlage der Musik bot die Möglichkeit, die ungeheure Spannung in der nun von den Splittern, Bruchstücken und Deformierungen gestalteten Situation zu halten und mit den in mir wahrgenommenen Bildern, Gedanken und Empfindungen in Beziehung zu setzen. In der musikalischen Inszenierung des idiomatischen Zerfalls konnte das inszenierte Scheitern dieser Vermittlung als musikalische Zerstörung hörbar werden. Der entstehende musikalische Ausdruck fiel in sich zusammen und schien gerade dadurch etwas auszudrücken. Die unaushaltbaren Empfindungen wurden dadurch aushaltbar, gehalten und boten sich in dieser Form einem Verstehen an.

Das erstarrte, fragmentierte und sich selbst entfremdete musikalische Material schien auf Erfahrungen zu deuten, bei denen die idiomatische Grundlage als symbolische Verbindung zur Welt unterzugehen drohte. Die Entfremdung des musikalischen Materials, seine Zerschmelzung mit sinnlichen gestisch-akustischen Erscheinungen und Eindrücken machten diese einer verstehenden Aneignung zugänglich. Sie rückten Interaktionserfahrungen in den Mittelpunkt der Aufmerksamkeit, die auf ganz spezifische Weise den Bedeutungsgehalt des idiomatischen Materials aushöhlten. NIEDECKEN bestimmt als ein »Einheitsmoment aller musikalischer Äußerungsformen die Verdichtung von Kindheitswünschen und -affekten mit gesamtgesellschaftlich bedeutsamen Materialstrukturen in szenischer Darstellung«[29]. In dem musikalisch dargestellten szenischen Muster scheint es nun nicht um Verdrängung, Ausblendung oder Abspaltung von Kindheitswünschen zu gehen. Die Darstellung der Zerstörung des musikalischen Materials weist auf die Verhinderung jener Interaktionsstruktur, die dem Wunsch als Möglichkeit seines Vorhandenseins Voraussetzung ist. Wenn der Wunsch verstanden werden kann als Name einer ersten Situation, mit dem das Kind sich in seinen an die Mutter gerichteten Sehnen verstanden weiß, so erscheint hier der Wunsch immer wieder als eine tödliche Gefahr, als ob mit ihm die befürchtete Tötungshandlung herbeigerufen werden könnte. Der sich sonst im Kontext einer haltenden Beziehung bildende Wunsch scheint hier den prekären Bezug des behinderten Subjektes zu seinem Umfeld zu bedrohen, indem er auf dessen Unstimmigkeit verweist.

Zur Illustration füge ich eine kurze Sequenz aus einem musiktherapeutischen Gruppenprozess an. Hierin zeigte sich das beschriebene Muster, als ich nacheinander die Einzelnen mit ihrem Namen musikalisch ansprach und sie mir in der für sie charakteristischen Weise antworteten. Mitten in der mir harmonisch erscheinenden Stimmung griffen die beobachtenden Mitarbeiterinnen ein, weil sie den Eindruck hatten, ein Junge atme so flach, dass es zu einer für ihn lebensbedrohlichen Situation kommen könne. Ich beschrieb dies damals folgendermaßen:

Anfangs sind wir vergnügt. Ich singe mit Gitarrenbegleitung. Es verbreitet sich begeisterte Stimmung. Plötzlich greifen die Mitarbeiterinnen ein. Sie haben Angst, S., der bisher zu schlafen schien, würde ›aufhören zu atmen‹. Ich bin erschrocken. Während wir fröhlich-harmlose Lieder singen, sind gleichzeitig unbemerkt Todesgefahren/-fantasien im Raum. Wie können wir (kann ich) so fröhlich sein, wenn gleichzeitig unbemerkt ein Gruppenmitglied sich so weit zurückzieht, dass es von den beobachtenden MitarbeiterInnen als existenzielle Bedrohung wahrgenommen wird? Wollte ich damit nichts zu tun haben und habe mich deshalb so begeistert in das gemeinsame Singen gestürzt? Ist das der Schmerz, den ich nicht aushalte, oder das Nichts, das uns stets begleitet? S. ist im Zustand klinischen Todes wiederbelebt worden. Er hat eine schwere Behinderung zurückbehalten. Die Frage, welchen Sinn die Wiederbelebung nun hat, ob das Leben wirklich die bessere Alternative ist, begleitet ihn seitdem.

---

[29] NIEDECKEN, D. 1988, S. 128

Meine freudige Stimmung vom Anfang ist Trauer und Resignation gewichen. Ich fühle mich nicht vorhanden. Das Beim-Namen-Nennen der TeilnehmerInnen, das anfangs gerade einen Kontakt ermöglichte, scheint ihn nun zu vernichten. Es scheint gleichzeitig eine Form zu sein, über sie hinweg zu hören, über ihren und meinen mir und ihnen unerträglich scheinenden Schmerz, über ihre und meine unaushaltbar scheinende Wut.

In dieser Szene bricht eine Schrecken in eine friedlich vergnügte Situation ein, der mit ihr nicht zu vermitteln ist. Mein Eindruck war, indem ich die TeilnehmerInnen beim Namen rufe – mit ihnen ein harmlos schönes Lied singe –, höre ich über den Schrecken, der in unserer Begegnung virulent wird, hinweg und zwinge ihn gerade dadurch herbei. Der Wunsch, gesehen, wahrgenommen, beim Namen gerufen zu werden, erscheint hier ununterscheidbar von der Wahrnehmung von Tötungsfantasien, von der Wahrnehmung von ›du bist der, der beinahe/besser gestorben wäre‹. Seine Verhinderung in einer das Nicht-Verstehen fixierenden Interaktionsstruktur wird hörbar mittels einer Musik, die in der Art ihrer Inszenierung auf Nichts verweist und ihre eigene Bedeutsamkeit in Frage stellt. Die ›harmlose‹ Musik ist mit dem Schrecken nicht zu vermitteln, der sie komplett in Frage zu stellen und zu zerstören scheint. Mit der ›harmlosen‹ Musik höre ich über den Schrecken hinweg und zitiere ihn gerade damit herbei. Das Verstehen bringt hier einen unerträglichen Widerspruch hervor, als ob es darin auf seine eigene Unmöglichkeit verweist.

Die Besonderheit der Textart der Falldarstellungen

Diese spezifische Art der Vermischung zeigt sich auch im Text der Falldarstellungen. Dieser nimmt für sich genommen eine Mittelstellung ein. Er ist weder ein wissenschaftlicher Bericht noch künstlerische Erzählung, weder supervisorische Darstellung noch persönliche Schilderung. In ihm wird das, was eigentlich benannt werden soll, präsentiert. Die Vermischung der Form und Verdichtung des Inhaltes siedelt die Aussagen des Textes in einem Zwischenreich an, zwischen Erzählung und Beschreibung, zwischen wissenschaftlicher und damit objektiv nachvollziehbarer Erkenntnis und künstlerischem und damit subjektiv sich anzueignendem Ausdruck.
Auch in dieser Vermischung zeigt sich der ›Schrecken‹ der spezifischen Beziehung zwischen mir als nichtbehinderter Therapeutin und Menschen mit schwerer Behinderung als eine von beiden Seiten entsprechend ihres gesellschaftlichen Standortes subjektiv gestaltete. Die Beziehung kam zu Stande, indem die Verfügbarkeit über das symbolische Material – Musik und Sprache – nahezu ausschließlich bei mir lag, während meine Gegenüber davon nahezu vollständig ausgeschlossen zu sein schienen. Ihre ve-

getativ anmutenden, stereotypen oder gestisch erstarrten ›Angebote‹ stellte
ich mit meinen Erwiderungen unausweichlich in einen idiomatisch bestimmten Zusammenhang, dem damit zugleich der Boden entzogen wurde. Hierin lag zugleich der Verweis auf ihren nahezu vollständigen Ausschluss ihrer Lebens- und Erlebens-Erfahrungen aus dem Gesellschaft-
lich-Allgemeinen und damit auf das Thema der drohenden Vernichtung
psychischer Existenz.
Die Unverständlichkeit des Textes der Falldarstellungen war so gesehen
eine notwendige. Solange die Unterminierung durch Tötungsfantasien
unverstanden war und sie zur Sprache zu bringen bedeutet hätte, das Leben meines Gegenübers als lebensunwert zu bestätigen, war die Unverständlichkeit zugleich ein Schutz. In der weiteren Arbeit wurde es jedoch
möglich, diese Unverständlichkeit als eine »inszenierte Wirklichkeit«[30]
zu verstehen, als eine gewissermaßen in gemeinsamer Abwehr hergestellte. Im Aufrechterhalten des therapeutischen Anspruches wurde die
Ununterscheidbarkeit der therapeutischen Beziehung von tödlicher Bedrohung als eine spezifische Form der Übertragung deutlich. Der Schrecken konnte als solcher unterscheidbar werden von der Beziehung, in die
er hereinbrach, besser: die ihn hervorbrachte.
Die Unverständlichkeit setzte sich in den Falldarstellungen als Sprachgestalt durch. Ihre Form entstand als Versuch, etwas auszusprechen, wie
es gleichermaßen zu verbergen. Wäre der Text ganz zur Kunst geworden,
so hätte sich darin das Subjekthafte der Begegnung in der therapeutischen Beziehung, das Gute, erhalten, das zeitweilig als eine durch primärnarzisstische Qualität gekennzeichnete Situation deutlich wurde. Die
Funktion des Verbergens und der Zerstörung wäre jedoch unverstanden
geblieben. Sie im Kontext objektiven Wissens zu verstehen ist Grundlage dafür, dass dieses Verständnis traditioneller Erkenntnis (der Musiktherapie, Psychoanalyse, Pädagogik, Philosophie) zur Kritik werden kann,
die den Ausschluss der Möglichkeit des Subjekt-Seins der von schwerer
Behinderung betroffenen Menschen organisiert. Die Aussagen jedoch
ausschließlich als objektive, im Rahmen des traditionellen wissenschaftlichen Erkenntniszusammenhanges nachvollziehbare zu formulieren,
schien zur Folge zu haben, Schwermehrfachbehinderung als eine Be-
ziehungs-Kategorie zu formulieren, die mit dem Nachweise der Unmöglichkeit des Subjektseins der von Schwermehrfachbehinderung betroffenen Menschen die psychische Vernichtung festgeschrieben hätte. Gerade
der zerstört scheinende symbolische Raum machte das Denken der Frage
nach den Bedingungen der drohenden Vernichtung psychischer Existenz
notwendig und möglich.[31]

---

[30] SIERCK, U./DANQUARDT, D. (Hrsg.) 1993, S. 25
[31] Es ist eine reale Gefahr, dass dieser Text der LeserIn nicht Hoffnung macht und Verstehen
ermöglicht, sondern ein leidvolles Denken unterstützt, in dem das Leben schwermehrfachbehinderter Menschen als lebensunwert erscheinen muss. Obwohl es meine Absicht ist, hoff-

Ausgehend von dieser Analyse lässt sich der Konflikt jetzt folgendermaßen formulieren:
Der in der Therapeutin als Reflex auf den Strom der Ereignisse sich inszenierende Schrecken wurde in Verbindung mit einer vernichtenden und vernichteten Wirklichkeit verstanden. Die vernichtende ›Wirklichkeit‹ realisiert sich in einem Interaktionsmuster, das keinen verstehbaren Wunsch entstehen lässt. In dieser ›Wirklichkeit‹ scheint es um Hoffnungslosigkeit zu gehen, Hoffnungslosigkeit bezogen auf die Möglichkeit des Wunsches, verstanden zu werden und damit sich als psychisch existent erleben zu können. Diese beschriebene Schwierigkeit und die sie bestimmende scheinbare Aussichtslosigkeit zeigt sich darin, dass bestimmte Ereignisse – drohende Vernichtungserfahrungen – mit ihnen nicht gemäßen symbolischen Strukturen – Theorien – gedacht werden. Die Form ihrer Verarbeitung stellt eine Form der Unverständlichkeit her, die mit ihrem Ausschluss aus dem symbolischen Raum existenzielle Verlassenheit bedeutet – die Verlassenheit vom eigenen Selbst. Im Zulassen der Zerstörung der Musik sowie des unverständlichen Textes liegt die Möglichkeit, die Bedingungen zu verstehen, die einen solchen Ausschluss erzwingen.

Konzeption des ›fehlenden Selbst‹

Die Schwierigkeit, auf die wir hier stoßen, hängt wie beschrieben damit zusammen, dass die Anwendung psychoanalytisch orientierter Psychotherapie auf einem Persönlichkeitskonzept fußt, bei dem der Begriff des ›Selbst‹ von wesentlicher Bedeutung ist.

Indem es das Anliegen ist, den in Krankheit und Leiden entfremdeten Sinn eigenen Erlebens und Handelns dem Subjekt wieder verfügbar werden zu lassen, wendet sich psychotherapeutische Arbeit an Menschen, die doch zumindest rudimentäre Selbst- und Objektgrenzen entwickelt haben. Das bedeutet, ihren Wahrnehmungen, Empfindungen und Handlungen liegt eine sinngebende Struktur zugrunde, mit der sie ihre Beziehungen zur Umwelt regeln bzw. über die sie sich mit dieser zu einigen vermögen. Auch bei Menschen, die – unter sehr beschädigenden inneren und/oder äußeren Bedingungen aufgewachsen – zum Schutz eines fragilen Selbsterlebens den Schein ihrer Autonomie unter Preisgabe nahezu jeglicher Bindung aufrechterhalten bzw. umgekehrt zur Aufrechterhaltung überlebenswichtiger Selbstobjekt-Beziehungen auf nahezu jegliches autonome Streben zu ver-

nungsvolle Wege aufzuzeigen, ist es klar, dass ich diese Gefahr letztlich nicht ausschließen kann.

zichten scheinen, auch bei Menschen mit einer solchen Persönlichkeitsstruktur ist gerade in den übermächtig erscheinenden Abwehr-
strukturen die Auswirkung der Intentionalität eines verborgenen Selbst
aufzuspüren, das sich im Bemühen um die kompromisshafte Bewältigung eines traumatischen oder konflikthaften Geschehens entsprechend strukturiert hat.

Deutungen, mit denen das Verdrängte, Abgespaltene, kompromiss-
haft Verborgene dem Subjekt wieder zugänglich wird, beziehen sich
auf den Interaktionszusammenhang, aus dem heraus sie entstehen und
auf den sie verweisen. Dieser Interaktionszusammenhang entsteht,
wenn in der therapeutischen Beziehung jene Muster deutlich werden, in denen der unbewältigte Konflikt der Kindheit einst stillgelegt
wurde. Sie wenden sich an das Gegenüber, das sich als Subjekt darin
mit seinen Wünschen und Strebungen erkennt, und bestätigen es in
seinem Selbst-Sein. Indem die Deutung auf die erkennbar werdende
Umgangsform des Subjekts mit dem Konflikt verweist, nimmt sie
Bezug auf die Selbstorganisation und bestätigt diese.

Die Bedeutung des Selbst-Konzeptes als Basis der psychotherapeutischen Arbeitens spiegelt die Bedeutung des Selbst für die frühe Interaktion des Kindes mit seiner Umwelt und seiner psychischen Entwicklung wider. Auch beim Säugling wird das Vorhanden-Sein eines
rudimentären Kernselbst angenommen, das jedoch subjektiv wie objektiv nur im Kontext der Beziehung zur Pflegeperson vorhanden
und bedeutsam ist. KOHUTS Überlegung, »die menschliche Umgebung
(reagiere M. B.) auch auf das jüngste Baby so, als habe es bereits
eine solches Selbst gebildet,«[32] weist darauf hin, dass diese Interaktion, das Zusammenspiel zwischen Baby und Umgebung, die coenästhetisch organisierte Beziehung Keimstätte des ›Selbst‹ ist. Eine bestimmte Art der Beziehungsstruktur ist also der Ursprung des ›Selbst‹
– nicht in dem Sinne, dass das Kind als eigenes Antriebs-Zentrum
nicht existiere, sondern sein ›Selbst‹ ihm wie auch der Umgebung
nur in einer solchen Beziehungsstruktur sinnvoll, wirkungsvoll und
erlebbar wird. Auf dieser Basis bilden sich als erste Ordnungsfakto-
ren Interaktionsformen. In ihnen verbinden sich dem Kind Bedürf-
nisspannung und Befriedigungserwartung zum Affekt – zum Wunsch.
Als »psychische Regung (...), (...) welche (...) die Situation der ersten
Befriedigung wiederherstellen will«[33], ist der Wunsch erste Einheit,
mittels dessen dem Kind sein Eigensein erlebbar werden kann, wenn
er in sinnlich-symbolischen Interaktionsformen Gestalt annimmt.
Sprach- und spielsymbolische Ausdrucksformen, die auf dieser Beziehungsstruktur basieren, verweisen also immer auf das ›Selbst‹ des

---

[32] KOHUT, H. 1979, S. 94
[33] FREUD, S. 1961, S. 460

Kindes als dynamisches Zentrum seiner Wünsche, wie dieses zugleich auch Organisator dieser Ausdrucksformen ist.

Wenn jedoch – wie im Falle schwermehrfachbehinderter Menschen – keine solche Selbststruktur vorausgesetzt werden kann, macht es dann noch Sinn, von ›erkennen‹ als dem Streben nach anerkennender Begegnung zu sprechen? Das zuvor geschilderte Interaktionsmuster ist so, dass die Wahrnehmung eines Gegenübers grundlegend zerstört scheint – siehe die zuvor beschriebene Erfahrung des fehlenden Gegenübers, dem Ins-Leere-Gehen der Interaktionen und der Einseitigkeit der Empfindungen. Die Beziehung stellt sich her im Verweis auf die sie charakterisierende Unstimmigkeit.

Wie lässt sich diese spezifische Interaktionsstruktur deuten? Und vor allem: *Wem* lässt sich dieses Interaktionsmuster deuten?

Im Erleben und der Wahrnehmung der nichtbehinderten InteraktionspartnerIn, die sich von den Verhaltensweisen und Äußerungen ihres Gegenübers nicht angesprochen und gemeint fühlt, scheint seitens des behinderten Menschen die Erwartung eines befriedigenden Eingreifens der Umgebung als Niederschlag vergangener befriedigender Erfahrungen nicht vorhanden. Es scheint keine »Erwartungshaltung« als sensomotorische Erinnerungsspur einer oft wiederholten Befriedigungs- oder auch Versagungspraxis entstanden, die »die sinnliche Erfahrung des Körperbedarfs (...) zum Bedürfnis bestimmt.«[34] In diesem Muster scheint die Bewegung des schwerbehinderten Menschen, die sich im Kontext einer gelungenen Interaktion zum Wunsch verdichten könnte, stets ins Leere zu gehen. Die Bewegung muss sinnlos erscheinen, da sie das Gegenüber verfehlt. Statt Organisator einer Interaktion zu sein, bei der Bedürfnis und Befriedigungserwartung sich im Affekt verbinden, scheint die Intention die Fragmentation der Interaktion in ihre einzelnen Komponenten herbeizurufen. Der Affekt zerfällt in Bedürfnis-Fragmente und Affekt-Sedimente, die auf Körperbedarf reduziert sind und denen keine Erwartungshaltung mehr zugeordnet werden kann. Die Geste ist reduziert zur sinnlos stereotypen, ins Nichts gehenden Bewegung.

Die Nicht-Wahrnehmung der Intentionalität seitens der nichtbehinderten Umgebung hat ihr Pendant in der Nicht-Wahrnehmung der Bedarfs-Befriedigung als Antwort auf eigenes Ausdrucksverhalten seitens des schwerbehinderten Menschen. Auf der Erlebnisoberfläche der Umgebung wird der schwer behinderte Mensch anscheinend gegen oder ohne seinen Willen am Leben erhalten. Im ›Erleben‹[35] des behinderten Menschen müssen

---

[34] Niedecken, D. 1988, S. 102
[35] Ich kennzeichne diesen Begriff, da es im eigentlichen Sinne noch kein Erleben geben kann. Eben darin liegt die beschriebene Schwierigkeit. Es müsste sich hier also um Erlebens-Äquivalente handeln.

die Eingriffe der Umgebung scheinbar regellos, losgelöst von oder gegen eigene Impulse und Bemühungen gerichtet erfolgen. Sie erhalten so eine bedrohliche Wirkung, ebenso wie seine eigenen sinnlich erfahrenen körperlichen Regungen ihm fremd und Furcht erregend bleiben müssen. Die Bedarfsstillung erfolgt – sonst wäre Überleben ja nicht möglich – aber nicht im gelingenden Zusammenspiel, aus dem intentionale Ausdrucksformen des schwermehrfachbehinderten Menschen hervorgehen. Die Beziehung – wiewohl vorhanden – kann nicht als eine in gegenseitiger Bestätigung gemeinsam gestaltete Interaktion erlebt und wahrgenommen werden. Die BeziehungspartnerInnen empfinden sich als nicht wahrgenommen vom Gegenüber. Die Beziehung kann daher als Vorstellung nicht repräsentiert werden. Es bildet sich keine gelingende Interaktionsform, die in der Weiterentwicklung zur sinnlich-symbolischen Interaktionsform den Bezug eines ›Selbst‹ zu einem ›Objekt‹ deutlich machen könnte, von dem befriedigende Bestätigung zu erwarten ist.

Wie kann die vollständig abhängige PartnerIn in einem solchen Beziehungsmuster überhaupt existent, als solche identifizierbar sein? Ausgehend von FERENCZIS Überlegung, dass »die noch zu schwach entwickelte Persönlichkeit auf plötzliche Unlust anstatt mit Abwehr mit ängstlicher Identifizierung und Introjektion des Bedrohenden oder Angreifenden (antwortet, MB)«[36], lässt sich annehmen, dass für den abhängigen Partner die Identifikation/Anpassung an dieses Negativ die Selbstbehauptung ersetzt, die sonst durch den im Gelingen des intentionalen Zusammenspiels gemeinsam gestalteten Ausdruck der Interaktion möglich wäre.

Gegen das Bedrohliche der Nicht-Wahrnehmung bzw. Nicht-Existenz kann sich der schwer behinderte Mensch nicht behaupten. Er identifiziert sich daher damit. Die Erwartung bestätigender Wahrnehmung ist hier ersetzt durch die katastrophische Befürchtung von Vernichtung als Besiegelung der Nicht-Existenz.

Es lässt sich daher vermuten, dass sich nun die intentionalen Bemühungen des behinderten Menschen sekundär auf das eigene vegetative und propriozeptive Sensorium richten, um in und mit sich selbst die überlebensnotwendige Bestätigung des eigenen Lebens zu finden, die von der

---

[36] FERENCZI, S. 1984, S. 520
A. FREUD hat diese Abwehrform beschrieben als eine Möglichkeit des Kindes, mit angsterregenden Objekten der Außenwelt einen Umgang zu finden, auf deren Liebe es zugleich angewiesen ist. Ursprünglich bezog sie sich als Teil einer normalen Ich-Entwicklung auf einen späteren Entwicklungsabschnitt und die dort notwendige Anpassungsleistung. Doch schon FERENCZI und später WINNICOTT, HIRSCH u. a. verstanden diese Abwehrform als Überlebensstrategie des sehr kleinen Kindes auf Beziehungsformen, die durch das Ignorieren der Bedürfnisse des Kindes gekennzeichnet waren. Das Kind wird seiner eigenen, im Wunsch und der Geste verbürgten intentionalen Basis entfremdet. »Die brutalen Umstände der Kindheit können häufig überhaupt nur ausgehalten werden durch die Übernahme der Schuld durch das Kind, seine Identifikation mit den Tätern und die Schwächung des Selbstgefühls bzw. seine fassadäre Veränderung.« (HIRSCH, M. 1994, S. 59)

Interaktion mit der Umgebung anscheinend nicht erwartet werden kann. Dies entspricht einer Besetzungsverschiebung. Die energetische ›Aufladung‹ der Interaktion, die sich nicht zum Wunsch verdichten kann, verschiebt sich auf vegetativ bzw. autonom organisierte Körpervorgänge bzw. Bewegungs- und Lautierungsimpulse. Wirklichkeit als interaktiver Raum, in dem Denken und Handeln von Menschen als aufeinander bezogen organisiert ist, wird ersetzt durch die Funktionalität in sich geschlossener Regelkreise und Reflex-Bögen, deren innere Logik wie eigendynamisches Einrasten zur einzig verfügbaren Sicherheit bzw. zur einzig verfügbaren Möglichkeit wird, sich des eigenen Lebendig-Seins zu versichern.

Diese Interaktionsstruktur, der schwermehrfachbehinderte Menschen ausgesetzt sind und in der sie als solche mit sich identisch sind, ist eine spezifische Form der Zweierbeziehung, die sich nicht zum symbolischen Raum hin öffnet, obwohl sie – wie jede Dyade – daraufhin angelegt ist. Ein Negativ wird zum Ersatz dieses Raumes, negativ nicht im Sinne einer Verneinung, die der abhängigen PartnerIn ja gerade nicht möglich ist. Sondern im Gegenteil führt die fehlende Möglichkeit, auf etwas Fehlendes, jedoch existenziell Notwendiges, zu verweisen, zu einer spezifischen Form von Leere im Dasein, von Sinnlosigkeit im Sich-Verhalten, die man sich vielleicht wie ein Schreien vorstellen kann, das den Raum besetzt, der nötig wäre, um den hinter dem Schreien liegenden dringenden Wunsch zu verstehen.

Indem schwermehrfachbehinderte Menschen dem Beziehungsraum, in den sie eingebunden sind, entfremdet sind, werden sie ihrer eigenen intentionalen Basis als Möglichkeit und Potenz entfremdet. Ihre Identifikation mit dieser Fremdheit – mit Nicht-Existenz als einem mimetischen, den unbewussten, unausgesprochenen Befürchtungen/Erwartungen der Umgebung Sich-gleich-Machen – reduziert sie in ihren Ausdrucksbemühungen auf eine nicht-intentionale vegetative Seins-Form und ist doch letzter Versuch, im angeeigneten Fremden die Hoffnung auf anerkennende Begegnung zu bewahren. Diese Interaktionsstruktur stellt einen Umgang mit der Erfahrung existentieller Verlassenheit dar, wie sie sie zugleich herstellt. Ich möchte sie daher in Anlehnung an den WINNICOTT'schen Begriff des ›falschen Selbst‹[37] durch den des *fehlenden Selbst* kennzeichnen.

Das ›falsche Selbst‹ ist eine destruktive Form der Selbstbewahrung. Schon FERENCZI hat mit der Identifikation mit dem Aggressor darauf hingewiesen. »Die noch zu schwach entwickelte Persönlichkeit (antwortet M. B.) auf plötzliche Unlust anstatt mit Abwehr mit ängstlicher Identifizierung und Introjektion des Bedrohenden oder Angreifenden (...).«[38] Das kleine Kind kann sich auf Grund der Abhängig-

---

[37] WINNICOTT, D. 1984, S. 182
[38] FERENCZI, S. 1984, S. 520

keit von dem Erwachsenen gegen dessen Übergriffe oder gewaltsamen Eingriffe nicht behaupten. Es ist gezwungen, darauf zu reagieren und sich in seinen Reaktionen dem Falschen anzupassen.
Die Anpassung fixiert eine misslungene Interaktion. Sie kann als Form
nicht eigenständig – symbolisch – angeeignet werden. Dem Kind stehen daher auch später keine Vermittlungsformen zur Verfügung, mithilfe derer es Beziehungen eigenständig gestalten könnte. Im Gegenteil: In der Beziehung kann und darf Intentionalität als Ausdruck des
Eigenen nicht wahrnehmbar werden, da die Erwartung bestätigender
Wahrnehmung ersetzt ist durch die Befürchtung zerstörerischer Überflutung. Die als eigen angenommene Bedrohung durch das Gegenüber ist einzig zugängliche, trügerische Form von Halt. Die fehlende
symbolische Vermittlung als Schutz des Selbst entzieht der Beziehung als Möglichkeit von Begegnung die Grundlage. Es ist die Ab-
wehrstruktur eines Selbst, das die Beziehungen zur Umwelt regelt,
indem es sich selbst verbirgt: das »falsche Selbst« [39].

Beim Konzept des *fehlenden Selbst* wird etwas Fehlendes – die fehlende
Erwartungshaltung – als substanziell Anwesendes gedacht. In der Interaktion, an deren Zustandekommen ich beteiligt bin, scheint der Platz besetzt, den ich einnehmen könnte. Mit Hilfe einer unverständlichen Form
von Anwesenheit von ›Etwas‹ wird auf die Abwesenheit des Abwesenden, die Abwesenheit des Verstehens hingewiesen: Die Verfehlung als
bestimmende Erfahrung einer Interaktion lässt keine Erfahrung von Ich
als ›ich bin gemeint‹ oder ›ich bin nicht gemeint‹ entstehen, mittels derer
die Erfahrung des Fehlens sich zum Wunsch verdichtet und damit zur
Grundlage von Selbstwahrnehmung werden und als solche wahrgenommen – als Gedanke, als reflexive Selbstwahrnehmung – werden könnte.
Die Verfehlung wird zur leiblichen Erfahrung eines Mangels, Sein von
etwas Undenkbarem, konkrete Körpererfahrung eines Mangels als etwas
real Anwesendes.
Interessant ist hierfür PFEFFERS Verständnis der Leiblichkeit des schwer
geistig behinderten Kindes.[40] PFEFFER interpretiert die spezifische Leib-

---

[39] WINNICOTT, D. 1984, S. 182
[40] PFEFFERS Konzeption der pädagogischen Arbeit mit schwer geistig behinderten Kindern basiert auf der Phänomenologie. Auf der Suche nach geeigneten Förderungsmöglichkeiten für
schwer geistig Behinderte konzipierte und leitete PFEFFER ein zweijähriges Projekt (von
1980–1982), in dem Studierende der Fachrichtung Geistigbehindertenpädagogik der Universität Würzburg regelmäßig wöchentlich in einer Heimsonderschule für schwer geistig Behinderte mitarbeiteten. Erstmalig waren dort auch die Kinder der Anstalt aufgenommen worden,
die bisher als zu schwer behindert galten und deshalb von schulischer Förderung ausgeschlossen waren. Die Studierenden arbeiteten regelmäßig einmal wöchentlich in einer Klasse mit
und betreuten darüber hinaus jeweils ein Kind in Einzelförderung. Ihre Erfahrungen doku-
mentierten sie ausführlich in Tagebüchern und reflektierten sie in Supervisionsgruppen und
theoriebezogenen Seminaren. Die umfassende wissenschaftliche Aufarbeitung dieser Erfah-

lichkeit schwer geistig behinderter Menschen als körperlich organisierte Kompensation eines Mangels – man könnte auch sagen, als Inkorporation eines Mangels als Umgangsform mit diesem. Die ›sinnlos‹ erscheinenden Verhaltensweisen schwer geistig Behinderter versteht PFEFFER als Ergebnis ihres leiblichen Versuches, der Erfahrung eines Mangels auszuweichen und diesen zu kompensieren. Dieser Mangel ist die Ermangelung von adäquaten Beziehungen, die ihnen auf leiblicher Ebene die selbstreflexive Aneignung eines Umweltbezuges ermöglichen würden. Im Versuch der Kompensation liege der Beweis des Strebens des schwer geistig behinderten Menschen nach subjektiv bestimmtem Weltbezug. Geistige Behinderung versteht PFEFFER demzufolge als selbstgestaltetes Werden, als Ergebnis eines subjektiven Bewältigungsversuches von Mangelerfahrungen aufgrund physischer Schädigungen und sozialer Isolation. »Aufgrund der in seiner leib-geistigen Existenz grundgelegten unendlichen Weltoffenheit kann er (der Mensch, M. B.) im Ausgang von physischen Schädigungen und sozialer Isolation geistig behindert werden, mit allen Begleiterscheinungen (...). Die individuelle Ausprägung der geistigen Behinderung ist das Ergebnis des Versuchs, die Isolation von der Aneignung von menschlicher und dinglicher Welt bei gleichzeitiger unendlicher Weltoffenheit des Geistes zu kompensieren.«[41] Das Modell der leiblichen Nichtanerkennung eines leiblichen Mangels ist für PFEFFER das Phänomen des Phantomgliedes.[42] Beim Phantomglied – die sinnliche Empfindung der Anwesenheit eines amputierten Gliedes – bewahrt der Mensch ein leibliches Bewusstsein seiner Möglichkeiten bei gleichzeitigem Wissen von deren Mangel. »Die Leiblichkeit fundiert ein Mensch-Welt-Verhältnis, das die conditio sine qua non des Selbsterlebens und jeder reflexiven Sinnkonstitution ist. (...) Dies gilt auch da, wo dem Kind ein qualifizierter menschlicher Bezug vorenthalten wird, bildet es doch dann Verhaltensweisen, die gerade den Mangel bzw. das Fehlen dieses qualifizierten Bezugs anzeigen.«[43] Auf der Ebene der Leiblichkeit konturiere sich das Subjekt in der Nichtanerkennung des Mangels als leibliche Auseinandersetzung und Umgangsform mit diesem.

Die stereotypen, vegetativ erscheinenden Verhaltensweisen schwer geistig behinderter Menschen sind hiernach leibliche Nicht-Anerkennung eines Mangels, und zwar eines Mangels, der sich auf die leibliche inter-

---

rungen führte zu der Habilitationsschrift PFEFFERS: PFEFFER, W. ›Förderung schwer geistig Behinderter‹ Würzburg (1988). Eine kritische Würdigung im Kontext des vorliegenden Ansatzes ist in meiner Dissertation nachzulesen.

[41] PFEFFER, W. 1988, S. 19
[42] Phantomglied bezeichnet das Phänomen des Bewusstseins von dem Vorhandensein eines fehlenden Gliedes. Dieses Bewusstsein ist widersprüchlich. Dies zeigt sich im Dilemma, in das Amputierte geraten, wenn sie z. B. aufgefordert werden, ihren Phantomarm bis auf wenige Zentimeter der Wand zu nähern.
[43] PFEFFER, W. 1988, S. 9

aktive Basis des reflexiven Selbsterlebens bezieht. Dieser Mangel kann vom schwerstbehinderten Menschen eben nicht gedacht werden als ›etwas, was fehlt‹, da er sich auf die Basis des Denkens selbst bezieht, sondern er wird konkretisiert gelebt als leibliches Sein, ist zugleich Mangel und Kompensation des Mangels. Der Phantomarm verweist auf etwas, was einmal da und als Möglichkeit verfügbar war. Hier jedoch weist die Nichtanerkennung des Mangels auf etwas hin, von dem man nicht unbedingt annehmen kann, dass es schon einmal da war, das jedoch da sein sollte und auf das hin das leibliche Sein des schwermehrfachbehinderten Menschen und das ihn umgebende und haltende Beziehungsfeld hin angelegt ist: das sich in Bedeutungen und affektiven Bezügen erfahrende Selbst.

In ganz anderer Weise findet sich in Bions Konzeption von »böse Brust«[44] die Vorstellung von der konkreten Anwesenheit von etwas Fehlendem. Bion geht davon aus, dass der Säugling phylogenetisch angelegt und in seinem vegetativ-physiologischen leiblichen Sein organisiert eine Erwartung für das, was Brust ist, mitbringt. Er nennt diese Erwartung »Prä-Konzeption«[45]. Gewissermaßen sucht der Säugling etwas, ohne zu wissen, was er sucht – siehe beispielsweise die ersten Suchbewegungen des Säuglings. Diese Erwartung bezieht sich nicht nur auf Nahrung, sondern in untrennbarer Weise auf Liebe, Zuwendung und ihn in seinem Lebendigsein bestätigenden Interaktionen. Wenn er die Brust wieder und wieder findet – wenn die Mutter ihn im Zustand des Hungrig-Seins stillt –, bilden sich Erinnerungsspuren, mit deren Hilfe er beginnen kann zu ›wissen‹, was er sucht. Der Säugling kann eine Vorstellung von ›Brust‹ entwickeln. Die ›Brust‹ wird für ihn real, wenn die sich reaktivierenden Erinnerungsspuren und die äußere Brust zusammentreffen. Winnicott benennt diesen Vorgang so, dass der Säugling die ›Brust‹ erschafft, insofern sich das, was er sich vorstellen kann, und das, was da ist, überschneiden. »Der Säugling erschafft immer wieder aus seiner Liebesfähigkeit oder (wie man auch sagen kann) aus seinem Bedürfnis heraus die Brust aufs Neue.«[46] Das Zusammentreffen der Präkonzeption und der Realisierung ermöglicht die Konzeption, die Vorstellung von dem, was Brust ist.
Trifft jedoch die »Präkonzeption (angeborene Erwartung der Brust) mit einer negativen Realisierung (Abwesenheit der Brust)« zusammen, erfährt das Kind dies nicht als etwas Fehlendes, sondern als »Anwesenheit der ›böse Brust‹ oder als ›keine Brust‹, – von einem

---

[44] Bion, W. R. 1992, S. 81
[45] Grinberg, L./Sor, D./Tabak de Bianchedi, E. 1993, S. 64
[46] Winnicott, D. W. 1983, S. 314

›Ding an sich‹ (...) nicht unterscheidbar«.[47] Der schreckliche, unbe-
hagliche und unerträgliche leibliche Zustand ist die Anwesenheit von
etwas Schlechtem und Schädlichem, genauso real und dinghaft, wie
›die gute Brust‹ real als ein guter behaglicher Zustand (jedoch noch
nicht ›da‹ im Sinne eines Gedankens) da ist.

Der Begriff ›Ding an sich‹ ist KANT entlehnt. Nach dem bis heute
gültigen Konzept von Kant liefert uns unsere Wahrnehmung kein
exaktes Spiegelbild der Dinge. Unser Bewusstsein konstruiert immer
ein Bild der äußeren Dinge, die demnach letztlich als ›Ding an sich‹
unerfassbar bleiben. BION hat in Fortsetzung des FREUD‹schen Denkens diesen Gedanken konsequent auf die innere subjektive Welt
übertragen, dementsprechend die ursprüngliche emotionale Erfahrung
als ›Ding an sich‹ erst als Affekt bewusst werden kann, wenn sie
mittels der Fähigkeit zur träumerischen Einfühlung – anfangs der
Mutter, später des Kindes selbst – zu einem Gedanken wird, der gedacht werden kann.

Diese schlechten Seins-Zustände entsprechen einem Ding-an-Sich,
etwas quasi Unverdautem, schlechten Faktischem – ein höchst un-
lustvoller Spannungszustand. Dieses substanziell konkret Schlechte
kann der Säugling nur versuchen, (von sich) weg zu bekommen – z.
B. durch Schreien, Verdauung etc. Es muss von der Mutter verstanden werden, um es bei sich halten zu können. Wenn diese das Schrei-
en versteht als ›Hunger‹, ›Sehnsucht‹ ..., kann sie dem Kind mit der
Milch dieses Unverdaute in erträglicher Form zurückgeben. Auf dieser Basis kann die Fähigkeit des Kindes wachsen, den unlustvollen
Spannungszustand zu ertragen und als einen Gedanken, dass ihm etwas fehlt, bei sich halten zu können.

Im vorliegenden Fall geht es um die ›Erwartung‹ (im Sinne einer Prä-
Konzeption) eines selbst-bestätigenden Gegenübers. Das physiologische
Zusammenspiel – das Füttern, Pflegen, Versorgen – kommt in einer Weise zu Stande, dass der begleitende emotionale Prozess als interaktives
Zusammenspiel zweier Menschen auf Grund einer fortwährenden Verfehlung seiner Grundlage entbehrt – als liege in der Verfehlung die Vermeidung der Entgleisung des physiologischen Zusammenspiels. Der von
dieser Interaktion vollständig abhängige Partner erfährt das Zusammentreffen der ›Erwartung‹ mit der negativen Realisierung – die Verfehlung
– als Anwesenheit von etwas Unerträglichem, Unverstehbarem, das jedoch sein Überleben zu sichern scheint.
Die Anwesenheit des Unerträglichen, die zugleich das Überleben sichert,
erzwingt die Festlegung auf die Verfehlung und führt zum angeeigneten
Sein als *fehlendes Selbst*. Die Anwesenheit des Unerträglichen, Undenk-

---

[47] GRINBERG, L./SOR, D./TABAK DE BIANCHEDI, E. 1993, S. 67

baren wird fixiert und in der Fixierung bzw. Anpassung an die Reduktion
auf das physiologische Zusammenspiel als Verfehlung zugleich geleugnet. Die Anwesenheit des Undenkbaren ist die leibliche Not des schwerbehinderten Menschen als das Angewiesensein auf unverstehbare leibliche Zustände, die projektive Maßnahmen erzwingen. Dieser Zustand erscheint von einem ›Konzept‹ ununterscheidbar, der Umgang mit projektiven Maßnahmen als ebenso unvermeidlich wie erfolglos. Die ganze Interaktion kann so nicht real werden, obwohl es doch scheinbar zu einem
Zusammenspiel von Präkonzeption und Realisierung kommt. Gefangen
in einem ständigen Kreislauf ist und bleibt der schwermehrfachbehinderte Mensch darauf angewiesen, Unverdauliches durch »sehr konkrete und
somatische Formen der Projektion«[48] loszuwerden: z. B. durch Schreien,
somatische Veränderungen etc.

Das *fehlende Selbst* ist daher ein Konzept für eine Barriere, die in der
Interaktion mit dem schwermehrfachbehinderten Menschen das Verstehen verhindert. Diese Barriere realisiert sich in den leiblichen Äußerungen des schwermehrfachbehinderten Menschen und ihrer Wirkung auf
Denken und Sprechen der Beziehungsperson. Diese Barriere lässt das
Subjekt-Sein des schwermehrfachbehinderten Menschen nicht entstehen.
Gerade mit dem Nichterscheinen des Phantomgliedes verweist der schwer
mehrfachbehinderte Mensch auf das Fehlen von sich selbst. Diese Verbindung entspricht dem Negativ eines präsentativen Symbols, da die hier
bedeutungsvoll werdenden Teile auf ein sinnlos erscheinendes Ganzes –
auf etwas Fehlendes – verweisen. Die Enttäuschung der Erwartung – die
Folge der Verfehlung – wird in einer Weise dargestellt und ausgedrückt,
dass die Darstellung eine erneute Verfehlung zu erzwingen scheint.
Der Eindruck, dass S. aufhören könne zu atmen, führt bei den Mitarbeiterinnen in der oben beschriebenen Szene zum realen Eingreifen. S. ist
für mehrere Tage im Krankenhaus und bei den nächsten Gruppensitzung
nicht dabei. Die Darstellung der Todesbedrohung ist ununterscheidbar
von der realen Todesbedrohung.
Die Anwendung psychoanalytisch orientierter Psychotherapie macht mit
der Schwierigkeit ihrer Anwendung auf dieses *fehlende Selbst* als Barriere aufmerksam. Anstelle eines organischen Traumas rückt ein als Organstruktur imponierendes Konzept in den Mittelpunkt der Aufmerksamkeit. Als Äquivalent für die psychische Einheit von Erleben, Denken und
Handeln – für die Möglichkeit des interaktiven Raumes – ist dieses Konzept Organisator von Interaktionen, bei denen die sie vermittelnden Eindrücke und Empfindungen ihren beziehungsstiftenden Charakter verloren
haben und als Folge organischer Pathologie erscheinen. Der Eindruck der
Einseitigkeit der Empfindungen als Folge der Besetzungsverschiebung auf
vegetativ organisierte Körpervorgänge ist nicht als Ausdruck einer spezifi-

---

[48] Schoenhals, H. 1997, S. 5

schen Beziehungsform wahrnehmbar, sondern stellt sich als Folge der
schweren hirnorganischen Beeinträchtigung des Gegenübers dar.
Eine solche Konzeption hat schwer wiegende Folgen. Denn Nicht-Inten-
tion als negativen Verweis auf eine eben doch vorhandene Intention zu
erleben und verstehen, will dem nichtbehinderten Gegenüber nur schlecht
gelingen. Der Nachvollzug erfordert das – vorübergehende – Aufgeben
der eigenen Intention. Hierbei scheint für die nichtbehinderte Beziehungsperson der Bezugspunkt in sich selbst – im eigenen Selbst – verloren zu
gehen.
In der Berührung mit diesem ›Gegenstand‹ wird der nichtbehinderten
Beziehungsperson Denken und Sprechen fremd. Sie wird darin sich selbst
fremd. Vor dieser Fremdheit sucht sie sich zu schützen, indem sie Denken und Sprechen gewissermaßen gegen diese Erfahrung zu setzen sucht.
Hierin ist das Denken der nichtbehinderten Beziehungsperson in einem
ähnlichen Regelkreis gefangen, wie der schwermehrfachbehinderte
Mensch auf einen Umgang mit den unverträglichen, unverdaulichen Zustände festgelegt ist, der darin besteht, diese von sich wegzubekommen,
wenn er nicht in Gefahr geraten soll, die Form seines Eigens-Seins zu
verlieren.
In der Teilnahme an einer solchen Beziehungsform und im Versuch, das
in dieser Teilnahme Erlebte zu beschreiben und damit sprachlich zu verstehen, muss das Gegenüber ununterscheidbar vom eigenen Negativ er
scheinen, vom eigenen Schatten, den abgewehrten eigenen Seins-Mög-
lichkeiten. Das Erleben entzieht sich einem sprachlichen Verstehen, da
die Voraussetzung einer sprachlichen Herangehensweise – ein gemeinsames, sich in der Beziehung konstituierendes intentionales Verhältnis –
nicht gegeben ist. Hieraus resultiert der Eindruck, die Anwendung von
Psychotherapie, die Anforderung von Pädagogik, Erziehung und Lernen
sei falsch, eine maßlose Überforderung.
Die Lockerung intentionalen Selbsterlebens macht einen panikartigen Sog
und die Gewalt unvermittelter, unverständlicher Affekte und Erregung
spürbar. Darin klingt das ›Erleben‹ an, der Gewalt unstillbar scheinender
Körpersensationen ausgeliefert zu sein wie auch der formatierenden Reaktion der Umgebung auf nicht als eigen erlebte Sensationen. Die nichtbehinderte BeziehungspartnerIn fühlt in sich selbst, in der Sprachlosigkeit und der bis an die Grenzen des Erträglichen schmerzhaften Aus-
druckslosigkeit des eigenen Erlebens sich in einer Verlassenheit, die die
Erfahrung von (sich) selbst aufzulösen droht. Die spezifische Form des
musikalischen Ausdrucks wie auch die sprachlichen, ein Verstehen er-
schwerenden Besonderheiten der Falldarstellungen sind Ausdruck dieser allumfassenden Verlassenheit – allumfassend, da es die Verlassenheit
vom eigenen Selbst ist, Verlassenheit als drohende Auflösung von Denken und Sprache. Eben darin ist es Verbindung und also Ausdruck.
Das *fehlende Selbst* bezeichnet also einen Konflikt, der sich als unver-

ständliche Gestaltung sprachlichem und auch musikalischem Ausdruck entzieht. Die Gestaltung entsteht, indem das Anliegen dergestalt vorgetragen wird, dass es einen handelnden Eingriff erzwingt, der keinen Raum zum Verstehen lässt.

Solange diese Schwierigkeit als solche nicht anerkannt und verstehbar wird, führt der Versuch des Verstehens, des Benennens, der Ausdrucksgestaltung sich selbst ad absurdum, da er sich auf ein auf das Vegetative reduziertes und darauf festgelegtes Erleben bezieht. Die sprachliche Bearbeitung droht die Festlegung festzuschreiben. Ihre Logik bringt nicht den Sinn der Festlegung hervor, sondern sperrt ihn aus, bestätigt die Sinnlosigkeit der Verstehensbemühungen. Damit scheint in diesem Fall Verstehen gleichgesetzt mit der befürchteten Katastrophe – die psychische Vernichtung als Feststellung: ›Solche Menschen sind nicht zu verstehen‹. Psychotherapeutisches Handeln muss hier das Ziel haben, Nicht-Intentionalität als Ausdrucksform verstehbar werden zu lassen: als Resultat von Welterfahrung, als Welt-Deutung in einer Welt, die zwar zerfallen scheint, deren Fragmentation jedoch zugleich eine inszenierte ist. Hiermit versucht sich der sich als nahezu nicht vorhanden erlebende (schwerbehinderte) Mensch als Subjekt gegen eine übermächtig und bedrohlich scheinende Umwelt (und damit auch die TherapeutIn) zu behaupten. Ebenso wie die Umwelt (und damit auch die TherapeutIn) ihre InteraktionspartnerInnen zu schützen sucht, indem sie versucht, sich in ihrem Denken und Handeln nicht berühren zu lassen.

Das *fehlende Selbst* lässt sich als Äquivalent eines Konfliktes beschreiben, Äquivalent im Sinne einer Gestaltungsform, die sich scheinbar als Nichtgestaltung äußert. Hiermit behauptet sich der schwermehrfachbehinderte Mensch in und durch Sinnlosigkeit und Nicht-Verstehen. Das Konzept erlaubt vorsichtige Schlussfolgerungen auf sein mögliches Selbst-Welt-Erleben. Der Begriff Erleben ist hier im engeren Sinne eigentlich nicht anwendbar. Er ist nicht zu verstehen als Verweis auf eine innerpsychische Struktur, die sich bildet als ein sich in Bedeutungen niederschlagendes Zueinander von Wahrnehmung und Bewegung, welches Empfindung und Handlung eines Menschen organisiert. Im vorliegenden Zusammenhang wird Erleben als Widerhall einer Bewegungsrichtung verstanden, mit der der schwermehrfachbehinderte Mensch das Verhältnis zu seiner Umgebung gestaltet, durch das eine bestimmte Qualität von Erleben im nichtbehinderten Gegenüber provoziert wird. Dieses Verhältnis realisiert sich auf Seiten des schwermehrfachbehinderten Menschen auf der Ebene des Verhaltens als Bewegungen, Mimik und stimmliche Lautproduktionen, die überwiegend vegetativ gesteuert zu sein scheinen. In diesem Verhältnis wird mit der provozierten Qualität des Erlebens als Wirkung des Verhaltens eine Richtung deutlich, die sich in der innerpsychischen Verarbeitung des Gegenübers zu Bedeutung entwickeln kann. Es mag sich darin ein Sinn entschlüsseln, der der Wirkung des Verhaltens als Realisierung eben der Beziehung immanent ist, die sich zwischen dem schwermehrfachbehinderten Menschen und seinem Gegenüber ereignet. Die Qualität des Erlebens zeigt sich in der Gegenübertragung der Therapeutin als ›es scheint überwiegend vegetativ gesteuert zu sein‹ und provoziert darin die Sinnlosigkeit der Bemühungen, den wahrgenommenen Verhaltenssegmenten einen Sinn entnehmen zu können. Es scheint damit nichts gemeint zu sein, spezifischer: Das nichtbehinderte Gegenüber fühlt sich damit nicht gemeint. Die provozierten Empfindungen entziehen dem wahrgenommenen Verhalten die Grundlage für die Entstehung von Sinn. Dieses Erleben ›es scheint überwiegend vegetativ gesteuert‹ ist von besonderer Qualität. Der darin enthaltene Ausdruck tritt als solcher nicht hervor, wie auch der Ausdruck als Resultat einer Interaktion, als Beziehungserfahrung unerkennbar bleibt. Die Qualität des Erlebens lässt die Besonderheiten der therapeutischen Beziehung als natürliche Folgen einer organischen Schädigung erscheinen. Die Beziehungsgestalt der Eindrücke der Wahrnehmung des fehlenden Gegenübers, der ins Nichts gehenden Bewegungen, der sich gegenseitig in Frage stellenden Handlungen und Empfindungen und insbesondere des anfangs aufblitzenden Eindruckes, warum man diese Menschen hat leben lassen, drohen in der Erlebensform ›es scheint vegetativ gesteuert zu sein‹ zu verschwinden – und zwar dergestalt, dass die Eindrücke mittels dieses Erlebens das Gegenüber verobjektivieren. Die Eindrücke und Fantasien drohen zu Urteilen und Beurteilungen zu werden, in deren Qualität der Inszenierungscharakter verleugnet wird. Ich habe daher den Eindruck in › ‹ gesetzt, um damit die szenische Gestalt einer desymbolisierten Denkfigur zu kennzeichnen, einer Denkfigur, die Ausdruck von etwas ist und sich zugleich nicht von dem zu Grunde liegenden Interaktionsvorgang löst: ein Ausdruck, der in sich zurückfällt.

4. Die Leiblichkeit des schwermehrfach-behinderten Menschen und das Denken der nichtbehinderten Beziehungsperson: der Rationale Mythos

Mit dem Begriff des *fehlenden Selbst* öffnet sich der Blick für die Struktur des Konfliktes, der der Interaktionsform der ›Schwermehrfachbehinderung‹ zu Grunde liegt und der sich wie beschrieben in der therapeutischen Interaktion inszeniert hat. Diese Struktur bleibt unverständlich und unzugänglich, solange die Besonderheit, auf die sich der Begriff des *fehlenden Selbst* bezieht, unberücksichtigt bleibt: die Besonderheit einer spezifischen dyadischen Interaktionsform. Die Berücksichtigung dieser Besonderheit macht die im Begriff des *fehlenden Selbst* liegende Widersprüchlichkeit, mit der die beschriebenen Schwierigkeiten in der Interaktion erfasst werden sollen, als Folge eines Paradox nachvollziehbar und eröffnet Umgangsmöglichkeiten.

Der Begriff der Dyade bezeichnet einen charakteristischen Aspekt der sehr frühen Mutter-Kind-Beziehung. Er kennzeichnet deren Eigenschaft, dass sie nicht über ein Drittes (Spiel, Sprache) vermittelt wird, sondern durch den coenästhetischen »Empfang«. Dieser wird von René Spitz folgendermaßen beschrieben: »Der coenästhetische »Empfang«, bei dem das Sensorium nur eine geringfügige Rolle spielt, findet auf dem Niveau der Tiefensensibilität und in ganzheitlicher Weise statt. Die Reaktionen, die durch diesen »Empfang« hervorgerufen werden, sind in gleicher Weise ganzheitliche Reaktionen, vergleichbar den viszeralen Reaktionen.«[1] Die ›Ganzheitlichkeit‹ coenästhetischer Wahrnehmung bezieht sich darauf, dass der Organismus des Säuglings als einheitliches System mit der Umwelt in ihren spezifischen Reizangeboten interagiert. »Zeichen, die der Säugling wahrnimmt, gehören folgenden Kategorien an: Gleichgewicht, Spannungen (der Muskulatur und anderer Organe), Körperhaltung, Temperatur, Vibration, Haut- und Körperkontakt, Rhythmus, Tempo, Dauer, Tonskala, Nuance der Töne, Klangfarbe«.[2] Dies sind Formeigenschaften und Wahrnehmungsmöglichkeiten jener anfangs beschriebenen

---

[1] Spitz, R. 1957, S. 40; viszeral: die Eingeweide betreffend
[2] Spitz, R. 1957, S. 41

dynamischen Bewegungsgestalten, in denen sich der Säugling im Bezug zur Umgebung als lebendig erlebt. STERN bezeichnet diese dynamischen Bewegungsgestalten als Vitalitätsaffekte. Diese Formeigenschaften markieren innerhalb der Dyade die Grenzlinie von Ich und Nicht-Ich, von Mutter und Kind. Das Kind reagiert organismisch auf diese Veränderungen in der Umgebung. Entsprechend den organismischen Empfindungen verhält sich das Kind in einer affektiv-senso-motorischen Weise: Es schreit, lächelt, schläft ein, wird starr, zappelt etc.

Das Gelingen der Beziehung beruht auf der Fähigkeit der Beziehungspersonen, sich den Wahrnehmungsmodus des coenästhetischen Empfindens wieder zugänglich zu machen, der beim Erwachsenen vom diakritischen überlagert ist. Hierbei steht die Interpretation, Wahrnehmung und Deutung der eigenen Empfindungen im Mittelpunkt. Man lässt sich ›anstecken‹, ›induzieren‹, ›imitieren‹ (als gemeinsamen Akt) etc. und deutet die dabei entstehende eigene sinnliche Empfindung hinsichtlich der Beziehung. BION hat für diese Art der Einfühlung den poetischen Ausdruck ›träumerische Einfühlung‹[3] gefunden. Diese Deutung ist kein analytisch-rationaler Akt. Die Empfindungen, Einfälle, Ideen, Wahrnehmungen werden aber durch diese Deutung einer rationalen Bearbeitung – und damit der Subjekt-Objekt-Differenzierung – zugänglich, anfangs ausschließlich in der Mutter. Die Mutter versteht, was das Kind braucht, und kann es ihm geben.

In diese Beziehungsform tritt mit dem Wunsch etwas qualitativ Neues hinzu. Mit ihm wird die kindliche Erregung zum Trieb/Affekt organisiert, zum lustvoll gerichteten Drang, der sich auf ein Objekt bezieht. Der Wunsch wird in sinnlich-symbolischen Interaktionsformen erlebbare Realität, wenn sich das Kind im Spiel gewissermaßen seine Wünsche deuten kann. Die sinnlich-symbolischen Interaktionsformen als spielerischer Umgang mit Übergangsobjekten, mit denen sich eine erste Vermittlungsstufe etabliert, ermöglichen es, dass Kind und Mutter sich *über* etwas verständigen können. Gesten, Bewegungen und Laute fangen an, etwas zu bedeuten, wenn die Bedeutung auch (noch) nicht in Sprache aufgeht.

Diese Möglichkeit ist in der Dyade angelegt. Denn die Mutter ist in ihren Reaktionen eben zugleich in der symbolvermittelten ›Welt außerhalb‹ verankert und ist im günstigen Fall auch in ihrem Bezug zum Baby innerlich auf eine dritte Person – den Vater – bezogen. Dies erlaubt der Mutter, sich ihrem Unbewussten zu überlassen und sich damit auf die coenästhetische Beziehungsform einzulassen. Die im Gelingen dieser Beziehungsform liegende tiefe Befriedigung ermöglichen Mutter und Kind, die verstörende Erfahrung der Getrenntheit und des Nicht-Verstehens auszuhalten. In dieser Zuversicht kann

▌ das Selbst des Kindes zu einer lebendigen, die Interaktionen gestaltenden erlebbaren Realität werden.

Das Besondere der zuvor beschriebenen, durch ein *fehlendes Selbst* organisierten Dyade ist, dass in ihr diese Zuversicht, das Nicht-Verstehen
und die Getrenntheit auszuhalten, immer wieder zusammenzubrechen
droht. Die im Sich-Verstehen liegende Befriedigung ist nicht zur bestimmenden Erfahrung geworden, sondern stattdessen die Verfehlung. Mit
ihr sind gewissermaßen Löcher in der Dyade entstanden, die mit Fremdheit gefüllt sind. Diese Fremdheit unterscheidet sich diametral von der
Erfahrung des Nicht-Ich als erster Erfahrung der Anderen. Während diese der Erfahrung von Ich Bedingung ist, bezeichnet im Gegensatz dazu
die Fremdheit, um die es hier geht, einen Zustand, in dem das Gefühl von
sich selbst in einer Weise aufgelöst ist, die sich am ehesten mit einer Art
›schwarzen Loch‹ beschreiben lässt. Während die in der Dyade entstehende Kontur von Ich – Nicht-Ich die Grundlage dafür bildet, dass das
Kind sich mittels des entstehenden Selbstgewahrseins (nonverbale Metaphern[4], Übergangsobjekte, ...) aus der unmittelbaren Beziehung zur Mutter lösen kann, sich die dyadische Beziehung also zur Triade erweitert,
sind in dieser Fremdheit Innen- und Außenperspektive in einer Weise
verschlungen, dass die Erfahrung von Ich und Du gerade nicht entstehen
kann, so wie das ›schwarze Loch‹ eine verschlingende Umweltbeziehung
zwischen schwerer Materie und Licht bezeichnet.
Wenn ich diese Form zuvor als Barriere bezeichnet habe, so geht daraus
die Funktion der Grenzziehung hervor. Das *fehlende Selbst* ist insofern
das Negativ einer sich zur Triade hin öffnenden dyadischen Beziehungsform, als diese darin in ihrer Potenzialität – dem Sich-Öffnen zu einem
Dritten – verdunkelt wird. Als Ersatz für die Selbstgewahrsein ermöglichende erste Kontur von Ich und Nich-Ich ermöglicht das *fehlende Selbst*
Abgrenzung, d.h. ein Sein außerhalb der coenästetisch organisierten Beziehung. Die leiblichen Seinsformen des schwermehrfachbehinderten
Menschen erzeugen gewissermaßen eine ›konkretistische Leere‹, die gegen die als vernichtend befürchteten Verstehensversuche der nichtbehinderten Beziehungsperson eine Haut bilden.

▌ Die dyadische Beziehung bildet sich aus den Erlebensformen des Kindes, das im Gegensatz zur Mutter ausschließlich auf die dyadischen
Verbindung angewiesen ist, und dem darauf bezogenen Unbewussten der Mutter. Konzepte, die sich auf die Dyade beziehen, divergie-

---

[3] GRINBERG, L./SOR, D./TABAK DE BIANCHEDI, E. 1993, S. 66; BIONS Ausdruck dafür ist ›rêve-
rie‹, der von KREJCI »je nach Zusammenhang mit Träumereien, träumerischer Gelöstheit oder
träumerischer Einfühlung« wiedergegeben wird. (BION, W. 1992, S. 22)
[4] siehe Seite 101

ren und stehen häufig in diametralem Widerspruch zueinander. Das hängt – wie LICHTENSTEIN zeigt – mit dem in der Tradition Descartes stehenden westlichen Denken zusammen. Mit seiner Unterscheidung von Erkenntnissubjekt und Erkenntnisobjekt und in dessen Gefolge von Geist und Körper basiert es auf der Subjekt-Objekt-Trennung bzw. führt diese durch. Bezogen auf die dyadische Beziehung führt dieses Denken zu Widersprüchlichkeiten. Obwohl Mutter und Kind getrennte Wesen sind, sind sie doch zugleich als Einheit zu denken. Denn innerhalb der Dyade gibt es kein Ich, von dem aus ja erst die Unterscheidung Subjekt-Objekt/Innen-Außen getroffen werden könnte, das in der Beziehung bestimmend ist.»Keiner von beiden (hat M. B.) das Gefühl, dass das, was jetzt geschieht, vom anderen verursacht sei. Wie von ungefähr will man das Gleiche.«[5] Entsprechend dieser Paradoxie beschreibt OGDEN die Subjektivität des Kindes »gleichzeitig aus der Perspektive von zwei Scheitelpunkten«. Aus der Sicht der Einheit von Mutter und Kind, der – wie WINNICOTT es nennt – absoluten Abhängigkeit des Kindes, »kann man sich die Subjektivität des Kleinkindes als von der Mutter verwahrt denken (oder genauer, von dem Mutter-Kind-Aspekt, den ein Beobachter von außen als die Mutter sehen würde). Gleichzeitig sind, aus einer anderen Perspektive gesehen, Säugling und Mutter niemals eins und man kann sich die Subjektivität des Säuglings (...) als einen äußerst subtilen, von Selbstreflexion freien Sinn des ›Weiterbestehens‹ (...) denken, bei dem gerade sensorische Bedürfnisse Züge von subjektivem Begehren annehmen (...).«[6] Man könnte sagen, die Außen- und Innensicht in der Dyade – je nachdem, ob ich die Sicht einer äußeren BeobachterIn einnehme oder mich von innen her aus der Position der Mutter einzufühlen und diese Annäherung zu beschreiben versuche – divergieren diametral, obwohl und weil es in diesem Sinn noch gar kein Innen und Außen gibt.

Infolgedessen ist auch der durch den Begriff des *fehlenden Selbst* gekennzeichnete Konflikt als Besonderheit einer dyadischen Verbindung nicht mit einem Konzept zu erfassen, das auf der Ausformulierung der Subjekt-Objekt-Differenz beruht, bzw. diese voraussetzt. Hieraus erklärt sich die Funktion der Theorie zur Abwehr der mit dem Schrecken in Verbindung stehenden Beziehung.
Der Konflikt lässt sich aber durch eine Innen- und Außensicht charakterisieren, die als aufeinander bezogen gedacht werden müssen. Diese Be-

---

[5] KÖHLER, L. 1990, S. 36 Diese Formulierungen sind sprachlich ungenaue Annäherungen an einen sprachlich kaum zu erfassenden Zustand. ›Hat das Gefühl‹, ›vom anderen verursacht‹ und ›will man‹ sind Formulierungen, die ein erlebendes und in Ursache-Wirkung-Kategorien denkendes Ich voraussetzen. Dieses ist hier eben nicht gegeben .
[6] OGDEN, T. H. 1995, S. 56

schreibung der Außen- und Innensicht ist eine Annäherung an den mit dem Begriff des *fehlenden Selbst* konzipierten Konflikt.

Die **Außensicht** – als Sicht einer angenommenen äußeren BeobachterIn – ist die Beschreibung der spezifischen Leiblichkeit des schwermehrfachbehinderten Menschen. Diese Beschreibung wird im Folgenden in der Auseinandersetzung mit sonderpädagogischer Theoriebildung durchgeführt. Es lässt sich zeigen, dass das Wesen der Beschreibung nicht ohne die Berücksichtigung der Besonderheit der dyadischen Beziehungsform zu erfassen ist.

Die **Innensicht** ist – als innere Betrachtung – die Analyse der Gegenübertragung der nichtbehinderten Therapeutin. Hieraus leitet sich das Konzept des *Rationalen Mythos* her, mit Hilfe dessen der Einfluss der spezifischen Dyade auf das Denken der nichtbehinderten Beziehungsperson erfasst wird.

Beide sind wie die konkave und konvexe Seite einer Krümmung aufeinander bezogen. Ebenso wie das Verhalten eines Säuglings nur in seinem spezifischen Bezug zum Umfeld sinnvoll ist und die Fantasien, Einfälle und Verhaltensweisen der Pflegeperson in Bezug zum Säugling für diesen einen Sinn entfalten, beinhaltet die Beschreibung der Leiblichkeit des schwermehrfachbehinderten Menschen den immanent enthaltenen Bezug zum personalen Umfeld. So muss auch das Denken der nichtbehinderten Beziehungspersonen als Fantasieren gedacht werden, das entsprechender Deutung bedarf, um den enthaltenen verborgenen Sinn zu erkennen. Dieser Sinn lässt sich nur verstehen, wenn berücksichtigt wird, dass sich in der dyadischen Beziehung der Sinn danach bestimmt, wie ihn die beiden InteraktionspartnerInnen füreinander haben. Sinn ist hier noch keine objektivierbare Kategorie, sondern bestimmt sich als Einheit von Sinnlichkeit, Wahrnehmung und Bedeutung.

Die Besonderheit dieses Bezuges soll in der Analyse der Sprache der nichtbehinderten Therapeutin, in den ihr inhärenten besonderen Veränderungen nachvollziehbar werden.

Der folgende Abschnitt bezieht sich auf die nächsten 49 Stunden von Jens

Wie beschrieben hat sich als bestimmende Form das Spielen der Tonleiter auf dem Xylophon im Atemrhythmus entwickelt. Lautiert Jens dabei, trifft er mit seinen Tönen häufig genau die von mir gerade gespielte Tonhöhe. Ich antworte Jens musikalisch. Oft entsteht so ein Dialog – mal länger, mal kürzer, mal freudig/begeistert, mal überwiegend genervt. Dies gibt mir in der Beziehung nach und nach Sicherheit. Jens scheint mir zu antworten und den Kontakt über die Musik zu genießen. Ich greife Jens‹ Töne und seine dynamisch gestalteten Tonfolgen auf und versuche dabei auch, die darin enthaltene emotionale Geste mitzuerfassen.

Diese Dialog-Fetzen gestalten für eine Weile einen recht innigen, glücklichen Kontakt, der meinerseits zeitweise von vorsichtiger Zuversicht, dann wieder von triumphalem Überschwang geprägt ist – eine Entwicklung, die sich über einen längeren Zeitraum angebahnt hat und auch noch über viele Stunden anhält. Vorläufiger Höhepunkt ist die 34. Stunde. Wir sind über die beschriebene Form so intensiv und eng beisammen, dass ich die Phantasie habe, ›gleich ruft Jens ›Mama‹ und dann müssen wir seine Mutter holen‹.

Die Mitarbeiterin, die Jens und mich in den Stunden bislang begleitete, hat inzwischen die Einrichtung verlassen und ist somit auch nicht mehr in unseren Stunden dabei. Dies beschäftigt mich in meiner Beziehung zu Jens sehr. Schwierigkeiten in unserem Kontakt beziehe ich probeweise darauf, dass Jens sie möglicherweise schmerzlich entbehrt. Ich spüre Nähe zu Jens und in der Nähe Trauer. Trauer ist sicherlich unser gemeinsames Band, da ich die Mitarbeiterin und den Schutz sehr vermisse, den ihre ruhige Selbstverständlichkeit sowohl in der Leitung der Einrichtung wie auch der Begleitung meiner Arbeit dargestellt hat. In einer der folgenden Sitzungen entsteht beim Lied ›O claire de la lune‹ ein begeisterndes Spiel zwischen Jens und mir. Wir sind uns danach sehr nah. In der folgenden Stunde habe ich im Verlauf einer dieser ›Ton-zu-Ton-Unterhaltungen‹ das Gefühl, der kleine noch unverletzte Jens sei da, ich müsse ihn nur rufen. Vier Stunden später habe ich im Zusammenhang mit einem Stimm-Dialog die oben erwähnte Mama-Phantasie.

Das gute Gefühl in der Beziehung zu Jens wechselt sich jedoch ab mit Episoden, in denen sich die Sicherheit der Beziehung unmerklich auflöst.

Immer wieder scheint Jens zu erschrecken, wenn ich auf ihn zugehe, ihn begrüße, wir Kontakt haben (19. + 20. Sitzung). Später jedoch werde ich den Schrecken – ausgelöst durch Jens‹ Bewegungen – bei mir orten.

Bisher war die Angst, dass unser Kontakt möglicherweise doch überwiegend auf Einbildung meinerseits beruht, nur untergründig spürbar. Sie zeigte sich sowohl in Formulierungen wie ›scheint verlässlicher Kontakt zu sein‹ (16. Sitzung) als auch in der Feststellung meiner unterschiedlichen Reaktionen auf das Lachen von Jens. Jens stößt manchmal juchzende, unartikulierte Laute aus. Anfangs erschrecke ich oft dabei. Ich weiß nicht, was los ist. Es befremdet mich sehr. Schreit Jens vor Freude, oder ist es ein unartikulierter Schrei, wie er sich einem monströsen Blasebalg entquälen könnte. Auch Jens‹ Lächeln scheint nicht immer Wohlergehen anzudeuten. Ein früherer Hinweis der Mitarbeiterin bezieht sich darauf, dass Jens‹ Lachen manchmal mit einem Anfall (Absence) im Zusammenhang steht. So reagiere ich in der 17. Sitzung beim ersten Lachen gar nicht, da ich einen Anfall dahinter befürchte. Das nächste Mal reagiere ich – aber ohne gefühlsmäßige Beteiligung. Beim dritten Mal reagiere ich ›wenig‹ (was auch immer das heißen mag). Das weist auf große Unsicherheit in der Deutung der eigenen Wahrnehmungen hin. Hinter der scheinbar neutralen Registrierung meiner unterschiedlichen Reaktionen auf das Lachen von Jens stehen Fragen wie: Ist das Lachen ein Lachen aus Freude oder Zeichen eines Anfalls? Habe ich das Lachen richtig gedeutet, verstehe ich also Jens oder lasse ich ihn im Stich? Haben wir Kontakt oder keinen? Es verunsichert mich gleichermaßen, wenn die Mitarbeiterin Jens ins Gesicht fasst, um zu testen, ob er einen Anfall hat (24. Sitzung). Da er das nicht mag, würde seine unwillige Reaktion zeigen, dass er ›da‹ ist, seine Ruhe also möglicherweise als entspanntes Zuhören, als sich-der-Situation-hingeben zu deuten ist.

In einer der nächsten Stunden bin ich hin- und hergerissen zwischen dem Wunsch, Jens zu folgen, ihm stets hörbar zu antworten oder mich an meinen Ton-Impulsen zu orientieren und mich von den entstehenden Klängen und Tonfolgen inspirieren zu lassen, beispielsweise das Lied ›O claire de la lune‹ ganz zu spielen oder es auf Jens Einwürfe hin immer wieder zu unterbrechen. Wenn ich mit diesem Lied anfange, ›tönt‹ Jens nach einer Weile mit einem seiner Laute dazu, dazwischen. Spiele ich das Lied ungeachtet der Einwürfe von Jens, befürchte ich, ihn ignoriert und übergangen zu haben. ›Antworte‹ ich Jens jedoch mit Tönen, führt das völlig von dem Lied weg. Das Lied als gemeinsame Form, als Form, die uns Beziehung ermöglicht, ist zerstört.

Manchmal hält Jens den Atem an, sodass mir für unseren gemeinsamen Rhythmus jegliche Orientierung fehlt. Dies empfinde ich, als ob ›Jens weg ist‹ (26. Sitzung).
Ich merke auch, dass sich für mich alles innen abspielt. Ich kann innen und außen nicht trennen. Ich beobachte meine Gefühle bzw. den innen entstehenden, durch Jens hervorgerufenen Eindruck. Diesen Eindruck nehme ich ›für wahr‹. Zwischen Realität und Einbildung scheint kein Unterschied zu sein. Daher verstehe ich die Vorstellung, Jens werde gleich nach seiner Mutter rufen, nicht als Phantasie, deren Deutung als Gegenübertragung der Therapie wichtige Impulse geben könnte. Ich nehme sie direkt wörtlich und erwarte tatsächlich, dass Jens gleich ›Mama‹ ruft und sich damit alles wendet. Das tritt natürlich nicht ein. Im Gegenteil, die nächste Sitzung ist sehr schwierig. In der übernächsten empfinde ich zum ersten Mal das ›Auseinanderfallen der Welten‹.

In diesen Einbrüchen zerbricht die uns in Kontakt haltende Form: So-

wohl die Atem-Tonleiter entschwindet im Atem-Anhalten von Jens wie auch das die gemeinsame Trauer ausdrückende ›Oh-claire-de-la-lune‹, wenn ›Jens folgen‹ bedeutet, das Lied als orientierende Struktur zu zerstören. Mit der Form zerfällt nach und nach die ›Mama-Phantasie‹ und damit die Vorstellung vom ›kleinen, unverletzten Jens‹, mit dem ich in Verbindung stehe. Tatsächlich liegt ja nicht der kleine unverletzte Jens vor mir, sondern ein erwachsener junger Mann, dünn und spastisch gelähmt, blind und anfallskrank. Zeitweise ist er voller Unruhe und kratzt sich heftig. Dann wieder ist er still, schläft oder lauscht mit offenen Augen nach innen. Häufig schlägt er energisch den Kopf immer wieder aufs Kissen. Er bewegt sich, lacht, schreit und schläft. Bisher weigere ich mich, dies zur Kenntnis zu nehmen. Doch in der wachsenden Bestimmtheit der Einbrüche schimmert diese Erkenntnis unabweisbar durch.

In der 36. Sitzung hört ein sehr inniger Stimmdialog unmerklich auf, ›als ob unsere Welten auseinanderfallen‹. Die hierin mitschwingende Bedrohung ist noch untergründig, genauso wenig wie die im Nicht-Spüren von Jens‹ Atem-Rhythmus enthaltene Todesfurcht ausgesprochen werden kann. Sie schimmert in der Formulierung ›Jens weg‹ schon durch. In der folgenden Sitzung merke ich, dass mich Jens‹ Bewegungen erschrecken, obwohl ›er jetzt oft wie ein Gegenüber wirkt‹. In der nächsten Sitzung kommen mir die Absencen von Jens wie der in Panik und Todesangst erfolgte Totstellreflex vor: ›alles ist zusammengebrochen und ich rufe ihn beim Namen – das ist tödliche Bedrohung‹. Ich habe das Gefühl, dass Jens zu Tode erschrickt, wenn ich ihn beim Namen nenne. Und das tue ich die ganze Zeit. Mein Gesang besteht hauptsächlich aus Variationen von ›Hallo Jens‹. Ich befürchte, Jens zu Tode zu erschrecken, wenn er sich durch mich mit seinem Namen angesprochen und erreicht fühlt. Zwar wird hier die Bedrohung beim Namen genannt: Tod, indem ich Jens rufe. Unbewusst ist Jens für mich mit Tod identisch. Ich befürchte ihn zu töten, wenn ich ihn berühre. Doch die mörderische Botschaft taucht in zusammenhanglosen Fragmenten auf, deren affektive Dynamik im zusammenballenden Schrecken kulminiert.

Obwohl unser positiver Kontakt noch lange Zeit stabil und sicher ist, verstärken sich die bedrohlichen Gefühle und Phantasien immer mehr. In der 41. Sitzung habe ich in dem Moment, als Jens wieder zurückgezogen ist, die Fantasie, ihn zu schlagen. Wenn es ihm schlecht geht, verstehe ich ihn nicht. Er scheint für mich unerreichbar. Ich fühle mich so hilflos den schrecklichen Gefühlen in mir ausgeliefert. Stimmungswechsel erlebe ich als Kontaktabbrüche, Anfälle erscheinen als Rück-

zug. Ich mache mir Gedanken darüber, was wohl in ihm vorgehen mag, sowie über ›meine stümperhaften Versuche, an ihn heranzukommen‹. Wieder erschrecken mich Jens‹ Bewegungen, machen mich Stimmungswechsel und die daraus folgenden Kontaktabbrüche traurig und müde. In der 43. Sitzung habe ich das Gefühl, Jens wolle mir etwas sagen, ich verstehe ihn nur nicht. Auch das ist mir unhinterfragbare unhinterfragte Realität.

Jens‹ körperliche Reaktionen machen mir Angst und ich versuche, ihn zu beruhigen. Ich komme mir dabei halbherzig vor, als hätte ich Jens erst ermuntert, aktiv zu werden. Wenn er dann darauf eingeht, versuche ich ängstlich, ihn wieder zu beruhigen.»Die Geister, die ich rief ...« Ich frage mich, ob es eine Rückzugsmöglichkeit gibt, ohne dass der Kontakt abgebrochen werden muss.

Zwei Sitzungen später überlege ich, ob die Stille einen Anfall signalisiert oder auf Ausruhen oder Rückzug hinweist. Eine Idee ist, dass diese abrupten Stimmungswechsel dem entscheidenden Einbruch seines Lebens – dem Unfall – nachgebildet sind, sie also auch das Bemühen repräsentieren, sich mit diesem Erlebnis auseinanderzusetzen, es zu verarbeiten.

Ich vermisse jetzt Fantasien im Zusammensein mit Jens und schiebe es auf die Anwesenheit eines Mitarbeiters, des neuen Betreuers von Jens. Diese Feststellung wiederholt sich in mehreren Sitzungen – sehr merkwürdig angesichts der Tatsache, dass ja fast alle Überlegungen, die ich anstelle, Ausdruck meiner Fantasien sind.

In der 46. Stunde fallen mir erstmalig Jens‹ Zisch-Laute auf. Sie wirken auf mich wie ›scht‹, ›Ruhe‹, ›sei-leise‹. Ich versuche, diese ›Botschaft‹ – den Eindruck, den sie in mir hervorruft – zu überhören und mit ihnen wie mit den anderen Tönen umzugehen. Untergründig beziehe ich sie jedoch direkt auf mich persönlich: Ich falle Jens auf die Nerven und er versucht mit diesen Lauten, mich zum Schweigen zu bringen. Noch wage ich nicht, diese Empfindung zu formulieren, registriere die Zisch-Laute ebenso wie das Kratzen in einer der folgenden Sitzungen.

Es ist die letzte Sitzung vor einer Sommerpause. Ich merke jetzt, dass ich im Aussprechen von Phantasien gehemmt bin, also im Formulieren von Gefühlen wie auch Bildern, die die wahrgenommenen Stimmungen enthalten. Stille scheint Rückzug aus Enttäuschung zu sein. Jens zieht sich zurück, weil ich ihn nicht verstehe. Doch mindestens genauso stimmt, dass ich wohl enttäuscht bin. Ich verstehe Jens nicht, wenn es mir in den Stimmungswechseln nicht gelingt, ihn zu erreichen. Ich überlege, was mein Distanz-Gefühl bedeutet, beziehe es auf meine Angst vor der Behinderung, vor Fremdheit, auf Furcht davor,

*ihn zu berühren. Vielleicht hängt mein Distanz-Gefühl aber auch mit
der bevorstehenden Sommerpause zusammen, wenn ich froh bin, Jens
und die mit der Arbeit mit ihm zusammenhängenden Schwierigkeiten
für eine Weile los zu sein. Zum Schluss ist Jens ›gut drauf und entspannt‹.*

*Nach der Pause überwiegen in der Therapie anfangs wieder die posi-
tiven Aspekte des Zusammenseins. Trotz Rückzügen und Stimmungswechseln fühle ich mich freier und Jens sehr verbunden. Unmerkliche
Ereignisse stellen den Kontakt wieder her: In der 56. Sitzung haben
wir anfänglich einen guten Stimm-Kontakt, der aber beim gemeinsamen Singen und Spielen verlischt. ›Kontakt geht weg, als ich bei ihm
(Jens) bleibe; einen Ton gemeinsam hören und der Kontakt ist wieder
da‹. Der eine Ton scheint für uns die Verbindung zu sein. Aber vielleicht passiert auch irgendetwas in meinem Inneren, was mir den Kontakt zu Jens wieder ermöglicht, irgendeine unmerkliche Veränderung.
Gegen Ende der Stunde verstehe ich Jens‹ Laute als Bemühen, ›Schluss‹
zu sagen. Eigentlich hätte ich sie als Aufforderung oder Willensäuße-
rung von Jens ernst zu nehmen. Dennoch mache ich weiter und habe
dabei das Empfinden, das Gegenteil von dem zu tun, was Jens eigentlich will. In der 58. Sitzung interpretiere ich das Zischen erstmals probeweise
als Ausdruck von Genervtheit, wage also endlich, mir mein untergrün-
diges Gefühl einzugestehen, es zu formulieren. Jens wird dabei unruhig.*

*In der folgenden Sitzung merke ich, dass ich mit Jens ›durcheinander‹
bin. Unsere ›alte‹ Sicherheit, die sich auf der Tonleiter-Atem-Rhyth-
mus-Form gründete, schwindet. Dies Gefühl verstärkt sich immer mehr,
obwohl ich mich sehr gegen diese Erkenntnis wehre, als ob ich erst
dadurch die Tatsache schaffe. Irgendwie gelingt es nicht mehr, im Spielen der Tonleiter im Atemrhythmus zu Stimmdialogen und damit zu
Sicherheit und Vertrauen in der Beziehung zu kommen. Früher empfand ich das Tonleiterspiel im Atemrhythmus wie ›seiner (Jens) Umlaufbahn zu folgen und eingefangen werden von ihm‹ (38. Stunde),
also eine Möglichkeit, auf periphere Art und Weise Jens zu spüren und
mit ihm in Beziehung zu geraten. Jetzt fange ich zwar an, die Tonleiter
zu spielen, und gehe, sobald Jens lautiert, auf ihn ein. Das führt jedoch nur ab und an zu intensiverem Kontakt. Oft scheint es Jens zu
nerven oder er schläft ein. Ich bin irritiert und höre damit auf. Wir
sind auseinander.*

*In der Sitzung vor der Weihnachtspause versuche ich, etwas mehr räum-
liche Entfernung zwischen Jens und mich zu legen, entsprechend mei-*

nem Gefühl von größerer Distanz zwischen uns. Tatsächlich stehen wir ja wieder vor einer Trennung. Doch damit bringe ich die Distanz zwischen uns nicht in Verbindung. Auch nicht mit der untergründigen Erleichterung, die mit dem Gedanken an eine mögliche Beendigung der Therapie verbunden ist (im Frühjahr hat die Musiktherapie zwei Jahre lang stattgefunden. Die weitere Finanzierung ist noch nicht geklärt).

In der 65. Sitzung – nach der Weihnachtspause – formuliere ich den Rückzug von Jens im Zucken seines Körpers erneut als Zerfall der Welt. Genauso erlebe ich es. Obwohl wir in der Sitzung streckenweise ganz gut beisammen sind, empfinde ich viel Trennung zwischen uns. Ich spüre ein ›Verhaften in den Erscheinungen‹, ›Freude an Tönen, wobei Töne und Klänge Distanz zu Gefühlen und Empfinden haben, nicht Ausdruck davon sind‹.

Die beschriebenen, an Wucht zunehmenden Einbrüche sind gekennzeichnet durch überwältigende Hilflosigkeit, einen zerstörerisch tödlichen Schrecken und quälende Unerreichbarkeit des Gegenübers. In ihnen droht sich Jens mir in entsetzlicher Weise zu zerfallen. Um dem Nichts zu entgehen, halte ich mich von panischer Angst getrieben an den Bruchstücken fest und versuche, mir daraus die Welt wieder zusammenzusetzen. Am liebsten würde ich fliehen und die Therapie abbrechen. Doch es geht nicht, ohne das vernichtende Scheitern zu besiegeln. Das Überleben der Vernichtung ist auf Erlösung zwingend angewiesen – Erlösung aus dem Zwang zum Erfolg.

Die Leiblichkeit

In der Leiblichkeit des schwermehrfachbehinderten Menschen scheint die Erfahrung des Scheiterns seiner Ich-Entwicklung festgelegt. Die Ich-Erfahrung, welche anfangs gänzlich eine körperliche Erfahrung ist, scheint darin misslungen. Unter Ich-Erfahrung ist hier die Intentionalität/Autorenschaft einer Bewegung auf ein Gegenüber hin zu verstehen, bei dem das Ich dem Gegenüber erfahrbar wird als ›Ich meine dich‹. In ihren stereotypen, erstarrten und vegetativ organisierten Verhaltensweisen scheint sich das Misslingen dieses Bezuges wieder und wieder zu wiederholen.

Aus psychoanalytischer Sicht ist das Leib-Sein des Menschen die Basis seines Person-Seins, d.h. die Erfahrung und später auch Reflexion von sich selbst als Einheit. ›Sich selbst als Einheit‹ meint die Erfahrung von sich selbst als Einheit über zeitliche und räumliche Veränderungen hinweg wie auch die Erfahrung dieser Einheit als Erfahrung von Intentionalität. Selbstbewusstsein entwickelt sich aus

der Dialektik der Körpersensationen, der im Dyadischen angelegten Verbindung von Selbst und Objekt. Diese Körpersensationen sind Angelpunkt der Selbst-Erfahrung. Sie ermöglichen einerseits von innen heraus subjektiv ein affektives Erleben. Andererseits lassen sie sich vom Subjekt selbst als körperliche Veränderungen von außen erfassen. Sie werden darin zum Objekt der Wahrnehmung. Die anfängliche Selbst-Erfahrung des Kindes ist die leibliche Erfahrung des Selbst-Seins als ein Sein in Beziehung zur Anderen. Diese Erfahrung ist gelebte Realität als Einheit von Sein und Erleben. Wie kann man sich hier im coenästhetischen Modus die Erfahrung von Objektbeziehung vorstellen? OGDENS Annäherung mag hier hilfreich sein. Er versteht die vielfältigen sensorischen Erfahrungen der Körperoberfläche als formbildend für die erste Erfahrung einer Grenzlinie von Innen und Außen, von Nicht-Ich und Ich. »Sensorische Kontiguität[7] der Hautoberfläche zusammen mit dem Element des Rhythmuserlebens sind grundlegend für die elementarsten Formen kindlicher Objektbeziehungen.«[8] OGDEN beschreibt sie als »Form sensorischer Oberflächen«. Ihre Bedeutung sei, das gleichzeitige Gewahrsein der Getrenntheit heilen oder erträglich zu machen. Der »beginnende Sinn für das Ich-Sein (entstehe M. B.) aus Beziehungen sensorischer Kontiguität (z. B. Berührung), die nach und nach die Empfindung einer begrenzten sensorischen Oberfläche erzeugen, auf der die eigene Erfahrung sichtbar wird. (...) Beispiele von Begrenzungen, die aus Kontiguitätsbeziehungen geschaffen wurden, beinhalten den Sinn für Form, der durch den Eindruck der Hautoberfläche des Kleinkindes entsteht, wenn es seine Wange an die Brust der Mutter legt; den Sinn für Kontiguität und Vorhersagbarkeit von Form, der aus der Rhythmik und Regelmäßigkeit der Saugaktivität des Kleinkindes hergestellt wird (...), den Rhythmus des ›Dialoges‹ beim ›liebkosenden Singsang‹ zwischen Mutter und Kind; und das Gefühl für spitze Konturen, das sich einstellt, wenn der Säugling sein Zahnfleisch fest auf Finger oder Brustwarze der Mutter presst.«[9]
Das uranfängliche Ich – hier noch nicht vom Selbst zu unterscheiden – kann nicht als ausschließlich individuelles gedacht werden, denn: »Mutter und Kind (sind M. B.) als *ein* in Wachstum begriffenes System vorzustellen.«[10] In der Mutter-Kind-Dyade ist die regulierende Fähigkeit der Mutter Voraussetzung dafür, dass dem Kind seine Affekte lebbar werden und es affektive Ordnungsmuster als ›Selbst in Bezug zum Gegenüber‹ entwickeln kann. Die Aneignung der kör-

---

[7] Kontiguität bedeutet Angrenzung, Berührung, Nachbarschaft bzw. räumliche oder zeitliche Nähe zweier Reize oder von Reiz und Reaktion.
[8] OGDEN, T. H. 1995, S. 54
[9] OGDEN, T. H. 1995, S. 55/6
[10] KÖHLER, L. 1990, S. 35

perbezogenen Ich-Funktionen wie Aufmerksamkeit, Wahrnehmung etc. ist das Ergebnis eines interaktiven Vorganges. Auf der Ebene des coenästhetischen Empfangs ist das Kind darauf angewiesen, dass die Mutter in der Lage ist, seine körperlichen Bedürfnisse korrekt zu interpretieren und zu befriedigen. Indem sie ihm hilft, sich zu beruhigen, zu schlafen, seinen Hunger zu befriedigen, seine Aufregung in einem gemeinsamen ›Spiel‹ zu organisieren, ruhig für sich sein zu können etc., unterstützt sie das Kind in der Organisation seiner verschiedenen Aufmerksamkeitsniveaus, hilft die unterschiedlichen qualitativen und quantitativen Erregungszustände zu halten. Sie übernimmt für das Kind Ich-Funktionen. LEMPA spricht davon, dass der »Besitzstand des Ich, über den Körper und seine Funktionen, gleichsam ausgehandelt wird«[11]. Das Gelingen dieses Bezuges ermöglicht dem Kind in zunehmendem Maß, seine Körperempfindungen wie -wahrnehmungen in Ausrichtung auf ein Gegenüber als eigene zu erleben und zu kontrollieren.

Dieser Vorgang ist noch genauer zu betrachten: Wahrnehmung und Empfindung verlaufen im coenästhetischen Bezug entlang dynamischer Formkomponenten. Objektbeziehungen werden hier als »Form der sensorischen Oberfläche«[12] erfahren. Entlang dieser sinnlichen Erfahrungskomponenten, in denen sensorische Erfahrungen durch eine gemeinsam regulierte Erregung ihre spezifische dynamische Gestalt erhalten, formen sich dem Kind (und der Mutter innerhalb der Dyade, also bezogen auf das Kind) die Erfahrung von Ich und Nicht-Ich. Diesen Vorgang beschreibt LICHTENSTEIN als einen, bei dem sich die Identität des Kindes als sein Eigen-Sein konturiert. In dem frühen Mutter-Kind-Bezug formt sich das Eigen-Sein des Kindes als sein spezifisches ›Eigen-sein-für-die-Mutter‹. LICHTENSTEIN beschreibt es als gegenseitige Organfunktion, bei dem das Gegenüber zum Organ der Befriedigung der eigenen (im Falle der Mutter unbewussten) Wünsche wird. Diese Urdentität (LICHTENSTEIN) ist zu unterscheiden vom Bewusstsein der Identität wie auch dem Selbst. Dieser bezieht sich neben dem Eigen-Sein häufig zugleich auf das Gewahrsein des Eigen-Seins. Man könnte STERNS Konzept des Kern-Selbst mit seinen Komponenten des »self-agency, self-coherence, self-affektivity und self-memory«[13] hierzu in Verbindung setzen. LICHTENSTEIN berücksichtigt jedoch den Doppelcharakter der Identität und damit die Unschärfe dieses Begriffes. Identität meint nämlich immer zweierlei: sowohl von innen heraus die Integration verschiedener Teile zu einer

---

[11] LEMPA 1992, S. 50; Diese Interaktionsform wird von McDOUGALL als »Ein Körper, ein Geschlecht, eine Seele für zwei« bezeichnet. (McDOUGALL, J. 1998, S.38 ff).

[12] OGDEN, T. H. 1995, S. 53

[13] DORNES, M., 1993, S. 90

Gesamtgestalt als auch von außen gesehen die Unterscheidbarkeit dieser Gestalt von anderen. Das Kernselbst des Kindes – seine leibliche Identität – realisiert sich in einer dyadisch strukturierten Beziehung als »eine Empfindung, über die nicht nachgedacht wird«[14].

Das Selbst-Gewahrsein des Kindes entsteht im Kontext eines Übergangsraumes, indem die so geformte Körperlichkeit des Kindes – seine leibliche Identität – zur Grundlage einer Verständigung wird, die das Unmittelbare überschreitet. Steuernder Faktor in der Mutter-Kind-Beziehung wird das ›affect-attunement‹. Gemeinsames Verstehen wird signalisiert durch die charakteristische Bewegungsdynamik in einem anderen Sinnesbereich. Ein ›huuiii‹ der Mutter im entsprechenden Tonfall und Ausdruck als Kommentar zu einem ›Ballwurf‹ des Kindes ›übersetzt‹ die Wurf-und Flugbewegung sowie den damit verbundenen kindlichen Affekt in einen akustischen Klangausdruck mit dem entsprechenden Affekt: der Zusammenhang der Bewegung des Kindes als Einheit von innerer und äußerer Bewegung (Ballwurf und Freude) mit der Bewegung der Mutter als Einheit von Klang-Bewegung und Affekt-Bewegung (Freude). KÖHLER bezeichnet dies als eine ›nonverbale Analogie‹ oder eine ›nonverbale Metapher‹. Sie signalisiert dem Partner Verstehen und macht klar, dass hinter dem Augenschein, hinter dem Verhalten, der realen Handlung noch etwas ist, was Bedeutung hat und über das wir uns verständigen können. Indem die Ausdrucksmöglichkeiten des Kindes einer metaphorischen Kommunikation zugänglich werden, werden sie zu Gestaltungen eines ›Selbst‹. Ihr Bezug liegt nun in der Person des Kindes und nicht mehr ausschließlich in der Pflegepraxis der Mutter.

In der nonverbalen Metapher beginnt für das Kind mit dem Gewahrsein des Erlebens, Spielens, Machens das Gewahrsein seiner Selbst als Initiator/Ursprung des Wünschens. Hierin bringt das Kind seine Identität gestaltend ein und versichert sich ihrer wieder und wieder.

Auch die leibliche Identität schwermehrfachbehinderter Menschen hat sich in einem interaktiven Kontext entwickelt. Dieser lässt sich als ein in besondere Weise verzerrter dyadischer Beziehungsraum beschreiben. Die in ihrer spezifischen Leiblichkeit liegende Schwierigkeit führt dazu, dass sie nicht über die Möglichkeiten dieser Entwicklungsstufe – affect-attunement, nonverbale Metapher – verfügen. Ihre leiblich begründeten Umgangsformen scheinen in einer Weise in sich selbst fixiert, die eigenständige Entwicklung und Lernen aufs Schwerwiegendste behindert. Diese Schwierigkeit lässt sich, wenn die Besonderheit des dyadischen Kontextes Berücksichtigung findet, theoretisch in einer Weise verstehen, dass sich daraus für die Praxis Entwicklungschancen eröffnen.

---

[14] DORNES, M. 1993, S. 90

Hierfür ist es erhellend, das Verständnis der Leiblichkeit in Auseinandersetzung mit sonderpädagogischer Theoriebildung zu vertiefen.

So konstatieren FRÖHLICH und HAUPT als Hauptcharakteristikum Schwermehrfachbehinderter ihre Unfähigkeit, sich Umwelt in der Weise eigenständig zu erschließen, die als lebendiger Prozess Wachstum und Weiterentwicklung trägt und ermöglicht.»Es scheint ja gerade ein Kennzeichen schwerster Behinderung zu sein, dass der logisch nächste Entwick-
lungsschritt nicht aus eigener Kraft und Aktivität erreicht werden kann.«[15]
Schwermehrfachbehinderte scheinen sich aus dem Zustand der frühesten
Kindheit nicht weiterentwickeln zu können. Selbst mit Hilfe der Pflegeperson eine befriedigende Zweierbeziehung (coenästhetische Beziehung)
zu gestalten, scheint ihnen verwehrt. Sie sind nicht in der Lage, sich selbst
zu erfassen, scheinen von der Umwelt fast völlig isoliert und überwiegend mit sich selbst beschäftigt, und zwar auf einem so basalen Niveau,
dass es manchen nicht gelingt,»ihre Phasen von Wachheit und Aktivität,
bzw. Schlaf und Ruhe (...) in einem Rhythmus (zu ordnen, M. B.).«[16]
Die Übernahme der Regulierung der körperlichen Ich-Funktionen in die
eigene Kontrolle – mittels einer Selbstorganisation – scheint schwermehrfachbehinderten Menschen nicht zu gelingen. Es hat sich daher kein durch
ein Kern-Selbst organisiertes und sich darin realisierendes Körpererleben und -verhalten etabliert, das dem Kind und dem personalen Umfeld
eine kommunikative Basis sein könnte.

Das, was sich etabliert hat, ist ein Körpererleben und -verhalten, das von
Fremdheit durchdrungen ist. So charakterisieren FRÖHLICH und HAUPT die
Leiblichkeit des schwermehrfachbehinderten Kindes durch die Unfähigkeit, sich durch eigenaktive Körperbewegungen die Umwelt in einer
sinnvollen Weise zu erschließen – und darin ihre Wahrnehmung zu organisieren. FRÖHLICH und HAUPT sehen die Ursache in der schweren, oft
multikausal verursachten Schädigung. Die davon betroffenen Kinder seien
nicht in der Lage, sich die neurophysiologisch für sie notwendige Stimulation zu beschaffen. Sie erlebten ihre Eigenaktivität in einer für sie chaotischen Umwelt als sinnlos, da die schwere Behinderung sie erstens
grundlegend in ihren Bewegungsmöglichkeiten behindere, zweitens die
Umgebung darin behindere,»das Ausdrucksverhalten (des, M. B.) Kindes seiner tatsächlichen Bedürfnissituation entsprechend zu interpretieren«,[17] und drittens, um das Überleben des Kindes zu sichern, Maßnahmen notwendig mache (wie z. B. Klinikaufenthalte mit massiven, lang-
dauernden und schmerzhaften Eingriffen, Trennung von der Mutter ...),
die das Kind von dem abschneiden, was es natürlicherweise und in An-
betracht seiner schwierigen Lage erst recht existentiell nötig hat: die un-

---

[15] FRÖHLICH, A. 1991, S. 186
[16] FRÖHLICH, A. 1991, S. 115
[17] FRÖHLICH, A. 1986, S. 27

gestörte und umfassende nährende Beziehung zur Pflegeperson. Ihre Entwicklung sei so auf einem sehr frühen Niveau fixiert. Die grundlegend gestörte Beziehung des Kindes zu seiner Umwelt entziehe ihm die sensorielle Stimulation, die zum Wachstum, zur Differenzierung und Strukturierung seiner zentralnervösen Organisation notwendig sei und die beim nichtbehinderten Kind Folge der Eigenbewegung als sinnvoller Einheit von Wahrnehmung und Bewegung ist.»Durch den gravierenden Mangel an Selbstbewegungsfähigkeit beim schwerstbehinderten Kind, durch die Irritation des mütterlichen Verhaltens und durch Hospitalisation entsteht ein massives Deprivationssyndrom, in dem der Mangel an Handlungsschemata zentralorganisch als außerordentlich schwache Strukturierung der relevanten Rindenfelder erscheint.«[18]
Dies lässt sich verstehen als Versuch der Beschreibung und Begründung einer Leiblichkeit, die sich selbst und anderen strukturell fremd bleibt. Diese strukturelle Fremdheit imponiert als ›Mangel an Handlungsschemata‹. Die Annäherung an diese Fremdheit erfolgt mit der Beschreibung als ›zentralorganisch außerordentlich schwache Strukturierung der relevanten Rindenfelder‹ von außen über das neurophysiologische Substrat. ›Mangel an Handlungsschemata‹ bedeutet, dass sich kein leiblich inkorporiertes Konzept von Beziehung gebildet hat. Dieses leiblich inkorporierte Konzept von Beziehung würde als Gesamt des sich als bestimmte Interktionsformen angeeigneten Körperbedarfs zur Uridentität bestimmt und die Grundlage der Erfahrung von ›mein Körper‹ bilden. Die sich stattdessen auf der Ebene der Leiblichkeit realisierende *Fremdheit in sich selbst* wird in der Beschreibung auf die hirnorganisch verursachte Schädigung des Bewegungssystems bezogen und damit aus dem dyadischen Beziehungskontext herausgelöst, in dem die Fremdheit als leibliches Konzept entstanden ist, in dem sie gravierend wahrgenommen wird und der ein unlösbarer Teil dieser Fremdheit ist. Die gestörte Selbstbewegung und das irritierte mütterliche Verhalten sind zwei Seiten der einen Medaille ›Fremdheit‹. Ebenso wie man sagen kann, dass die Beziehung die Fremdheit herstellt, kann man mit gleichem Recht behaupten, dass die Fremdheit die spezifische Art und Weise der Beziehung herstellt. In der Theorie der basalen Stimulation wird eine Kausalität eingeführt, mit der die Bewegungs-Schädigung zur Ursache für die daraus folgende Beziehungsstörung wird.

Gerade die Beziehung – in diesem Fall die der ErzieherIn zum schwer geistig behinderten Kind – ist für PFEFFER der Ausgangspunkt eines verstehenden Zuganges zur Leiblichkeit schwermehrfachbehinderter Menschen. Er deutet die erfahrbaren Schwierigkeiten der Kinder als »Erziehungsbedingungen und in der Erziehung wirksam werdende Wahr-

---

[18] FRÖHLICH, A. o. J, S. 66
[19] PFEFFER, W. 1988, S. 105

nehmungen der Erzieher«[19]: »Kinder mit schwerer geistiger Behinderung sind auf die eigene Körperlichkeit verwiesen und erscheinen daher wie isoliert; sie bevorzugen die Nahsinne; der Körper ist ihr einziges Erfahrungszentrum; (...) sie zeigen reflexartige Reaktionen an Stelle aktiver und adäquater Einstellungen auf die Umwelt; ihre Aktivität ist durch Bewegungsstereotypien und durch einen stereotypen, sinnlos erscheinenden Umgang mit wenigen Objekten gebunden, sodass die Heranführung an neue Objekte erschwert ist; Sprachverständnis und/oder Sprachfähigkeit werden nicht oder kaum ausgebildet; (...) sie zeigen kaum situationsgemäße und gegenstandsadäquate, umso mehr fixierte, geronnene, reduzierte Aktionen und Reaktionen (...); Verhaltensstörungen wie Apathie, Torpidität, erethisches Verhalten, Autoaggressivität bzw. lustbetonte Schmerzempfindungen ( ) werden fast immer genannt; (...) allgemein kann von gestörter, blockierter, fixierter oder fehlender Zuwendung zu Personen und Sachen gesprochen werden, was den Lebensvollzug allgemein und das Lernen so sehr beeinträchtigt, dass herkömmliche sonderpädagogische Bemühungen nicht mehr erfolgreich sind und eine intensive Förderung notwendig wird; schließlich sind viele ständig gefährdet und bedürfen erhöhter Aufsicht.« [20]

PFEFFER beschreibt hier eine Leiblichkeit, die der herkömmlichen – in diesem Fall pädagogischen – Theorie den Boden entzieht, sie sinnlos macht. Die durch die Wahrnehmung der Leiblichkeit in der PädagogIn/ ErzieherIn ausgelöste überwältigende affektive Heftigkeit droht den Halt zu sprengen, der in der erzieherischen/pädagogischen Rolle liegt. Dies wird deutlich in der Beschreibung PFEFFERS vom Beginn der Beziehungsaufname zwischen ErzieherIn und Kind. Sie sei gekennzeichnet durch eine tiefe Krise. Die Heftigkeit der gegenseitigen Ablehnung führe auf Seiten der ErzieherIn zu einer oft tiefgreifenden Erschütterung und einem Zerfall ihrer Rolle. Im Durchhalten des Kontaktangebotes in der damit verbundenen Krise, indem die ErzieherIn alles, was sie/er beim Kind wahrnimmt, als potentiell bedeutungsvoll annimmt, und dem Aufgeben der Erzieher-Rolle mit allen damit verbundenen Förderzielen liegt die Möglichkeit des Entstehens von Kontakt.

In der Gegenüberstellung der Konzepte von FRÖHLICH und PFEFFER wird deutlich, dass, wenn die Besonderheit der dyadischen Beziehung unberücksichtigt bleibt, der Versuch, die Leiblichkeit des schwerbehinderten Menschen zu charakterisieren, dazu führt, dass entweder die Beziehung oder die Theorie – das Denken – geopfert werden muss.

Im ersten Fall gelingt bei FRÖHLICH mit der Beschreibung und theoretischen Begründung der strukturellen Fremdheit der Leiblichkeit des schwer behinderten Menschen, etwas Charakteristisches vom schwermehrfachbehinderten Menschen – vom Wesen der Schwermehrfachbehinderung –

---

[20] PFEFFER, W. 1988, S. 104/5

zu erfassen. Dies wird möglich um den Preis, dass die Beziehung, aus der heraus die Beschreibung vorgenommen wird, ihre Bedeutung verliert. Die Theorie erklärt, warum es nicht gelingen kann, in der Beziehung zum schwermehrfachbehinderten Menschen etwas von ihm zu verstehen, ihn zu verstehen. Im zweiten Fall führt bei PFEFFER die Beschreibung der schwerbehinderten Leiblichkeit des Gegenübers als konstitutierender Bestandteil der Beziehung dazu, dass die Theorie ihre erklärende und Praxis konstituierende Kraft verliert – siehe das als notwendig erachtete Aufgeben der Erzieher-Rolle. Die pädagogisch angemessene Beziehung zum schwer geistig behinderten Kind erfordere einen Umgang, der außerhalb gesellschaftlicher und auch außerhalb der üblichen pädagogischen Normen liege. Um dem Kind gerecht zu werden, müsse der Erzieher seine Rolle aufgeben. Die ihr immanente deutende »Selbstinterpretation als hermeneutische Basis für das Fremdverstehen (sei bezogen auf die M. B.) Verhaltensweisen schwer geistig Behinderter« wegen der »kulturelle(n M. B.) Formung im Sinne des sozial Erwünschten« unzulänglich. PFEFFER fordert deshalb eine Vertiefung der Selbstinterpretation«[21]. Die Studierenden aus seinem Projekt fanden Zugang zu den schwer geistig behinderten Kindern und Jugendlichen, nachdem sie ihre Rolle als PädagogInnen preisgaben. »Die Rolle des ›Erziehers‹, die ich mir anfänglich selbst auferlegt hatte, musste ich loslassen, um mit Wolfi zusammen den Augenblick leben zu können. Vielleicht war sie ein Schutz gewesen gegen die Angst vor Frustration und Misserfolg. Ich wurde gefordert, ich selbst zu sein; nicht in der Rolle des Überlegenen Dinge zu tun, die die Rolle von mir erwartete, sondern mich so zu verhalten, dass es etwas von meinem Befinden und Wollen ausdrückte. Sollte Wolfi mich verstehen, wollte ich ihn verstehen, so brauchten wir eine gemeinsame Ebene unserer Kommunikation. Wolfi hatte sie mir von Beginn unseres Zusammenseins an gezeigt und ich brauchte über ein Jahr, zu verstehen, dass unser Leib-sein die Möglichkeit unseres Austauschens war.«[22] PFEFFER versteht die Notwendigkeit der Rollenaufgabe als Folge »rigid geplanter Erziehung und Förderung«, deren Misserfolg dazu führe, »die zu Erziehenden als personale Gegenüber, als eigenständige, nicht einfachhin manipulierbare Partner zu erkennen und zu akzeptieren und gleichzeitig die Priorität des menschlichen (erzieherischen) Bezugs vor allen Förder- und Erziehungstechniken zu beherzigen.«[23] Ein »Absehen vom traditionellen Begriff Schule und die Entwicklung einer an den subjektiven und objektiven Interessen des Kindes orientierten Bildungsinstitution«[24] sei gefordert.

---

[21] PFEFFER, W. (1988) S.78
[22] S. BERGMANN zit. nach PFEFFER, W. (1988) S.133
[23] PFEFFER, W. (1988) S.135
[24] PFEFFER, W. 1988, S. 136

Die Eindrücke,
– dass die Erzieher-Rolle zum Schutz wird, der eine Beziehung verhindern soll, in der Frustration und Misserfolg zur bestimmenden Erfahrung werden könnten,
– dass die Rolle in der Beziehung zum schwer geistig behinderten Kind eine Überlegenheit konstituiert, die ein Verstehen zu verhindern scheint,
– dass das ›Leib-sein‹ als ›Möglichkeit unseres Austauschens‹ anscheinend mit der Rolle des Erziehers nicht vereinbar ist,

werden von PFEFFER als Fakten interpretiert, die den herkömmlichen pädagogischen Rahmen zu sprengen scheinen und nicht, wie es der dyadischen Beziehung angemessen ist, als Gegenübertragung verstanden, die es zu hinterfragen gilt. In diesen Gedanken liegt der Verweis, dass die Erzieher-Rolle im Regelfall darauf aufbaut, dass das Kind über einen triadischen, Selbstgewahrsein ermöglichenden Beziehungsraum verfügt. Der spezifische dyadische Kontext des schwermehrfachbehinderten Kindes bezieht jedoch das Denken und Handeln der nichtbehinderten Beziehungsperson mit ein und entzieht ihm Boden, solange es auf pädagogische Theorie bezogen ist, die die Verfügbarkeit eines triadischen Raumes voraussetzt. PFEFFER muss daher mit der Phänomenologie als philosophische Denkweise einen künstlichen, der Pädagogik fremden Außenstandpunkt einführen, um seine Erkenntnisse theoretisch zu fundieren. FRÖHLICH nimmt stattdessen in seinem Konzept Brüche und Widersprüche in Kauf, die die Anwendung der darauf fußenden methodischen Überlegungen erschweren.[25]

Auch im musiktherapeutischen Prozess führt das Verkennen der therapeutischen Interaktion als einer aufs Dyadische fixierten Beziehung dazu, dass sich Brüche und Missverständnisse ereignen.

Meinen Eindruck aus dem im vorigen Kapitel kurz skizzierten Gruppenprozess, dass ›S. zu schlafen scheint‹, nahm ich als Fakt, ebenso wie der Eindruck der beobachtenden Mitarbeiterinnen, dass ›S. aufhöre zu atmen‹ für sie ein Fakt war, der ausschließlich auf der vitalen Ebene bedeutsam war. Erst die Berücksichtigung des Dyadischen lässt erkennen, dass gerade die Faktizität der Eindrücke ›scheint zu schlafen‹ und ›hört auf zu atmen‹ der Interpretation bedarf. Sie sind eine unverstandene Gegenübertragung und verfehlen die darin verborgene emotionale Botschaft, die lauten könnte: ›Verlass mich nicht und tue‹ mir nichts, nimm mich mit meiner Todesangst vor dir wahr‹, ›ich möchte mit meiner Angst, nicht da zu sein, dabei sein‹, ›wenn ich entspanne/loslasse, passiert eine Katastrophe‹.

In der Erlebensfigur der Therapeutin zeigt sich die Leiblichkeit des schwermehrfachbehinderten Menschen als ›es scheint vegetativ gesteuert zu sein‹.

---

[25] Eine ausführliche Würdigung und Analyse der Konzepte von FRÖHLICH/HAUPT und PFEFFER ist nachzulesen in meiner Dissertation.

Mit diesem Erleben wird die Bewegung, die diesen Einfall ausgelöst hat, der durch sie konstituierten Beziehungsform entfremdet. Dieser lautet: ›Die Bewegung lässt sich nicht verstehen, hat nichts mit mir und meinem Erleben zu tun, bedeutet nichts, sie ist ja vegetativ gesteuert, stereotyp etc.‹ Im Beispiel von KÖHLER ruft der Ballwurf des Kindes das ›Huiii‹ der Mutter hervor. Das ›Hui‹ der Mutter greift die Werfbewegung auf und wird zur Bestätigung der Freude des Kindes. ›Hui‹ und ›Werfbewegung‹ erhalten stellvertretenden Ausdruckscharakter und werden zur sinnlich–symbolischen Interaktionsform. Im vorliegenden Fall ruft die reflektorische oder stereotyp erscheinende Bewegung die Erlebensfigur ›es scheint vegetativ gesteuert zu sein‹ hervor. Dieses ›Hui‹ erscheint nicht im Rahmen einer Beziehung als Ausdrucksfigur, als bedeutsame Mitteilung, da die Bewegung, auf die es sich bezieht, darin als bedeutungslos verstanden und bestätigt wird.

Die Bewegung – der vegetativ-physiologische Rückzug von S. – ruft die Einfälle – ›S. scheint zu schlafen‹/›S. hört auf zu atmen‹ – hervor. In beiden Einfällen konnte der Inhalt nicht auf die Beziehung bezogen werden mit der Frage, was es für die therapeutische Beziehung zu bedeuten hat, dass S., während wir begeistert singen, sich in vital bedrohlicher Weise zurückzieht, zu sterben scheint, ob beispielsweise die Beziehung bzw. die darin virulent werdenden destruktiven Fantasien meinerseits diesen Rückzug erzwangen.[26] Diese waren in den ›harmlos-fröhlichen‹ Liedern ausgeblendet. Der Rückzug erschien nun als vegetativ-physiologischer motiviert durch Vorgänge, die nicht direkt mit dem Beziehungsumfeld zu tun hatten. Ich war in der Situation erschrocken und machtlos dem anscheinenden ›Unverständnis‹ der Betreuerinnen ausgeliefert, konnte lediglich ihre und meine Schwierigkeit wahrnehmen. Doch S. kam nach einigen Sitzungen wieder in die Gruppe zurück. Der Schrecken dieser Inszenierung hatte den therapeutischen Kontext nicht zerstört, sondern konnte im weiteren Verlauf besser verstanden werden.

Im Verstehen dieser Verfehlung als einer zwangsläufigen und notwendigen lag jedoch die Chance, die zu Grunde liegende Interaktionsform zu erkennen. Denn hier übernahm etwas Fehlendes die Vermittlung. Gerade darin teilte sich etwas von dem Schwierigen mit, mit dem S. zu kämpfen hat, wenn er verstehen und verstanden werden will. Dieses Schwierige lässt sich nur erkennen, wenn man bereit ist, zu akzeptieren, dass auch das Fehlen der Leere, die da entsteht, wo etwas sein sollte, bedeutend ist. Während ich die Bedrohlichkeit des Rückzuges verharmlose, wird für die Betreuerinnen der Rückzug von S. zum Anzeichen ohne Ausdruckswert. Sie nehmen das Zeichen als direkten Hinweis auf eine unmittelbar

---

[26] Siehe den Beginn der therapeutischen Beziehung zu Anna, wo ein solcher Rückzug durch die Auseinandersetzung mit den destruktiven Fantasien meinerseits in der Supervision aufgefangen werden konnte.

drohende Not. In nachträglicher Reflexion lässt sich der Rückzug als Ausdruck, der sein Gegenüber verfehlt, verstehen. ›Rückzug‹ und ›scheint zu schlafen und hört auf zu atmen‹ – ist eine *konkretistisch-leere Metapher*, die auf das Fehlen des Metaphorischen weist, und ist damit die einzige Möglichkeit, auf eine undenkbare Angst aufmerksam zu machen oder zu werden: ›Ich/du verstehe dich/mich nicht, ich/du bin/bist nicht zu verstehen, ich/dich gibt es nicht für mich‹. Im Nicht-Erscheinen der Erlebensfigur als Ausdrucksfigur wird dieses Bedeutungslose als eine undenkbare Not aufgegriffen. Im Nachhinein wird damit die Verfehlung zur mit Fremdheit gefüllten, ›Nichts‹ bedeutenden Metapher. In der spezifischen Art dieser unvermeidlichen Inszenierung wird die dyadische Fixierung deutlich.

Die Theorie der basalen Stimulation erklärt die Organisation des Scheiterns der Ich-Entwicklung mit eben jenen stereotypen, vegetativ organisierten Bewegungen, die den Eindruck des ›es scheint vegetativ gesteuert zu sein‹ hervorrufen. In dieser Theorie wird die Nicht-Verstehbarkeit zur kennzeichnenden Eigenschaft der stereotypen Bewegung. Mit ihr und in ihr ereignet sich das Versagen des schwermehrfachbehinderten Menschen, sich Umwelt sinnvoll zu erschließen.

Das gestörte Bewegungsmuster wird unterschieden von der eigenaktiven Bewegung. Diese sei zu verstehen als Organisator des Selbst-Erlebens in Auseinandersetzung mit der Umwelt und sei darin die Basis mentaler Prozesse. Bewegung wird als einer der »tatkräftigsten Organisatoren des sensorischen Inputs (...), die adaptiv auf den Organismus wirkt«,[27] aufgefasst. »Mentalaktivität (entwickelt sich, M. B.) aus offenkundigem Handeln und in Beziehung zu ihm.«[28] Auf Grund dieser Überlegungen sieht die Theorie der basalen Stimulation im Scheitern der eigenaktiven Bewegungsfähigkeit die Ursache der grundlegenden Störung der Umweltbeziehung des schwermehrfachbehinderten Menschen. Da ihm die Integration der einzelnen Reize und Stimuli in einer Bewegung zu einer Gesamtgestalt nicht gelinge, könne er sich selbst nicht als aktives Zentrum erleben. Das Scheitern wird darauf zurückgeführt, dass die Bewegungsfähigkeit des Schwerbehinderten grundlegend gestört ist: sei es durch Fixierung auf der Stufe mehr reflektorischer Bewegungsaktivitäten (als Auswirkung der zentralen Schädigung), durch Lähmungen cerebraler oder peripherer Art, durch Dyskinesien sowie durch die infolge der Bewegungsschädigung auftretenden Asymmetrien der Bewegung. Die grundlegende Bewegungseinschränkung habe zur Folge, dass Wahrnehmung sowohl als Integration sensorischer Eindrücke wie auch mittels der in der Bewegung sich ereignenden Eindrücke misslingt. Nicht nur auf Grund der zentralen Schädigung, sondern auch infolge des grundlegenden Miss-

---

[27] AYRES, J. 1979, S. 27
[28] SPERRY 1952, zit. nach AYRES, J. 1979, S. 17

lingens von Wahrnehmung könne das Kind seine Eindrücke nicht verarbeiten und nutzen und sei deshalb in seiner eigenaktiven Entwicklung blockiert. Es müsse seine Selbstorganisation, seine ihm zur Verfügung stehenden Steuerungsmechanismen (auf Grund seiner eingeschränkten Bewegungsmöglichkeiten) als sinnlos erleben. »Das Selbsterleben (ist, M. B.) erheblich eingeschränkt.«[29] Bewegungslosigkeit führe zum Verlust von Konturen und Strukturen. »Wir können Bewegungsstörung als einen Autonomieverlust interpretieren.«[30] Doch die Bewegungsstörung muss nicht zwangsläufig einen Autonomieverlust zur Folge haben. Das, was in den mit diesen Bewegungsformen initiierten Interaktionen scheitert, ist ein in der Interaktion für das Gegenüber erfahrbares ›Eigen-Sein für mich‹. Die nichtbehinderte AnsprechpartnerIn fühlt sich emotional durch diese Bewegungen nicht durch einen Jemand gemeint, angesprochen. Ihnen scheint kein Ich-Du zu Grunde zu liegen. Doch auch die sinnlos erscheinenden, stereotypen oder als vegetativ organisiert erscheinenden Bewegungsmuster sind in ihrer spezifischen Form in Interaktionen entstanden. Es müssen jedoch Interaktionen sein, die sich durch ein Scheitern, ein Sich-gegenseitig-nicht-Erkennen, Sich-nicht-Verstehen, Sich-nichts-Bedeuten, Sich-Verfehlen kennzeichnen lassen. Diese daher als nicht-eigen erlebten Bewegungsmuster führen immer von neuem zum Scheitern von Interaktionen und machen dieses Scheitern dadurch erlebbar.

Die Bewegungsstörung ist untrennbarer Teil einer Beziehungsstörung und durch einen Wiederholungszwang gekennzeichnet. Hierin sind auf Grund der dyadischen Beziehungsform beide InteraktionspartnerInnnen verwickelt. Die Bewegungsstörung realisiert die Barriere, die die Interaktionsform als Ganze einem Verstehen entzieht. Sie lässt sich als Außenseite der in der dyadischen Fixierung gefangenen Uridentität beschreiben. Das auf die Bewegungsstörung bezogene Denken der nichtbehinderten Beziehungsperson wird nicht als Bezogenes erfahren, als sei deren Fähigkeit zur Einfühlung – ihre Fähigkeit zur träumerischen Einfühlung – blockiert bzw. als würde im Nicht-gemeint-Sein diese Barriere wirksam/deutlich. Die Bewegungsstörung des schwermehrfachbehinderten Menschen steht in Verbindung mit einer emotionalen Denkstörung der nichtbehinderten Beziehungsperson. Denn die Bewegungen ersetzen unerträgliche, undenkbare Fantasien/Gedanken – und zwar im Sinne eines Vermeidens. Die Barriere leistet daher einer Verwechslung Vorschub: dem Verkennen der dyadischen Beziehungsform.

Die Fähigkeit der nichtbehinderten Beziehungsperson zur träumerischen Einfühlung ist aufs Schwerste behindert, wenn die sich um das Kind/den schwermehrfachbehinderten Menschen rankenden Fantasien von ihr aus

---

[29] FRÖHLICH, A. 1991, S. 22
[30] FRÖHLICH, A. 1991, S. 46

bestimmten Gründen nicht wahrgenommen und daher den eigenen Empfindungen wie Hilflosigkeit, Ratlosigkeit und Verzweiflung keine interaktive Bedeutung zuerkannt werden kann, d. h., wenn die Beziehungspersonen sich dem coenästhetischen Wahrnehmungsmodus nicht überlassen können.»Wenn zwischen aggressiven Fantasien und der Realität,
in der das Kind wirklich gefährdet ist, nicht mehr sicher unterschieden
werden kann, dann ist der Spielraum der Fantasie unterminiert oder zerstört.«[31] Wenn die entstandene Alltagspraxis darauf basiert, dass bestimmte
Erfahrungen, Erlebnisse und Sinnzuweisungen verdrängt und abgespalten und damit einer gemeinsamen Reflexion entzogen werden, können
die damit zusammenhängenden Interaktionsformen nicht symbolisiert und
benannt werden.

Das Spiel der Fantasien würde im Erleben der nichtbehinderten Beziehungspersonen z. B. deren Vernichtungsängste und -wünsche virulent
werden lassen. Diese und die mit ihnen verbundenen unerträglichen
Schuldgefühle sind für die Beziehungspersonen eine große Qual, ist es
doch ihr vordringlichster Wunsch, den schwermehrfachbehinderten Menschen, so wie er ist, lieben, für ihn entsprechend ihrer Aufgabe da sein zu
können. Erst mit der Anerkennung der eigenen unerträglichen gegen das
Kind/den Menschen gerichteten Fantasien jedoch würden ihnen mit den
»archaischen Seelenqualen«[32] des behinderten Menschen diese als ein
Gegenüber spürbar.

Die Unbewusstmachung der Fantasien schneidet den schwermehrfachbehinderten Menschen von dem ab, was er gerade wegen der Schwierigkeiten dringend braucht, die regulierende Fähigkeit der nichtbehinderten Beziehungsperson in der dyadischen Beziehung. Dies bedeutet,
während der schwermehrfachbehinderte Mensch es einerseits dringend
benötigt, dass die als vitale Gefährdung beeindruckenden Störungen
(wie beispielsweise ein Anfallsgeschehen, Essstörungen, Aufhören zu
atmen etc.) als psychosomatisches Geschehen auf dem Hintergrund einer sehr fragilen Interaktionsstruktur verstanden werden können, ist
gerade dies äußerst erschwert. Ein solches Verständnis droht die Beziehung zu sprengen, wie es zugleich zwingend notwendig wäre, um dem
Eigen-Sein des behinderten Menschen in einer Weise Raum zu geben,
die einem selbstreflexiven Verstehen zugänglich ist. Um ein Überleben
des schwerbehinderten Menschen zu ermöglichen, um mit ihm in re-
alem Handeln in Beziehung treten zu können, machen sich die nichtbehinderten Beziehungspersonen zu ›leeren Flächen‹. Sie verdrängen ihren Schrecken über das, was sie spüren könnten, über das, was ihnen
das Gesehene bedeutet, um auf der körperlich-vitalen Ebene sorgend
für das Kind handeln zu können. Gelingt es ihnen nicht, die eigenen

---

[31] NIEDECKEN, D. 1989, S. 102
[32] WINNICOTT, D. W. 1991, S. 1119

Empfindungen und Fantasien ›auszumerzen‹, drohen diese destruktive Gewalt zu gewinnen.

Erst in dem Schrecken und der Verstörung, die in mir in der Inszenierung des beschriebenen Gruppenprozesses entstand, als die Atmungsstörung von S. mitten aus einer scheinbar friedlichen Szene heraus letztlich seine Unterbringung auf der Intensivstation erzwang, teilte sich mir mit dem Scheitern von Mitteilung das Eigen-Sein von S. mit.

So ist die Beziehung auf der Erlebnisoberfläche der nichtbehinderten Beziehungsperson bestimmt von dem, was sein müsste, und nicht von dem, was sie als Schrecken fühlt und empfindet. Das Denken, die Theorie muss sich gegen die diesen Schrecken auslösende Leiblichkeit des schwerbehinderten Menschen behaupten und wird zum Mittel der Ausblendung. FRÖHLICH und HAUPT weisen der emotionalen Distanz zum Kind eine große Bedeutung zu.»Andererseits macht es der wissenschaftliche Anspruch des Versuches (die Entwicklung des pädagogischen Konzeptes der basalen Stimulation M. B.) erforderlich – und dies könnte für die gesamte Arbeit mit schwerstbehinderten Menschen außerordentlich hilfreich sein – eine konsequent distanzierte Position einzunehmen, detailliert jede Einflussnahme zu organisieren und zu kontrollieren, insbesondere die generelle Zielsetzung und Motivation von der praktischen Durchführung bewusst zu trennen.« Und weiter:»So werden ein zärtliches Streicheln und ein Befreien von schmutzigen Windeln zu erzieherischen Handlungen, die planbar, kontrollierbar sind und dennoch nicht ohne viel Zuneigung und Zärtlichkeit sein müssen.«[33] Die heftigen Affekte müssen verdrängt werden und drohen nun, die pflegerischen (pädagogischen, therapeutischen) Handlungen zu unterminieren.

Schwermehrfachbehinderte Kinder machen – so kann man vermuten – in einem Übermaß Erfahrungen, die in den ›still-face‹-Untersuchungen beschrieben werden. In diesen Untersuchungen wurden die Erwachsenen angewiesen, ihren ruhigen Gesichtsausdruck unverändert beizubehalten, egal was der Säugling macht. Dies führt anfangs zu einer gesteigerten Aktivität des Kindes, später zu deutlichen Missfallenskundgebungen und dann zum vitalen Rückzug.[34] Da sich die Beziehungspersonen schwermehrfachbehinderter Menschen nicht ihrer ›träumerischen Einfühlung‹ überlassen können, konstruieren sie ihre Reaktionen rational. Die induzierten Empfindungen werden rationalisiert, abgespalten und verleugnet. Das schwermehrfachbehinderte Kind erlebt so nicht eine InteraktionspartnerIn, die sich von seinen – des Kindes – Bewegungen, Verhaltensweisen und Regungen körperlich-emotional-geistig bewegen lässt und dem Kind in seiner Reaktion das kindlich Eigene modifiziert zurückgibt. Die Reaktionen der Umwelt sind zu einem wesentlichen Teil

---

[33] FRÖHLICH, A. (Hrsg.) 1981, S. 66
[34] siehe BRAZELTON, B./CRAMER, B. 1991

rational konstruiert, ohne Bezug zu den vom Kind ausgelösten Regungen.
Schwermehrfachbehinderte Menschen werden in den so kontrollierten pflegerischen Interaktionen sich selbst entfremdet, d. h. einem ihnen zugänglichen potenziellen Selbstgewahrsein. Sie passen sich mimetisch dem fremden, distanzierten, emotional unbeweglichen Gegenüber an und bleiben/werden sich selbst fremd. In dieser Interaktionsstruktur scheint die mit der emotionalen Distanz erzwungene Nicht-Wahrnehmung der abhängigen InteraktionspartnerIn deren Überleben zu sichern. Hierdurch wird unbewusst die Vernichtung vollzogen. Vernichtet wird nicht – wie im Nationalsozialismus – das Leben des schwermehrfachbehinderten Menschen, sondern der Beziehungsraum mit der Möglichkeit der subjektiven Anerkennung des schwer behinderten Menschen. Doch die Vernichtung des Beziehungsraumes im dyadischen Kontext ist gleich bedeutend mit Tötung.

Dieses Interaktionsmuster wird mit den reflexhaften Bewegungsmustern und Bewegungsstereotypien, den sinnlosen Bewegungen reinszeniert, eine Reinszenierung, mit der die Tötungsfantasien nicht überwunden, sondern letztlich fixiert werden. Die Erfahrung der Getrenntheit der Interagierenden, die im Falle der gelingenden kindlichen Entwicklung durch die nonverbale Metapher überbrückt wird, entspricht hier der gefürchteten Katastrophe und wird mit der *konkretistisch-leeren Metapher* gewissermaßen verdeckt. Sie stellen die Interaktion her, in der sich Schwermehrfachbehinderte als existent und sicher erleben. Als Spur der spezifischen dyadischen Erfahrung sind die stereotypen Bewegungsformen der Versuch des schwermehrfachbehinderten Menschen, im Schrecken zu existieren.

Der Gedanke, dass in den stereotypen Bewegungen der Verweis auf ein inadäquates Gegenüber enthalten ist, wird auch von PFEFFER formuliert. Er versteht die Stereotypien schwer geistig behinderter Kinder und Jugendlicher, ihr ›sinnloses‹ Verhalten, als Hinweis auf eine von ihnen selbst erzeugte ›halluzinierte Welt‹. »Extremes Schaukeln mit dem Ober- oder dem ganzen Körper, Kopfdrehen, Fingerspiele vor den Augen, zwanghaftes Agieren und intensiver Bezug zu einem bestimmten Ding, dessen Verlust panikartige Reaktionen hervorruft, all dies geht einher mit einem Entrücktsein, sodass die Kinder und Jugendlichen nur schwer ansprechbar sind bzw. ärgerlich reagieren, wenn sie angesprochen werden. Begreift man dies als Ausdruck des Unbewussten, so dürfte dieses weniger oder kaum in verdrängten Inhalten bestehen, sondern aus unbefriedigten Es-Bedürfnissen, die in diesen Verhaltensweisen repräsentiert sind und mangels adäquater Welt ihre Erfüllung in der Intentionalität auf eine halluzinierte ›Welt‹ suchen. Ihre Manifestation im leiblichen Ausdruck ist nicht Spiegelbild der latenten Bedürfnisse, sondern *verzerrte, entstellte Repräsentanz der ursprünglichen Intentionalität dieser Bedürfnisse, die*

ihre Erfüllung jedoch nicht in einer angemessenen Welt finden (Hervorhebung durch M. B.).«[35]
Die »verzerrte, entstellte Repräsentanz der ursprünglichen Intentionalität der Bedürfnisse, die ihre Erfüllung jedoch nicht in einer angemessenen Welt finden« weist auf die in der Dyade unausweichliche Gerichtetheit der kindlichen Bewegungen. Diese finden ihren Sinn ausschließlich im Gegenüber, dem sie etwas bedeuten. In der Verzerrung und Entstellung ist das Dem-Gegenüber-nichts-Bedeuten eingefroren. Die isolierende und auf sich selbst zurückgeworfene Leiblichkeit der schwer geistig behinderten Kinder ist der Niederschlag einer nicht erfüllten, unbeantworteten gebliebenen, ungebundenen und noch nicht als Trieb organisierten Erregung, die nicht in Objektbeziehungen gehalten nun nicht helfen kann, diese zu gestalten. Auf sich selbst zurückgeworfen, auf ihr Nicht-Bedeuten fixiert, transportiert sich in ihnen die Welt als eine ›nicht angemessene Welt‹.
Die Stereotypien, die ›sinnlosen‹ Verhaltensweisen etc. lassen sich daher als Ausdruck eines leiblich erfahrenen, intolerablen Widerspruches verstehen. In ihnen ist das Scheitern einer Interaktion fixiert, zur Form geronnen. Diese Form dient nun zugleich einer selbstbewahrenden Verweigerung, da festgelegt auf die dyadische Beziehungsform dem schwermehrfachbehinderten Menschen keine autonomen Ausdrucksformen verfügbar sind. Er bewahrt sich seine leibliche Identität in der Beziehung zum Gegenüber in einer Form, mit der er sich einem Verstehen verschließt, von dem er sich als Subjekt nicht erkannt und anerkannt erfahren kann. Der Wunsch, der als solcher leiblich-sinnlich nicht in Erscheinung treten kann, ist der, als Subjekt erkannt und anerkannt zu werden, und zwar als ein Subjekt, welches das nichtbehinderte Gegenüber nicht in seinen auf das Denken angewiesene Subjekt-Sein bestätigen kann. Dieser Wunsch scheint die haltende Beziehung zu gefährden, da er mit der Anerkennung des Nicht-Verstehens das nichtbehinderte Gegenüber zu vernichten droht, und zwar das Gegenüber als ein haltendes Objekt.
Die Anerkennung des Nicht-Verstehens als die Anerkennung eines Nichtreflexiven-Seins – das *fehlende Selbst* als das unbenennbare Identitätsthema, besser Identitäts-Dilemma des schwermehrfachbehinderten Menschen – wird als existenzielle Gefährdung der haltenden Beziehung erfahren und ist doch zugleich mit ihr entstanden. Wie zeigt sich dieses Thema im Denken der nichtbehinderten Beziehungsperson?

---

[35] PFEFFER, W. 1988, S. 32

Die totalitäre Interaktionsform

Die Innenperspektive dieser besonderen dyadischen Beziehungsform bezieht sich auf das Denken und Erleben der nichtbehinderten Therapeutin. Dies ist auf Grund der Besonderheit dieser Beziehung in charakteristischer Weise verzerrt. Nur wenn es entsprechend der dyadischen Beziehungsform als ein Fantasieren gedacht werden kann – Ausdruck einer noch unverstandenen Gegenübertragung – kann die Verzerrung als Teil der Barriere wahrgenommen werden, die den Verstehensvorgang in der Beziehung zwischen dem schwermehrfachbehinderten Menschen und der nichtbehinderten Beziehungsperson erschwert. Die Außenseite dieser Barriere zeigt sich in der Leiblichkeit des schwermehrfachbehinderten Menschen, die nicht als Ausdruck eines Körper-Selbst wirksam werden kann. Im Denken und Erleben der nichtbehinderten Beziehungsperson führt die Barriere dazu, dass die Beziehung nicht mehr als eine von zwei Subjekten gestaltete wahrnehmbar ist. Sie droht daher als totalitäre zu entgleisen.

Eine totalitäre Interaktionsform stellt Abhängigkeit her und funktionalisiert sie, statt den Beteiligten einen Umgang mit Abhängigkeit und der damit zusammenhängenden Bedrohung durch existenzielle Verlassenheit, die hier als von Todesgefahr ununterscheidbarer Todesangst erscheinen muss, zu ermöglichen. Sie wird zum Kennzeichen einer Dyade, der das die Triangulierung ermöglichende Moment zu fehlen scheint, und damit jenes Moment, das es der unabhängigen Beziehungsperson erst erlauben würde, sich durchgängig auf die coenästhetische Beziehung einzulassen.

Mit totalitär ist hierbei eine Beziehungsform gemeint, die in einer Weise organisiert ist, die der Funktionsweise einer autonomen Maschine ähnelt. Wesentliches Merkmal einer autonomen Maschine ist, dass sie »auf Grund eines eingebauten Modells eines Aspektes der realen Außenwelt von allein funktionier(t M. B.)«[36]. Entsprechend sind totalitäre Beziehungsformen durch ein Moment gekennzeichnet, das ihr Gelingen erzwingen soll, sodass sie wie von alleine funktionieren. Sie sind um eine Idee herum organisiert, deren Gültigkeit mit dem Funktionieren der Interaktion durchgesetzt wird. In solchen Beziehungen können und dürfen Unterschiede zwischen den Beteiligten nicht wahrgenommen werden, ebenso wenig wie die Idee in Frage gestellt werden kann und darf, um die sich die Beziehung bildet.

So wird in totalitären Systemen (Das können Sekten, Regime etc. sein. Ich bezeichne so im Vorliegenden jedoch ein spezifisches Be-

---

[36] WEIZENBAUM, J. 1990, S. 44

ziehungsmuster, das in beliebigen Zusammenhängen bestimmend werden kann.) die jeweilig herrschende Idee zur Norm. Diese Idee soll den drohenden Zerfall einer Wirklichkeit aufhalten: eine katastrophische, von einem Albtraum nicht zu unterscheidende äußere Wirklichkeit. Hinter dieser Idee steht eine Ideal. Das Ideal ist jedoch der ferne Widerhall jener abgewiesenen und unerhörten Wünsche der frühen Kindheit, der als assoziativer Schein einer Idee subjektive Bedeutung verleiht. Im Ideal wirken die Aspekte der frühen, coenästhetisch organisierten Beziehung zur Mutter fort, die als »heilende sensorische Erfahrung«[37] das Gewahrsein der Getrenntheit (im Sinne eines nicht gewussten Wissens) und damit das Leben als Einzelwesen in einer unbekannten Welt überhaupt erträglich machten. In der totalitären Interaktionsform wird das Ideal jedoch nicht als solches benannt, sondern es wird durch Eingriffe und Handlungen als Idee, deren rationales Kalkül – ihre technische Durchführbarkeit – interessiert, zur selbstverständlichen Grundlage der Handlungen. Der illusionäre Schein des Symbols – das subjektiv Bedeutende – wird unmerklich zerstört, indem das in ihm enthaltene rationale Kalkül zum Garanten für die Verwirklichung der Idee wird. Die Differenz zwischen Idee, Ideal und Wirklichkeit wird damit undeutlich, nicht mehr wahrnehmbar. Aus einem gegenseitig sich kritisierenden Verhältnis von Idee, Ideal und Wirklichkeit wird die funktionale Beziehung zwischen der Idee und ihrer technischen Durchführbarkeit. Als Funktion aus der rationalen Gesetzmäßigkeit der Idee abgeleitet scheint der Sinn nun Handlungsfolgen quasi zu erzwingen. Nur Handlungen, die die Verwirklichung der Idee gewährleisten, erscheinen sinnvoll. Alle anderen sind als sinnlose nicht mehr denk- und durchführbar.

Das Zwingende einer solchen Inszenierung entsteht, da die Gültigkeit dieser Idee die Auseinandersetzung um Sinn-Entstehung angesichts einer erschreckenden und höchst-bedrohlichen Wirklichkeit ersetzt. Die Gefahr des Misslingens der Interaktion, des Einbrechens überwältigender Angst, wird zur undenkbaren, da diese nicht mehr von der Differenz der Beteiligten und deren Fähigkeit zur Einigung abhängt. Die Einigung scheint durch die logische Richtigkeit der Idee garantiert. Indem mit den Eingriffen die Differenz zwischen Ideal und Wirklichkeit dem Bewusstsein entzogen wird, entlasten sie von der Unerträglichkeit der Affekte. Diese werden funktionalisiert, statt in Distanz erlebt und wahrgenommen werden zu können.

Die Idee hat in diesem Interaktionsmuster die Funktion, den Prozess der Erfahrungsbildung einzufrieren, statt ihn, wie BION es beschrieben hat, zu organisieren. BION hält den Wechsel vom Zustand der

---

[37] OGDEN, T. H. 1995 S. 54

Integration, des Verstehens und des In-sich-halten-Könnens von Gedanken, Fantasien und Gefühlen – die sog. depressive Position – zum Zustand der Desintegration, des Zerfallens und des Zerstörens von Verbindungen und der Angst vor dem Zerstörten – der sog. paranoid-schizoiden Position – (und zurück) für einen wesentlichen Aspekt des erfahrungsbildenden Prozesses. Dabei spiele die ›Idee‹ im Sinne einer ›ausgewählten Tatsache‹ eine große Rolle. Diese ›Idee‹ kristallisiert sich aus dem Zustand der ›träumerischen Einfühlung‹ heraus als ein Element, das einen Zusammenhang zwischen zuvor unverbundenen Fakten herstellt. Um sie herum organisiert sich der Zustand der Integration. In der hier beschriebenen Dynamik hat die Idee jedoch die Funktion, den Zerfall zu verhindern und damit den erfahrungsbildenden Prozess zu blockieren.

Die Idee kann nicht zur Disposition gestellt werden, da ihre mögliche Infragestellung für die an der Interaktion Beteiligten eine nicht zu bewältigende narzisstische Krise bedeuten würde. Mittels Reduktion des Ideals auf das ihm inhärente rationale Kalkül schützt sich ein Subjekt, das sich – bzw. sein Selbst – vom Zerfall bedroht wähnt.[38] Die Identifikation mit der Idee stützt das Selbst-Konzept, wo gute, mit dem Ideal verbundene Objektbeziehungen zu fehlen scheinen. Dem Subjekt wird hierdurch die mit dem drohenden Selbst-Zerfall befürchtete Konfrontation mit Verlassenheit und bedrohlichen Vernichtungsängsten erspart: die Unerträglichkeit der Differenz zwischen Ideal und Realität. Das zu schwache Ich verleugnet die Differenz zwischen Anspruch und Wirklichkeit.

So kann die Vorstellung der Herstellbarkeit eines gesunden, von Behinderung befreiten Menschen als Abwesenheit von Tod, Leid, Behinderung, Krankheit und Misserfolg zu einer Idee werden, die Handlungen rechtfertigt und sie sinnvoll macht, ohne die davon betroffenen Menschen als ernst zu nehmende Gegenüber wahrnehmen zu müssen. Dies betrifft die Diskussion um Rechtfertigung und Anwendung neuer medizinischer Techniken – Reproduktionsmedizin, humangenetische Untersuchungen, Präimplantationsdiagnostik etc. In der Arbeit mit schwermehrfachbehinderten Menschen durchdringt diese Dynamik jedoch auch die musiktherapeutische oder andere therapeutische, pädagogische Arbeit mit schwermehrfachbehinderten Menschen. Im Sog der totalitären Interaktionsform stehen sie in Gefahr, in einer Weise funktionalisiert zu werden, dass das Ideal der Heilung, Bildung und Linderung von Leid zur Grundlage einer

---

[38] Man könnte diese Struktur in Entsprechung zu der von FREUD beschriebenen Theorie der Massen-Bildung verstehen. Anstelle der Einsetzung des Führers an die Stelle des Ideals wird hier eine Idee zum Ideal genommen. Wie Freud ausführt, ersetzt die Identifikation der Mitglieder untereinander die Feindseligkeit und schützt so das soziale Gefüge. (FREUD, S. 1921/1993)

Idee wird, die den Erfolg erzwingen soll und Handlungen rechtfertigt, die nun Machbarkeit und Gültigkeit dieser Idee beweisen müssen. In einem affektiv hoch geladenen Moment verzerrt die Funktionalisierung unmerklich und auf subtile Weise die Beziehung und ermöglicht (erzwingt) Handlung.

Ein Beispiel dafür sind die beschriebenen Situationen der ersten Begegnung. Über die musiktherapeutischen Angebote wurde in Anwesenheit der schwermehrfachbehinderten Menschen verhandelt. Dabei schien deren Verhalten unterschwellig zu demonstrieren, dass die Behinderung und damit zugleich das behinderte Leben als Folge eines medizinisch-technischen Versagens unzumutbar und demzufolge unbedingt vermeidbar sei. Die Idee der Behinderung als Folge des Versagens medizinischer Behandlung beinhaltet die Vorstellung von einer Behandlung, die – wenn sie nur gut genug wäre – eben einen von Behinderung befreiten Menschen zur Folge hätte. Den Schrecken in der Beziehung als bedeutungsvoll wahrzunehmen, dies hätte, da er dieser Idee die Grundlage entzieht, die Möglichkeit des Handelns außer Kraft gesetzt. Stattdessen füllt das Für und Wider der Behandlung das Denken aus – das Abwägen möglicher Behandlungsmethoden, die nun unter dem Zwang zum Erfolg die Möglichkeit von Behandlung rechtfertigen müssen. Das Verhalten der schwermehrfachbehinderten Menschen, ihre Reaktionen als Reaktionen auf die jeweiligen Behandlungsschritte wird zum Beweis von Erfolg oder Misserfolg und damit Sinn oder Sinnlosigkeit von Behandlung. In dieser Inszenierung verschwindet mit dem Schrecken das Subjekt-Sein des schwermehrfachbehinderten Menschen.

So konnte ich den Schrecken, als S. ›zu schlafen‹ schien, nicht wahrnehmen, da er unbewusst meine Behandlung in Frage gestellt hätte. Diese erschien nur sinnvoll, wenn sie zur Minderung der schweren Behinderung beitrüge. Dieses an sich sinnvolle Ziel wurde in dieser Inszenierung jedoch zum Gegenübertragungswiderstand, da es mich am Verstehen und Wahrnehmen aller Aspekte hinderte, die ihm widersprachen. Denn das Scheitern erschien in Verbindung mit den unbewussten Tötungsfantasien als deren Realisierung.

Im Sog der totalitären Interaktionsform ändert sich mit der Durchsetzung der Idee die Vorstellung von Heilung und Gesundheit. Der Aspekt der Herstellbarkeit rückt ins Zentrum und entlastet das Individuum vom Erleben des Angewiesen-Seins, der Abhängigkeit und der Hilflosigkeit. Das Herstellen erspart den Herstellenden das Erleben der Empfindungen von Ausgeliefert-Sein und Hilflosigkeit Leiden gegenüber. Diese Empfindungen scheinen unaushaltbar zu sein. Unaushaltbar meint aber, dass sie nicht innerhalb einer Beziehung gehalten werden und diese mit gestalten können. Dahinter verbirgt sich die Selbstverständlichkeit der Koppelung von Behinderung und Leid, sodass es letztlich für die von unheilbarer Behinderung Betroffenen besser zu sein scheint, nicht zu leben. Gesundheit, Heilung, Leid, Schmerz etc. werden damit zur Folge bestimmter biologischer Umstände sowie methodisch-technisch korrekter Eingriffe. Sie sind ihres sozialen/personalen Bezuges beraubt, hängen mit bestimmten ›wunschgemäßen‹ Eigenschaften des Einzelnen zusammen und können nicht mehr im Kontext eines Miteinander erlebt werden. Indem der Aspekt der Beziehung ausgeblendet wird, kann der betroffene Mensch, der als Auslöser einer solchen Umgangsweise auf sein leidvolles Sein festgelegt wird, nicht mehr subjekthaft wahrgenommen werden. Seine Abhängigkeit wird auf diese Weise fixiert.

Technologisches Handeln ist hier nicht definiert durch die Einbeziehung von Technologie und technischen Geräten. Es kennzeichnet die Zwangsläufigkeit der inneren Dynamik von Handlungsfolgen eines Denk- und Handlungskontextes, welche der Logik und den funktionalen Gesetzmäßigkeiten eines Apparates entspricht und die Beziehung als Grundlage für das sinnhafte Erleben von Handlungen dem Bewusstsein entzieht. Emotionale Erfahrungen werden hier in einer Weise gedacht, die dem Umgang mit Technik, mit unlebendigen Dingen angemessen ist.

Die totalitäre Interaktionsform soll einen Umgang mit der Erfahrung der absoluten Abhängigkeit ermöglichen. Die als unerträglich befürchteten Empfindungen, die auf Seiten der unabhängigen BeziehungspartnerIn einen Beziehungsabbruch und damit den befürchteten Tod des abhängigen Partners zur Folge hätten, werden funktionalisiert und so in einer Inszenierung eingesetzt, dass sie einen Handlungsspielraum erzwingen. Leiden wird so inszeniert, dass seine Wahrnehmung die Einfühlungsverweigerung intendiert und kaschiert, indem sie technologisches Handeln auslöst.

Auf eine solche sprachlich hergestellte Inszenierung weist die Biologin Linde PETERS hin. Wenn Schwangere innerhalb der Reproduktionsmedizin zum ›fötalen Umfeld‹ werden, dann sei das »eine Bezeichnung, die den Dialog leugnet, der zwischen der Frau und dem werdenden Kind stattfindet.«[39] Mit dieser Leugnung wird das Mensch-Sein des Embryos der Wahrnehmung entzogen. Damit rechtfertigen sich Eingriffe an ihm, die einem Umgang mit unbeseeltem Material entsprechen. Wenn in der Argumentation um die Klonierung menschlicher Embryonen von »Sicherheitskopien«, »Ersatzteillager«[40] etc. gesprochen wird, wird ausgeblendet, dass es sich um Menschen handelt, deren potentielles Subjekt-Sein auf einer emotionalen Bezie-

---

[39] BRÄUTIGAM, H. H./WEYMAYR, C. 1993, S. 14
[40] BRÄUTIGAM, H. H./WEYMAYR, C. 1993, S. 13

hung basiert, auf die sich ihre personale Umgebung ihnen gegenüber einlässt oder auch nicht. Diese Ausblendung ermöglicht Handlungen, mit denen der Embryo zu verfügbarem biologischem Material wird.

Im Nationalsozialismus wurden mit Hilfe des systematischen Einsatzes der beschriebenen Dynamik die Rassegesetze als Idee durchgesetzt, deren logische Folge später die Tötung behinderter Menschen war. So wurden beispielsweise den Anstalten und Hilfsschulen die Mittel so gekürzt, dass an eine sinnvolle Behandlung nicht zu denken war. Sie wurden jedoch erhalten und zur Besichtigung freigegeben, nicht damit deutlich wird, was »sie (die Anstalten und Hilfsschule M. B.) (...) Gutes an den Schwachen tun, sondern was **uns die Geisteskrüppel schon durch ihr Dasein sagen.**« Sie wurden als »erschütternder Anschauungsunterricht erhalten (, um M. B.) auf die Wichtigkeit der erblichen Verhältnisse zur Verhütung minderwertigen Nachwuchses aufmerksam zu machen«.[41]

Im Gegensatz dazu beschreibe ich die totalitäre Interaktion als eine spezifische Beziehungsdynamik zwischen schwermehrfachbehinderten Menschen und ihren Beziehungspersonen, die sich in subtiler Weise dem Bewusstsein der beteiligten Beziehungspersonen zu entziehen droht. Diese Dynamik wirkt sich beispielsweise aus, als ich vor einer Gruppentherapiestunde mit einer Mitarbeiterin über ein Gruppenmitglied, mit dem ich längere Zeit einzelmusiktherapeutisch gearbeitet habe, spreche:

»In der folgenden Stunde erschrecke ich, als ich mich gedankenlos behaupten höre, R. würde mich nicht zur Kenntnis nehmen. Ich schaue R. an. Er wirkt so in sich zurückgezogen. Mir selber zuhörend und R. sehend werde ich traurig, als hätte ich R. und mich im Stich gelassen. In der Trauer merke ich den bestehenden Kontakt zwischen uns, spüre die Bedeutung, die unsere Beziehung für R. hat.«[42]

Mit der distanziert beobachtenden Bemerkung wird die Beziehung geleugnet. Diese Haltung machte mir das Sprechen über R. und mich möglich. Diese Dynamik als unvermeidliche wahrzunehmen ist jedoch von besonderer Bedeutung und ermöglicht, wie ich im Weiteren ausführen werden, einen verstehenden Zugang zu schwermehrfachbehinderten Menschen.

Diese Struktur bietet einen Umgang mit der Angst vor psychischer Vernichtung als Festlegung auf Abhängigkeit, vor existenzieller Ver-

---

[41] MELTZER 1929, S. 91
[42] BECKER, M. 1995, S. 16

lassenheit als Verlassenheit vom eigenen Selbst: ›Ich bin, solange mein Handeln die Richtigkeit der Idee (die Machbarkeit von Gesundheit, Beziehung etc.) bestätigt.‹ Mit der stetigen Bewegung, dem Zwang zur Aktion, wird jene Beziehungserfahrung aus dem Bewusstsein ausgeschlossen (und muss ausgeschlossen werden), die den Sinn (wie eben auch die Sinnlosigkeit) der Bewegung (des Handelns, der Aktion) deutlich machen könnte. Mit ihm wird der Schmerz – die Unerträglichkeit des aus der Differenz von Ideal und Wirklichkeit entspringenden Leidens, die mit dem Ideal erlebbar werdende existenzielle Not – betäubt, ein Schmerz, der als Spur der Erfahrung der Fremdheit, des Nicht-verstanden-Seins wie auch Nicht-Verstehens als des eigenen Nicht-Identischen bleibt.

Nicht-Identisches ist hier zu verstehen als Bereich jener frühen Erfahrungen, die als Unverträgliches unverstanden blieben, die den Dialog mit der Mutter hätten entgleisen lassen und auch in der Beziehung zum Vater oder anderen Personen nicht gehalten werden konnten. Es sind Erfahrungen, die nicht in das sich entwickelnde Selbstgewahrsein als Aneignung einer subjektiven Welterkenntnis aufgenommen werden konnten, die daher das Selbst nun in Gefahr bringen. Die ihnen inhärente Fixierung auf das Dyadische erscheint als drohende Totalität von Fremdbestimmung. Die Fremdheit in sich selbst wird darin als drohende Infragestellung der Selbst-Objekt-Struktur erfahren. Solange es nicht gelingt, sich diese unerträgliche Fremdheit in sich selbst in einem Beziehungsraum, der seinen eigenen Zusammenbruch übersteht, anzueignen, ist das Subjekt auf einen vermeidenden Umgang angewiesen. Die Auseinandersetzung mit dieser Fremdheit böte die Chance, die zwanghafte Bewegung als subjekthaft gestaltete erleben zu können. Im Spürbar-Werden des sich und anderen zugefügten und erlittenen Schmerzes könnte die Vergeblichkeit deutlich werden, dem Ausgeliefert-Sein an Natur – das bedeutet in diesem Kontext an das dyadische Beziehungsmuster als Basis des Subjektiven – zu entkommen. In der Anerkennung des Schmerzes aber liegt die Chance, in der Berührung die andere/den anderen zu spüren, ohne sie bzw. ihn in der Wahrnehmung zu vernichten, d. h., an die Möglichkeit von Begegnung auch angesichts von tiefer Einsamkeit und Fremdheit, Verletzbarkeit und Tod zu glauben.

›Schwermehrfachbehinderung‹ als eine auf das Dyadische fixierte Interaktionsform ist durch eine solche totalitäre Dynamik gekennzeichnet. In einer dyadisch strukturierten Beziehung beruht die Möglichkeit der Verständigung darauf, dass die erwachsene/nichtbehinderte Beziehungsperson sich auf den coenästhetischen Modus einlassen kann, sich verwickeln lässt. Die Verwicklung ist im vorliegenden Fall jedoch von besonderer Art: die beschriebene Dynamik der totalitären Entgleisung. Das totalitäre Element bezieht sich darauf, dass die Verwicklung der Wahrnehmung entzogen ist. Sie organisiert sich wie im folgenden Abschnitt dargestellt um die Idee der Machbarkeit des Subjektes/Subjektiven. In ihrem Sog wird der Eindruck ›es scheint überwiegend vegetativ gesteuert zu sein‹ seines beziehungsstiftenden Charakters beraubt und droht zur feststellenden Beurteilung zu werden. Die darin formulierte Wahrheit bleibt – wird die besondere dyadische Beziehungsform nicht berücksichtigt – unverständlich. Aus der möglichen inneren Wahrheit eines Menschen wird beurteilendes Wissen über ihn.

So ist die Bemerkung, *R. würde mich nicht zur Kenntnis nehmen*, anfangs eine seelenlos sachliche Beurteilung von außen. Mit dem Schrecken spüre ich die darin liegende innere, mit der äußeren nicht zu vermittelnde Empfindung. *Ich schaue R. an. Er wirkt so in sich zurückgezogen. Mir selber zuhörend und R. sehend werde ich traurig, als hätte ich R. und mich im Stich gelassen. In der Trauer merke ich den bestehenden Kontakt zwischen uns, spüre die Bedeutung, die unsere Beziehung für R. hat.* Auch hierin verstehe und formuliere ich noch nicht die ›ganze‹ Bedeutung. In der äußeren Beurteilung scheint die innere Empfindung vernichtet, in der inneren Empfindung scheint die Erfahrung der Vernichtung noch nicht verstanden. Die Bedeutung von ›*R. würde mich nicht zur Kenntnis nehmen*‹ als Ineinander der äußeren und inneren Wahrheit könnte nun darin liegen: ›R. nimmt mich nicht zur Kenntnis‹ heißt:
- ›Ich nehme das Spezifische der Beziehung zwischen R. und mir nicht zur Kenntnis‹.
- ›R. erlebt nicht, dass ich ihn zur Kenntnis nehme, da ich den Sinn seiner ›Unkenntnis‹ nicht zur Kenntnis nehme; die Unkenntnis liegt darin, dass R. sich nicht zur Kenntnis‹ nimmt, wobei das ›sich‹ hier als ein ›Ich‹ zu denken ist, ein ›Ich, das sich nicht zur Kenntnis nimmt‹, weshalb ich über die Beziehung nicht sprechen kann.

In der therapeutischen Interaktion bestand die Chance und die Notwendigkeit, diese Verfehlung wahrzunehmen und einem Verstehen zugänglich zu machen.

Auf dem Hintergrund des szenischen Verstehens ist der beschriebene Vorgang eine Szene, die als solche nicht erscheint, bei der die Verwicklung der Therapeutin unbemerkbar bleibt bzw. erst in doppelter Reflexion wahrgenommen werden kann – siehe oben der nachträgliche Schrecken. Das Erkennen dieser Einfühlungsverweigerung lässt das Nicht-Szenische – die scheinbare, naturhafte Selbstverständlichkeit der sachlichen Beurteilung – als Szene deutlich werden. Diesen Vorgang beschreibe ich auf drei Ebenen:

• Probeweise wird mit dem ›es scheint vegetativ gesteuert zu sein‹ als Szene etwas deutlich: Die **Ununterscheidbarkeit der vorzeitigen Fest-**

legung eines Erlebens und seines Widerstandes dagegen. Mit der ›vorzeitigen Festlegung‹ meine ich die Sicherheit der Beurteilung ›es scheint
überwiegend vegetativ gesteuert zu sein‹. Im Beispiel erscheint die Bemerkung ›R. *nimmt mich nicht zur Kenntnis*‹ als eine sachliche Beurteilung, die den subjektiven Eindruck, dass R. mich nicht zur Kenntnis zu
nehmen scheint, festlegt, objektiviert. Sie ersetzt die unerträgliche Unsicherheit eines Eindruckes, der einen Zerfall zur Folge haben könnte: Zerfall des sich auf rationale Ich-Funktionen stützenden Selbst der Therapeutin. Ich erschrak darüber, schien dieser Eindruck doch auf die Sinnlosigkeit der Therapie und damit ihre Aussichtslosigkeit zu weisen, wenn
ich diesen Zerfall nicht überleben würde. ›Widerstand dagegen‹ meint,
dass dieses Ersatzstück – die sachliche Bemerkung – , indem es in der
doppelten Reflexion als solches kenntlich wird, darauf weist, wofür es
steht. Es weist auf etwas Fehlendes hin: die der Therapeutin fehlende
Erfahrung der Nicht-Intentionalität ihres Gegenübers. Das Gegenüber wird
im Ineinander von Innen und Außen als Leerstelle deutlich. Durch den
nachträglichen Schrecken gewinnt das Sachliche der Bemerkung als Einbruch des Fremden in eine Interaktion Kontur.

• Dieses Selbstverständliche, naturhaft Erscheinende der distanziert rationalen Beurteilung kann auch verstanden werden als **Ununterscheidbarkeit der Ausdrucks- und Erlebensfigur**. Das, was im Regelfall die
Ausdrucksfigur zum Symbol werden lässt, macht in diesem Fall den Ausdruck unerkennbar. Wenn der fehlende Ausdruck jedoch verstehbar wird
– als Negativ eines Symbols –, kann das Subjekt, die Beziehung, gerettet
werden. Denn mit dem Eindruck ›es scheint überwiegend vegetativ gesteuert zu sein‹ werden die unangemessenen Verstehensversuche der
Therapeutin ad absurdum geführt: In meine unangemessene Erwartung,
R. würde sich in der Distanz auf mich beziehen können, bricht R. mit
seinem stereotypen ›Für-sich-Sein‹ ein. In der ›sachlichen Bemerkung‹
greife ich unwissend in einer sich realisierenden Verwicklung das stereotype ›Für-sich-Sein‹ auf. Im Schrecken wird das Fehlende als Einheit
von R.'s Ausdruck und meinem Eindruck deutlich. Die vom dyadischen
Ineinander der Identitätslinien nicht unterscheidbare Einheit von Eindruck
und Ausdruck muss im Kontext symbolischer Interaktionsformen als
Negativ erscheinen. Denn das ›Gewahrsein der Getrenntheit‹, welche nicht
– wie Ogden beschreibt – durch heilende Form sensorischer Hauterfah-
rungen erträglich werden konnte, ist nicht durch den Umgang mit Übergangsobjekten als das ganz andere ›Dritte‹ abgestützt. Die von R. undenkbar formulierte Wahrheit könnte lauten: ›Ich teile dir mit, dass ich –
anscheinend – nichts mitteilen kann, da es mich anscheinend nicht gibt,
nicht zu geben scheint, nicht für dich/mich zu geben scheint. Und diese
leidvolle Erfahrung/Befürchtung möchte ich mit dir teilen.‹

• Die Inszenierung des Erlebens als ›es scheint überwiegend vegetativ gesteuert zu sein‹ lässt sich in der therapeutischen Beziehung deuten als **Übertragungsfigur – als spezifisches Ineinander äußerer Wahrnehmung und innerer Einfühlung.** Diese Figur ist der Einbruch einer totalitären Dynamik in die therapeutische Beziehung, die es als szenische – die Inszenierung des Nichtszenischen – zu verstehen gilt. Mit diesem Einbruch bricht gewissermaßen das Gegenüber als ein Fehlendes in die Beziehung ein. Damit entsteht die Chance, der Reproduktion der Beziehungslosigkeit des Erlebens ›es scheint überwiegend vegetativ gesteuert zu sein‹ und seiner drohenden diskursiven Festlegung zu entrinnen. In der musiktherapeutischen Improvisation kann das Ineinander als Einbruch des Systems vorsprachlicher Symbolformen hörbar und damit verstehbar werden. Das Sich-Ereignen der Beziehungslosigkeit wird in der therapeutischen Beziehung zur Bedingung ihrer verstehenden Überwindung.

Der Eindruck ›es scheint überwiegend vegetativ gesteuert zu sein‹ ist so gesehen die Reflexion auf ein Erleben, das sich einem verstehenden Zugang sperrt und darin zugleich auf ein Verstanden-Werden hofft. Die Festlegung auf den Zustand der absoluten Abhängigkeit hat für die nichtbehinderte BezugspartnerIn ein Denken zur Folge, mit dem das Gegenüber ununterscheidbar vom Bild – der Gegenübertragung – zu werden droht. Dies ist nur dann kein zerstörerischer Akt, wenn die Ununterscheidbarkeit wahrgenommen und ausgehalten werden kann. Die Anerkennung des Nicht-Verstehens als selbstbehauptender Akt – der Nicht-Identität als Bedingung von Identität – ist Voraussetzung des Verstehens, ohne den das Verstehen ununterscheidbar wäre von der endgültigen Besiegelung der Nicht-Existenz.

Der Rationale Mythos

Die totalitäre Dynamik, die die Interaktionsform der ›Schwermehrfachbehinderung‹ und eben auch die therapeutische Beziehung erzwingt, soll im Folgenden noch genauer betrachtet werden. Ich habe sie als *Rationalen Mythos* bezeichnet. Mit diesem Begriff beschreibe ich den Vorgang und Mechanismus des ständigen Scheiterns von Verstehensvorgängen, der sich in der Beziehung zu schwermehrfachbehinderten Menschen in der TherapeutIn/PädagogIn/ErzieherIn/PflegerIn/WissenschaftlerIn etc. ereignet. Es geht um die schwer fassbare Tendenz der Gedanken und Überlegungen, die immer wieder dazu zu führen scheinen, dass sich in ihnen die grundlegenden Verstehensschwierigkeiten des schwerbehinderten Menschen bestätigen, statt dass sich durch sie neue Wege der Verstehens eröffneten.
In der auf das Dyadische fixierten Interaktionsform muss jedoch das auf

der Subjekt-Objekt-Differenzierung fußende Denken – das Ich der Therapeutin – zwangsläufig scheitern. In diesem Scheitern liegt eine Chance, die es zu erfassen gilt. Es sind daher Konzepte nötig, in denen die Subjekt-Objekt-Beziehung gedacht werden kann, ohne ein erkennendes Ich durchgängig vorauszusetzen.

Anna:
Die folgenden Überlegungen beziehen sich auf die nächsten 39 Stunden (12.–50. Sitzung).

In den ersten 11 Stunden haben Anna und ich in den Flöten-Stimm-Dialogen eine intensive spür- und hörbare Ausdrucksform für unsere Beziehung gefunden. Ich sitze in unserem Raum vor der weißen Plastikmatte. Anna sitzt auf der Matte und bewegt sich hin und her, mal zu mir hin, mal von mir weg. Manchmal verharrt sie ganz ruhig, scheint weit weg zu sein, nicht erreichbar für mich bzw. für die Flötentöne. Dann wieder lässt sie ihre Spucke auf die Matte fallen, kratzt mit der Hand auf der nassen Matte, beobachtet das Glitzern der Spucke.

Ist Anna still und ruhig, fällt es mir schwer, den Kontakt zu ihr aufrecht zu erhalten. Wie beschrieben beschleicht mich oft die Angst, ich könne mir den Kontakt nur einbilden. Diese Angst macht es mir schwer, ruhig zu bleiben, wenn Anna ruhig ist. Ich fühle mich gedrängt, mit Flöten- oder anderen Tönen Anna zu locken und zu verführen, wieder munter zu werden, um mit dem hör- und spürbaren Kontakt zwischen uns meine Befürchtung niederkämpfen zu können.

Einführung der ›Plastikmatte‹
In der 12. Sitzung bemerke ich wieder, dass mir Pausen Schwierigkeiten machen. Am liebsten möchte ich ihre Entstehung vermeiden und kann mich nur schlecht zurückhalten. Ich frage mich, warum Anna verstummt.

Immer noch bin ich auf die Matte eifersüchtig, der Anna soviel mehr an Aufmerksamkeit und Beachtung als mir schenkt und die ihr wichtiger zu sein scheint als ich mit meiner Musik und all meinen Bemühungen.

Das Kratzen auf der Matte versuche ich mit Kratz-Tönen auf der Trommel zu beantworten. Manchmal entsteht dabei Spannung. Aus scheinbar zufälligen und zusammenhanglosen Tönen und Geräuschen entsteht plötzlich ohne erkennbare Ursache eine Form. Annas und mein Kratzen werden ein Dialog, eine Figur. Alle anderen Geräusche, Erscheinungen und Empfindungen sind plötzlich Hintergrund, von dem sich unsere Figur abhebt und der unsere Figur trägt, indem zwischen ihm und der Figur Spannung aufgebaut und gehalten wird. Dies scheint mir fast nur fühlbar, d. h. nur von innen erlebbar und nicht von außen beobachtbar zu sein. Bricht die Spannung schlagartig zusammen oder lässt sachte nach, wird alles wieder zu einem diffusen Gewebe.

Ich merke, dass es von Anna und nicht von mir abhängt, ob wir zu einer Figur werden (13. Stunde).
Zeitweise bin ich zwischen den Möglichkeiten, auf Anna einzugehen oder eigene Impulse einzubringen, hin- und hergerissen. Ich frage mich, wann es wohl wichtig und richtig ist, Anna zu spiegeln, und wann, ihr zu antworten.

Die gleiche Frage lautete bei Jens, ob ich den Tönen oder Jens folge. Hierin zeigt sich ein deutlicher Unterschied zwischen unserer Beziehung bzw. zwischen den Schwierigkeiten, mit denen sie belastet ist. Bei Jens ist das eine Frage auf Leben und Tod: Entweder überlebt er oder ich, beides (und damit Beziehung) scheint unmöglich zu sein. Bei Anna sind in beiden Alternativen Beziehungsformen formuliert. Die Beziehung muss also nicht in solch extremer Weise wie bei Jens zu ihrem eigenen Schutz verleugnet werden. Die Bedrohung durch Vernichtungsimpulse findet hier nicht ständig offen statt, sondern hat eine vorübergehende Lösung gefunden. In psychologischen Termini geht es darum, ob Anna Auseinandersetzung oder Bestätigung braucht, ob ihr Widerstand und ihre Sorge um Selbstbewahrung oder ihre Wünsche nach Kontakt im Vordergrund stehen, Abgrenzung oder Identifikation wichtig sind.

Die Formulierung ›spiegeln‹ verweist darauf, dass Anna in der Lage ist, sich in Tönen wiederzufinden und sich darüber zu freuen. Auf dem Hintergrund der KOHUT'schen Selbstpsychologie verstehe ich den Ausdruck ›spiegeln‹ als Beschreibung für einen Kontakt, bei dem Kohärenz und Vitalität des Selbst durch das Sich-Wiederfinden im Außen, im anderen garantiert wird, ohne mit diesem zu verschmelzen. Im Mittelpunkt steht das Verlangen nach Bedeutung, Anerkennung und Größe. Entsprechend fühle ich mich in guten Dialog-Passagen mit Anna oft fantastisch, stolz und überlegen – narzisstische Freude über das Gelingen einer Beziehung, deren Initiatorin Anna ist.
Mir ist in der Situation oft nicht bewusst, wie wichtig und belebend es für Anna war und ist, sich in den Klängen der Außenwelt, die ich darstelle, immer und immer wiederzufinden. Ich warte oft ungeduldig auf den nächsten Schritt. Dauernd ein Spiegel zu sein ist anstrengend – zumal ich nur dann ein guter Spiegel bin, wenn ich die jeweilige innere Bewegung wirklich teile und nicht die Töne einfach musikalisch möglichst exakt wiedergebe. Ich fühle nicht, was es bedeutet, sich selbst zu finden, bzw. welche Not die Gefahr des Selbstverlustes ist. Ohne solche Formen und Möglichkeiten ist Anna in Gefahr, sich zu verlieren. Der drohenden Selbstdiffusion begegnet Anna mit ihren affekt- und beziehungsverleugnenden, aber selbstbewahrenden Verhaltensmöglichkeiten. Das Gefühl der dahinterstehenden existentiellen Dring-

lichkeit und des Angewiesenseins darauf macht im vorliegenden Zusammenhang die volle Bedeutung des Begriffs ›Spiegeln‹ aus. Diese Dringlichkeit spüre ich in den Pausen als Sog, ständig weiterzuspielen und den Kontakt in gleicher Weise fortzusetzen.

In der zeitweisen Gefahr, in konkretistischer Weise nur leere Töne zu spiegeln wie in meinem Verlust der Lust zu spiegeln, droht die abgewehrte Seite der Entwertung und Nichtigkeit die Wahrnehmungsschranke zu durchbrechen. Die mit der Abwehr und Abgrenzung identische Seite der Wertlosigkeit und Nichtigkeit wird vorderhand noch von den Interaktionen um die Matte vertreten. Im musikalischen Kontakt zeigen sie sich als ›Leerstellen‹.

Das ›Spiegeln‹ ist also lebensnotwendige Selbstbewahrung wie auch Abwehr zentraler Erlebensbereiche, die im schuldhaften Erleben des Einbringens von Eigenem spürbar werden.

Als Anna in der 16. Sitzung nach kurzer Zeit den Raum verlassen will, hole ich die weiße Matte. Nach vorsichtigem Kratzkontakt finden wir wieder zu unserem Stimmkontakt. Zwischendurch greift Anna den Schellenkranz, kratzt auf der Trommel, kommt zu mir und tastet meinen Mund ab. Sie erforscht die Quelle der Antwortklänge. Ich denke über die Funktion der Matte nach, überlege, welche Rolle visuelle Reize – das Glitzern der Spucke – für Anna spielen. Mir wird klar, dass ich die Matte nicht entfernen kann, bevor ich nicht ihre Bedeutung verstanden habe.

Hier ist etwas Neues passiert. Zum ersten Mal taucht ausdrücklich die Frage nach dem Sinn und damit nach der Symbolebene auf. Endlich verstehe ich, dass Anna die Matte braucht. In unserer Beziehung ist sie von existentieller Notwendigkeit. Sie hat für uns Bedeutung. Das Holen der Matte ist eine Deutung: Sie ist das, was gefehlt hat, was Anna und ich brauchen, um beieinander zu sein. Vorerst ist die Matte ein mir unbekanntes Ding. Doch als ›sog. drittes Objekt‹ ermöglicht sie Anna, sich von mir abzugrenzen. Anna sagt auf ihre Art und Weise: Die Matte ist mir wichtig. Bisher sagte ich: Die Matte ist ein sinnloses Ding. Indem ich die Matte hole, wendet sich Annas sinnloses Verhalten in einen Wunsch an mich, der damit in der Beziehung Bedeutung erlangt. Die erste Bedeutung ist, Anna ist mir nicht ausgeliefert. Sie ist nicht mein Spielzeug – mein Ding, sondern hat ihr Eigenes. Indem ich dies anerkenne, erkenne ich Anna als Person mit Eigenem an. Jetzt erst kann es Anna möglich werden, sich für meine ›Dinge‹ und mich zu interessieren. Da wir nicht mehr identisch sind mit den Dingen, können wir anfangen, nach ihrem Sinn zu forschen.

Zusammenbruch der Hoffnung

In der 21. Stunde fühle ich während eines intensiven Zusammenseins mit Flöten-Stimm-Kontakt, Trommeln, Singen etc. Trauer. Ich bekomme Angst, ›dass sich unser Kontakt nicht weiterentwickelt und ich aus dieser Symbiose heraus sie verlassen muss‹. Innerhalb einer innigen und guten Sequenz im Vorgriff auf ein fantasiertes Ende und einen fantasierten Stillstand Trauer?

Hier finden negative, noch nicht bewusstseinsfähige Empfindungen Ausdruck in Gedanken über eine mögliche Beendigung der Therapie. Immerhin machen sie nicht mehr – wie zu Beginn – unseren ganzen Kontakt zunichte. Ich denke nicht mehr, ich bilde mir alles nur ein, sondern ich befürchte, es wird nie weitergehen, ich werde Anna nie los werden. Die Gefahr der Vernichtung, die gebannt schien, schleicht sich hier durch die Hintertür wieder herein. Ihre Abhängigkeit von mir scheint riesig, da ich Anna wenig Eigenes zugestehe.

In der Woche zuvor habe ich bei der Vorbereitung des Raumes für die Therapien mit Anna und anderen BesucherInnen der Einrichtung einen Hexenschuss bekommen, woraufhin ich bewegungsunfähig wie sie daniederlag. Ursache ist nicht nur die körperliche Anstrengung, sondern auch mangelnde Sensibilität für die eigenen emotionalen Belastungen: Stark-Sein als Fassade, hinter der sich Ängste, Kleinheits-Gefühle, Unsicherheiten verbergen. Ich trage eine zu große Last und darf es mir nicht anmerken lassen. Eigene durch die Therapie geweckten Wünsche nach Fallenlassen und Getragenwerden scheinen unzumutbar und werden als unerträglich abgewehrt. Zudem ist die Atmosphäre in der Einrichtung zeitweise explosiv angespannt, laut, bedrückend und unerträglich dicht. So ist es mir oft eine Erleichterung, mich mit Anna oder den anderen zur Musiktherapie zurückziehen zu können. All das erscheint mir unaussprechbar. Die MitarbeiterInnen scheinen manchmal selbst am Rande ihrer Belastbarkeit zu sein. Diese Belastung führt bei mir zum Hexenschuss.

Was sind das für belastende Gefühle, Empfindungen und Fragen, die ich zum größten Teil verdrängen muss? Wodurch werden sie hervorgerufen bzw. womit hängen sie zusammen?
Ich habe Annas Akte gelesen und bin schockiert. Mich hat dabei eine große Traurigkeit und tiefe Resignation ergriffen, die ich mir kaum einzugestehen wage. In den verschiedenen Berichten schildern ihre bisherigen BeschäftigungstherapeutInnen, KrankengymnastInnen, HauslehrerInnen etc. Erfolge in ihrer Arbeit, erreichte Entwicklungsansätze und Fortschritte wie beispielsweise der Umgang mit einer Klingel oder ähnlichen Gegenständen – Fähigkeiten, über die Anna

zwar heutzutage noch verfügt, die mir aber im Gesamtzusammenhang ihres behinderten Lebens mit einem Mal relativ bedeutungslos erscheinen. Was nützt es ihr, mit einem Glöckchen klingeln zu können, wenn das Klingeln für sie und ihr Beziehungsumfeld kaum Sinn hat. Schon seit Jahren scheint Anna in etwa auf ihrem jetzigen Entwicklungsstand zu sein. Sind die von mir erlebten und erhofften Fortschritte Annas ähnlich fragwürdig? Ist unser gutes Zusammensein wertlos, wenn es für die Zeit danach keine wahrnehmbaren und sinnvollen Spuren hinterlässt? In Gedanken sehe ich mich eingereiht in den Chor der TherapeutInnen, alle motiviert und hoffnungsvoll damit beschäftigt, Anna etwas beizubringen, was möglicherweise mehr der Bestätigung der eigenen Berufsrolle dient, für Annas Leben aber wenig Veränderung bringt. Die Einschätzung der Bedeutung des Erreichten erfolgt immer aus der Sicht der eigenen Arbeitsspanne und nicht aus Sicht der Lebensspanne Annas. Woher rührt das Gefühl der Hoffnungslosigkeit und Resignation, wenn alles bisher so erfolgreich verlief?

Die fassadenhafte Wirkung der Darstellungen und Berichte ist Ergebnis der Vermeidung, sich ein Scheitern aller Bemühungen einzugestehen, bzw. die Möglichkeit eines solchen Scheiterns zumindest zu riskieren. Und doch lässt sich das Scheitern und die damit verbundene Hoffnungslosigkeit kaum verdecken. Für diejenigen, die mit Schwermehrfachbehinderten arbeiten, ist es ebenso schwer und bedrohlich, sich der Sinnfrage wirklich zu stellen wie der Versuch vergeblich ist, sich ihr zu entziehen. Das ganze Streben der MitarbeiterInnen dient dem Nachweis von Sinn und Möglichkeit der Arbeit mit Schwermehrfachbehinderten. Es gilt, der Allgemeinheit und sich selbst zu zeigen, dass die vom Fantasma nur unzureichend verborgenen Tötungsvorschriften nicht zutreffen. Danach bleibt ein sinn- und beziehungsloses Leben besser ungelebt. Doch gerade die Verdrängung des unterschwellig stets anwesenden Themas unterminiert die Arbeit. Die alles zersetzenden Zweifel und Infragestellungen der eigenen Arbeit dürfen nicht laut ausgesprochen werden. Ein Nein als Antwort auf die Frage, ob das Leben eines schwermehrfachbehinderten Menschen sinnvoll ist, scheint gleichbedeutend mit der Einwilligung in seinen Tod. Um das zu verhindern, darf das Scheitern nicht gedacht werden, müssen die positiven Dinge hochgehalten, darf die volle Wucht der Fragen und Zweifel nicht gespürt werden. Dieser gegen sich selbst ausgeführte Kampf ist die ärgste Belastung. Oft bringt er genau das Ergebnis, das durch ihn eigentlich vermieden werden sollte, die Kündigung.

So finde ich zwar meine ganze Tätigkeit fragwürdig einschließlich der kleinen positiven Dinge, über die ich mich freue, wie auch der Über-

legungen und Gedanken, die ich mir mache. Gleichzeitig scheint es äußerst gefährlich, dieses völlige Infragestellen dessen, was ich tue, mit meinen Hoffnungen und aktiven Handlungen in Berührung kommen, es mir bewusst werden zu lassen. Ich bin mir der Tragfähigkeit meiner Zuversicht nie sicher. Ich wage nicht, mir einzugestehen, dass auch ich möglicherweise nicht weiterkommen werde als die TherapeutInnen, deren Berichte die Akte enthält.

Dahinter verbergen sich größenwahnartige Allmachtserwartungen, da ich eben doch hoffe, mit der Therapie Anna ›heilen‹ und ihre schwere Behinderung verändern zu können. Die Wunderheilung ist auf dieser Ebene die einzige Alternative zum Mord – und ist ihm doch gleichzusetzen als seine Kehrseite. Denn Anna, so wie sie ist, die will ich auf keinen Fall.

Im Scheitern der vielen vor mir erkenne ich die Fruchtlosigkeit meiner eigenen trügerischen Hoffnungen. Hat die Musiktherapie einen Sinn, wenn an der schweren Behinderung gar nichts zu ändern ist? Hat das Leben für Anna einen Sinn?

Die Last dieser Fragen, die nicht gedacht und bewusst gefühlt werden darf, führt zum Hexenschuss. Sie steht dahinter, wenn ich befürchte, die Therapie mit Anna beenden, sie verlassen zu müssen.

In der 24. Sitzung merke ich, dass Anna auf der weißen Plastikmatte verschiedene Entfernungen zu mir erprobt. Mal ist sie sehr dicht, liegt unmittelbar vor mir, während ich vorsichtig über ihren Rücken streiche, mal ist sie so weit entfernt, wie die Matte es zulässt.

›Pause‹

In der nächsten Stunde, als Anna wieder einmal meine Hände zum Klatschen benutzt, verstehe ich es so, als ob ich ein Teil von ihr bin – ›zur Vervollständigung‹. Das bedeutet, erst in der gemeinsamen Aktion kann Anna sich als vollständig und ganz erleben.

In der folgenden Stunde merke ich, dass es wichtig ist, ›in der Stimme die Befindlichkeit wirken zu lassen‹. Ein wenig dürfen also inzwischen Gefühle spürbar werden. Das Kratzen erscheint mir wie ›Streicheln und Quälen‹. Im Singen drückt sich Sehnsucht und Zufriedenheit aus. Zum ersten Mal spüre ich auch in der Stille, wenn wir nichts tun, die Verbindung zwischen Anna und mir. Plötzlich wirken diese Momente auf mich wie Pausen innerhalb eines Musikstückes.

Das erscheint mir ein Durchbruch zu sein, eine fundamentale Entdeckung. Ich gewinne Vergnügen an den Pausen, anstatt Angst um den Kontakt zu haben. Mit einem Schlag verändert sich dadurch unsere Beziehung. War ich vorher in den Pausen ängstlich, verunsichert, bedroht und niedergeschlagen, da sie mir als ein Zusammenbruch un-

serer gerade entstandenen Beziehung erschienen, spüre ich nun auch in den Pausen den Kontakt zu Anna und ihren zu mir. Ich bin ruhig und sicher, dass Anna in der Beziehung schon wieder aktiv werden wird, wenn es ihr wichtig ist. Beziehung muss nicht mehr hörbar sein, um zu existieren. In der Stille wissen wir um uns. Darin liegt der Beginn einer Überschreitung des unmittelbar Sinnlichen: Bewusstwerdung als Gewissheit des Sich-selbst-Habens, des Seins.

Diese neugewonnene Sicherheit macht sich nicht zufällig an der Betrachtung der Pausenfunktion für die Musik fest. Pausen sind in der Musik nicht Nichts. Gerade in der Stille und durch die Stille hindurch entsteht Musik. Stille in der Musik lässt nicht nur Raum zum Nachklingen oder Spannungsauf- oder -abbau. Als Generalpause, als Moment des Innehaltens macht sie den Moment der Gegenwart und damit Zeit hörbar als Unterbrechungen eines Kontinuums, als Richtungsänderung, als Stillstand, als Möglichkeit der Bewusstwerdung. Sie ist strukturbildendes Element, durch das Musik zur eigenständigen, aus rituellen Zusammenhängen herausgelösten symbolischen Ausdrucksform wird.

Im vorliegenden Zusammenhang ist ›Pause‹ eine Analogie, eine Metapher, die aus dem Erleben entstanden ist. Das veränderte Stille-Erleben in unserem gemeinsamen Tun geht einher mit meinem Verstehen der musikalischen Bedeutung von Pausen. Die Pausen-Metapher ist daher mehr als ein von außen herangetragener Name, der ein Erleben verständlich machen soll. Denn im Verstehen des Erlebens konturiert sich zugleich die Bedeutung der Pause für die Musik. Ich verstehe etwas vom Zusammensein von Anna und mir, indem ich etwas von der außer uns liegenden ›Welt‹ verstehe. Es ist der Anschluss unserer Beziehung an eine Sprachgemeinschaft, die Verknüpfung von Gesellschaft und Subjekt. Der Name ist eben nicht willkürliche Bezeichnung, sondern Formulierung des Wesens eines Dinges als Bedeutung für mich.

Mit der Pausenfunktion beginnt Formenbildung. Formen gewinnen eigenständige Bedeutungen. Im Rahmen der LORENZER*'schen Theorienbildung entspricht das der Ebene der Interaktionsformen, der Bildung von Protosymbolen, anhand derer sich das Kind die Bedeutung subjektiver Lebenserfahrung wie objektiver Welt aneignen kann.*
In der Therapie mit Anna zeigt sich in der und durch die Pause die therapeutische Beziehung als Bezugsrahmen für das vorherige und folgende sinnlich-unmittelbare Tun. In Hinblick auf diesen Bezugsrahmen – der Beziehung zwischen uns – wird dem Tun Sinn und Bedeutung zugeordnet. Sinn und Erscheinung sind nicht mehr identisch. Die Erkenntnis der Beziehung ist für Anna der Keim der Selbsterkennt-

nis und Weltbetrachtung. Die unmittelbar sinnliche Handlungsebene wird in Richtung Bewusstwerdung, bewusster Wahrnehmung und Empfindung überschritten: der Gewinn der Fähigkeit, als Gestalt und als Form wahrzunehmen und zu empfinden. Die Pause als Kristallisationspunkt zeigt, dass eine eigenständige Beziehung entstanden ist. Auf dieser Grundlage können wir anfangen, uns für Bedeutungen zu interessieren und Fragen nach dem Sinn der Dinge zu stellen, da die Notwendigkeit der Fragmentation, der Fixierung auf das Unmittelbare eingeschränkt ist. Im bewussten Spüren unserer Beziehung kann Anna sich selbst spüren, ohne der Gefahr ausgesetzt zu sein, mit mir zu diffundieren. Sie kann daher teilweise auf ihre bisherigen radikalen Abwehrmaßnahmen verzichten.

›Mama‹

Die Sequenz der nächsten acht Stunden ist charakterisiert durch Interaktionen, die mit ›Mama‹ bzw. szenischen Gestaltungen um ›Mama‹ in Zusammenhang stehen:

In der 27. Stunde fällt mir zu unserer Art der Unterhaltung ›Mama‹ ein, was ich auch ausspreche.

Auch in der 28. Sitzung ist ein Einfall zu unseren Dialogen ›Sehnsucht nach Mama‹.

In der folgenden Sitzung ist Anna so erregt, dass ich Angst bekomme und sie beim zweiten Mal fest halte. Nach einer ›Mama‹-Sequenz fasst sich Anna an die Brust. Ich frage mich, ob die sie so faszinierenden Löcher in der Decke mit Brust zu tun haben. Anna ertastet meinen Mund und die Kehle.

In der 30. Stunde will Anna später bei mir auf bzw. in den Arm. Sie scheint dabei unzufrieden. Manchmal beißt sie sich, vor Ärger oder Erregung oder um sich zu fühlen? Anna fasst sich öfters an die Brust. Erregt unser Tun sie sexuell?

In der 31. Sitzung fehlt uns die weiße Matte. Es ist eine rote da. Nach einer Weile unseres üblichen Beisammenseins will Anna raus. Sie macht ›Mama-Geräusche‹. Eine Zeit lang sind wir nah beieinander. Doch dann will sie nach draußen. Wir gehen ins Büro und sitzen nebeneinander auf dem Sofa. Anna schaut auf die Löcher an der Decke. Ich habe dabei ›ein starkes Mama-Gefühl‹. Als ich sie später im Raum noch einmal zum Bleiben drängen will, schreit sie. Sie führt mich ganz nach draußen, wo wir spazieren gehen. Ich bin verunsichert. War die Erregung zu groß? Bedeutet das Rausgehen ›Lösung aus der Symbiose?‹

In der 32. Sitzung ist es wieder sehr dicht. Während des ›Mama-Kontaktes‹ beißt Anna in die Matte. Ich ›habe das Gefühl, A. will gestillt werden‹. Anschließend führt mich Anna in die Küche.

In der 33. Stunde fällt mir zu unseren Lautexperimenten ›orale Phase – gute Milch‹ ein.

In der nächsten Stunde kommt mir die weiße Plastikmatte wie ein rie-
siger Mutterbauch vor, der gestreichelt und gebissen wird. Anna er-
forscht meinen Mund und ich ihren. Dabei beißt sie mir in den Finger.
Zum Schluss geht sie von allein.
In der 35. Stunde ertastet Anna gleich anfangs meinen Mund. Es wird
ein richtiger ›Mama-Kontakt‹.
In den langen Pausen kann ich das Gefühl für Anna aufrechterhalten.
Wir klatschen und singen ›Hoppe-Hoppe-Reiter‹ und ›Backe-Backe-
Kuchen‹.
›Backe-Backe-Kuchen‹ singe ich jetzt häufiger. Es scheint mir zu An-
na und unserer Beziehung zu passen. ›Backe-Backe-Kuchen‹ lebt vom
Hände-Klatschen als Mitbewegung und der Bedeutung oraler Sicher-
heit durch nahrhafte Liebesbeweise. Anna klatscht sehr gerne zu Me-
lodien und Liedern. Die Bedeutung des oralen Bereichs ist offen-
sichtlich. Im Laufe der Zeit wird es zu ›unserem Lied‹. Anna und ich
singen es abwechselnd. Ich fange an und lasse immer Pausen, die Anna
in ihrer Weise füllt. Dabei drückt sich im Gesang Annas Befindlichkeit
aus. Das Lied wird zur Unterhaltung. Es stellt den formalen Rahmen,
die Schiene für unsere Beziehung dar.

Zwischendurch ist Anna genervt. Ich weiß nicht warum und überlege,
was die verschiedenen Stimmungen zu bedeuten haben, ob für Anna
eine Unterscheidung zwischen Innen und Außen möglich ist bzw. zwi-
schen Selbst und anderen? Es gibt scheinbar keine Symbolbildung.
Ist ihr Sabbertuch ein Übergangsobjekt?

Was heißt das: ein ›Mama-Kontakt‹?
Der Ursprung liegt in Lauten von Anna, aus denen ich das Wort ›Ma-
ma‹ herausgehört habe. Anna drückt dabei Wünsche nach liebevoller
Zuwendung aus. Ihre Art, einen nicht anzugucken und wenn, dann
höchstens flüchtig, trotzdem aber aufmerksam für alles um sie herum
zu sein, wie auch die Tatsache, dass ich ihre Intentionen und Wünsche
überwiegend erraten muss, zusammen mit ihrem Ärger, wenn ich sie
missverstehe, wecken in mir die Assoziation eines verschämt schü-
chternen, liebevollen Flirts, bei dem der deutliche Ausdruck von Zu-
neigung wie auch die Tendenz, den anderen zappeln zu lassen, sich
die Waage halten. ›Mama-Kontakt‹? Ein Aspekt davon ist, Anna als
Kind misszuverstehen, die andere Seite jedoch eine tiefe schmerzhafte
Sehnsucht danach, erkannt und verstanden zu werden, die wir alle
wohl daran festmachen, was uns ›Mutter‹ bedeutet.
Orale Phase – ›gute Milch‹, ›stillen‹ – das ist das Verstanden-Werden,
das Sich-Verstehen, Wahrgenommen- und Erkannt-werden, das glück-
hafte Beisammensein im affektiv-sinnlich empfundenen Ton-Dialog.
Die andere Seite – das ist der nur schwer aushaltbare Schmerz des

*stummen schwarzen Nichtverstehens und des hilflosen Mitanfühlen-
müssens dieses Schmerzes, ohne ihn lindern zu können. Im Nicht-
verstehen sind alle Dinge flach, alle Erscheinungen glatt, un-
durchdringlich und fremd. Ähnlich wie ich dagegen anrenne, mir den
Kopf zergrübele, was dieses oder jenes zu bedeuten hat, bearbeitet
Anna manchmal die Matte in ihrer glatten Plastik-Unlebendigkeit, beißt
und schlägt, ohne sie beleben, aber zum Glück auch ohne sie zerstören zu können.*

*Die weiße Matte als ›riesiger Mutterbauch‹, der gestreichelt, gekratzt,
bespuckt und gebissen wird, ist für Anna ein Protosymbol: ihr Ding,
das sie selbst gefunden und entdeckt hat, mit dem sie etwas tun kann,
was auch stellvertretend zu verstehen ist. In der Therapie trifft sie mich,
wenn sie die Matte beißt, und trifft mich doch nicht; sie kratzt mich,
wenn sie die Matte kratzt, und kratzt mich doch nicht; sie bespuckt
und streichelt mich, wenn sie dies mit der Matte tut, und tut es doch
nicht mit mir. Ich schreie, bin traurig oder wütend, froh oder begeistert. Ich fühle es und drücke es deutlich hörbar aus. So sind die Interaktionen mit der Matte und die mit mir ineinander verschränkt, werden dadurch im Sinne* LORENZERS *zur sinnlich-symbolischen Interaktionsform. Während Annas bisherige, außerhalb der Therapiesituation
stattfindenden Aktionen mit der Matte sinnlos erscheinen – als Stereotypien, die ein Selbstgefühl aufrechterhalten und in ihrer sinnlosen
Erscheinung vor Überwältigung schützen –, können sie in der Verschränkung der Interaktionen wieder Bedeutung erlangen: Für uns,
für mich ist das, was Anna mit der Matte macht, wichtig und sinnvoll.
Aber Anna ist angewiesen auf die unmittelbare Verschränkung, die
Gleichzeitigkeit des sinnlich vermittelten Verständnisses.
Insofern sind diese Handlungen kein Spiel, über das sie verfügen könnte, das genügend symbolisches Abstraktionsvermögen als Teilhabe am
gesellschaftlich-kulturellen Allgemeingut beinhaltet, dass es für sich
sinnvoll wäre, sondern sie sind protosymbolische Interaktionsformen,
die nur aus dem unmittelbaren Zusammenhang heraus verständlich
werden.*

Trennung und ›Verlassen-Werden‹
*In den nächsten 15 Stunden beschäftigt uns das Thema Trennung und
Verlassen-Werden.*
*Der Rhythmus der Stunden hat sich insofern geändert, als Anna nach
kürzerer oder längerer Zeit aus dem Musiktherapieraum – also der
Zweier-Situation – hinaus möchte. Manchmal führt sie mich in den
Gruppenraum, manchmal auch woanders hin oder ganz nach draußen.
Vor allem im Gruppenraum aber oft auch draußen führen wir unsere
üblichen Interaktionsmöglichkeiten weiter durch. Wenn Anna dann
manchmal andere BesucherInnen, MitarbeiterInnen oder Dinge mit*

einbezieht, so erweitert das unsere Beziehung, verändert sie aber nicht qualitativ.

In der 36. Stunde will Anna nicht in den Musiktherapie-Raum. Wir gehen nach draußen.

Die nächsten Stunden werden von unserem üblichen Kontakt bestimmt: Stimm- und Kratz-Dialoge, Pausen, Mund-Betasten, ›Backe-Backe-Kuchen‹ etc.

In der 40. Stunde ist es in einer Pause ganz still. Ich berühre den Gong. Nur sein leises Schwingen ist zu hören. Anna und ich rühren uns nicht. Später kommt mir Annas Hände-Klatschen wie Schlagen vor. Ich verbalisiere es, indem ich gequält schreie. Danach will Anna weg. Sie kommt wieder. Wir sind noch eine Weile zusammen und gehen dann gemeinsam raus: ›Als ich sie rufe, habe ich den Eindruck, sie versteht mich und kommt.‹ Zum Schluss der Stunde weint Anna fast. Ich weiß nicht warum, vermute, dass der intensive Kontakt sie beunruhigt. Die Vermutung, sie könne traurig sein und unser Zusammensein vermissen, wage ich kaum zu denken.

In der nächsten Stunde merke ich, dass Anna den ganzen Raum ausprobiert. Nach einer Weile bewegt sie sich in den Gruppenraum. Wir machen dort mit der Musiktherapie weiter. Ist es ihr mit mir allein im Raum zu dicht? Hätte ich den Gong spielen müssen/sollen? Ich merke am Ende der Sitzung, dass kein Abschied möglich ist. ›Ich verlasse sie immer‹.

Auch in der nächsten Stunde geht Anna nach einer Weile aus unseren Raum heraus. Diesmal machen wir im Büro weiter. Ich bemerke, dass Anna mich öfter kurz direkt anschaut. Meine Fantasie ist, dass sie vielleicht Angst davor hat, aufgefressen zu werden.

Beim nächsten Mal dauert es anfangs länger, bis unser Kontakt wieder deutlich spürbar ist. Ich vermute, Anna ist böse, weil ich sie immer verlasse. Später haben wir einen intensiven Kontakt miteinander. Anna beißt wieder in die Matte. Diesmal geht sie am Ende von allein. Ist sie traurig, enttäuscht?

In der nächsten Stunde fällt mir auf, dass ihre Laute mal experimentell, mal freudig, mal ärgerlich, mal fragend, mal sehnsüchtig klingen. Oft gehe ich jedoch auf alle Laute gleich ein bzw. orientiere mich immer wieder rein an einer exakten musikalischen Ton-Klang-Dynamik-Wiedergabe. Die Stille: Ist es Ausruhen, Rückzug oder nährende Stille? ›Ich bin bei dir, ich nehme dich wahr, du bist da!‹ Ich möchte erreichen, dass für Anna Spielen als Kontakt-Form möglich wird. Ich merke, dass es mir schwer fällt und schwierig ist, den Kontakt zu beenden. In der 45. Sitzung wird mir bei den klagenden Flöten-Stimm-Dialogen klar, dass nicht Anna mich, sondern ich sie immer wieder verlasse. Meine Angst, sie könne weggehen, verbirgt die Wirklichkeit, dass Men-

*schen wie ich es sind, die sie verlassen. Ich spüre, dass meine ständi-
gen Befürchtungen, Anna könne gleich den Musiktherapieraum und
damit die Situation und mich verlassen, etwas damit zu tun haben,
dass Anna ständig verlassen wird, ohne dass sie etwas dagegen unternehmen kann.
In der nächsten Stunde empfinde ich ihre Tonfolgen als einen mir unverständlichen Ausdruck von Wünschen. Warum geht sie oft weg? Einmal geht sie in den Gruppenraum zu K., einem anderen Besucher, den
sie sehr gerne mag. Eine Weile sind wir zu dritt zusammen.
In der folgenden Stunde geht Anna wieder aus dem Musiktherapie-
Raum heraus. Ich habe die Fantasie, sie verlässt mich, statt von mir
verlassen zu werden. Wenn ich ihr folge, ist es wie ›Weglaufen-Fan-
gen‹ spielen. Ich verbalisiere diesmal mehr die Stimmungen, statt ›nur‹
Töne zu spiegeln. Zum Schluss liegt Anna in meinem Arm. Wir sind
uns sehr nah. Es ist schrecklich für mich, von ihr wegzugehen. Ich bin
froh, dass eine Mitarbeiterin jetzt bei Anna sein kann und sie nicht
allein ist. Ich überlege, ob Anna mit Eins-Sein und Getrennt-Sein experimentiert, wenn sie in meinem Mund tastet. Im Gruppenraum scheint
Anna mehr Sicherheit zu haben. Es ist ihr Zuhause: das Geborgensein
in der Gruppe mit dem Gewebe aus Geräuschen, Gerüchen, visuellen
Eindrücken etc. Währenddessen komme und gehe ich, breche in das
Kontinuum ein.
In der 48. Stunde bemerke ich wieder, dass es ›besser (ist), Stille aus-
(zu)halten‹. Manchmal – wie schon öfter – sagt Anna wie absichtslos
›Mama‹. Sie leckt und beißt die Matte. Am Ende der Stunde will sie
nicht aus dem Raum heraus. Sie ist in meinem Arm. Ich tröste sie. Es
fällt mir schwer zu gehen.
In der nächsten Stunde bewegt sich Anna viel hin und her. Gefällt es
ihr nicht oder bin ich nur unkonzentriert?
In der folgenden Stunde haben Anna und ich jeder einen Schellenkranz und spielen gemeinsam damit. Es ist eine sehr freudige Stimmung. Anna ist sehr erregt. Doch immer wieder merke ich, dass ich
mich nicht richtig auf die Stimmungen einlasse, mich stattdessen nur
an exakter musikalischer Wiederholung orientiere.*

*Diese Sequenz beinhaltet die Auseinandersetzung um die Bedeutung
von Verlassen, Verlassen-Werden, Sich-Abgrenzen, Sich-Bewahren. Das
Fantasma als Abwehrkonstellation, bei der Wahrnehmungen und Empfindungen keine interaktionale Bedeutung haben, bricht immer wieder
in die Beziehung ein. Das wird an zwei Punkten deutlich: Eine andau-
ernd sich aufdrängende Antwort auf die Frage, warum Anna so oft
den Raum verlässt, scheint zu sein, diese Handlung als eine Kritik an
unserer Beziehung zu verstehen. Immer noch bedroht dies die Beziehung als Ganzes, da die einzig denkbare Konsequenz die Beendigung*

der momentanen Interaktion ist. Die heimliche Angst, dass dies zutreffend sein könnte, entzieht meinen tatsächlichen Handlungen – den Versuchen, bei Anna zu bleiben – den Boden und lässt mich immer wieder alles in Frage stellen. Die andere Stelle, an der sich die Auswirkung des Fantasmas zeigt, ist die stets wiederkehrende Tendenz, die musikalischen Dialoge von ihrem emotionalen Bedeutungsgehalt zu isolieren. An beiden Stellen geht es um die Zerstörung von Beziehungsrealität. Dass ich Anna immer wieder verlasse und dass sie dieses Verlassen-Werden sehr schmerzlich spürt, kann ich kaum ertragen.

Es ist gut, dass sie mich in andere Räume führt: in den Gruppenraum, nach draußen, ins Büro. Dort finden wir Interaktionsmöglichkeiten, die uns helfen, diesen großen Schmerz gemeinsam etwas auszuhalten. Doch auch in der Zweier-Situation drückt sich die Gemeinsamkeit aus, wenn wir jede mit einem Schellenkranz zusammen musizieren.

Der *Rationale Mythos* kristallisiert sich um Vorstellungen und Bilder von schwermehrfachbehinderten Menschen, die sich Nichtbehinderte über sie machen und die durch Theorien scheinbar begründet und abgesichert werden. Sie drohen in einer Weise die Umgangsform mit den schwermehrfachbehinderten Menschen zu bestimmen, dass sie sich gerade darin bewahrheiten. Dementsprechend ist ein schwermehrfachbehinderter Mensch jemand, dem aufgrund seiner schweren neurophysiologischen Schädigung die Entwicklung und Ausbildung rationaler Fähigkeiten – auch in ihren ersten Anfängen, den sensomotorischen Handlungsschemata – nicht möglich ist. Da Rationalität als Grundvoraussetzung für das Person-Sein eines Menschen verstanden wird, mangelt es schwermehrfachbehinderten Menschen an personalen Fähigkeiten. Ihren Reaktionen komme keine subjektiv gestaltete Ausdrucksqualität zu. Sie ermöglichten dem Gegenüber daher kein Verstehen im Sinne eines ›Gemeint-Seins‹, da sie Auswirkung eines rein vegetativen Status sind.

Die Entwicklung und Bildung personaler Qualität wird damit der Ausbildung eines bestimmten neurophysiologischen Organisationsniveaus zugeordnet, nämlich demjenigen, das einem Menschen den Erwerb rationaler Denkstrukturen ermöglicht. Diese Fähigkeiten werden als Voraussetzung personaler Qualitäten gesetzt. Da Personalität als das spezifisch Menschliche des Menschen verstanden wird, stehen Menschen, denen diese grundlegende Fähigkeit mangelt, außerhalb der eigentlichen menschlichen Gemeinschaft. Sie genießen daher – im Kontext der neueren Euthanasiebewegung – auch keinen juristischen Schutz. Neurophysiologische Entwicklungsmodelle erklären, warum Einfühlung in einen schwermehrfachbehinderten Menschen kaum möglich ist bzw. welche Handlungen unternommen werden müssen, um schwermehrfachbehinderte Menschen möglicherweise doch noch zum Erwerb eines Subjekt-Status verhelfen zu können. Verständigung ist hier nicht mehr etwas, worum sich zwei Menschen bemühen, die gelingen kann oder auch nicht. Sie entsteht nicht auf der Basis eines coenästhetisch organisierten Beziehungssystems, aus dem heraus sich nonverbale Metapher, affect-attunement, Wunsch und Spiel entwickeln konnten. Verständigung wird für beide zum Prüfstein ihrer Fähigkeiten: zu einer Leistung. In der gemeinsamen, d.h. beide verbindenden Phantasie hängt vom Ergebnis dieser Prüfung das je eigene Überleben im Rahmen dieser dyadischen Beziehung ab.

Tatsächlich hängt uranfänglich von der gelingenden Verständigung zwischen Pflegeperson und Kind das Überleben des Kindes ab. Sie würde jedoch unterminiert, wenn die Pflegeperson die Haltung einer Prüfenden und Urteilenden einnähme statt sich einzufühlen und emotional verfügbar zu sein. Die Voraussetzung des Gelingens – die Reaktion der »menschliche(n, M. B.) Umgebung auch auf das jüngste Baby (...), als habe es bereits ein solches Selbst (rudimentäres Selbst, M. B.) gebildet«[43] – wird hier zum Ergebnis. Das Angewiesensein des Kindes auf eine Beziehungsperson, die sich dem coenästhetischen Modus überlassen kann, mit dem es erst als eigen erkannt und anerkannt werden könnte, wird als Leistung mit Überlebens-Gratifikation umdefiniert. Der coenästhetische Beziehungsmodus wird diakritisch unterminiert.

SINGER u. a. unterscheiden denn auch zwischen der »Spezies Mensch im biologischen Sinne« und »Menschen im wirklichen Sinne«[44]. Letztere sind »die Wesen, die zumindest einige Kriterien des Menschseins (...) erfüllen. Zu diesen gehör(...)en Selbstbewusstsein, Selbstkontrolle, Zeitbewusstsein über Zukunft und Vergangenheit, Beziehungs- und Kommunikationsfähigkeit sowie Neugierde.«[45] Nur »Menschen im wirklichen Sinne« hätten die Chance, ein glückliches und zufriedenes Leben zu führen. Nur »Menschen im wirklichen Sinne« sind »Personen«, da sie über »ein Mindestmaß an geistiger Kapazität (verfügen, M. B.), das nötig ist, um Bedürfnisse und Wünsche über die eigene zukünftige Existenz zu haben«[46]. Sie besitzen Eigenschaften »wie Rationalität, Autonomie und Selbstbewusstsein«[47].

---

[43] KOHUT, H. 1979, S. 94
[44] BRUNS, T./PENSELIN, U./SIERCK, U. (Hrsg.) 1993, S. 97
[45] KUHSE, Helga/SINGER, Peter: Should the Baby Live? The Problem of Handicapped Infants. Oxford University Press, Oxford/New York/Melbourne 1985, zit. nach: BRUNS, T./PENSELIN, U./SIERCK, U. (Hrsg.) 1993, S. 98
[46] KLEE, E. 1990, S. 65
[47] KLEE, E. 1990, S. 69

Menschen, die keine Personen sind, seien nicht im Stande, »innerlich einen *subjektiven Anspruch auf Leben* erheben zu können«.[48] Der gesetzlich garantierte Schutz des Lebens wird folgerichtig nur ›Menschen im wirklichen Sinne‹ zugesprochen. Die Menschenrechte gelten nur für Personen.
Die rationale Basis der der Neuen Euthanasie zu Grunde liegenden Ethik ist kein »theoretisches Konstrukt, sondern (...) ein Denksystem mit Aufforderungscharakter«.[49] Es ist ein totalitärer Diskurs, der Handlungen nahelegt, die jene Wirklichkeit erzeugen, die als Ausgangspunkt postuliert wird. So wird zum Beispiel das Liegen-Lassen eines schwerst behinderten Säuglings damit gerechtfertigt, dass er nichts spüre und keine Lebensmöglichkeiten habe. Dies schwächt ihn so, dass er stirbt. Sein Tod beweist die Ausgangsthese. Der spezifische Person-Begriff wird durchgesetzt, indem der Begriff zur Diskussion gestellt wird, indem die Diskussion eröffnet wird, unter welchen Voraussetzungen ein Mensch als Person anerkannt werden kann.

In diesem Denken wird die Personalität des Menschen – sein Vermögen, sich selbst als eine Person mit Existenz-Recht zu empfinden und wahrzunehmen – zu einer Eigenschaft, die jemand auf Grund seiner schweren hirnorganischen Verletzung einzubüßen scheint. Die Ermangelung dieses subjektiven Vermögens führt in diesem Denken zum Verlust des objektiven Anspruches auf den Schutz seines Lebens auf Grund der auf ihn anwendbaren Menschenrechte. Das Unvermögen schwermehrfachbehinderter Menschen, subjektiv einen Anspruch auf Leben zu erheben, steht jedoch in Zusammenhang mit ihrer vollständigen Abhängigkeit. Ihr Person-Sein ist ähnlich wie das Person-Sein des Säuglings bzw. des Menschen in extremer Hilflosigkeit an die Dyade gebunden. Die Leugnung, Negierung oder Zerstörung der dyadische Beziehung stellt für den auf die coenästhetische Beziehung, auf Einfühlung angewiesenen Menschen eine tödliche Bedrohung dar, da sie ihm zwangsläufig das Person-Sein entzieht.
Auf Grund der totalitären Interaktionsform, die den *Rationalen Mythos* erzwingt, bleibt die spezifische Beziehungsform der Dyade unbemerkt. Daher kann der Eindruck, jemand könne innerlich keinen Anspruch auf Leben erheben, nicht mehr als subjektiv, d. h. im Kontext einer Beziehung entstandener Eindruck, der auf ein unbeantwortet gebliebenes Bedürfnis hinweist, wahrgenommen werden. Aus dem Ideal des Subjektes – dem Ineinander des Subjektseins als Subjektsein füreinander in der Dyade – wird die Idee der Herstellbarkeit des Subjektiven. Aus dem Sinn füreinander als dem Aufeinanderbezogensein sinnlicher Interaktionen wird Funktionalität. Der Eindruck der Schwierigkeit schwermehrfachbehinderter Men-

---

[48] KLEE, E. 1990, S. 68
[49] WUNDER, M./SIERCK, U. (Hrsg.) 1987, S. 11

schen, subjektiv Anspruch auf Leben zu erheben, wird als handlungsleitende Beobachtung interpretiert. Er wird zur Feststellung, dass sie keinen Anspruch auf Leben haben bzw. dass es unmöglich ist, sie psychotherapeutisch zu behandeln, zu unterrichten, medizinisch zu behandeln etc. Erst mit dieser Feststellung wird die Möglichkeit des Subjekt-Seins zerstört.

Die Beurteilung, jemand könne innerlich keinen Anspruch auf Leben erheben, muss jedoch auf dem Hintergrund der dyadischen Beziehung als Fantasie – also als noch unverstandene Gegenübertragung – betrachtet werden, die entsprechender Deutung bedarf, um sie zu verstehen. Das Besondere dieses Eindruckes ist, dass er seines subjektiven Bezuges beraubt ist. Da dieser Eindruck von Beobachtungen der zuvor beschriebenen Leiblichkeit des schwermehrfachbehinderten Menschen herrührt, scheinen dessen leibliche ›Äußerungen‹ ihn im wahrsten Sinne des Wortes mit seiner Vernichtung zu bedrohen. Die stereotypen und vegetativ organisierten Bewegungsformen des schwerbehinderten Menschen scheinen seinen Ausschluss aus der menschlichen Beziehung herbeizurufen. Das, was ausgestoßen und unbemerkt bleibt, ist die dyadisch fixierte Beziehung, deren Innerhalb/Formenbildung sich dem in Subjekt-Objekt-Kategorien eingeübten Denken verweigert. Dieses Denken stößt an seine eigenen Grenzen und wird zum logischen Zirkelschluss. Das Person-Sein des abhängigen schwermehrfachbehinderten Gegenübers ist ganz in die Hände der nichtbehinderten Beziehungsperson und deren Fähigkeit gegeben, den mit dem Eindruck, ›das Gegenüber erhebe kein Anspruch auf Leben‹, verbundenen Schrecken zu ertragen und ihn als Ausdruck einer extremen Spannung hinnehmen zu können. Denn nur wenn es gelingt, diesen extremen Spannungszustand als »einen Ausdruck dafür zu akzeptieren, dass das Kind (der Mensch M. B.) lebt«, kann mit ihm die Angst und Aufregung – die heftige Erregung – spürbar werden, die für das abhängige schwermehrfachbehinderte Gegenüber das Existieren als ein Einzelwesen – als Selbst – bedeutet.

Wenn der *Rationale Mythos* sich durchsetzt und zur bestimmenden Form eines Diskurses wird, erzwingt er eine ›äußere Realität‹. Die durch den *Rationalen Mythos* erzwungene ›äußere Realität‹ führt dazu, dass die bislang in der Beziehung aufgehobene Schwierigkeit mit der Erfahrung ihres Mensch-Seins für sie zur von außen an sie herangetragenen Frage über Leben und Tod wird. Dies zeigt sich z. B.:

– in der Praxis des ›Liegenlassens‹ schwerstbehinderter Neugeborener,
– in der zunehmenden Akzeptanz auch der ›unfreiwilligen‹ Euthanasie,
– in der Diskussion von WissenschaftlerInnen über die Herstellung eines konsensfähigen Entscheidungsprozesses, ›ob, durch wen und wann einem Wachkomapatienten Antibiotika oder Reanimation vorenthalten und ihm auch die Nahrung aktiv entzogen werden darf‹[50].

---

[50] siehe ZIEGER, A. 1995

Die gewaltsame Herstellung einer ›äußeren Realität‹ erfolgt, da es in Bezug zur extremen Hilflosigkeit des schwermehrfachbehinderten Menschen keine ›äußere Realität‹ gibt – als Realität, in der beide BeziehungspartnerInnen für sich existieren und sich zugleich aufeinander beziehen können. Denn in der Dyade wird die extreme Hilflosigkeit der abhängigen PartnerIn auch zur bestimmenden Erfahrung der ›unabhängigen‹ Beziehungsperson. Sie begrenzt auch deren Möglichkeiten, außerhalb der Dyade zu sein. Solange die abhängige PartnerIn nicht durch die Verfügbarkeit von Selbst-bewahrenden Interaktionsformen in der Lage ist, sich im spielerischen und/oder sprachlichen Ausdruck einen eigenen Reim auf ihre Erfahrungen zu machen, gibt es keine ›äußere Realität‹, in der beide BeziehungspartnerInnen je für sich allein und als potenzielle Möglichkeit auch die Beziehung zwischen ihnen existent sein können.

So führt das Einnehmen der Außen-Position im zuvor angeführten Beispiel aus dem Gruppentherapie-Prozess zur sachlichen Bemerkung: ›R. nimmt mich nicht zur Kenntnis‹.

Mit der oben beschriebenen Praxis, ihrer Rechtfertigung wie der dadurch ausgelösten Diskussion wird eine ›äußere Realität‹ gewaltsam erzeugt. Die spezfisch dyadische Form der Frage nach dem Sinn füreinander wird damit zur Frage nach Funktion und Wirksamkeit des Einsatzes lebensverlängernder Maßnahmen. Leben und Sterben schwermehrfachbehinderter Menschen kann nur noch ausschließlich als Folge des Einsatzes medizinischer Technik oder des Verzichtes darauf verstanden werden. Die schwere Behinderung wird zum Beweis, dass die sonst lebensrettende medizinische Technik versagt hat oder dass der Einsatz dieser Technik unmenschlich ist. Die gleiche Idee, die zum beziehungs- und manchmal bedenkenlosen Einsatz der Technik mit dem Ziel der Lebensverlängerung führt, führt nun zur Entscheidungsgewalt darüber, wann ein Mensch sterben muss, weil dies das einzige sei, was er auf Grund seiner Lage wollen kann.

Schwermehrfachbehinderte Menschen werden darin als Objekte der medizinischen Technik verstanden. Sie können in der Begegnung als Subjekte ihrer eigenen Geschichte nicht erfahren werden. Da die Beziehungslosigkeit festgeschrieben ist, scheinen sie ihr Leben dem sinnlosen oder unzureichenden Einsatz von Technik zu verdanken und nicht der Möglichkeit eines eigenen, ernst zu nehmenden, auf Begegnung hoffenden Lebenswillens, mit dem sie sich uns zumuten. Die beunruhigende Frage nach dem von den betroffenen Menschen realisierten Sinn eines solchen Lebens wird auf die Frage nach dem Sinn solcher Technik verschoben. Die Chance zur Begegnung vernichtet sich in der Spaltung von Allmacht und Ohnmacht.

Die Frage nach dem Sinn bezieht sich aber in der dyadischen Beziehung ausschließlich auf den Sinn füreinander. Dabei ist zu berücksichtigen, dass der Sinn-Begriff in der Dyade noch von mimetischer Unschärfe ge-

kennzeichnet ist. Sinn als objektive Bedeutung, als Bedeutung im sub-jektiv-persönlichen Zusammenhang, als sinnliche Wahrnehmung ist un-geschieden und vermittelt in der Sinnlichkeit als erregende und belebende Körperlichkeit. In dieser Ungeschiedenheit trifft die nichtbehinderte Beziehungsperson die ganze Wucht der extremen Verletzbarkeit und Hilfs-bedürftigkeit des behinderten Menschen wie auch die ihrer eigenen hef-tigen Affekte. Die Heftigkeit wird als drohende Zerstörung erfahren – als drohende Zerstörung der Spannung und damit der Fähigkeit der nicht-behinderten Beziehungsperson zur träumerischen Einfühlung.»Die Angst des Containers vor der vernichtenden Gewalt des Contained (...) kann übermächtig werden und die Fähigkeit, sich einzufühlen, zerstören.«[51] Diese Schwierigkeit wird auch in den einfühlsamen Bemerkungen des Vaters einer schwermehrfachbehinderten Tochter in der Diskussion um Euthanasie deutlich:»Denn wenn wir wirklich herausfinden wollen, wann ein Mensch gehen will, sind wir gehalten, unser Wahrnehmungsvermögen erheblich zu schärfen und zu verfeinern. (...) Wir (müssen, M. B.) uns immer mehr eine intuitive Wahrnehmungsfähigkeit erringen (...), ein Wis-sen, wann der betreffende Mensch nicht nur mit seinem Tagesbewusst-sein, sondern auch in seinem innersten Wesen gehen will.«[52] Denn selbst hier, in diesen berührenden Formulierungen, zeigt sich die Allgegenwart des *Rationalen Mythos* wie auch die Heftigkeit des Kon-fliktes, den er bezwingen soll. Was bedeutet in der dyadischen Bezie-hung ein ›Sterbewunsch‹? Geht es nicht eher um den (Trieb-)›Wunsch‹, der sich nicht realisieren kann oder darf? ›Sterbewunsch‹ in der dyadi-schen Beziehung ist ununterscheidbar von Todesangst und Tötungsfan-tasien. Die euphemistische Bezeichnung ›gehen lassen‹ verschweigt, dass es um die Begleitung eines Sterbeprozesses geht, wie auch die Betonung der erforderlichen Wahrnehmungserweiterung das affektive Kon-fliktpotenzial einer solchen Beziehung leugnet – Ambivalenz und Inten-sität der Empfindungen, welche die Einführung des *Rationalen Mythos* notwendig machten.
Als gesellschaftlich organisiertes Fantasma[53] vermittelt der *Rationale Mythos* die Realität des gesellschaftlichen Vernichtungswillens gegen-über schwermehrfachbehinderten Menschen und den gleichermaßen in-tensiven Bemühungen, ihr Leben zu erhalten, mit den intensiven Überle-bens-Bemühungen des schwer behinderten Menschen in einem höchst mangelhaften und oft vital bedrohlichen Lebenskontext.
Er manifestiert sich in einer Interaktionsstruktur, die hinter dem Rücken der Beteiligten entsteht. Nicht als planender Wille eines oder mehrerer

---

[51] WELLENDORT, F. 1999, S. 16
[52] FRENSCH, M. 1992, S. 141
[53] Fantasmen sind gesellschaftlich abgesicherte Denksysteme, die verdrängte und tabuisierte Vorstellungen unkenntlich machen (siehe Seite 264).

Menschen, sondern in der Selbstverständlichkeit von Gedanken, Einstellungen, Empfindungen von Menschen und in der darin resultierenden Verleugnung der affektiven Gewalt wird ein Vernichtungswille manifest, der sich gegen das richtet, was sich einer Kontrolle durch die »Einheit der Person«[54] zu entziehen scheint. Mit ihm wird die Hoffnungslosigkeit festgeschrieben: Hoffnungslosigkeit, dass ein Sich-Verstehen möglich und hilfreich sein könnte angesichts einer höchst mangelhaften und grundlegend un-heilen Lebensrealität.

Unhinterfragt führt er zu Handlungen, die in der Leugnung ihrer personalen Qualität die physische oder psychische Vernichtung schwermehrfachbehinderter Menschen als logische Konsequenz, als sinnvollen Akt pädagogischen, therapeutischen, medizinischen Handelns erscheinen lassen.

Der *Rationale Mythos* lässt sich im Kontext einer auf das Dyadische fixierten Interaktionsform verstehen, einer Dyade, bei der die Idee als ›Drittes‹ – die Vorstellung – nicht einen triadischen Raum eröffnet, sondern gerade auf etwas Fehlendes als ›Drittes‹ verweist und dadurch an Bedeutung gewinnt. Mit der Idee des fehlenden ›Dritten‹, mit der die extreme Hilfsbedürftigkeit des schwermehrfachbehinderten Menschen deutlich wird, entsteht ein Sog, bei der die Idee eine beängstigende Macht gewinnt. Sie bedroht die Integrität des Selbst der nichtbehinderten Beziehungsperson, scheint ihre rationalen Ich-Funktionen außer Kraft zu setzen, insbesondere die der Realitätsprüfung, da der Idee der Gegenstand zu fehlen scheint.

Der für einen verstehenden Zugang zur Interaktionsform der ›Schwermehrfachbehinderung‹ zentrale Konflikt ist daher zuallererst einer, der sich in der nichtbehinderten Beziehungsperson ereignet. Er ist der Einbruch des fehlenden Dritten in die Beziehungsperson und bedroht diese mit dem Zerfall ihrer Ich-Funktionen. Diesen drohenden Zerfall wahrzunehmen, auszuhalten und als etwas Wesentliches zu verstehen findet in herkömmlichen Theorien keinen Rückhalt, im Gegenteil, diese besiegeln wie beschrieben die Sinnlosigkeit dieser Bemühungen, wenn die Besonderheit der dyadischen Beziehungsform unberücksichtigt bleibt.

Bei diesem Konflikt droht sich das Selbst der nichtbehinderten Beziehungsperson in einem psychotischen Kosmos aufzulösen. Hierdurch wird die Unterscheidung zwischen realer äußerer Gefährdung des schwerbehinderten Menschen und den destruktiven Fantasien der nichtbehinderten Beziehungsperson immer schwieriger (siehe die zuvor zitierte Sequenz aus dem Gruppentherapie-Prozess mit S.). Die in der Begegnung mit schwerbehinderten Menschen enthaltene Konfrontation mit eigenen Vernichtungsängsten wie auch dem eigenen Vernichtungswillen ist daher so schwer aushaltbar. Der *Rationale Mythos* gibt Halt, entlastet von

---

[54] EMRICH, H. M. 1992, S. 81

den darin wurzelnden Schuldgefühlen und befreit von Vernichtungsängsten, da mit ihm die drohende Überwältigung – das Vernichtungsgeschehen – verleugnet wird.

So ist der *Rationalen Mythos* eine ›falsche Notwendigkeit‹, die in einer Situation, in der das Selbst des Nichtbehinderten durch den drohenden Zerfall der Ich-Funktionen mit Überflutung gefährdet ist, Handlungsfähigkeit ermöglicht. Er zwingt jedoch der Situation eine Ordnung auf, die nicht aus ihr selbst heraus entsteht und die damit die Entwicklung einer situativen Ordnung verhindert. Er fixiert jene Beziehungsstruktur, in der die BeziehungspartnerInnen sich nicht wahrnehmen können.

Die Nicht-Wahrnehmung des schwerbehinderten Menschen als Person ist die Widerspiegelung des ›Nichts‹, in das schwermehrfachbehinderte Menschen und ihr Beziehungsumfeld (Angehörige wie Professionelle) bei Eintritt ihrer Behinderung hineingeworfen werden oder bei Eintritt ins Leben hineingeworfen sind: der unerhörte Schrecken einer durch Todesangst und Entsetzen, Mangel und zerstörerische Impulse, vitale Bedrohung und Hilflosigkeit, Vernichtung bisheriger Lebensperspektiven sowie erschreckende Erfahrung des eigenen Nicht-Genügens gekennzeichneten konflikthaften Situation. In ihr drohen die Fähigkeiten der nichtbehinderten Erwachsenen zusammenzubrechen, insbesondere ihre innere Fähigkeit zur Unterscheidung der eigenen Affekte von denen ihres Gegenübers, die Unterscheidung von Fantasie und Realität. Das Vertrauen auf die eigenen Kräfte als Reflex auf die Möglichkeit des Sich-Verstehens und auf die Sicherheit der Verbindung zu guten inneren Objekten droht unterzugehen.

Dieses innere Chaos in der nichtbehinderten Beziehungsperson entsteht im Moment vitaler äußerer Bedrohung des schwermehrfachbehinderten Gegenübers. In dieser Situation, in der innere und äußere Gefahr nicht mehr unterschieden werden können – der Mensch stirbt, wenn ich nicht sofort das Richtige tue; er ist äußerst hilflos und auf mich angewiesen; wenn ich aber innehalte, weiß ich nicht mehr, was ich tun werde, ob ich überhaupt etwas tun werde, noch ob ich etwas tun kann, ob es mein Ich/mich überhaupt gibt – erzwingt der *Rationale Mythos* einen inneren Beziehungsabbruch und gibt als autonome Handlungsanweisung Ordnung. Der schwerbehinderte Mensch erfährt diese Ordnung zugleich als Überlebens-Sicherung: die Festlegung auf seine psychische Nicht-Existenz. Seine Identifikation mit dieser Interaktionsform wird zum Ersatz eines Beziehungs-Systems, in dem seine physiologischen Regungen von den unbewussten Wünschen des Gegenübers zu spezifischen Bedürfnissen geformt werden könnten, dies aber gerade als Gefahr erscheinen muss. Hierdurch wird die vernichtende Angst abgewehrt, ein solches sei nicht möglich und nicht tragfähig, Verstehen sei sogar gefährlich angesichts der Realität von Vernichtungsängsten und -impulsen.

Für schwermehrfachbehinderte Menschen lässt sich daher eine Entwicklungs-Fixierung als Verhinderung des Selbst-Verstehens annehmen, da sich eine als verlässlich erfahrene und im Körper-Selbst verbürgte Verbindung zu guten Objekten nicht bilden konnte.

«Verbindung zu guten Objekten« bedeutet nun die Verbindung zu versagenden Objekten, die ihr Versagen als Versagen ihrer Ich-Funktionen überleben und bei sich halten können. Das Versagen ist der Einbruch des Schreckens in die dyadische Beziehung als eine Form der Nicht-Gelingens.»Wenn die Mutter-Kind-Dyade nicht in der Lage ist, auf eine Art und Weise zu funktionieren, die dem Kind eine heilende sensorische Erfahrung bietet, werden die Löcher im Gewebe des ›zum Vorschein kommenden Selbst‹ (...) eine Quelle unerträglicher ›Bewusstheit körperlicher Separatheit (, die sich niederschlägt in M. B.) einer Agonie des Bewusstseins‹ (...). Unter solchen Umständen dreht sich die Entwicklung des Kindes in Richtung eines pathologischen Autismus, der die Schaffung eines Zustandes psychischer Leblosigkeit mit sich bringt, den MELTZER und Kollegen (...) mit der ›Abwesenheit‹ bei einem plötzlichen *Petit-mal*-Anfall (...) vergleichen und den ich (...) als den Zustand einer ›Nicht-Erfahrung‹ beschrieben habe. Es ist dies ein Zustand, in dem der Prozess, der Erfahrung Bedeutung zuzuschreiben, aufhört, lahm gelegt ist.«[55] WINNICOTT weist mit seinem Begriff der ›archaischen Seelenqualen‹ auf die undenkbaren Schrecken des Säuglings hin, die entstehen als Folge einer versagenden Umwelt im Zustand absoluter Abhängigkeit, und die korrespondieren mit dem von OGDEN als »Agonien« bezeichneten »Schmerzen der Mutter bei ihrer Erfahrung des Nicht-Wissens«[56].

Das Versagen scheint im vorliegenden Fall unvermeidbar, seine Wahrnehmung besonders wichtig. Die Fähigkeit der Mutter-Kind-Dyade, ›heilende sensorische Erfahrungen‹ zu bieten, muss sich nun auf diesen mit Fremdheit gefüllten Schrecken beziehen. Dies kann aber in der Mutter die Angst provozieren, der es für sie auf unbewusster Ebene ununterscheidbar macht, ob sie das Kind geschädigt hat oder nicht.

Die Möglichkeit psychischen Gewahrwerdens konfrontiert schwermehrfachbehinderte Menschen und ihre Beziehungspersonen mit dem Schrecken unverstandener Erregung als drohender Zerfall der dyadischen Beziehung (als Ineinander von Zerfall des Leibes des schwermehrfachbehinderten Menschen und Zerfall des Selbst der nichtbehinderten Beziehungsperson), solange sie keinen Halt finden können in der Verbindung zu Menschen, die diesen Schrecken als eigenen im Vertrauen auf das Wiederfinden eigener guter Objekte, die ihr Versagen überleben, aushalten. Der *Rationale Mythos* ersetzt diesen Mangel an Vorstellungsmöglichkeit eines ›guten Objektes‹, das im Wissen um den eigenen Tod und

---

[55] OGDEN, T. H. 1995, S. 54
[56] OGDEN, T. H. 1995, S. 207

die Begrenztheit des Subjektes überlebt. Solange diese Vorstellungsmöglichkeit fehlt, ist der *Rationale Mythos* gewissermaßen ihr Platzhalter, der – wenn er als Mythos deutlich wird – mit der Not die Sehnsucht nach etwas anderem enthüllt.

Rationale Mythos und Sprache

Der *Rationale Mythos* ist eine Denkfigur, die untrennbarer Bestandteil einer spezifischen Beziehungsform ist. Durch den *Rationalen Mythos* wird die Sprache verändert. Anders formuliert: Der *Rationale Mythos* führt zu einer spezifischen Sprachgestalt, in der die Symbol-Funktion der Sprache pervertiert wird. Diese spezifische Sprachgestalt konturiert in der Besonderheit dieser dyadischen Interaktionsform die Linie der Innen- und Außensicht, von Selbst und Nicht-Selbst. Sie ist Abschattung der im dyadischen Kosmos sich ereignenden Form der Objektbeziehung. Abschattung steht hier im Gegensatz zur Repräsentanz. Diese Form der Symbolbildung kann in der spezfischen Form der Dyade nicht erreicht werden. Sie ist auf Grund traumatischer Ereignisse entstanden, die eine dyadische Fixierung erzwungen haben. So ist die Abschattung mehr als eine Spur zu verstehen. Ein sprachliches Verstehenskonzept muss diese Schwierigkeit berücksichtigen.

> Traumatische Erfahrungen sind u.a. dadurch gekennzeichnet, dass sie die Fähigkeiten des Menschen, sich auszudrücken, mitzuteilen, zu verstehen, in radikaler Weise zerstören. Sie führen neben verschiedenen anderen gravierenden Folgen zu einem schwerwiegenden Zusammenbruch der sprachlichen Kompetenz. Der Mensch ist bezogen auf diese Erfahrungen sprachlos geworden, wie zugleich seine Sprache gewissermaßen Löcher aufweist. Traumatische Erfahrungen vernichten die metaphorische Qualität der Sprache.[57] Diese Vernichtung hinterlässt jedoch Spuren. In diesen Spuren wird die traumatische bzw. traumatisierende Erfahrung auf die einzig möglich Art benannt und damit wirklich.

Der *Rationale Mythos*, der sich als Folge wie auch als Umgang mit traumatischen Ereignissen auffassen lässt, verändert die metaphorische Qualität der Sprache in besonderer Weise. Um diese besondere Weise deutlich zu machen, werde ich im Folgenden kurz Entstehung und Bedeutung dessen erläutern, was mit ›metaphorischer Qualität der Sprache‹ gemeint ist.

---

[57] Siehe dazu: QUINDEAU, I. 1995, S. 81 ff sowie BOHLEBER, W. 2000, S. 797 ff

Sprache wird in der kindlichen Entwicklung bedeutsam, insofern sie die Erfahrung der Getrenntheit der BeziehungspartnerInnen überbrückt und zugleich benennt. Mit dem Benennen wird sie zum Symbol jener Interaktions-Situationen, in denen das Getrennt-Sein der InteraktionspartnerInnen als Nicht-aufeinander-bezogen-Sein manifest wird. Doch schon lange bevor das Kind lernt, sich sprachlich auszudrücken, beginnt es zu spielen, um sich im Spiel jener Erfahrungen zu versichern, die in die Dyade einbrachen und daher etwas zu wünschen übrig ließen. Die Fähigkeit zu spielen entwickelt sich aus dem Umgang mit Übergangsobjekten, mit denen das Kind sich der dyadischen Verbundenheit versichert.

Die ersten noch ganz im Dyadischen beheimateten Ordnungsmuster sind die von LICHTENBERG so genannten ›perzeptuell-affektiven Handlungsmuster‹. Sie entsprechen den von LORENZER konzipierten bestimmten Interaktionsformen. Es sind Handlungsfolgen, die durch spezifische affektiv gefärbte Wahrnehmungen ihre besondere Gestalt erhalten. Dem Kind ist es hierbei nicht möglich, »zwischen einem Objekt (einem Spielzeug, der Mutter, einem Zeh) und (seinen M. B.) Aktivitäten mit diesem Objekt (zu unterscheiden. Diese spezifische Form symbolisiert nicht, sondern ermöglicht als bestimmende ein Wiedererkennen und organisiert darin sinnvolles Verhalten.

Das Aufbrechen der dyadischen Einheit wird nun nicht nur durch die sich zunehmend wieder auf vom Kind unabhängige Bedürfnisse beziehende Mutter vorangetrieben, sondern auch durch die sich entwickelnden, im Biologischen wurzelnden Reifungsprozesse im Kind. Dieses Aufbrechen äußert sich in stetigen ›Verwerfungen‹. Das Kind verhält sich der Mutter gegenüber gierig, ungebärdig, zerstörerisch, und zugleich muss dies Verhalten heftige Angst provozieren, da es die lebenserhaltende Beziehung gefährdet. Das dyadisch angelegte Ineinander des kindlichen Körperbedarfs und des mütterlichen Befriedigungsverhaltens produziert Widersprüche, an denen es aufbricht. Wenn dieses ›zerstörische In- und Gegeneinander‹ von der Mutter aufgefangen, verstanden, ›überlebt‹ wird – d. h., wenn sie sich nicht rächen muss, ihren eigenen Ärger nicht als zerstörerisch erlebt, und somit der von den Reifungsprozessen des Kindes her angelegte Widerspruch zwischen autonomen Impulsen und Angewiesensein auf Beziehung in den Interaktionsformen vermittelt wird –, kann diese Erfahrung für das Kind strukturbildend werden. Im Vertrauen auf eine Welt, die sich dem eigenen, leiblich angelegten und daher zwingend notwendigen Bedarf gegenüber angepasst verhält, beginnen sich die Impulse des Kindes aus der Gebundenheit in den unmittelbar körperlichen Kontext zu lösen. Sie werden als mögliche – als Verhaltensmöglichkeiten – verrinnerlicht. Diese erste Verinnerlichung bezieht sich auf »beziehungsregulierende Strukturen«[58], mit denen mit dem Entstehen der Möglichkeit metaphorischer Verständigung das Kind fähig wird, die Mutter als außerhalb des dyadischen Kontextes und damit seiner omnipotenten Kontrolle zu erleben. Grundlegend für die Möglichkeit, sich aus der dyadischen Verbindung zur Mutter zu lösen, sind neben der Beziehung zum Vater, die zunehmende Bedeutung von Gegenständen und Dingen. Mit dem Gebrauch von Übergangsobjekten, dem Affekt-Attunement und der nonverbalen Metapher und endgültig dem Spiel beginnt sich die ursprüngliche Einheit aufzugliedern. Das Übergangsobjekt als weder zum Selbst noch zum Objekt gehörig erhält darin die Spur der dyadischen Einheit und dient zugleich dem Umgang mit Erfahrungen, die diese Einheit zerstörten. Das Kind eignet sich im Spiel mit ›widerständigen‹ Gegenständen das eigene Erleben als ein ›Ich-Sein mit einem Anderen‹ an. In sinnlich-symbolischen Interaktionsformen verbinden sich die frühen Beziehungsfiguren mit der Mutter mit den spielerischen Beziehungsfiguren zu Szenen, die nun als solche über die jeweiligen Symbolsysteme dem Kind verfügbar werden können. Die Subjekt-Objekt-Trennung ist hier nicht ausformuliert, sondern im Aufgehoben-Sein der Situation als szenisches Erlebnis durchgeführt. Im Erlebnis des Spiels stellt das Kind Distanz zur ursprünglichen Interaktionsform her und gewinnt darin eigenständige Verfügung über Ausdruck. Es wird Subjekt – gewinnt Selbstbewusstsein –, indem es sich selbst zum Objekt macht, bzw. sich im Umgang mit dritten Personen (Vater) und Gegenständen die eigenen Erfahrungen neu aneignen kann. In dieser Selbst-Objekt-Spannung muss nun die im Dyadischen verwobene Polarität von Eins-Sein und Getrennt-Sein gehalten werden.

Erst mit der sprachlichen Benennung jedoch in der Verbindung mit der diskursiven Symbolform beginnt sich dem Kind die Situation selbst aufzugliedern. Damit entsteht dem Kind ein sprachliches Selbst im Verhältnis zu Objekten, an deren sinnliche Kontur sich die imaginierte Wunsch-Erfüllung einst angehängt hatte.

Jedoch auch in der gelingenden Entwicklung geht die damit vollzogene Vermittlung des Erleben des Einzelnen in gesellschaftliche Formenbildung – in Spiel und Sprache – niemals ganz auf. Schon in die präsentativen Symbolformen des Spielens (Umgang mit Gegenständen, Musik, Kunst etc.) können nicht alle Aspekte der dyadischen Interaktionsformen aufgenommen werden. Insofern dann in der Spracheinführung immer auch subjektiv bedeutsame Bereiche ausgeblendet werden und Sprache Mittel dieser Ausblendung ist, findet auch und erst recht in den Wortverbindungen eine Einregulierung

---

[58] KÜCHENHOFF, J. 1999, S. 196

statt. Die zurückgewiesenen, jedoch potenziell sinnhaften frühen Erfahrungsbereiche verschwinden damit jedoch nicht ›sang- und klanglos‹. Sie sind wie ein Schatten – Niedecken spricht von der »Aura (...) als Halo von Protosymbolen, in welchen die Symbole und ihre Gegenstände eingetaucht sind«[59] –, der das Symbol umgibt und ihm anhaftet.

Das, was mit der Metapher spürbar und ins Spiel gebracht wird, sind als ›Bedeutungshof‹ jene Aspekte der frühen Interaktionsformen, die weder in Spiel, noch in Musik und Sprache aufgenommen werden konnten und damit dem Subjekt nicht verfügbar wurden.
Die charakteristische Struktur des als Sprache gefassten Symbolsystems ist die Diskursivität. Mit der Diskursivität der Sprache wird die Subjekt-Objekt-Trennung vollzogen. Sie wird jedoch erst im Verhältnis zu ihrer »präsentativen Verwurzelung«[60] zum Trennung überwindenden und Verständigung ermöglichenden Symbol. Damit ist gemeint, dass jeder sprachliche – mündliche wie schriftliche – Text nur verstanden wird in Bezug zu prosodischen Merkmalen wie Intonation, Artikulation, Akzentuierung, Pausenwahl etc. und dem darin sich formenden Sprachduktus und -rhythmus. Hierin einbezogen sind sprachliche Brüche, Irritationen, Unklarheiten. Die grammatikalische Organisation und die diskursive Symbolik wird durch diese präsentativen Merkmale hindurch durchgehalten und gewinnt erst in Bezug dazu die Fähigkeit, etwas subjektiv Bedeutsames zum Ausdruck zu bringen.
Die Metapher ist nun sowohl für die Diskursivität der Sprache wie auch für ihren präsentativen Aspekt von zentraler Bedeutung. Sie entsteht, indem die anfangs auf konkrete situative Komplexe sich beziehenden Worte in andere Bereiche übertragen und so ihres situativen Bezuges entbunden werden, ohne ihn ganz zu verlieren.
Neben der grammatikalischen Struktur ist die Abstraktheit der Begriffe für die Diskursivität wesentlich. Die Fähigkeit der Sprache nun, abstrakte Begriffe hervorzubringen, beruht auf dem Prinzip der Metapher. Langer spricht von »abgeblassten Metaphern«, um Worte zu kennzeichnen, deren übertragene Bedeutung so allgemein akzeptiert ist, dass deren situative Bedeutung in den Hintergrund getreten ist (z. B. der Gedankenfluss).
Zugleich organisiert die Metapher den präsentativen Aspekt der Sprache. Denn sprachliche Präsentation als »szenisches Arrangement«[61] kann als eine Weise betrachtet werden, die metaphorische Qualität der Worte mit Hilfe »Sprachduktus, grammatikalische(r, M.

---

[59] Niedecken, D. 1988, S. 132
[60] Niedecken, D. 1988, S. 119
[61] Niedecken, D. 1988, S. 137

B.) Beziehungsorganisation und Rhythmus«[62] ins Spiel zu bringen. Indem die Metapher auf das Verhältnis bzw. Missverhältnis der szenischen Präsentation zum diskursiven Satz daraus entstehend verweist, organisiert sie Ausdruck. In solcherart sprachlicher Präsentation, die die feststehenden metaphorischen Bedeutungen der Worte in Frage stellt, wird ein Erleben szenisch der Betrachtung angeboten. Die sich szenisch entfaltende Wirkung bleibt im Verhältnis zur diskursiven Aussage durchschaubar, und darin kann etwas Neues zum Ausdruck kommen, etwas Neues verstanden werden. In der Auseinandersetzung mit bestehenden anerkannten Formenbildungen kann das bislang Unverstandene verstehbar werden.

Traumatische und/oder traumatisierende Ereignisse konfrontieren das Individuum mit überwältigenden Affekten und erzeugen so Hilflosigkeit. Sie erzwingen eine Regression auf die dyadische Beziehungsform. In dieser hängt das Wohl und Wehe der hilflosen Person vollständig vom Gelingen der Beziehung zur unabhängigen Beziehungsperson ab. Das drohende Misslingen der Beziehung – die Unerreichbarkeit des Gegenübers – wird zwangsläufig auch von der unabhängigen BeziehungspartnerIn, wenn diese die Beziehung nicht ausblendet, als existenzielle Bedrohung erfahren und löst Todesangst aus. Die totalitäre Interaktionsform stellt eine mögliche Umgangsform mit traumatischen Erfahrungen dar. Mit ihr wird die Hilflosigkeit vollständig geleugnet, indem sie hergestellt wird und zwar mittels einer Sprache, deren metaphorische Qualität auf spezifische Weise deformiert ist.

In der totalitären Sprache wird mit der Metapher eine Aussage erzwungen, statt Möglichkeit zur Auseinandersetzung zu sein. Bedeutung ist auf die identische Form reduziert. Die Metapher wird zum logischen Symbol. Die Aussage ist schlüssig und eindeutig, lässt darin weder Spielraum zum Missverstehen noch zur Kritik. Das in ihr enthaltene logische Element wird nicht mehr als strukturelles Modell eines Aspektes der Wirklichkeit verstanden, sondern ersetzt diese. Selbst die ursprüngliche konkrete Situation, der die Metapher entstammte, wird dadurch des sinnlich-subjektiven Momentes beraubt. Die dort noch situative Bedeutung wird auf ihre formale Struktur reduziert. Diese Form der sprachlichen Formulierung von Erfahrungen zerstört den potenziell bedeutenden Schatten, der die Worte umgibt, und ersetzt ihn durch die Leere des logischen Symbols. Um der drohenden Vernichtung durch den Schatten zu entgehen – der Auflösung der Fähigkeit zu sprechen durch den das erschreckende eigene Fremde vertretenden Schatten –, wird die symbolische Bedeutungsmöglich-

---

[62] NIEDECKEN, D. 1988, S. 118

keit der Sprache durch Reduktion auf das logische Symbol vernichtet. Damit inszeniert sich in dieser Sprache die Vernichtung des Subjektes.

Um dies zu verdeutlichen, greife ich auf ein Beispiel aus dem Nationalsozialismus zurück, das exemplarisch für die erschreckende und schreckliche Weise steht, in der totalitäre Sprache mit einem Schrecken umgeht, indem sie ihn herstellt. Es ist der Text eines Technikers aus Zygmunt BAUMANNS Analyse der Entstehungsbedingungen des Holocaust. Er ist ein Beispiel für eine totalitäre Sprache als Sprachform der Moderne, in der das diskursive Moment isoliert und funktionalisiert wird. In dem Text geht es um die Konstruktionsanweisung für einen Lastwagen, mit dem möglichst effektiv, hygienisch und bedienungsfreundlich Menschen durch die beim Fahren produzierten Abgase getötet werden sollen, sodass ihr Todeskampf und seine Folgen das Personal nicht belasten und bei der Beseitigung der Leichen so wenig Arbeit und Dreck wie möglich entsteht.

»Die Verkürzung des Heckaufbaus würde die Lastverteilung nicht negativ beeinflussen und auch die Vorderachse nicht überlasten, weil ›nämlich automatisch eine Korrektur der Lastverteilung dadurch stattfindet, dass sich die Fracht während der Operation auf die Hecktür zubewegt und dort verharrt.‹ Da der Zufuhrstutzen durch Einwirkung von ›Flüssigkeiten‹ schnell rostet, sollte das Gas nicht von unten, sondern von oben eingeleitet werden. Um die Säuberung zu erleichtern, wäre eine Acht- bis Zwölf-Zoll-Öffnung im Boden der Kammer vorteilhaft, die außen mit einer abnehmbaren Abdeckung zu versehen ist. Der Boden sollte zur Mitte hin abfallen und die Abdeckung könnte mit einem kleinen Sieb versehen werden. Alle ›Flüssigkeiten‹ würden sich in der Mitte der Kammer sammeln, die ›dünnen Flüssigkeiten‹ könnten während des Betriebes austreten, ›dickere Flüssigkeiten‹ könnten später mit dem Wasserstrahl beseitigt werden.«[63]

In diesem Text gibt es nichts Missverständliches. Er ist eindeutig, funktional und unmissverständlich formuliert. Und gerade darin stellt er ein einziges großes Missverständnis her. Für sich genommen ruft der Text kein affektives Echo in der LeserIn hervor. Die präsentativ inszenierte Darstellung wie auch die diskursive Aussage sind formal identisch und können daher nicht mehr sinnvermittelnd sein.

---

[63] Zit. nach BROWNING; in FRIEDLANDER/MILTON (Hrsg.) 1980, S. 190 in: BAUMANN, Z. 1992, S. 211/212.
BROWNING führte eine Untersuchung über die Entwicklung des Gaswagens und der Psychologie der an seiner Entwicklung beteiligten Personen durch. Die Anführungszeichen im Zitat stammen von ihm.

Das mit dem Gegenstand des Textes in Zusammenhang stehende Entsetzen lässt sich nicht mit ihm vermitteln. Der Text erzwingt einen vollständigen Bruch. Das Entsetzen zu fühlen, würde ihn zerfallen lassen. Es ist nur insofern sein Gegenstand, als in der Funktionalität des Textes das ›automatische Existieren‹ im Vernichtungsinferno vorweggenommen wird entsprechend der »›Automatisierung des Ichs‹ (...). Es handelt sich dabei um ein routiniertes, nicht von Affekten begleitetes Funktionieren des Ichs, gewissermaßen an der Peripherie des Selbst«[64], das ein Existieren im Inferno der Vernichtungslager ermöglichen soll.

Im Text ist die metaphorische Qualität der Worte zerstört, da ihre Bedeutung auf ihre logische Funktion reduziert ist. Damit ist jede Möglichkeit von symbolischem Ausdruck vernichtet. Der zu beschreibende Prozess ist reduziert auf die ihm inhärente physikalische Dynamik, die Idee auf ihre technische Durchführbarkeit. Denn dicke und dünne Flüssigkeiten stehen hier eben nur unter anderem für Blut, Urin, Stuhl etc. Mit gleichem Recht bedeuten sie Wasser, Öl, Säure etc. Wenn in diesem Text-Beispiel Flüssigkeit auch für Blut steht, bedeutet Blut *nichts* mehr. Es ist kein Symbol für Lebenssaft, für Leben, Lebendigkeit, Verletzbarkeit. Es steht auch nicht für das Blut einer konkreten, lebendigen Person, mit dessen Verlust diese Person stirbt: organischer Teil eines organischen Ganzen, das nur durch das Ganze das ist, was es ist. Es *ist* nur noch eine Flüssigkeit mit bestimmten chemischen und physikalischen Eigenschaften.

Das eigentlich Metaphorische ist hier die Leere, »in die Symbole und ihre Gegenstände getaucht sind«[65]. Das Nichts, das sie umgibt, das Null an Bedeutung darüber hinaus, ist Reflex des Grauens der Totenstarre in ihrer Ununterscheidbarkeit vom Totstellreflex. Mit dem Totstellreflex nimmt der Techniker in sich die Totenstarre der Opfer vorweg. Mit der Funktionalität des Textes wird die automatische Existenz erzwungen.

In einer solchen Interaktionsstruktur kann und darf kein Missverständnis entstehen, das den Bewegungsfluss von Sprechen und Handeln unterbrechen würde. Stillstand würde den Tod wirklich – d. h. als soziale Realität erlebbar und kritisierbar – machen. Das Töten von Menschen ist bedeutungslos, solange Denken und Handeln auf das funktionale Modell der autonomen Maschine reduziert bleiben. Der darin beschlossene Tod der Interaktion, Tod des Bedeutens und Tod des Subjektes macht den Tod von Menschen spürlos und spurlos. Die Unerreichbarkeit des Gegenübers wird hier weder benannt noch erlitten, sondern auf scheinbar irreparable Weise hergestellt und durch-

---

[64] GRUBRICH-SIMITIS, I. 1979, S. 998
[65] NIEDECKEN, D. 1988, S. 132

geführt, indem sie als garantierte Erreichbarkeit inszeniert wird. Die Furcht, keine noch so geringe Hoffnung haben zu können, mit dem Schrei des Entsetzens auf ein Gegenüber, mit der Bitte um Erbarmen auf Verstehen zu stoßen, wird abgewehrt, indem sie als Tatsache durchgeführt wird. So wird der Text zur Handlungsanleitung zum Massenmord. In seiner Reduktion auf das rein Formale inszeniert er ihn, bahnt ihm den Weg. Da er mit der symbolischen Dimension in dieser Reduktion auch der sozialen beraubt ist, stellt sich hier jene ›Wirklichkeit‹ her, die den Mord als einzig logische Handlung erscheinen lässt. Erst als soziale würde die Handlung zu einer Möglichkeit werden, von der man sich distanzieren oder die man ausführen kann.

Dies ist eine exemplarische Sprachfigur – von mir ›Techniker‹ genannt. In ihr wird die Beziehung zwischen dem Techniker und den Menschen, die in dem von ihm konzipierten Lastwagen zu Tode kommen, geleugnet, sodass deren hilfloses Ausgeliefert-Sein den mit dem von ihm konzipierten Mordinstrument ausgestatteten Mördern im Bewusstsein des Technikers nicht vorkommt. Die Sprache stellt etwas her, entspricht einer Handlungsanweisung, mit der das lebendige Gegenüber zu einem unbelebten Ding-an-sich wird, das nun technisch ›behandelt‹ werden kann.

Durch den Einfluss der totalitären Interaktionsform des *Rationalen Mythos* auf Denken und Sprache der nichtbehinderten Beziehungsperson droht ihr Denken und ihre Sprache in ähnlicher Weise zu entgleisen, wie es beim ›Techniker‹ der Fall ist.

Die metaphorische Leere weist auf das Fehlen des ›Dritten‹ als *fehlende Selbst*-Objekt-Spannung hin. Der Schatten – die Spur der frühen ausgeblendeten, da als bedrohlich erfahrenen Interaktionserfahrungen – droht eine gewaltsame Wirkung zu haben.

In den therapeutischen Situationen selbst wie im schriftlichen Nachdenken über sie schienen die induzierten sinnlichen Empfindungen die Beziehung zu den schwermehrfachbehinderten Menschen zu zerstören, genauer: eine musikalische bzw. sprachliche Struktur der Beziehung zu erzwingen, in der die idiomatische Grundlage der Musik und die metaphorische Qualität der Sprache in der Form des ›Technikers‹ zerstört schien. Dieser Einfluss pervertierte die musikalische Interaktion, indem ich beispielsweise zeitweise auf die ›Äußerungen‹ meiner Gegenüber konkretistisch mit formal korrekten Tonwiederholungen ›antwortete‹ in der Hoffnung, darin könnte der Schlüssel zur Herstellung einer Beziehung liegen. Statt der Möglichkeit des Verstehens Raum geben zu können, sollte als Ersatz Wirkung erzwungen, eine Form hergestellt werden.

Sprachlich führte dies zu Aussagen wie ›R. scheint mich zur Kenntnis zu nehmen‹, die gerade in ihrer verobjektivierenden sachlichen Art den Dialog leugnen und damit zur Idee des fehlenden Dritten werden. Die Wirkung dieser Dynamik stellte sich in den Falldarstellungen dar als Verzerrung des Verhältnisses der metaphorischen Qualität und der logisch-diskursiven Struktur der Sprache. Die metaphorische Qualität der Sprache und ihre logisch-diskursive Struktur ließen nicht in gegenseitiger Herausforderung eine nachvollziehbare und kritisierbare Aussage entstehen, sondern verwirrten und verdunkelten sich gegenseitig. Die Texte sind intensiv und zugleich ermüdend, erschreckend wie auch nichts sagend. Ein Beispiel dafür ist die folgende Passage, der Beginn eines Textes über die von mir durchgeführten Gruppenmusiktherapien:

Nirgends scheint mir das, was der Begriff ›Schwermehrfachbehinderung‹ verbirgt, spürbarer zu werden als beim hoffnungslos verzweifelten Bemühen, das in Worte zu fassen, was sich in den Gruppenmusiktherapien mit schwermehrfachbehinderten Menschen vollzogen hat: dem Erleben und Erlebten eine Form zu geben, die als Mitteilung Anschluss findet. Das ›Ich‹ mutet wie eine unzumutbare Begrenzung an, die die Erscheinungen zum Verschwinden bringt.

Das »›Ich‹ als unzumutbare Begrenzung, die die Erscheinungen zum Verschwinden bringt« wirkt als zwingende Metapher, mit der die LeserIn von der Aussage durch die Wirkung zugleich überzeugt werden soll. Die totalitäre Dynamik, die der Text beschreibt, kommt in ihm zugleich zur Anwendung. Der Text ist der Versuch, jene Dynamik, die einer totalitären Sprache zugrunde liegt, sie quasi erzwingt, zum Ausdruck zu bringen und sie zugleich zu vermeiden, also sie nicht zur Aussage werden zu lassen, schwermehrfachbehinderte Menschen seien intensiv, ermüdend, erschreckend, nichts sagend. Die Missverständlichkeit, Fremdheit und Beschwerlichkeit der Texte zu vermeiden, hätte bedeutet, sie im Sinne des ›Technikers‹ zu verfassen. Die Aussagen, die ein solcher Text enthielte, würden als logische Urteile über und Handlungen an Menschen erscheinen, die in ihrer Subjektivität daran nicht beteiligt sind und sich nicht mit ihrer Kritik dagegen behaupten könnten. In ihm erschiene mit der sprachlich nicht vermittelbaren Erfahrung des subjektiven Beteiligt-Seins meines Gegenübers sein subjektives Nicht-Beteiligt-Sein als logische Selbstverständlichkeit. Der Eindruck, ›es scheint vegetativ gesteuert zu sein‹ würde zur Feststellung, ihre Bewegungen seien vegetativ gesteuert und daher bedeutungslos, eine psychotherapeutische Behandlung daher sinnlos. Solche Texte wären die Inszenierung der Verobjektivierung von Menschen, deren soziale Dimension verleugnet wird.

Paradoxerweise ist unter Berücksichtigung des Konzeptes des *fehlenden Selbst* diese Deformierung von Sprache und Musik von wesentlicher Bedeutung für die Möglichkeit der Verständigung. Denn diese Verfehlung lässt sich verstehen als Abschattung einer Objektbeziehung. Mit Hilfe des Konzeptes des *fehlenden Selbst* lassen sich die Ereignisse auf die dyadische Beziehung beziehen und führen zum Erscheinen des Spezifischen der dyadischen Situation. Die spezifische dyadische Situation ist hier durch eine sich gegenseitig verdeckende Innen- und Außensicht gekennzeichnet. Musikalisch inszenierte sich diese Verdeckung in der Situation selbst als Auflösung, Verdrehung, ja Zerschlagung musikalischer Formenbildung bis hin zu ihrer Auflösung in Lautbildungen. Die musikalischen Fragmente ermöglichten nicht als Symbolformen ein Verstehen, sondern entsprachen Zitaten »symptomatische(r, M. B.) Handlung«.[66] Musik schien nicht zu helfen, war ihrer Wirksamkeit beraubt. Wiewohl vorhanden schienen ihre Möglichkeit und Bedeutsamkeit grundlegend in Frage gestellt. Diese ›Musik‹ erschien falsch und erschreckend, doch zugleich stimmig, die einzig mögliche ›richtige‹, für die Situation passende Musik. Mit der Auflösung des musikalischen Idioms bis hin zur Ununterscheidbarkeit von den ihm zugrunde liegenden vegetativ-kreatürlichen Laut- und Bewegungsimpulsen wurde das im Zerfall begriffene Symbol gewissermaßen zur Metapher für die nicht gelungene Vernichtung – gewissermaßen, da die Inszenierung der Zerstörung der metaphorischen Qualität die Metapher ersetzt. Gerade der Bedeutungszerfall der Musik (Lieder, die einmal wichtig waren, nun aber emotional keinen Widerhall mehr fanden etc.) erschien nun bedeutsam, die Interaktion kennzeichnend. In den automatischen Tonfolgenwiederholungen und meinem Stutzen darüber nahm ich das Nicht-Vorhandensein einer Spur auf, eine Spur, die da sein sollte, aber nicht da war: das fehlende Echo in mir, das konkretistische Missverständnis als *konkretistisch-leere Metapher.*

Auch die Formschwierigkeiten und Missverständlichkeiten der Falldarstellungen sind Ausdruck eines Verstehensprozesses, dem eine in sich höchst widersprüchliche Tendenz inhärent ist. Die stetige eigene Infragestellung soll vor der befürchteten Vernichtung schützen, die von der entfremdenden Wahrnehmung durch ein Gegenüber befürchtet wird. Der Eindruck, ›es scheint vegetativ gesteuert zu sein‹ und die wahrgenommenen Bewegungen seien daher bedeutungslos, bricht in eine dyadisch strukturierte Beziehung ein und bringt die Beziehung zum Einbruch. Verstanden als *konkretistisch-leere Metapher* – als Spur des spezifisch Dyadischen im Denken und in der Sprache – erscheint der Eindruck ›es scheint vegetativ gesteuert zu sein‹ als Versuch der Verständigung mit einem als nicht vorhanden imaginierten Gegenüber.

Die imaginierte Bedrohung der befürchteten Vernichtung manifestiert sich an den Stellen, an denen etwas Neues sich ereignen könnte, Verstehen nötig und damit neue Erfahrungen möglich wären. Das Neue wäre die Wahrnehmung der Bedrohung als ein Ereignis der Vergangenheit, dessen schmerzhafte Spur gestaltendes Moment einer unbekannten, da unerlösten Gegenwart ist.

---

[66] LANGER, S. 1984, S. 119

Das von schwermehrfachbehinderten Menschen inkorporierte Konzept des *fehlenden Selbst* scheint ihre Fixierung auf ihre Nicht-Existenz im Symbolischen zu sein. In diese Abwehr sind, da es sich um die Fixierung auf eine dyadische Beziehung handelt, die nichtbehinderten Beziehungspersonen zwangsläufig mit verwickelt. Funktionsabläufe müssen Überlebensgewissheit garantieren. Das darin fixierte Selbst-Welt-Verhältnis schwermehrfachbehinderter Menschen – ihre leibliche Identität – ist die Überzeugung eines Menschen, dass seine Bewegungen zwar einer inneren Notwendigkeit folgend Überlebens-Bemühungen sind, darin jedoch zugleich ungeeignet, da sie möglicherweise eine Katastrophe heraufbeschwören: die Befürchtung, der authentische Bewegungsimpuls könnte, statt das Gegenüber zu rühren, die eigene Vernichtung heraufbeschwören. Momente, in denen die Getrenntheit manifest wird und Verständigung möglich wäre, sind Situationen, die, wie WINNICOTT es beschreibt, dem Säugling den Zustand der Unintegriertheit ermöglichen. Er kann sich entspannen und in der Geste sein Leben als ein Einzelwesen – als ein ›Für-sich‹ – beginnen. Für den schwermehrfachbehinderten Menschen beschwören diese Situationen jedoch katastrophische Ängste herauf und drohen zur Bestätigung der undenkbaren Überzeugung zu werden, dass der Impuls durch sein gewaltsames Echo seiner Vernichtung preisgegeben werden könnte. Die Beunruhigung dieser Unterbrechungen wird abgewehrt/organisiert durch Bewegungsregelkreise, die zum *Rationalen Mythos* führen bzw. in diesem unverstanden verstanden werden: stereotype Bewegungshülsen, die mit der Realität der Trennung die Realität der Beziehung leugnen. Das In-Bewegung-Sein ist erforderlich als Abwehr katastrophischer Befürchtungen.

Totalitäre Sprache ist die Spur des traumatischen Zusammenbruchs jenes symbolischen Beziehungsraumes, innerhalb dessen und zu dem hin sich eine coenästhetische Beziehung gestaltet. Diese Sprache ist der Versuch der Verständigung über ein Ereignis – Vernichtungserfahrung, ein Schrecken, der den Zusammenhalt äußerer und innerer Strukturen mit Zerfall bedroht. Der Einbruch des Vegetativen in das Denken wird als drohende Vernichtung wahrgenommen und ›behandelt‹. Die Sprache scheint ihrer metaphorischen Qualität – ihres Bezuges zur dyadischen Beziehung, der nicht mehr zwanglos entstehen kann – beraubt und nimmt darin eine Spur auf. Der nun hergestellte spezifische Nicht-Raum kann subjektiv das Erleben eines Menschen schützen, dessen Überlebensgewissheit auf fundamentale Weise gefährdet wurde bzw. sich unter existenzieller Bedrohung bilden musste und sich nun in ständiger Bedrohung wähnt, da ihm das Selbst als innere Verstehens-Gewissheit nicht reflexiv und selbstreflexiv zur Verfügung steht.

5. Die Inszenierung des Konfliktes im therapeutischen Prozess in der Improvisation

Jens
Der folgende Abschnitt bezieht sich auf die 66. bis 126. Stunde. Er ist charakterisiert durch den zunehmenden Form-Zerfall unseres musikalischen Kontaktes, während der direkte Körperkontakt einen immer breiteren Raum einnimmt. Die Hoffnung, dass sich im körperlichen Kontakt eine Form etabliert, die einen lebendigen Entwicklungsprozess tragen kann, erfüllt sich nur sehr begrenzt. So drückt sich das Bedürfnis nach Sicherheit in der Beziehung immer wieder im Verlangen nach, ja zeitweise Erzwingen-Wollen der frühen Dialog-Formen der Atem-Stimm-Tonleiter aus.

Formen-Zerfall des musikalischen Kontaktes meint, dass weder die Atem-Stimm-Tonleiter noch Liedformen, indem sie eine dialogische Beziehung gestalten, unsere Beziehung als Ganze charakterisieren. Zwar sind sie beide weiterhin fester Bestandteil unseres Kontaktes, der jetzt um verschiedene direkte körperliche Umgangsformen erweitert wird. Zunehmend rückt jedoch der Zerfall von Kontakt als Thema in den Mittelpunkt, indem er sich ständig ereignet und uns zur Auseinandersetzung mit ihm zwingt. Dieser Zerfall findet nicht nur innerhalb einer Stunde als ständiger abrupter oder schleichender Beziehungsabbruch statt. Er kennzeichnet ebenfalls den Gang von Stunde zu Stunde, sodass Entwicklung nicht spürbar ist. Die Ereignisse scheinen keine Spuren zu hinterlassen.

Die Momente, in denen Jens und ich körperlich zusammen sind, sei es, dass meine Hand auf seinem Bauch liegt und ich von seiner Atembewegung mitbewegt werde, ich seinen Kopf oder seine Hand halte oder auch ihn in den Arm nehme, sind oft sehr innig und schön. Sie ermöglichen uns immer wieder ein ruhiges Beisammen-Sein.
Oft kratzt sich Jens jedoch sehr heftig am Kopf oder am Ohr. Manchmal so intensiv, dass er sich dabei verletzt. Das ist mir sehr unerträglich. Wenn ich seine Hand halte, kann ich es verhindern. Ist das Beruhigung und Entspannung im Sich-Finden in der erspürten Nähe eines

*Menschen, nach der Jens im Kopf-Kratzen verlangt? Das Sich-Ge-
borgen-Fühlen, das aus der Sicherheit der eigenen Grenzen wächst,
die in der weichen Festigkeit – nicht verletzender Deutlichkeit – der
anderen entsteht? Oder verbirgt sich unter liebevollem Kontakt ge-
tarnte Machtausübung, mit der das mir Unerwünschte und Unerträgliche unterdrückt und vernichtet wird? Wird das Eigene als Widerstand gegen Herrschaft mit dem Kontakt vernichtet?*

*In der 66. Stunde steigern sich die sich in der Beziehung ereignenden
Reaktionen von Jens ins Unangenehme. Ich erschrecke mich und versuche, Jens (oder mich?) durch sanfte Kantele-Klänge wieder zu beruhigen. Aus heiter aktiven Stimmungen wächst plötzliche Angst. Macht
Jens der Kontakt Angst? Beunruhige und schade ich ihm, statt ihn zu
unterstützen und ihm zu helfen?*
*Der Zerfall kann sich auch aus einem guten, intimen körperlichen Bei-
sammensein heraus ereignen, wie beispielsweise in der 75. Stunde.
Dort entsteht in einer solchen Situation ein plötzliches Erschrecken,
das in einem Anfall endet. Als später am Ende der Stunde noch ein
Stimm-Dialog stattfindet, traue ich dem nicht: ›fast zu gut – alles nur
Zufall?‹*

*Dieser stetige Wechsel zwischen spielerisch schönen Situationen und
dem Schrecken macht mir mehr und mehr zu schaffen. Sei es, dass
Jens' Bewegungen oder/und Laute wie Zischen etc. mich erschrecken,
ich mitten im guten Beisammensein plötzlich Angst bekomme, ohne zu
wissen woher und wovor, oder dass sich plötzlich ein Anfall ereignet.
In der 85. Stunde wird in einem guten Kontakt Jens‹ entsetztes Gesicht
unmerklich blass. Ich versuche ihn zu beruhigen, indem ich ihm erzähle, dass ich falsch sei und nicht er. Ich summe für uns beide, und
nach und nach wird es besser.
Ich merke, dass ich das Kratzen verhindern will, obwohl es vielleicht
doch einen Sinn hat.*

*Immer wieder versuche ich herauszufinden, wie diese Brüche zu er-
klären sind. Zeitweise erlebe ich mich als inkompetent, bzw. als für
Jens schädlich. Ich befürchte, ihm etwas anzutun und durch meine
Unsicherheit die Kontaktabbrüche hervorzurufen. Vielleicht liegt die
Wurzel des Übels darin, dass ich die Unsicherheit nicht aushalten
kann, dass sie mir immer Beweis meiner Unfähigkeit zu sein scheint.
Brauche ich den Kontakt als Beweis meiner Kompetenz oder habe ich
zu große Erwartungen? Manchmal frage ich mich, ob Jens nicht mehr
Distanz braucht.*

Oft gespieltes Lied in dieser Zeit ist ›Fing mir eine Mücke heut‹.[1] Als traurig bitteres Lügen-Lied passt es zu unserer Beziehung: den guten Situationen, die sich im Zerfallen stets als Schein entpuppen; unserem tatsächlich doch vorhandenen Kontakt, der mir in den Fingern zerrinnt, wenn ich ihn öffentlich machen will. So bin ich eine, die eine gefangene Mücke als Quell‹ des Reichtums, der Macht und Geborgenheit ausgeben muss. Mit der Mücke als Sinnbild unserer Interaktion wird immer wieder Jens zerquetscht.

In der 87. Sitzung versuche ich, mich durch die Einbrüche während eines guten Atem-Stimm-Dialogs nicht so sehr verunsichern zu lassen. Bei einem sanften, entspannten Miteinander entsteht die Melodie ›Maria durch ein‹ Dornwald ging. Ich habe als Fantasie dazu ›schwanger, embryonales Beisammensein‹ und überlege, ob es falsch ist, irgendwohin zu wollen. In diesem Moment ist das Lied Bild unserer Beziehung und passt gut zu meinen Empfindungen: Tatsächlich scheine ich durch einen nicht enden wollenden Dornwald zu gehen. Allein und einsam hoffe ich doch, den Keim der Erlösung für all die Qualen in mir zu tragen, an den außer mir keiner zu glauben scheint. Mit göttlichen Allmachtsansprüchen gewappnet versuchte ich, die dauernden Niederlagen zu ertragen. Im Verborgenen spüre ich die Beziehung zwischen Jens und mir, wie auch unser unzerstörbares Wissen darum. Darin finde ich Trost.
Ermutigt davon versuche ich, auch in der nächsten Stunde die erschreckenden Bewegungen zuzulassen, sie nicht zu unterdrücken und mich nicht davon vernichten zu lassen. Zwar tritt die befürchtete Katastrophe nicht ein. Doch ich bin rat- und hilflos, spüre Wut und den Impuls, Jens die Augen zuzudrücken. Die Wut richtet sich gegen die Ohnmacht und Hilflosigkeit diesem ständigen Formen-Zerfall gegenüber. Ich versuche Distanz zu gewinnen, indem ich die körperlichen Reaktionen von Jens als durch Spastik verzerrte interpretiere.

Nach der Sommerpause finden Jens und ich uns wieder auf einem Ton. Erneut drängt sich das Lied ›Maria durch ein‹ Dornwald ging‹ auf und mit ihm die Vorstellung, dass Jesus Maria trägt. Hat sich die Situation so umgedreht? Erwarte ich von Jens meine Erlösung, statt ihm

---

[1] Fing mir eine Mücke heut größer als ein Pferd wohl.
Ließ das ganze Fett ihr aus, s'war ein ganzes Fass voll.
Refr.: Wer es glaubt ein Esel ist, größer als ein Pferd wohl!
Riss ihr dann den Stachel aus, war spitz wie ›ne Nadel,
macht mir einen Degen draus, sah aus wie von Adel.
Zog ihr auch das Fell noch ab, macht mir eine Decke,
lag darauf so weich und warm, wie im Himmelbette.
Aus: Belá Bartók, Das ungarische Volkslied. In: Liederbuch 7 (1986) Liederwolke Nr.62

welche bringen zu können? Zum Schluss ist Wut da, wilde blind-zerstörerische Wut gegen diese undurchdringlichen Wände: die katatone Lähmung als einzige Form, schrecklich machtvolle Impulse aushalten zu können. Ist Jens meine Kontrolle, meine Wand?

Wieder und wieder über mehrere Stunden das Zerfallen der Formen, Angst und der Drang, irgend etwas sofort tun zu müssen, um überlebensnotwendige Sicherheit zu ermöglichen. Schädigt meine Angst Jens? Ist Nähe deshalb bedrohlich? Das Lachen scheint kein Lachen, Freude und Panik sind ununterscheidbar.

Manchmal sind wir zusammen – aber ich finde unser Zusammensein nicht wieder.

Ich bemerke im Zusammenhang mit den erschreckenden Bewegungen Jens‹ Verdauungsvorgänge. Hinter der Feststellung, dass die Instrumente keine Stütze mehr sind, lauert untergründig Verzweiflung, die ich noch nicht ertrage. Ich spüre grässliche Wut, Hass und einen wilden Bewegungsdrang. Im Verzicht auf Ziel, Methode und Form scheint die Sicherheit der Beziehung garantiert. Doch darin liegt keine Erlösung.

Die Einbrüche überraschen mich zunehmend weniger. Manchmal betrachte ich sie als Wechsel, die es auszuhalten und zu begleiten gilt. Andererseits traue ich auch dem guten Gefühl weniger (102. Sitzung). Im Auseinander merke ich, dass Jens mir entgleitet und sich im Entgleiten auflöst. Ich verstehe ihn nicht. Unser Beisammensein ist Fragmentierung, ein Zerfallsergebnis. Die Erlebensbruchstücke sind Zentren von gänzlich unterschiedlichen Welten. Im Bewusstwerden der unmöglich scheinenden Distanz und dem daraus resultierenden Sichim-Gefühl-Verlieren wird der Kontakt unwirklich. ›Es nützt alles nichts‹, ›Beweis nach außen‹, ›ich darf meine Zweifel nicht laut sagen‹. Dahinter deutet sich eine leere, mit auswegloser Verzweiflung angereicherte Welt an, zusammengehalten nur in ihrer Negation. Die hierdurch erzeugte Katatonie ist der Totstellreflex, der den Tod negiert, indem er ihn lebt.

Während es in der nächsten Stunde (es ist inzwischen die 103. Stunde) Jens sehr schlecht geht, er nach dauernden Wechseln einschläft und aus dem Schlaf heraus in einen großen Anfall gerät, bestimmt fast durchgehend gute Stimmung die übernächste Stunde. Stimmlich und körperlich sind wir gut zusammen. Die Schwankungen sind weniger abrupt. Ganz so, als seien sie jetzt überwunden, überlege ich, woher die bisherigen Schwierigkeiten wohl stammen mögen, ob es mit meiner Fehlinterpretation von Jens' Lauten (dem Zischen etc.) als Ableh-

*nung des Ganzen und nicht nur der jeweiligen Situation zusammen-
hängt. Wie in erneuter Beweisführung stelle ich fest, dass mich Geräusche von außen stören. Jens achtet manchmal sehr auf sie und reagiert auch deutlich auf sie. Der Entzug seiner Aufmerksamkeit ärgert
und stört mich. Er macht unsere Beziehung zu einem Nichts. Hinter
dem unmittelbar Erlebten ist nichts an Erinnerung, Bedeutung etc.
Ich bin ein Nichts. Zerstöre ich den Kontakt mit der ständigen Suche
nach Beweisen?*

*Auch in der nächsten Stunde schiebt sich in der Einbildung das Nichts
als Zweifel, als Entwertung unserer Arbeit dazwischen. Doch zum ersten Mal erscheint mir das erschreckende Lachen, die aus den Fugen
zu geraten scheinende Bewegung als Erregung, die nicht gehalten wird
und deshalb unaushaltbar ist. Dazu passt meine nun immer häufiger
spürbar werdende Wut, bei der dem inneren Maximum an Erregung
äußere Starre gegenübersteht.*

*Einen Schritt weiter geraten wir in der nächsten Sitzung. Nach einem
wilden ›Wut-Spiel‹ auf dem Xylophon, bei dem ich versuche, ›Zeit zu
sammeln‹, spüre ich in der folgenden körperlichen Berührung zum
ersten Mal eine deutliche sinnlich-erotische Komponente zwischen Jens
und mir. Wie ein Schock überfällt mich die Vorstellung, Jens verstehe
mich tatsächlich oder/und er sei erleichtert, dass ich ihn endlich verstünde bzw. endlich wisse, dass er mich verstehe. Das muss ich sofort
wieder zurücknehmen.*

*Vom Verstehen ist in den nächsten Stunden wieder wenig zu merken.
Ich bin so wütend, will die Zweifel endlich loswerden, will Jens zwin-
gen, endlich mit mir zu kooperieren. Erschrocken merke ich, dass ich
Jens als Mauer schlagen will, die mich zu bezwingen scheint.*

*Dann folgt wieder eine Stunde, in der die Sexualität zwischen uns deut-
lich zu spüren ist. Wieder die Phantasie, Jens verstehe alles. Mir fällt
ein ›Herz-Lungen-Präparat‹[2] ein.*

*Die Abbrüche, wenn sie erfolgen, sind nun weniger vom Erschrecken
begleitet als bisher. Ich gerate durch sie zunehmend in eine tiefe Verzweiflung und Isolierung. Es kommt mir in der 114. Stunde wie ein
›Mutter-Gefühl‹ vor. Jens wirkt für sich allein entspannt und munter,
während ich neben ihm sitzend Lichtjahre von ihm entfernt in einem
schwarzen Loch stecke.*

*Die nächste Stunde bringt wieder beides: ein intensives Beisammen-
sein gefolgt von einem abrupten Abbruch.*

*In der nächsten Stunde ist Jens sehr unruhig. Ich empfinde seine Be-
wegungen nicht als Intentionen, sondern als Zuckungen, unseren Kon-*

---

[2] »So nennt man in den Krankenhäusern einen Menschen, bei dem nur noch Herz und Lungen
funktionieren und sonst nicht mehr: Herz-Lungen-Präparat. « (SCHMIDT, M. 1973, S. 63)

takt als Täuschung. Trotz aller empfundenen Sinnlosigkeit mache ich weiter. Als Jens auf ein Pupsen von mir reagiert, geraten wir nach und nach wieder in einen intensiven sexuell gefärbten, befriedigenden Kontakt. Ist das personale Begegnung, ist es die die Beziehung zwischen Mutter und Kind gestaltende Zärtlichkeit oder das Entgleiten einer beruflichen Beziehung auf Grund eigener unausgefüllter Wünsche und Sehnsüchte?

Ich habe das Gefühl, dass niemand das je erfahren darf – die Absurdität des Pupsens als therapeutische Intervention.

In der nächsten Stunde entsteht ein Kontakt, als ich meine Hilflosigkeit als Entsprechung zu der von Jens verstehe, ich mich darüber mit ihm verbunden fühle und sie nicht als Anlass nehme, um gegen ihn zu wüten. Auch in der folgenden Sitzung versuche ich diesen anderen Umgang mit den Stimmungswechseln, indem ich mich bemühe, Jens zu begleiten, ihn zu unterstützen, sich zu entspannen. Trotz allem sind die Zweifel da. In der 119. Stunde ereignet sich wieder ein Zerfall. Aus einem Xylophon-Spiel, das zum Bewegungslosigkeits-Schrecken führt, entsteht plötzlich eine direkte Begegnung. Jens und ich sind zusammen, verstehen uns. Doch ›nach einer Weile habe ich das Gefühl, es zerrinnt zwischen meinen Fingern‹. Ich bin verzweifelt. So bleibt mir nichts, als neben dem ruhigen Jens die Kantele zu stimmen. Danach wieder eine Stunde mit guten Passagen. Ein Wechsel kann diesmal als ein ›Zuviel‹ verstanden und begleitet werden, was uns nicht davor schützt, beim nächsten Mal wieder total auseinander zu driften.

Dieses Hin und Her, der Wechsel von gelingendem und misslingendem Verstehen, von Begegnung und Alleinsein hält an. Erotik, Wut, Verzweiflung, Verstehen, körperliche Berührung und Klang und Ton werfen uns hin und her.
In der 124. Stunde – vor einer weiteren Sommerpause – ist wieder das Thema Distanz da. Ich spüre – immerhin zum ersten Mal – die Unmöglichkeit des Nein-Sagens, der Widerstand, der nicht ausgehalten wird, sondern sich fortwährend ereignet. Ich bin wütend und fordere von Jens, mich nicht allein zu lassen. Ich möchte so gerne, dass er mitmacht beim Singen – und er macht mit.
In der ersten Sitzung nach der Sommerpause fühle ich die Kritik des Vaters an meinem Xylophon-Spiel –»Jens mag lieber Melodien als so ein ›pling pling‹« – [3] *als Verunsicherung. Vielleicht hat es deshalb*

---

[3] Der Vater hat einmal bei einer Stunde zugeschaut. Im anschließenden Gespräch bezog sich diese Äußerung darauf, dass Jens zu Hause häufig klassische Musik hört und diese auf ihn eine entspannende und wohl tuende Wirkung habe.

bisher nicht hingehauen? Ich bin wieder wütend und spüre den Wunsch, Jens die Augen zuzudrücken. Verzweifelt und ratlos bin ich erschlagen von der Wucht dieser Mordfantasien. Ich bemerke sie hinter der lauten Wut wie auch in den leisen und sanften Tönen. Ich halte diesen Nicht-Kontakt nicht aus. Er ist wie der Tod. Ich habe Angst, Jens zieht sich zurück, weil ich das, was da ist, überhöre, missachte. Ich merke, dass die Schwierigkeit wieder von vorne los geht. Manchmal ist mir einfach alles total über. Aber ich kann nicht aufgeben, das wäre die Vernichtung.

In der nächsten Stunde beginne ich die Arbeit mit Jens anders als sonst. Ich massiere und bewege vorsichtig seine Füße, Beine und Kniegelenke. Die Idee zum Fuß-Kontakt entstammt einer anderen Therapie mit einem schwermehrfachbehinderten jungen Mann. Sie stellt eine Verbindung mit der basalen Stimulation da, und zwar mit der von FRÖHLICH beschriebenen »Erfahrung von Mikrobewegungen«[4]. Ich nehme mir für den ›Fuß-Kontakt‹ Zeit, singe dazu, achte gleichermaßen auf Jens' Reaktionen wie auch auf meine Empfindungen. Es ist ›gut; sehr intensiv‹. Ich bin glücklich und dankbar, in den kleinen, zarten Bewegungen Jens zu begegnen. Bei einem späteren Stimmkontakt mit verschiedentlichen Abbrüchen, bei denen Darmgeräusche zu hören sind, entwickelt sich eine sexuelle, erotisch verführerische Situation: ›ist etwas verrückt; ich drifte in Töne, Klänge ab‹. Wir geraten in das Teppich-Gewebe der Coenästhetik, vielleicht weil diesmal die sinnliche Begegnung nicht so stark abwehrt werden muss? Im Vertrauen auf etwas, was hinter uns, über uns, um uns herum ist, sind wir aufgelöst in diesem Etwas beisammen.

In der nun folgenden Zeit wird der Versuch der ›Fuß-Begegnung‹ häufiger Stundenbeginn. Ich nehme zu Jens Kontakt auf, indem ich vorsichtig seine Füße berühre, bewege, massiere etc. und dabei auf ihn, seine Reaktionen, Bewegungen, Aktionen wie auch auf mich und meine Empfindungen achte. Oft singe ich dazu, meistens ›oh when the saints‹ oder auch ›summertime‹. Danach setze ich mich neben ihn und wir sind mit unseren bisherigen Möglichkeiten zusammen. Halt und Hoffnung in neuer Form?

Im Folgenden möchte ich der Frage nachgehen, in welcher Form die beschriebene Besonderheit der dyadisch fixierten Beziehung und die darin sich realisierende Verstehensbarriere in der konkreten therapeutischen Situation in Erscheinung tritt und in welcher Weise auf der phänomenalen Ebene die Inszenierung so beschrieben werden kann, dass daraus veränderte Verstehensmöglichkeiten erwachsen.

---

[4] FRÖHLICH, A. 1991, S. 165/6

Was sind Wendungen?

Schwermehrfachbehinderte Menschen haben eine Form leiblicher Identität entwickelt, die sich einem selbstreflexiven Zugang zu sperren scheint. Sie ist Teil einer auf das Dyadische fixierten Beziehung, mit der zugleich das darauf bezogene Sprechen und Denken der nichtbehinderten Beziehungsperson in seiner symbolischen Potenz ad absurdum geführt wird. In ihm scheint daher das Person-Sein des schwerbehinderten Menschen nicht mehr erfahrbar. Der Konflikt, um den es hier geht, ist ein dyadisches Ineinander von Leiblichkeit des schwermehrfachbehinderten Menschen und Denken und Sprechen der nichtbehinderten Beziehungsperson. Er verändert die metaphorische Qualität der Sprache in einer Weise, die zwar Spuren hinterlässt, die jedoch in emotionaler Hinsicht auf ›nichts‹ zu verweisen scheinen. Im *Rationalen Mythos* wird die schwere Behinderung zu einem Mythos, der sie zum Ersatz des Person-Seins des schwerbehinderten Menschen bestimmt.

Wenn die dyadische Beziehungsform jedoch berücksichtigt werden kann, machen die nur auf sich selbst bezogenen Worte mit dem beunruhigenden ›Nichts‹ einen Spannungsraum deutlich. Es ist die Frage, wie es dennoch gelingen kann, die sich inszenierenden Beziehungsmuster als einen Spannungsraum wahrzunehmen, der mit dem Verstehen einen Entwicklungsprozess ermöglicht, unterstützt und in Gang hält. In welcher Form wird im therapeutischen Prozess das spezifisch Dyadische erkennbar?

Der therapeutische Prozess entfaltete sich nicht entlang von Deutungen, mit denen etwas bislang Verdrängtes, Abgespaltenes und Unverstandenes in ein spiel- oder sprachsymbolisches Verständnis eingeholt wird. Hier ging es stattdessen darum, die spezifische Form des Nicht-Verstehens als etwas Bedeutsames und Wertvolles zur Kenntnis zu nehmen und anzuerkennen. Diese Anerkennung vollzog sich ähnlich wie Deutungen in Form eines kreativen Aktes als überraschendes Ereignis im Evidenz-Erleben. Diesen Vorgang habe ich als *Wendung* beschrieben. Als Pendant zur Deutung, mit der etwas bislang aus der Kommunikation Ausgeschlossenes in ein gemeinsames Verstehen eingeholt wird, verstehe ich *Wendung*, als die Konturierung der Spur, in der mit der Beziehung das Gegenüber emotional als existent erfahrbar wird. Die Besonderheit der Beziehung als dyadische Fixierung lässt sich durch den Verstehensvorgang der *Wendungen* erfassen.

Mit der *Wendung* beschreibe ich einen Verstehensprozess, mit dem das Verstandene zwar Anschluss findet an den triadischen Raum, jedoch in einer Weise, die zugleich seine Zuordnung zur dyadischen Beziehungsform nicht aufhebt. Der zu Grunde liegende Konflikt – das auf den Ausschluss aus dem symbolischen Raum beruhende Identitätsthema – kann darin nicht gelöst werden. Er wird jedoch deutlich, und es zeigen sich mit den *Wendungen* mögliche Umgangsformen als Umgang mit einem Thema. Die Sicherung dieses Verstehens erfolgt in einem ersten Schritt als Gestaltschluss, der als Evidenz erfahrbar wird, und der natürlich einer weiteren Sicherung bedarf. Diese theoretische Einbindung erfolgt in den nächsten beiden Kapiteln.

Ausgangspunkt der therapeutischen Arbeit war die selbstverständliche Erwartung, dass mein Gegenüber mir sein Anliegen in irgendeiner Weise zeigen werde und es uns gemeinsam gelingen könne, den Sinn des Gezeigten auf dem Hintergrund der therapeutischen Beziehung zu verstehen. Selbstverständlich ist diese Haltung, da sie im Sinne eines Willkommen-sein-Signals Voraussetzung dafür ist, dass eine gelingende Begegnung überhaupt stattfinden kann.
Im Kontext der Neuen Euthanasie-Diskussion, die Personalität als Eigenschaft zum Entscheidungskriterium über Leben und Tod eines Menschen macht, hat Robert SPAEMANN diesen Gedanken zur Entstehung von Personalität eines Menschen so formuliert: »Menschen werden nämlich erst dadurch zu rationalen und selbstbewussten Wesen, dass eine Mutter mit ihnen spricht. Dieses Sprechen ist nicht eine Konditionierung eines Organismus, sondern es ist die Zuwendung zu einem Wesen, das immer schon als Person behandelt wird. Die Mutter spricht zu dem Kind, als ob das Kind verstünde. Nur dadurch lernt das Kind verstehen. Nur indem wir es bereits als Person behandeln, entwickelt es die Eigenschaften, an denen man dann die Personalität des Menschen erkennen kann. Wir müssen die Personalität immer schon voraussetzen, oder wir geben ihr überhaupt keine Gelegenheit, sich zu zeigen.«[5] SPAEMANN nimmt hier Bezug auf den Umstand, dass die Personalität der abhängigen PartnerIn in der Dyade immer an die Beziehung gebunden ist, und zwar an eine Beziehung, in der ihre Personalität von der unabhängigen PartnerIn als selbstverständlich potenziell vorhanden vorausgesetzt werden muss. Wunsch, Spiel und nonverbale Metapher, mit und in denen das Kind als Subjekt anerkannt wird, entstehen als erlebbares Substrat dieser frühesten Beziehungsform, deren Gelingen darauf beruht, dass die Mutter sich mit ihrem Unbewussten den körperlichen Bedürfnissen des Kindes verfügbar macht und das Kind darin als Person der Mutter wichtig wird.
Die Selbstverständlichkeit dieser Willkommens-Haltung brach im therapeutischen Prozess unmerklich immer wieder zusammen. Die für mich gefühlsmäßig oft eindrucksvoll spürbare Begegnungsqualität – die zum Eindruck der ›ozeanischen Selbstentgrenzung‹ führte – stellte sich dadurch immer wieder in Frage, blieb über weite Strecken unverständlich und unerklärlich.
Die Beziehung wurde durch Ereignisse gestört, die den Eindruck ›es scheint

---

[5] SPAEMANN, R. 1992, S. 99

überwiegend vegetativ gesteuert zu sein‹ provozierten. Der Eindruck schien zu bedeuten: ›da ist kein Gegenüber, das sich mir gegenüber behaupten kann, und meine dialogische Erwartung überfordert die Andere, da ihr die Fähigkeit zu subjektiv gestaltetem Ausdruck mangelt‹. Dieser Eindruck drohte immer wieder als sachliche Feststellung in Form des ›Technikers‹ erkannt und darin gleichzeitig verkannt zu werden. Der mit dem Eindruck deutlich werdende Schrecken erzwang unmerklich die Aufgabe der selbstreflexiven Haltung. Nun war der Bezugspunkt nicht mehr die innere Wahrnehmung der Beziehung, sondern die von außen erfolgende Beurteilung der Beobachtungen hinsichtlich rationaler Theorien. Aus einem verletzten und verletzbaren Mitmenschen wurde mir ein Beurteilungsobjekt. Als das Gegenteil der Begegnung ermöglichenden Haltung bewirkten die Gedanken nun den drohenden Zerfall des spürbaren Miteinander, der das Gegenüber – die subjektive Qualität der Erlebens, mit der das Gegenüber erst erfahrbar wird – mit in den Abgrund zu reißen schien.

Die in diesen Einbrüchen sich manifestierende Infragestellung der Beziehung erfolgte als unmerklicher Haltungswechsel: von der teilnehmenden Einfühlung zur distanzierten Beobachtung. Mit diesem ließ sich der Einbruch nicht mehr in ein psychologisches Konzept einbinden. Die Gedanken, Einfälle und Empfindungen konnten nicht mehr als Gegenübertragung verstanden werden. Wiewohl diese psychologische Qualität existenziell notwendig gewesen wäre, fiel das Versagen dieser Qualität nicht auf, es erschien als selbstverständlich. Die Begegnungen, die immer wieder sich ereignenden eindrucksvoll bezogenen Interaktionen, wurden daher – von keinem Verständnis-Zusammenhang gehalten – zu Fragmenten. Denn zugleich wurde das Erleben als ›es scheint vegetativ gesteuert zu sein‹ nicht zum bestimmenden Diskurs. Erst dadurch konnten die Einbrüche überhaupt als Einbrüche erscheinen und nach und nach als Zusammenhang eines spezifischen Übertragung-Gegenübertragungs-Komplexes verstehbar werden. Diese Einbrüche als solche wahrzunehmen geschah mit den *Wendungen*, als ich anfing, die Richtung meiner Sichtweise zu ändern.

Ich verstand die vereinzelt gelungenen Begegnungen nicht mehr als wertvolle Ereignisse, die wie Inseln aus dem sinn- und wertlosen Meer des Nicht-Verstehens ragten, aus dem sich an das Ufer einer solchen Insel zu retten lebensrettend war. Stattdessen versuchte ich, vom *Selbstverständnis des Sich-Verstehens* ausgehend, interessiert den Abgrund der Sinnlosigkeit wahrzunehmen und ihn als das Nicht-Selbstverständliche kennen zu lernen. Es bedeutete, sich zu öffnen für die selbstverständliche Möglichkeit der personalen Begegnung und von dort aus das Selbstverständliche des erlebten Unverständnisses als eine »inszenierte Wirklichkeit«[6] zu verstehen.

---

[6] SIERCK, U./DANQUARDT, D. (Hrsg.) 1993, S. 25. SIERKS und DANQUARDT bezeichnen damit eine Interaktionsstruktur, bei der behinderte Menschen von Nichtbehinderten so in institutionalisierten Interaktionsformen eingebunden sind (medizinische/pädagogischen/psychologi-

Mit dieser veränderten Sichtweise wurde der Zwang zu verstehen als Gegenübertragungswiderstand deutlich, als meine Schwierigkeit, mich auf Unverständlichkeit und Sinnlosigkeit einzulassen und sie hinzunehmen. Erst dadurch gelang es, die distanzierende Beobachtung als Einbruch wahrzunehmen und in der Selbstverständlichkeit des Nicht-Szenischen das Szenische zu erkennen. Der Abgrund gewann Kontur. Sich mit in den Abgrund reißen zu lassen hieß daher, die eigenen inneren Abschweifungen, alle Schwankungen der Aufmerksamkeit, alles Fremde, was sich in meinem Erleben in die Wahrnehmung der Beziehung einschlich, alles, was sich meiner Wahrnehmung von außen oder innen aufdrängte und nicht zugehörig, sinnlos etc. zu sein schien, – also alles das, was durch das Erleben ›es scheint überwiegend vegetativ gesteuert zu sein‹ in meinem inneren Erleben als nicht zur Beziehung gehörig erklärt wurde – auszuhalten, es vom Standpunkt der therapeutischen Beziehung her als sinnvoll zu betrachten, mit einem Sinn behaftet, der sich vorerst noch verbirgt. Der Abgrund ist der Versuch, auch den Bruch der Kommunikation als Kommunikation zu verstehen, den Bruch, der auch daraus resultiert, Verstehen erzwingen zu wollen, und die Bereitschaft, Sinnloses, Unverständliches, möglicherweise sogar Schädliches hinzunehmen und anzuerkennen. In meiner Selbstwahrnehmung waren es z. B.

– Selbstzweifel aller Art, warum ich diese Arbeit bloß mache, ob meine Eingriffe oder fehlenden Eingriffe schädigend sind, ob meine Haltung sinnvoll oder sinnlos ist, dass ich angesichts der Schmerzen und Schwierigkeiten, die mir mein Gegenüber zu signalisieren schien, eigentlich ganz anders hätte vorgehen müssen, dies mir aber unmöglich ist;

– das Auftreten einer tiefen Unsicherheit, die zeitweise meinen Handlungen ihre innere Konsistenz zu rauben und ihren Zerfall zu bewirken schien;

– Zweifel, ob meinen Wahrnehmungen ein Sinn zuzuordnen ist; ob beispielsweise das wahrgenommene Zucken der Augenbraue, das auf mich so fragend und skeptisch wirkt, nicht auf die muskuläre Erregung eines Organismus zurückzuführen ist, dessen Funktionszusammenhang mit mir als Person nichts zu tun hat, sie vielmehr auf eine ›Reizumwelt‹ reduziert;

– die Tendenz, Störungen und Irritationen als ›total‹ zu erleben; der Eindruck, ›etwas scheint im Moment falsch zu sein‹, wird zu ›alles ist falsch‹ oder ›ich bin falsch‹; auch die Besorgnis, ›schädigend für die PatientInnen zu sein, ihren Tod zu provozieren oder sie in bedrohlicher Weise zu erregen‹, erlebte ich als Tatsache.

Meine bisherige Haltung, diese Eindrücke und Empfindungen als Auswirkung meiner Schwierigkeiten, als Fragen bezüglich meiner Kompe-

---

sche Vorführungen, Untersuchungen, Darstellungen in Buch/Film etc.), dass in der Art ihrer Darstellung sie das Bild bestätigen müssen, das sich Nichtbehinderte von ihnen machen.

tenz, der adäquaten therapeutischen Methode etc. zu betrachten, gab ich auf zugunsten der Frage nach ihrem Sinn in der therapeutischen Beziehung. Im Gegenteil verstand ich das Erleben meiner Schwierigkeiten als ausschließlich eigene als ›Mitagieren in der Übertragung‹, mit der die erlebte Beziehungslosigkeit – das ›Nicht-gemeint-Sein‹ – festgeschrieben, der Wahrnehmbarkeit ihres sozialen Charakters beraubt wurde. Ich versuchte nun nicht mehr, diese Gedanken, Empfindungen, Fragen etc. wegzudrängen, sondern sie zuzulassen und auszuhalten und im Kontext der therapeutischen Beziehung ernst zu nehmen. Ich begann sie vom Standpunkt der therapeutischen Beziehung aus als noch unverstandene Gegenübertragung zu betrachten. Die Schwierigkeit, sich aus der Identifikation mit der angebotenen Übertragungsfigur zu lösen, ermöglichte mir Verständnis für die Schwierigkeit meines Gegenübers, sich mit den Schrecken von Ereignissen auseinander zu setzen, Ereignisse, die ihm als solche nicht erfahrbar waren, solange sie nicht in einer Beziehung gehalten werden konnten.

Die beschriebenen Komplexe – die Phasen der Nicht-Begegnung – wurden von mir als Abgründe empfunden, mein Gegenüber und ich wurden einander fremd, ich wurde mir selbst fremd. Es entstand eine Leere, die sich anscheinend mit meinem Negativum und meiner Verzweiflung ob der gefühlten Sinnlosigkeit und des Entsetzens füllte. Dies galt es auszuhalten und wahrzunehmen in der Hoffnung, dass diese Fremdheit, das an ihr als unverständlich und missverständlich Imponierende, möglicherweise etwas noch bislang Unverstandenes war. Wenn es nun gelang, die darin wirksam werdende Abwehr-Figur des *Rationalen Mythos* zu erkennen, wurde die darin verborgene Beziehungsfigur deutlich. Fremdheit und Leere begannen als etwas Quasi-Psychisches deutlich zu werden, als Besonderheit eines dyadischen Beziehungsmusters.

In der frühesten Beziehungsform – der autistischen Position – entsteht das Selbst-Gefühl als Unterschied, der zwischen einem rein physiologischen Reflexbogen, der einen Ort hat, und dem beginnenden Gefühl für einen Platz, an dem Erleben stattfindet, besteht.[7] Das durch Zustände von Fremdheit und Leere gekennzeichnete Existieren macht diese Unterscheidung unmöglich. Sie lassen sich verstehen als Seins-Zustände von Menschen, deren Sich-Existent-Fühlen, das in der dyadischen Beziehung das Halten eines Spannungsraumes durch die Beziehungsperson bedeutet, möglicherweise wie das Fehlen eines Echos gewahrt werden kann. Fremdheit und Leere machen sich als Bedeutungslosigkeit der Sprache im Sinne des ›Technikers‹ bemerkbar. In der *Wendung* wurden die Worte, die emotional ›nichts‹ zu bedeuten schienen, die mit dem Fehlen ihrer subjektiven Sinnhaftigkeit auf ihre sachliche Bedeutung reduziert waren, wurde das ›Nichts‹ – die existenzielle Fremdheit, der fehlende

---

[7] Nach OGDEN, T. H. 1995, S. 35/6

Unterschied – zum Zitat. Sie wurden *zur konkretistisch-leeren Metapher*. Um diesen Vorgang anschaulich zu machen, folgt hier ein längeres Zitat aus dem vorherigen Abschnitt der Falldarstellung von Jens. In der geschilderten Passage zeigt sich die Schwierigkeit, sich der dyadisch fixierten Beziehungsform zu öffnen, ja diese überhaupt wahrnehmen zu können, als schleichender Einfluss von dem, was ich ›nichts‹ nenne. Damit ist das Bemühen gemeint, Einbrüche zu verstehen und in ein Erleben einzuholen. In diesen Einbrüchen begann der Einfluss des ›es scheint überwiegend vegetativ gesteuert zu sein‹ als Leerstelle und Fremdheit in meinem Denken deutlicher zu werden.

In den vorangegangenen Stunden waren mir die erschreckenden Momente immer deutlicher geworden. Bei einem Versuch, das Erschrecken auszuhalten, kam mir der Einfall ›Maria durch ein‹ Dornwald ging‹. Darin deutet sich unsere Beziehung als ein qualvolles, aber dennoch Gott-geschütztes embryonales Beisammen-Sein. Mit dieser stummen Deutung veränderte sich mein Empfinden und ich konnte die Beziehung zwischen Jens und mir wieder spüren. Ein anderes Mal entstanden in mir beim Versuch, das Erschrecken auszuhalten, rasende Wut und Tötungsfantasien. Zwischen diesen beiden Zuständen fühlte ich mich hin- und hergeworfen.

Die Einbrüche überraschen mich zunehmend weniger. Manchmal betrachte ich sie als Wechsel, die es auszuhalten und zu begleiten gilt. Andererseits traue ich auch dem guten Gefühl weniger (102. Sitzung). Im Auseinander merke ich, dass Jens mir entgleitet und sich im Entgleiten auflöst. Ich verstehe ihn nicht. Unser Beisammensein ist Fragmentierung, ein Zerfallsergebnis. Die Erlebensbruchstücke sind Zentren von gänzlich unterschiedlichen Welten. Im Bewusstwerden der unmöglich scheinenden Distanz und dem daraus resultierenden Sich-im-Gefühl-Verlieren wird der Kontakt unwirklich. ›Es nützt alles nichts‹, ›Beweis nach außen‹, ›ich darf meine Zweifel nicht laut sagen‹. Dahinter deutet sich eine leere, mit auswegloser Verzweiflung angereicherte Welt an, zusammengehalten nur in ihrer Negation. Die hierdurch erzeugte Katatonie ist der Totstellreflex, der den Tod negiert, indem er ihn lebt.
Während es in der nächsten Stunde (es ist inzwischen die 103. Stunde) Jens sehr schlecht geht, er nach dauernden Wechseln einschläft und aus dem Schlaf heraus in einen großen Anfall gerät, bestimmt fast durchgehend gute Stimmung die übernächste Stunde. Stimmlich und körperlich sind wir gut zusammen. Die Schwankungen sind weniger abrupt. Ganz so, als seien sie jetzt überwunden, überlege ich, woher die bisherigen Schwierigkeiten wohl stammen mögen, ob es mit meiner Fehlinterpretation von Jens‹ Lauten (dem Zischen etc.) als Ablehnung des Ganzen und nicht nur der jeweiligen Situation zusammenhängt. Wie in erneuter Beweisführung stelle ich fest, dass mich Geräusche von außen stören. Jens

achtet manchmal sehr auf sie und reagiert auch deutlich auf sie. Der Entzug seiner Aufmerksamkeit ärgert und stört mich. Er macht unsere Beziehung zu einem Nichts. Hinter dem unmittelbar Erlebten ist nichts an Erinnerung, Bedeutung etc. Ich bin ein Nichts. Zerstöre ich den Kontakt mit der ständigen Suche nach Beweisen? Auch in der nächsten Stunde schiebt sich in der Einbildung das Nichts als Zweifel, als Entwertung unserer Arbeit dazwischen. Doch zum ersten Mal erscheint mir das erschreckende Lachen, die aus den Fugen zu geraten scheinende Bewegung als Erregung, die nicht gehalten wird und deshalb unaushaltbar ist. Dazu passt meine nun immer häufiger spürbar werdende Wut, bei der dem inneren Maximum an Erregung äußere Starre gegenübersteht. Einen Schritt weiter geraten wir in der nächsten Sitzung. Nach einem wilden ›Wut-Spiel‹ auf dem Xylophon, bei dem ich versuche, ›Zeit zu sammeln‹, spüre ich in der folgenden körperlichen Berührung zum ersten Mal eine deutliche sinnlich-erotische Komponente zwischen Jens und mir. Wie ein Schock überfällt mich die Vorstellung, Jens verstehe mich tatsächlich oder/und er sei erleichtert, dass ich ihn endlich verstünde bzw. endlich wisse, dass er mich verstehe. Das muss ich sofort wieder zurücknehmen. Vom Verstehen ist in den nächsten Stunden wieder wenig zu merken. Ich bin so wütend, will die Zweifel endlich loswerden, will Jens zwingen, endlich mit mir zu kooperieren. Erschrocken merke ich, dass ich Jens als Mauer schlagen will, die mich zu bezwingen scheint.

In dieser Passage zeigt sich mit den Einbrüchen der schleichende Einfluss des ›Nichts‹ auf meine Gedanken und mein Erleben. Immer wieder scheinen sich gute Momente in ›Nichts‹ aufzulösen, werden infolge des *Rationalen Mythos* in Frage gestellt: ›*Es nützt alles nichts‹, ›Beweis nach außen‹, ›ich darf meine Zweifel nicht laut sagen‹.* Die sich wiederholende, sich meinem Bewusstsein aufdrängende Erfahrung, dass die emotionale Wahrnehmung der therapeutischen Beziehung mit der Wahrnehmung der Einbrüche immer wieder zerstört wird, manifestiert sich als Auflösungstendenz der Gedanken. Hierin wird die Besonderheit der therapeutischen Beziehung als Auflösungserfahrung spürbar. Nicht Jens löste sich auf, sondern meine auf ihn gerichteten Gedanken begannen sich aufzulösen, wurden zu Gedanken über ›Nichts‹ in einer Weise, dass das ›Nichts‹ mein Ich auszulöschen schien. Ich begann, mich auf die Besonderheit der dyadischen Beziehungsform und die darin eingeschlossene Spannung einzulassen. Die ›Katatonie‹ (als M. B.) *Totstellreflex, der den Tod negiert, indem er ihn lebt‹* war eine noch unverstandene Metapher für dieses Niemandsland, das Jens und mich nun aber nicht mehr trennte. Der Vorgang des Sich-Überlassens als therapeutische Haltung bezieht sich hier auf das ›Nichts‹, die Auflösungstendenz der Gedanken. Indem sich das ›Nichts‹ ereignete – die Auflösung, der Zerfall –, traten *Wendungen* ein in einer Weise, dass mit dem Verstehen der Eindruck ›*ich bin gemeint*‹ im Sinne von: ›die Bewegungen sind Botschaften an mich‹, ›ah, ich verstehe dich endlich‹ entstand – Begegnung im Niemandsland:

Doch zum ersten Mal erscheint mir das erschreckende Lachen, die aus den Fugen zu geraten scheinende Bewegung als Erregung, die nicht gehalten wird und deshalb unaushaltbar ist.

Das Verstehen bezieht sich hier auf das erschreckende Lachen. Als Bewegung, die aus den Fugen zu geraten scheint, wird es als ›Ausdruck‹ ungehaltener Erregung und damit als ein Äquivalent (inadäquater Ausdruck) für einen Affekt (Angst, Wut) verstanden. Die therapeutische Beziehung fungiert hier in einer Weise, die Voraussetzung ist für die Entstehung von Intersubjektivität als eines Zustandes, bei dem ein Erleben miteinander geteilt werden kann, und zwar gerade deshalb, weil sich das Verstehen nicht auf Angst, sondern auf ein Äquivalent bezieht.

Die *Wendung*en bezogen sich auf Situationen, in denen die bisher als für die Beziehung bedeutungslos oder abwendend erscheinenden Gesten, Laute oder Bewegungen als Teil einer Interaktion, an der ich beteiligt war, deutlich wurden. Indem ich die bisherige Selbstverständlichkeit des Eindruckes der Beliebigkeit, Bedeutungslosigkeit oder der Ziellosigkeit der Gesten, Laute und Bewegungen des schwermehrfachbehinderten Menschen wahrnehmen konnte, wurde mir deutlich, in welch überwältigendem Ausmaß sich die PatientInnen mit dem Scheitern ihrer Suche nach Begegnung einrichten mussten. Diese Haltung verstand ich als eine Überlebensstrategie angesichts tiefer Hoffnungslosigkeit, angesichts der Undenkbarkeit, jemals als Subjekt verstanden zu werden.

Der Augenblick des Erlebens ›*ich bin gemeint*‹ – des Verstehens – war oft wie ein Lichtstrahl, durch den das vorherige Dunkel des ›Sich-nicht-gemeint-Fühlens‹ als solches überhaupt erst erkennbar wurde. Zur Erläuterung dessen, was mit *Wendung* gemeint ist, füge ich ein weiteres Beispiel aus einem Gruppentherapie-Prozess an.

Zum Verständnis des Folgenden: Ich hatte die Gruppenstunde verlegt. Statt wie gewohnt nach dem Frühstück der TeilnehmerInnen fand die Gruppenstunde, auf die sich die folgende Passage bezieht, erstmals morgens gleich nach ihrer Ankunft in der Einrichtung statt.

N. schlägt zeitweise heftig ihren Kopf auf den Fußboden. Es erschreckt mich sehr. Obwohl ich den starken Impuls fühle, zu ihr zu eilen und sie davon abzuhalten und in den Arm zu nehmen, bleibe ich auf meinem Platz sitzen, spiele quälende Dissonanzen auf der Gitarre und intoniere stellvertretend für sie den Schmerz. Nach einer Weile hört sie auf und kommt zu mir.

Auch als N. an die Tür schlägt und klopft – sie hat Hunger und will hinaus – klopfe ich auf die Gitarre und schreie für sie. Manchmal entsteht so zwischen uns ein deutlicher Klopf-Kontakt. Wir spielen miteinander. Hier verstehe ich N.s Aktionen als Anklagen gegen mich. Sie schlägt sich und die Tür stellvertretend für mich, quält mich in sich. Ich quäle sie, da ich nicht zu ihr komme, sie nicht in den Arm nehme und ihr nichts zu essen gebe. Indem ich ihr jedoch zeigen kann, dass ich ihren Schmerz, ihre Qual und Wut spüre, kann ich sie spüren, und sie kann zeigen, dass sie sich wahrgenommen weiß.

Mir wurde im Verlauf dieser Sequenz klar, dass mir bislang N.s Kopf- und Türen-Schlagen ausschließlich als Abfuhr vegetativer Erregungszustände, Ausdruck physiologischer Bedürfnisse – Hunger und Schmerz –, die einer entsprechenden Entgegnung bedürfen – Nahrung und Linderung –, erschienen waren. Mir war nicht in den Sinn gekommen, dass das Kopf-Schlagen als Übertragung gedeutet werden muss. Das Brot, nach dem N. Verlangen hatte, war das Brot des Verstehens, war die emotionale Begegnung, war das Verlangen danach, dass das Fehlen einer solchen wahrgenommen wurde. N. wollte, dass ihre Bewegungen für mich etwas ausdrücken sollten, obwohl sie für mich ausschließlich ein physiologisches Bedürfnis oder einen regelhaften Ablauf einzufordern schienen, dass ich verstehe, wie leidvoll es ist, vom affektiven Mitteilen ausgeschlossen zu sein. Auf diesen ›Wunsch‹ bezog sich das Beziehungsmuster. Nun wurde die ›fehlende Nahrung‹, der ›Hunger‹ deutlich als ›in-der-Beziehung-von-mir-nichts-bekommen‹, als ›in-der-Beziehung-nicht-sein‹, als Unverständnis, Fremdheit in sich selbst. Mit der *Wendung* wurde es möglich, die Ausschließlichkeit im Verständnis von N.s Kopf- und Türen-Schlagen als *konkretistisch-leere Metapher* zu deuten. Das Kopf- und Türenschlagen als Abfuhr vegetativer Erregungszustände, Auswirkung physiologischer Bedürfnisse erschien als verfehlter Ersatz für den Ausdruck eines emotionalen Bedürfnisses und psychischen Schmerzes.
In entsprechender Weise verstand ich das erschreckende Lachen von Jens als aus den Fugen zu geraten scheinende Bewegung und weiter als Erregung, die nicht gehalten wird und deshalb unaushaltbar ist. Jens‹ Zuckungen als ausschließliche Folge hirnphysiologischer Übererregung wurden zur *konkretistisch-leeren Metapher*, in der mir mit dem ›Nichts‹ – dem Zerfall meiner Gedanken – etwas Fehlendes als Wunsch danach deutlich werden konnte.
In solchen Inszenierungen wird die Schwierigkeit der dyadischen Fixierung deutlich. Sie zeigt sich als Fehlen einer Organisationsform, mit der das Falsche, Nicht-Identische, die Verfehlung, die Qual des Nicht-Verstehens gehalten werden könnte durch den Bezug des Selbst auf ein fremdes, zum Dritten gewordenes und damit zugleich eine unbekannte Welt eröffnendes Objekt. In dem ›Nichts‹ wird die auf sich selbst zurückge-

worfene Leiblichkeit des schwermehrfachbehinderten Menschen erfahrbar als ›Sehnsucht nach Etwas‹, als Objekthunger, Hunger nach einem Gegenüber, in dem sich der schwerbehinderte Mensch mit dem Inadäquaten seiner Sehnsucht (wieder-)finden kann. Dieser Konflikt zeigt sich als ›Übertragung eines fehlenden Selbst‹, bei der das ›Nichts als Drittes‹ wichtig wird. Das bedeutet, dieses Beziehungsmuster wird nur als Übertragung verständlich, wenn es möglich wird, die Idee des Fehlenden zu ertragen. Ich bin gerade in der Verfehlung wichtig. Das Ertragen der darin liegenden Spannung eröffnet einen Raum, in dem trotz aller Beschränkung Begegnung möglich wird.

Mit diesen paradoxen Formulierungen versuche ich, etwas sprachlich zu beschreiben, was sich sprachlicher Beschreibung entzieht, aber gerade im Akt des Entziehens Kontur gewinnt. Der Vorgang des Entziehen kann das zum Klingen – ins Gefühl – bringen, was die sprachliche Beschreibung zu verlieren droht. Als Beispiel: Wenn die PatientIn etwas wegwirft und ich das Wegwerfen als Verfehlung des ›nach mir werfen‹ bzw. ›zu mir hin werfen' verstehe, dann weist das ›Mich-Verfehlen‹ darauf hin, dass die PatientIn mich sucht, obwohl ich für sie nicht da bin. Sie sucht mich, ohne eine Idee von mir zu haben. Sie kann mich daher nur in der Verfehlung finden. In der Verfehlung kann es mich geben, wenn ich mich davon angesprochen fühle. Das Verfehlen, das ›Nichts‹ als Bedeutungslosigkeit, nimmt die Funktion des Dritten ein. Das ›Nichts‹ ist die Besonderheit des Szenischen im vorliegenden Fall als etwas Nicht-in-Erscheinung-Tretendes. Das ›Nichts‹ als Drittes zeigt sich, indem fehlgehende Antworten gerade in der Verfehlung sinnvoll werden. Darin wird das ›Nichts‹ zum Zitat.

Die Bedeutung der Improvisation

Anna
Dieser Abschnitt bezieht sich auf die nächsten 42 Sitzungen (51.–93. Stunde).
Es ist Annas letztes Jahr in dieser Einrichtung wie auch zu Hause. Anschließend wird Anna eine andere Einrichtung besuchen, da sie von ihrer Familie weg in eine Wohngruppe zieht. Die Musiktherapie wird dadurch nicht beendet. Ich führe sie in der neuen Einrichtung anfangs als Einzeltherapie und später als Gruppentherapie weiter fort.
In dieser Zeit setzt sich unser guter Kontakt in der zuvor beschriebenen Weise fort. Er stabilisiert und differenziert sich.

›Backe-Backe-Kuchen‹ – Halt in der Lüge
Insbesondere festigt sich die ›Backe-Backe-Kuchen‹-Form immer mehr

als unsere besondere Art der Verständigung. Ich singe Anna leise den Anfang des Liedes ins Ohr und warte auf ihre Antwort. Je nachdem, ob diese froh oder enthusiastisch, traurig oder schmerzhaft, gequält oder zärtlich liebevoll ausfällt, fahre ich mit dem Lied fort. Dabei können auch lange Pausen entstehen. Meist geraten wir so in eine intensive Unterhaltung. Das Lied wird dabei sehr verzerrt, verdreht, gequetscht – aber nicht zerschlagen. Es bleibt in verfremdeter Form erhalten – als Hintergrund, auf den hin unsere Unterhaltung ihre spezielle Färbung erhält.

Ein Kinderlied als haltender Untergrund für die therapeutische Arbeit mit einer erwachsenen Frau: Das ist nicht wie sonst ein Arbeitsbündnis, welches das Erwachsensein der Patientin sichert und die in der Übertragung sich ereignende Regression in kindliche Erlebensweisen als solche (nämlich als Regression) kenntlich macht. Es ist das Ineinander-verschlungen-Sein von Arbeitsbündnis und Übertragung, das in der Verdrehung sich gegenseitig unkenntlich macht, als einzig mögliche und zugleich falsche kindliche Ansprache einer Erwachsenen. Die Verdrehungen, Verformungen und Verzerrungen, die Überfrachtung des Liedes mit gänzlich inadäquaten Inhalten lassen die wortlos mitgedachte Lüge anwesend sein. Sie geben so dem gleichermaßen richtigen wie absurd falschen Lied die Fähigkeit, Kern eines therapeutischen Arbeitsbündnisses zu sein.

Das Lied führt musikalisch vom Pentatonischen ins Harmonische. Im Gegensatz zu dem von NIEDECKEN *analysierten Kinderlied ›Hoppe-Hoppe-Reiter‹[8], das entwicklungspsychologisch das Wagnis des kindlichen Erlebens der Loslösung begleitet, stabilisiert ›Backe-Backe-Kuchen‹ mehr ein Selbsterleben in der beruhigenden Gewissheit und Versicherung guter und ausreichender Nahrung. In der Wendung am Schluss, die im ›Hoppe-Hoppe-Reiter‹-Lied als Fall aus der pentatonischen Gleichförmigkeit auf den Grundton der neuen Harmonie das Finden der Sicherheit im Eigenen stets aufs Neue besiegelt, beschwört das ›Backe-Backe-Kuchen‹-Lied gerade an dieser Stelle die Utopie der Rückkehr in die Ofen-höhle. Es kann im gemeinsamen Spiel von Mutter und Kind das Gewahr-Werden der nährenden Beziehung formen und in der Kontrolle über diese Form das Gewahrwerden des Eigenen ermöglichen. Dieses Eigene bezieht sich jedoch noch ausschließlich auf das Innerhalb der Mutter-Kind-Beziehung, während sich das Eigene des ›Hoppe-Hoppe-Reiter‹-Liedes eben an der Grenze von Innen nach Außen findet.*
Das ›Backe-Backe-Kuchen‹-Lied dient mehr der Versicherung der Be-

---

[8] NIEDECKEN, D. 1988, S. 111 ff

ziehung als der Ablösung. Es legt damit die Grundlage für die spätere Trennung wie auch das Finden bei gleichzeitigem Bewahren des Eigenen in der Wiederannäherung. Denn erst die Hitze der Ofen-Höhle lässt den Kuchen als Ganzes aus den unverdaulichen Einzelteilen entstehen. Den Ofen verstehe ich als Metapher für die bergende wie unausweichliche Unmittelbarkeit archaischen Beziehungserlebens der Symbiose. Er verschlingt den Teig stellvertretend für die Kinder wie die Hexe und spuckt ihn als Kuchen wieder aus. Mit dieser Metapher wird etwas aus der ursprünglichen »Verschmelzung von Sein und Erleben«[9] in das spätere differenzierte Beziehungserleben gerettet. Etwas von der Hitze symbiotischer Verschmelzung ist nötig, um im Getrennt-Sein die Verbindung halten zu können. In der Sicherheit und Qualität des ersten Verbundenseins mit der Welt liegt der Kern der späteren vertrauenden Weltoffenheit.

Auch Anna und mir dient das Lied der Versicherung unserer Beziehung – allerdings besiegelt es gleichzeitig auch das Gefangen-Sein als Festlegung auf eine frühkindliche Umgangsweise. Freude und Klarheit als begleitende Affekte der sich festigenden Beziehung zum kleinen Kind wollen sich mit Anna trotz aller Begeisterung und Innigkeit nicht einstellen. Denn eine erwachsene Frau mit diesem Lied anzusprechen verweist gleichzeitig auf ihren Mangel, auf die abgespaltenen und verleugneten Seiten, die in unserer Beziehung als unbegründbarer Schmerz inmitten des Fröhlichen, als Trauer in der Freude, als schreckliche Verlassenheitsgedanken im Rahmen guter Interaktionen Platz beanspruchen. Das ist unsere Form des ›Backe-Backe-Kuchen‹-Liedes.
So setzt sich unser Kontakt als ein traurig-guter in der folgenden Zeit fort. Die meisten Stunden zeichnen sich durch Nähe und eine Vielfalt an Interaktionsformen aus.
Ich begrüße Anna im Gruppenraum und nehme mir dafür viel Zeit. Ich singe ihr etwas ins Ohr oder wir klatschen zusammen. Daraus ergibt sich in der Regel eine längere Unterhaltung. Danach gehen wir meist in den Musiktherapie-Raum, wo die weiße Matte liegt. Wir singen oder musizieren und bewegen uns zusammen. Ganz deutlich gibt es Phasen, wo die Freude an den Tönen, Klängen und Lauten im Mittelpunkt steht und Anna geradezu experimentiert und forscht. Dann wieder ist es ein ›Mama‹-Kontakt, bei dem Wahrnehmung, Einfühlung und vorsichtige Spiegelung von Annas Stimmungen wichtig ist. In manchen Phasen geht es um die Distanz zwischen uns, weg – da, nachlaufen, sich zeigen und sich verbergen und doch umeinander wissen. Es ist ein Kontakt ähnlich dem von Mutter und Kind, bei dem auf der Grundlage einer sicheren Beziehung zueinander beide in der Ausbil-

---

[9] NIEDECKEN, D. 1988, S. 117

dung und Differenzierung ihres Zusammenseins zahlreiche Verhaltens-
einheiten entwickeln, erforschen und damit experimentieren. Es ent-
wickeln sich Verhaltenseinheiten, die entsprechend der von LICHTENBERG
so genannten Modi[10] organisiert sind.

Sich- Finden im ›Nein‹

In der 54. Stunde kommt Anna nach einer längeren Sequenz im Musik-
therapie-Raum auf mich zu und versucht, gestützt auf mich, aufzustehen.
Ich nehme an, dass sie den Raum verlassen will. Als sie dabei auf
mich fällt, bleibt sie auf meinem Schoß sitzen, als sei genau das der
Ort, den sie gesucht hat.
Ich bin beglückt und verblüfft. Habe ich sie bisher, wenn sie den Raum
verließ, so missverstanden? Sie will nicht weg von mir, sondern sucht
im Gegenteil mehr Nähe, ihre Wegwendungen sind also missverstan-
dene Hinwendungen?
In der nächsten Stunde richte ich mich bei einem gemeinsamen Klatsch-
Kontakt immer nach der Intensität ihres Klatschens. Anna ist sehr er-
freut. Beim gemeinsamen Singen versuche ich mich noch mehr, ihren
Stimmungen anzupassen und sie zu erwidern.
In der Stunde darauf höre ich aus ihren Lauten ›Hänschen klein‹. Wir
singen es zusammen in ähnlicher Form wie unser ›Backe-Backe-Ku-
chen‹-Lied. Später liegen wir beide hintereinander auf der weißen
Matte, singen und experimentieren frei und lustvoll mit Tönen und Klän-
gen: freudig-lustvolle Nähe, in die sich immer wieder die schon be-
kannten Gedanken an das herbeigesehnte Stundenende schleichen. Ich
überlege, ob die zunehmend intensivere Nähe in der Beziehung auch
die Schwierigkeiten mit der Trennung verstärkt, also unerträgliche und
untragbare Verlassenheitsempfindungen provoziert.
Die Nähe zwischen uns hält in den nächsten Stunden an und ermög-
licht lange innige Sequenzen. In der 62. Stunde assoziiere ich ›uteral‹
dazu, in der darauf folgenden Stunden ›Fütterkontakt‹, aus dem heraus
ich ärgerlich werde, weil ich »mich von A. immer zu längeren Stunden
hinreißen lasse«.
Ich spüre, dass Anna mir zeigt, was sie braucht (59. Stunde).
Manchmal erforscht Anna im Wechsel mit der Matte meinen Mund.
Steht die Matte für meinen Mund? Oder sind es die Löcher, die Mund
*bedeuten? Geht es um Objektzerstörung (*WINNICOTT*) – also den Ver-*
such, der anderen außerhalb der eigenen Fantasie zu begegnen?
In einigen Stunden ist Anna sehr erregt, manchmal auch traurig.

In der 67. Stunde wirft Anna den Schellenkranz einmal direkt zu mir.
Ich greife ihn und spiele damit weiter. Sie freut sich. Mir wird deutlich,

---

[10] LICHTENBERG, J.D. (1991) S.52

*dass viele Intentionen Annas ins Leere gehen, weil ich sie nicht ver-
stehe, da ich mich nicht gemeint fühle.*
*Dann wiederum fällt mir auf, dass manche Interaktionen gestört wer-
den, weil ich zu viel tue: ›Oft mache ich eine Kleinigkeit zu viel, die
die Situation verdirbt‹ (68. Stunde). Ich bekomme wieder Angst, dass
die Beziehung doch nicht so stabil ist.*

*Es folgen wieder Stunden, in denen Anna erregt und traurig ist. Sie
weint und beißt sich.*
*Ich verstehe diese Stimmungsschwankungen, die ich überwiegend neu-
tral schildere, meist im Kontext meiner zu wenig einfühlsamen Reaktionen. Oft schleichen sich Zweifel ein, wieviel ich falsch mache.*

*In den nächsten Stunden ist wieder eine größere Distanz zwischen uns.
Einmal im Musiktherapieraum, als Anna sehr traurig ist, entsteht wiederum große Nähe zwischen uns »fast, als will A. in meinen Bauch
kriechen«. Mir ist das peinlich. Doch ich merke auch, dass Anna nicht
nur durch mich verletzt wird. Sie leidet auch unter dem »Schmerz der
Wiederannäherung«, den ich im Lied ›Hänschen klein‹ ausgedrückt
empfinde. Der Schmerz ist dort auf die weinende Mutter projiziert und
damit Garant der heimatlichen Wurzeln.*
*Dann fühle ich wieder die Zweifel: »Heute war vieles falsch, was ich
machte.« In der Distanz zwischen Anna und mir spüre ich die Gefahr
der Fragmentierung und Entsinnlichung als Verlockung, die einzelnen
Verhaltensweisen mechanisch zu spiegeln und zu beantworten, ohne
die Beziehung zu fühlen.*

Die Erregung halten
*Erst in der 83. Stunde entsteht wieder intensivere Nähe zwischen uns.
Diese Bewegung begann schon in der Stunde zuvor, als Anna im Gruppenraum die Trommel ähnlich wie die Matte benutzt. In der folgenden
Stunde liegen wir gemeinsam auf der Matte und unsere Klänge drücken »Zärtlichkeit, Schmusen/rufen, wecken/Lachen, Spaß haben/sin-
gen, lustvoll/sehnsuchtsvoll, traurig/unzufrieden« aus. Die sinnlich-
erotische Ebene zwischen uns ist deutlich spürbar.*
*In der folgenden Stunde wird (mir) dann in einer ähnlichen Sequenz
erstmalig klar, dass es wichtig ist, Annas Erregung zu halten. Das ist
ihr Gehalten-Sein in der Beziehung. Es zeigt, dass Anna das Gehal-
ten-Werden zulassen kann, – eine Bewegung, die also keineswegs ausschließlich von mir ausgeht.*

*»Wir bemerken uns, wenn ich komme.«– habe ich notiert. Wenn ich
nun in den Gruppenraum komme, schauen wir uns an und signalisieren uns, dass wir uns gegenseitig wahrnehmen. Wir begrüßen uns.*

In der folgenden Stunde sitze ich hinter Anna. Diese Form der Nähe erlaubt mehr Spielraum. Sie berücksichtigt Annas Wunsch nach Vermeidung des Blickkontakts als Wunsch nach Abgrenzung und Schutz vor Überwältigung. Anfassen und Halten als Sich-Erregen und Halten der Erregung ist nun eher möglich. Die früher so empfindliche Irritierbarkeit von ihr, wenn ich nicht genau ihre Wünsche erriet, ist in dieser Form nicht mehr so ausgeprägt. Wieder ist die Beziehung stabiler geworden. Wir können die erregende Sinnlichkeit aushalten, ohne Angst zu bekommen.

Das ›Nein‹, das nicht sein darf
Doch für das Böse scheint immer noch wenig Raum (86. Stunde), solange Therapie als Kompensationsmöglichkeit des Schlechten ihres Lebens gedacht ist. In der Stunde geht es Anna gut. Ich wundere mich darüber, da ihre Mutter verreist ist und sie in einer Wohngruppe vorübergehend lebt. Meine damalige Überlegung dazu ist, dass ich wohl Annas Missempfindungen tendenziell auf ihren Lebensalltag und ihr Wohlempfinden auf die positive Auswirkung der Therapie zurückführe. Therapie soll bewirken, dass es Anna (wieder) gut geht, wo ihr doch ansonsten Leid zugefügt wird. Gelingt das nicht, scheint das die Folge eines vermeidbaren Fehler meinerseits zu sein.

In der übernächsten Stunde gebe ich ihr ein Klötzchen mit einer Klingel. Ich tue dies aus der Überlegung heraus, etwas ›Drittes‹ – Väterliches – in die Therapie einzuführen, welches ihr hilft, sich zu entwickeln und zu lösen. Ist dies das Glöckchen, das im Bericht der Beschäftigungstherapeutin schon vorkommt? Es ist ein quadratisches Klötzchen, das an allen 6 Seiten offen ist und ein Glöckchen einschließt. Später wird es noch eine Rolle spielen.
Warum wähle ich gerade dies aus? Sicherlich auch, weil ich Anna öfters damit hantieren sehe. Jede Bewegung damit verursacht einen Klang. Es ist gewissermaßen eine Antwort auf meine Angst vor der Trennung aus der Symbiose, dem Nicht-Eigenen von Anna, die sich nicht lösen kann von mir, ohne die Beziehung zu verlieren. Ich gebe ihr damit meine Angst wie meine Zweifel an ihrer Fähigkeit, von unserer Beziehung das zu bewahren, was ihr wichtig ist. Ausgerechnet das soll ihr ermöglichen, das zu können, was mit dem Halt gleichzeitig bezweifelt wird.

6 Stunden später findet unsere letzte Sitzung in der alten Einrichtung statt. In diesen letzten Stunden sind wir uns wieder sehr nah. Ab und zu – wie auch schon manchmal zuvor – zieht Anna an meinen Haaren, versucht alles Mögliche – von mir wie auch Spielzeug – in den Mund zu stecken. Wir singen und spielen zusammen.

Damit der zuvor skizzierte Spannungsraum in Erscheinung treten konnte, bedurfte es eines spezifischen Materials: der Musik. Denn Musik steht sowohl in enger Verbindung zu vegetativen Phänomenen und ist zugleich als ein Symbolsystem szenisch strukturiert und vermag so Verstehensprozesse zu vermitteln wie auch Ausdruck dieser Vermittlung zu sein. Ich versuchte daher die beschriebene, selbstverständliche Haltung des ›Willkommen-Seins‹ mit der ihr inhärenten Erwartung, dass es gelingen könnte, den sich in der Übertragung inszenierenden Konflikt gemeinsam zu verstehen, in der therapeutischen Beziehung zu realisieren, indem ich die Musiktherapie als aktive durchführte. Da bei der aktiven Musiktherapie das gemeinsame Musizieren im Mittelpunkt steht, muss dies im vorliegenden Fall eine Überforderung darstellen. Setzt es doch auf Seiten der PatientIn die – wenn auch minimale – Fähigkeit zur sinnvollen musikalischen Gestaltung voraus. Dennoch ermöglicht gerade dieser Ansatz einen Zugang zum Verständnis des beschriebenen spezifischen Konfliktes, der der Schwermehrfachbehinderung zu Grunde liegt und den ich als *fehlendes Selbst* beschrieben habe. Ich möchte ich ihn daher hier im Folgenden etwas ausführlicher vorstellen.

Ich beziehe mich auf den von NIEDECKEN entwickelten Musik-Begriff als eine präsentativ organisierte Kunstform. In Auseinandersetzung mit der psychoanalytischen Theorie LORENZERS sowie dem gesellschaftskritischen Subjekt- und Kunstbegriff der Frankfurter Schule hat sie gezeigt, dass Musik sich als künstlerische Ausdrucksform verstehen lässt, in der das mit Fortschreiten der Aufklärung sich durchsetzende Berührungsverbot überschritten wird, indem es ›benannt‹ wird. Als Spiel mit den aus dem öffentlichen Leben verbannten sinnlich-affektiven Aspekten früher Erfahrungen wie ihrer Ausgrenzung ist Musik in der Lage, diese Ausgrenzung bewusst, d. h. hörbar und damit sinnlich erfahrbar zu machen.

In der »aktiven Musiktherapie (steht M. B.) das Musizieren der Klienten und Therapeuten im Vordergrund«.[11] Die »freie musikalische Improvisation«[12] ist Kernstück der aktiven Musiktherapie, das jedoch je nach psychotherapeutischer Grundausrichtung – ob z. B. psychoanalytisch, gestalttherapeutisch oder morphologisch – unterschiedlich theoretisch eingebunden ist. Die freie Improvisation als Kernstück der aktiven Musiktherapie bedeutet, dass die therapeutische Beziehung nicht nur sprachlich, sondern – zumindest zeitweise – auch musikalisch gestaltet ist. Es kann zu Themen, die sich im Gespräch als bedeutsam herauskristallisiert haben, improvisiert werden. Es ist auch möglich, frei – d. h. ohne Vorgabe von Themen und Regeln zu

---

[11] BRUHN, H./OERTER, R./RÖSING, H. (Hrsg.) 1993, S. 417
[12] BRUHN, H./OERTER, R./RÖSING, H. (Hrsg.) 1993, S. 419

improvisieren. Als Beispiel mag hier die von TÜPKER zitierte Aufforderung dienen:»Spielen (Sie, was Ihnen in die Finger kommt) *und Reden* (Sie, was Ihnen durch den Kopf geht)«.[13] TÜPKER vergleicht sie in ihrer Funktion für die aktive Musiktherapie mit der Regel des freien Einfalls für die Psychoanalyse. Das dazugehörige Pendant auf Seiten der TherapeutIn sieht TÜPKER in der entsprechenden Haltung der MusiktherapeutIn:»Der mitspielende Therapeut kann eine seelische Verfassung finden, in der sein Spielen sich von dem her gestaltet, was im Seelischen des Patienten auf Ausdruck drängt.«[14] An die Stelle des Ringens um das Einhalten der Grundregel in der Psychoanalyse, um die sich die Arbeit am Widerstand kristallisiert, tritt in der aktiven Musiktherapie das Ringen um eine gelingende Improvisation, in deren Gestalt das Übertragungs-Gegenübertragungs-Geschehen als musikalische Formenbildung einen hörbaren Ausdruck – Deutung – erfährt.

Im musikalischen Prozess können fixierte, zum Klischee erstarrte Erlebensbereiche der PatientIn im Spiel mit dem musikalischen Material fraglich und in veränderter Konstellation hörbar, spürbar und verstehbar werden. Das ›Neue‹, das in der musikalischen Improvisation entsteht, bringt ein verändertes Erleben der PatientIn zum Ausdruck. Diese Gestaltbildung geht einher mit einem »Evidenz-Erlebnis«.[15] Die Stimmigkeit der musikalischen Gestalt lässt sich zugleich von außen in der Analyse der musikalischen Form und Struktur nachvollziehen.[16] Der durch die Auseinandersetzung mit dem vorgefundenen idiomatischen Material der Musik entstandene Ausdruck ist mit der Gestaltbildung zu etwas eigenständig Drittem, Objektivem – idiomatisch gefasst – geworden. Auch außerhalb der Interaktion, in der die Gestalt entstanden ist, erzählt sie in verallgemeinerter Form derjenigen, die sich auf sie einlässt und sich mit dem Material auskennt, etwas über die Beziehungssituation, in der sie entstanden ist. In der Auseinandersetzung mit ihm kann auch eine unbeteiligte Person sich angesprochen fühlen und sich mit ihrer spezifischen Weise des darin formulierten Erlebens (wieder-)finden.

Während die gelungene Improvisation als eine, bei der eine musikalisch in sich stimmige Form entstanden ist, keiner sprachlichen Interpretation bedarf, ist für die Improvisation, die als ›unvollständig‹ im protosymbolischen Bereich verbleibt, die Einbeziehung des Kontextes zum Verstehen notwendig. Die Improvisation ist eingebettet in einen interaktionellen Gesamtzusammenhang, der neben den musikalischen durch sprachliche, spielerische und gestische Interaktio-

---

[13] TÜPKER, R. 1988, S. 220
[14] ERDHEIM, M. 1988, S. 146
[15] WEYMANN, E. 2000, S. 367
[16] siehe NIEDECKEN, D. 1988

nen bestimmt ist. Nur in Bezug zu diesem lassen sich die die Improvisation kennzeichnenden Brüche und Unstimmigkeiten verstehen. Dieser Bezug kann nur als Reflexion des Übertragungs-Gegenübertragungs-Komplexes verstehbar werden, wenn die Musik nicht quasi naturhaft verstanden wird und damit nicht mehr hinterfragbar ist (z. B.: Musik als ›Himmelsmacht‹, Musik als unmittelbar nonverbaler Zugang zu den Affekten). Es bedarf eines Musik-Verständnisses, aus dem heraus die musikalische Stimmigkeit oder Unstimmigkeit einer Improvisation aus der Vermittlung der Musik und der ihr inhärenten Eigengetzlichkeiten mit sozialen Erlebens- und Beziehungsformen nachvollziehbar ist, und der so formulierte Bezug kritisch hinterfragbar bleibt.

Musik wird hier also nicht als ein Medium verstanden, dass per se heilende Wirkung entfaltet. Als künstlerisches Symbolsystem drücken sich in ihm in einem historischen Kontext entstandene und zu objektiven Formen geronnene Erlebensweisen aus. Musik hat wie Sprache Bedeutung tragende Elemente, die jedoch nicht wie Worte feststehende Bedeutungen haben. In ihren idiomatischen Wendungen sind Erlebensformen in einer Weise als Klischee fixiert, dass erst ihre kompositorische Infragestellung – szenische Darstellung – ihren immanenten Ausdruck als Möglichkeit verfügbar macht. Hierin liegt die Chance, durch den musikalischen Verweis auf die musikalischen Unstimmigkeiten Zugang zu bislang ausgeschlossenen, klischeehaft fixierten Erlebensbereichen der PatientIn zu finden.

Musik und Sprache unterscheiden sich in ihrer symbol-logischen Organisation.

Sprache stellt einen hohen Grad von Allgemeinheit her, den Musik nicht erreichen kann, da sie immer zugleich auch sinnliches Erlebnis ist. Die Diskursivität der Sprache erzwingt Distanz zum affektiv-situativen Bezug. Doch erst aus der Spannung des diskursiv Gesagten zum präsentativ Sich-Entfaltenden der Formulierung wird Sprache zu einem Material, das dem Einzelnen Erkenntnis und Verstehen von sich selbst ermöglicht. Mit der Benennung jener bislang verdrängten Erlebensbereiche erzwingt die Sprache einen bewussten Umgang mit ihnen und formuliert den Widerspruch, auf Grund dessen sie der Verdrängung anheim gefallen waren, als bewussten Konflikt.

Musik hingegen ist stets beides: sinnliches Erlebnis und dessen Formulierung. Sie erfordert zum Verstehen ihres Ausdruckes das Sich-Einlassen auf das Erleben wie die innere Distanz zum Gefühlten. Sie steht als präsentativ organisiertes Symbolsystem den Formprinzipien der Verschiebung und Verdichtung näher, die das Unbewusste kennzeichnen und beispielsweise auch im Traum vorherrschen. Ausdruck entsteht in ihr in der Auflösung konventioneller Formen als Hingabe an ein Ganzes jedoch in szenischer Formulierung. Das, was durch sie

›ins Gefühl kommt‹, ist eine Illusion, die zwar auf das frühe Einheitserleben verweist, es jedoch nur szenisch als seine bestimmte Negation formulieren kann. In diesem Ineinander von sinnlichem Erlebnis und dessen Formulierung liegt für die Musiktherapie eine besondere Schwierigkeit wie Chance. Im Gegensatz zur Sprache erzwingt die Musik nicht Distanz, sondern ermöglicht sie. Der nach Ausdruck drängende Affekt und die Abwehrbemühungen, die auf Grund der Unverträglichkeit des Affektes notwendig geworden waren, sind in der Musik ineinander verwoben. Indem der musikalische Ausdruck als »Kritik am Idiom«[17] entsteht, verbleibt er in einem Kontext, der einen bewussten Umgang mit dem Konflikt ermöglicht, jedoch nicht erzwingt. Die Musik ermöglicht immer zugleich auch die Illusion einer Einigung. So können in der Musik frühe, regressive Formen subjektiven Erlebens provoziert und in der Alltagsrealität nicht lebbare, jedoch zentrale Selbst-Aspekte und Wünsche einer illusionären Erfüllung zugeführt werden. Musik bietet aber auch die Möglichkeit, abgespaltenes oder verdrängtes subjektives Erleben in seiner zum Klischee verbogenen Form dem Bewusstsein zugänglich zu machen.

Gerade dieser illusionäre Raum, der die Musik ermöglicht, kann im therapeutischen Kontext zur Chance für jene Menschen werden, die mit ihren Erlebensweisen auf einen solchen Raum angewiesen sind. Wenn das Illusionäre darin hörbar werden kann, schafft Musik Hoffnung auch für Menschen, die sich durch destruktive Formen der Selbstbewahrung schützen müssen und Überlebenstechniken entwickelt haben, mit denen sie sich z. B. mittels eines »falschen Selbst«[18] bewahren. Im Unterschied zu jenen Konflikten, denen die Diskursivität sprachlicher Organisation bzw. das darin als Realitätsprinzip gesellschaftlich anerkannte Regelsystem notwendiger Widerstand ist, um in Auseinandersetzung damit Spiel- und Handlungsraum zu gewinnen, setzt die Konfrontation sprachlicher Benennung jener durch Anpassung an traumatisierende Verhältnisse entwickelten Verhaltens– und Erlebensweisen das betroffene Individuum der Gefahr erneuter Traumatisierung aus. Sie sind angewiesen auf einen illusionären Spielraum, der es dem Individuum ermöglicht, mit einer als vernichtend erfahrenen Realität – der Erfahrung der Überwältigung des Selbst – zu leben. Sprache als diskursives Symbolsystem begründet die Distanz von Vorstellung und Vorgestelltem. Sie würde die Benennung der Bedrohung – die Bewusstwerdung des Konfliktes – erzwingen. Dies kann jedoch nur auf der Basis der inneren Gewissheit eines Menschen gelingen, dass ihm in der Beziehung zum Gegenüber keine

---

[17] NIEDECKEN, D. 1988, S. 33
[18] WINNICOTT, D. W. 1984, S. 182

Gefahr droht. Die im Selbst verbürgte Hoffnung auf verstehende Begegnung ermöglicht es dem Subjekt, die Bedrohung selbstbehauptend als eine vergangene zu benennen. Ohne diese Grundlage ist die sprachliche Bearbeitung einer solchen Erfahrung immer in Gefahr, als erneute Traumatisierung das Vernichtungsgeschehen festzuschreiben. Der illusionäre Raum der Musik bietet dann keinen trügerischen Trost, wenn das Illusionäre hörbar wird. Die Trauer um das, was nicht, nicht mehr, noch nicht möglich ist, was nicht sagbar und damit als bestimmende Komponente dem Lebensalltag entzogen ist, macht die Musik wahr und eröffnet Hoffnung, wo keine mehr möglich zu sein scheint.

Eine solche Auffassung von Musik ermöglicht ein szenisches Verstehen der Improvisation. Szenisches Verstehen setzt das Verständnis der symbolischen ›Logik‹ von Musik als objektives Material voraus, in dem kollektive menschliche Praxis ihren Niederschlag gefunden hat. Das logische und psychologische Verständnis der Improvisation erfordert das ›Hören‹ des intendierten musikalischen Sinnzusammenhanges, der mit ihm virulent werdenden affektiven Erlebensweise und dem möglicherweise Unpassenden dieses Verhältnisses. Es erfordert das Hören des ›Falschen‹ der Musik als Gewalt, die die Einzelnen sich und anderen antun, um in einer für sie falschen Welt zu überleben. In der Sprache zeigt sich diese Gewalt als Zwang zum Ausschluss von Erlebensformen. In der Musik ist es die Illusion der Möglichkeit eines Ausdruckes, die illusionäre Hoffnung, das einander Ausschließende vereinen zu können, die nur dann nicht zum Klischee entartet, wenn nicht nur die Hoffnung, sondern auch das Illusionäre hörbar wird.

In meiner Arbeit mit schwermehrfachbehinderten Menschen verstehe ich den Einsatz musikalischer Elemente als ›Improvisation‹ und damit Teil einer aktiven Musiktherapie, obwohl die Menschen, mit denen ich arbeite, nicht in der Lage sind, in irgendeiner Weise musikalischen Ausdruck zu gestalten und über musikalische Idiome zu verfügen. Zumindest kann ich nicht davon ausgehen. So verstand ich in den hier vorgestellten Prozessen das Gewebe, das durch die Schreie, den Singsang, die Geräusche und Bewegungen der schwermehrfachbehinderten Menschen und meine musikalischen Erwiderungen darauf entstanden war, als ›Improvisation‹. Insofern Improvisation als die bewusste musikalische Begegnung zweier Menschen begriffen wird, ist ein solches Ineinander – Gewebe – weder Improvisation noch Dialog. Improvisation ist triadisch strukturiert und setzt die – wenn auch minimale – Gemeinsamkeit von Verfügung über musikalische Idiomatik voraus. Das ist nicht im Sinne von musikalischen Fertigkeiten, Fähigkeiten oder Begabungen zu verstehen, sondern als – wenn auch minimale – bewusste Gemeinsamkeit von ›Welt‹ als Fähigkeit zum sinnvollen

Handeln und zur symbolvermittelten Verständigung: die Gewissheit der Verfügung über ein Selbst als Ursprung sinnhaften Verhaltens. Es setzt die Verfügbarkeit von Ausdruck bzw. das Selbstverständnis seiner Erwartung voraus. Der Eindruck ›es scheint überwiegend vegetativ gesteuert zu sein‹ widerspricht aber der Verfügbarkeit von Ausdruck. Das entstandene Gewebe als ›Improvisation‹ zu bezeichnen sprengt insofern streng genommen diesen Begriff. Ich setze ihn daher in Anführungszeichen.

Diese ›Improvisation‹ war der hörbare Niederschlag des Versuches, eben jener coenästhetisch organisierten Beziehung musikalischen Ausdruck – und damit symbolische Distanz – zu ermöglichen, in die das in spezifischer Weise dyadisch fixierte Beziehungsmuster in zerstörerischer Weise einbrach. Im Gegensatz zur gelungenen musikalischen Gestaltbildung war es ein protosymbolisches Produkt, ein Übergangsraum jedoch von besonderer Art. Darin war das Nicht-Verstehen enthalten: jene als Fremdheit beschriebenen Einbrüche des spezifisch Dyadischen, das Ineinander von Leiblichkeit des schwerbehinderten Menschen und Denken der nichtbehinderten Therapeutin. Die Einbrüche können als misslungene rationale Abwehr des Eindringens des Nicht-Verstehens verstanden werden. In ihnen inszenierte sich das Scheitern des Versuches, die Erfahrung des Nicht-Verstehens zu vermeiden. Die Einbrüche erschienen als Zerfall der Improvisation, als drohender Zerfall eines musikalischen Zusammenhangs. In meinen musikalischen Antworten auf die Eindrücke, die die Äußerungen der PatientInnen hervorriefen, war der beschriebene Zwiespalt – das Wissen um die fehlende Berechtigung des Einsatzes der aktiven Musiktherapie – enthalten. Meine Antworten auf die Äußerungen der PatientInnen mussten oft als verfehlt erscheinen. Sie erzielten keine entsprechende Wirkung. Gerade daher waren sie stimmig. In der ›Improvisation‹ inszenierte sich das Thema einer sich leidvoll ereignenden Verfehlung des Dialoges im Ineinander von Ausdruck und seines Zerfalls. Gerade darin entstand die besondere Art des Übergangsraumes: die Beschreibung eines szenischen Geschehens im Sich-Ereignen seines tendenziellen Zerfalls.

So spielte ich beispielsweise in manchen Situationen in ständiger Wiederholung zwei Töne im Intervall einer kleinen Sekunde. Ich spielte dies zu Bewegungen oder Lauten, die mich sehr schmerzlich berührten, mit denen die PatientIn ganz allein zu sein schien: Kopf-Schlagen, Zähne-Knirschen, wackeln, wimmern. Ich war mit dem Spiel für mich, so wie die PatientInnen ganz woanders zu sein – wo? – erschienen. Das Spiel machte – mir? – die Situation aushaltbar, ohne sie ändern. Mit diesem Spiel wurde ein flirrender Klangraum erzeugt. Der flirrende, von einem Oberton-Cluster ausgefüllte, dichte Raum fand seine Entsprechung in den stereotypen, Wahrnehmung auflösenden Verhaltensweisen, die sich als Hinweis auf »eine selbst erzeugte ›halluzinierte Welt‹«[19] verstehen las-

---

[19] PFEFFER, W. 1988, S. 19

sen. Ich antworte mit einem ›dichten Raum‹, mit der Zerstörung des Intervalls, das wirken könnte oder das als Verweis auf einen harmonischen Bezugsraum Ausgangspunkt einer Melodie werden könnte. So entstand mit meiner musikalische Antwort eine Szene als Beieinandersein zweier weltweit getrennter Individuen, die beide vergeblich in ihren jeweiligen Weltraum hinein rufen. Meine Erwiderungen konnten nur zu Bestätigungen der Subjekthaftigkeit meines Gegenübers werden, insofern sie als unhörbare leidvolle Klage das Unhörbare und damit die Nicht-Wahrnehmbarkeit ihrer Subjekthaftigkeit als gemeinsame Erfahrung verdeutlichten: im Ereignis einer *Wendung.*

In solcher Art Gestaltung liegt der Verweis auf das Eindringen des spezifisch Dyadischen in die Musik. Das Idiomatische der Musik wird gegen sich selbst gesetzt und löst sich auf, entsprechend einer Auflösung des Selbst. Ogden hat eine solche Form der Auflösung des Selbst-Gefühls als ›Kollaps der Dialektik von autistisch-berührender und depressiver Positon in Richtung des autistisch-berührenden Modus‹ beschrieben. Er wunderte sich, dass »das Ding, das man im Englischen ›napkin‹ (=Serviette) nennt, seinen Namen durch die Verbindung der Laute ›nap‹ und ›kin‹ erhielt.« »Er wiederholte die Laute solange, »bis sich das erschreckende Gefühl einstellte, dass die zwei Laute überhaupt keine Verbindung mit dem Gegenstand hatten, auf dem mein Blick ruhte.«[20] Für ihn fühlte sich nicht nur das Ding zusammenhangslos an, sondern auch er begann sich abgeschlossen vom Rest der Welt – ›weltweit isoliert‹ – zu empfinden.

Das szenische Ereignis ist hier die ›Improvisation‹ als ihre Verfehlung, in der das Nicht-Sing-und-Sagbare des spezifischen dyadisch strukturierten Musters über die Brüche aushaltbar und anerkannt wird, indem es ›da‹ ist. Der im Verständnis des Gewebes als ›Improvisation‹ sich ereignende Bruch wird durch die gesellschaftliche Objektivität des Materials als solches – d. h. seine Eigenschaft als gewachsenes kulturelles Symbolsystem – hergestellt. Die Auffassung des ›Gewebes‹ als Improvisation scheint die Qualität des ›es scheint überwiegend vegetativ gesteuert zu sein‹ der Äußerungen der PatientInnen zu verwechseln mit der Intentionalität musikalischer Äußerungen – d. h. infolge seiner Objektivität subjektiven Ausdruck ermöglichend. In der ›Improvisation‹ wird die Auflösung der idiomatischen Grundlage von Musik nahezu bis zum vegetativ organisierten Naturlaut, aus dem sie stammt, vorangetrieben. In dem ›musikalischen Zerfall‹ einen Sinn entdecken zu wollen, erscheint ununterscheidbar davon, sich den eigenen Projektionen zu überlassen.

Mit dem Sich-Ereignen der *Wendungen* wird jedoch klar, dass gerade darin die Ausdruck ermöglichende, befreiende Kraft der Musik zu suchen ist. In der ›Improvisation‹ wird der zerstörerische Einbruch in eine illusionäre interaktive Einheit hörbar. Die Musik zerbricht, ist ein zer-

---

[20] Ogden, T. H. 1995, S. 82/3

brochener Rahmen. Sie wird wertvoll, weil die Bruchstücke ein Niemandsland schaffen, indem sie darauf verweisen. Dieses Niemandsland gibt es
nur, weil und wenn es zur gemeinsamen Erfahrung wird.
Indem die »Musik negativer Entwurf«[21] ist, kann im Spiel mit diesen
Bruchstücken ein »sinnlich erlebbares Vorstellungsbild«[22] entstehen,
welches hier auf das Fehlen einer Illusion verweist, und so den Wunsch
in seiner doppelten Abwesenheit[23] zitiert. Dies macht die therapeutische
Beziehung als Übergangsbeziehung kenntlich.

> Übergangsbeziehung bezeichnet das Auftreten triadischer Phänome-
> ne im Kontext einer dyadisch strukturierten Beziehung. Durch das
> »Paradoxon (einer Übergangsbeziehung M. B.) von Mutter und Kind
> geschaffen und aufrechterhalten, (...) entsteht ein bewältigbarer Über-
> gang, (...) der das Selbst vor einem unerträglichen, vorzeitigen Be-
> wusstsein der Separatheit bewahren soll.«[24] Phänomene und Objek-
> te, die eine solche Beziehung vermitteln, gehören zugleich zum sub-
> jektiven Bereich wie zur äußeren Welt. Die Mutter wird als anders
> und zugleich nicht-anders erlebt. Die Frage nach anders *oder* nicht
> anders stellt sich nicht. Die Übergangsbeziehung ermöglicht dem Kind
> nach und nach, sich mit den unlustvollen Erfahrungen mit der Mama
> in eigener Regie auseinander zu setzen, solange die Erfahrungen mit
> der Mama überwiegend gut genug sind, um schließlich die Dyade als
> Ganzes in Frage stellen zu können.

Im vorliegenden Fall entsteht eine spezifische Übergangsbeziehung in
einer Weise, dass die in der gesellschaftlich organisierten symbolischen
Welt aufgehobene dyadische Beziehung sich mit dem Einbruch unlust-
voller Erfahrungen zum Triadischen hin verschließt in Form der ›im Dyadisch fixierten Interaktionform‹. Die Barriere, die darin deutlich wird,
stellt eine umschließende Form her, die dem schwermehrfachbehinderten Menschen ein Identisch-Sein auf der Basis einer Ausschluss-Erfah-
rung ermöglicht, indem er im Denken und Sprechen der nichtbehinderten Beziehungsperson als das absolute Nichtidentische bestimmt ist. Diese
Barriere sichert ihn gegen den Rückfall ins Dyadische ab, der als drohender Zerfall der Identität erscheinen muss. Verstehensbemühungen, die
diese Form der Identitätsbewahrung nicht berücksichtigen, müssen als
existenzielle Bedrohung abgewehrt werden.
Diese spezifische Übergangsbeziehung war das musikalische Gewebe
als Ganzes, waren Intervall-Fetzen, Melodie-Fragmente, haltlose Flöten-
Stimm-Dialoge, falsche Lieder, starre Atem-Tonleitern, die zwar zu über-

---

[21] NIEDECKEN, D. 1988, S. 123
[22] NIEDECKEN, D. 1988, S. 123
[23] Zur Thematik der doppelten Abwesenheit siehe den Exkurs zum Traum Seite 266.
[24] OGDEN, T. H. 1995, S. 118

raschenden Dialogen führen, aber auch im ›Nichts‹ – nicht in der Dyade, sondern der dyadisch fixierten Interaktionsform – zerfallend erstarren konnten. Es waren Schrei-Schlag-Kontakte und ins Leere gehende Bewegungen ebenso wie zufällig scheinende Begegnungen und überraschend entstehende gemeinsame Rhythmen, Formfiguren oder Melodielinien. Dieses musikalische Gewebe wurde über und in seiner Brüchigkeit jedoch nur als Übergangsbeziehung verständlich, wenn es in einer Haltung gehalten und darin am Anspruch musikalischer Gestaltbildung und Ausdruckskraft gemessen wurde. Dieser Anspruch war die absurd erscheinende Erwartung, wir könnten uns irgendwie verständigen. In der Auseinandersetzung mit den ›Entgegnungen‹ der PatientInnen konnte dieser musikalische Anspruch als Haltung des Willkommenseins, der scheitern musste, als notwendiger Widerstand verstehbar werden. Denn gerade das Ineinanderliegen von Darstellung und Ausdruck, von Szene und Gestaltung, das die symbolische Qualität des musikalischen Materials auszeichnet, ermöglichte, dass der Zerfall sich am Material ereignet, ohne die ihm inhärente Verstehensweise außer Kraft zu setzen. Die Musik war zerstört, aber nicht das musikalische Prinzip. Hierdurch wurden die Fetzen zu Fragmenten und damit zu stimmigen Teilen eines falschen Ganzen. Das Zerrissene des musikalischen Gewebes war sein Charakteristikum, auf dessen Hintergrund in den Rissen das Nicht-Sing-und-Sagbare verstehbar werden konnte: die Begegnung im Niemandsland.

Mögliche Interpretation der Falldarstellungen

Im Folgenden interpretiere ich auf dem Hintergrund des dargelegten Ansatzes die Falldarstellungen und arbeite einige wesentliche Aspekte heraus. Hierin wird der vorgestellte musiktherapeutische Ansatz – die darin begriffene Auffassung von Improvisation – präzisiert.

Anna

Der sich zwischen Anna und mir etablierende Kontakt manifestiert sich in den so genannten Flöten-Stimm-Dialogen. Dabei spiele ich zu Annas Lauten auf der Flöte, ahme sie nach, lasse mich von ihnen inspirieren, ›antworte‹ etc. Anna macht meistens ganz engagiert mit. Oft freut sie sich, experimentiert, kommt zu mir, entfernt sich etc. In diesen ›Dialogen‹ sind sehr verschieden getönte Laute aufgehoben: lustvoll, freudig, schmerzhaft, wütend, verträumt – Stimmungen, denen ich mich begrenzt überlasse, um darin Anna zu spüren.
Die hier nun auftretenden Pausen beängstigen mich. Sie wirken wie Einbrüche und rufen in mir ein Gefühl der Nicht-Existenz hervor. Alles, was ich in diesen Momenten tue, scheint ohne Resonanz. Entsprechend bedroh-

lich nehme ich Annas Verhalten außerhalb der Therapie-Situation wahr, wenn sie im Anschluss an unsere Arbeit im Tagesraum der Einrichtung für sich allein Töne und Laute produziert, die ihrem Part in unseren Flöten-Stimm-Dialogen ganz ähnlich zu sein scheinen. Ich scheine überflüssig. In diesen Momenten beschleichen mich Zweifel, unsere Flöten-Stimm-Dialoge seien gar keine. Möglicherweise passe ich mich mit Stimme und Flöte so geschickt in Annas Verhalten ein, dass es wie ein Ineinander wirkt, ohne ein solches zu sein. Möglicherweise bezieht sich Anna in den Flöten-Stimm-Dialogen nicht auf mich, sondern ihre Aktivitäten sind von einer davon gänzlich unterschiedenen, eher vegetativen Beziehungsmuster folgenden Dynamik bestimmt.

Hinter diesen Ängsten steht die Frage, ob das, was ich tue, sinnvoll ist oder verrückt, auf ein halluziniertes Gegenüber bezogen.

Die Ununterscheidbarkeit beider Möglichkeiten macht die Flöten-Stimm-Dialoge zur ›Improvisation‹ und darin zur Inszenierung des Erlebens ›es scheint überwiegend vegetativ gesteuert zu sein‹. Diese Inszenierung wurde als solche vorerst von mir nicht wahrgenommen.

Tatsächlich entbehrten die Flöten-Stimm-Dialoge einer idiomatischen Grundlage, auf die bezogen ein musikalischer Sinn hätte deutlich werden können. Sie waren weder rhythmisch noch melodiös (mit zu Grunde liegender Ton-Skala) so eingebunden, dass musikalisch ein formaler Rahmen Ausdruck und damit Verstehen erlaubt hätte. Pausen erschienen daher als vollständige Brüche und machten das Fehlen dieses Rahmens deutlich. Die Flöten-Stimm-Dialoge wurden dadurch zu musikalisch sinnlosen Fetzen. Ihre Bedeutung als ›Ausdruck‹ von Sinnlosigkeit konnte nur unter Berücksichtigung der spezifischen dyadischen Beziehungsform verstehbar werden. Sie hatten eben keinen Ausdruckscharakter im eigentlichen Sinn. Mit den sich ereignenden Einbrüchen erschienen sie sinnlos. Die in der Gegenübertragung in den Einbrüchen spürbar werdende Nicht-Existenz konnte durch diesen Bezug als Teil einer unverständlichen Szene deutlich werden.

Diese Sinnlosigkeit zeigt sich in der 21.Stunde in einer mich erschreckenden Fantasie:

›dass sich unser Kontakt nicht weiterentwickelt und ich Anna aus dieser Symbiose heraus verlassen muss‹.

Diese Fantasie begleitet einen Flöten-Stimm-Dialog und stellt ihn damit als Dialog in Frage. Als Versuch der Verständigung zweier Subjekte ist ein Dialog ja gebunden an deren Existenz bzw. schafft sie. Sie werden in der beschriebenen Fantasie in Frage gestellt.

In dieser Fantasie wird die Sinnlosigkeit und Nicht-Existenz, die in den Einbrüchen als Wirkung spürbar wird und die sich in der formalen Beliebigkeit der musikalischen Fetzen wiederfindet, angesprochen und ausgesprochen. Es war eine noch unverstandene Gegenübertragung, in der die zerstörerische Wirkung des *Rationalen Mythos* – als Angriff auf die therapeutische Haltung – deutlich wurde.

Ich erlebte die quälende Wirkungslosigkeit und drohende Nicht-Existenz an und in mir. Das ließe sich als unverstandene Auswirkung einer projektiven Identifikation[25] verstehen. Indem sich die quälenden Schrecken der Nicht-Existenz ausschließlich in mir zu ereignen schienen und ich dies auch so erlebte – im Missverstehen der Übertragung –, bestätigte ich Annas Verhalten, dessen Auswirkung mein Erleben von Nicht-Existenz war. Im Nicht-Verstehen bestätigte ich Anna für mich als nicht-existent.

Doch unter Berücksichtigung der spezifischen dyadischen Interaktionsform ist gerade diese missverstandene Fantasie zugleich der Hinweis auf das inkorporierte Beziehungsmuster von Anna: Nicht-Existenz als Mangel an Vorstellung der Möglichkeit, sich außerhalb der dyadisch strukturierten Beziehung bewahren zu können: das *fehlende Selbst*. Ein solches Konzept leiblicher Identität ist das Gegenteil der Idee des inneren Raumes (WINNICOTT) oder des kohärenten, vitalen und harmonischen Selbst (KOHUT). Der innere Raum eines Menschen als die Gewissheit, existent zu sein, wie auch das Selbst als die innere Gewissheit des Eigenen im Bezug zum Objekt sind der innerpsychische Niederschlag der im Umgang mit Übergangsobjekten, nonverbalen Metaphern und Spiel angeeigneten Erfahrung, dass die in der Dyade konturierte leibliche Identität Basis für das Verstehen und Sich-selbst-Verstehen sein kann. An deren Stelle ist ein als ›Organstruktur imponierendes Äquivalent‹ getreten: die ›Vorstellung‹ des Mangels, die ›Idee, die auf Nichts verweist‹, die als Festlegung auf das Angewiesen-Sein auf eine sinnlich unmittelbar erfahrbare Beziehung als eines dyadisch strukturierten Raumes zu verstehen ist.

Die fehlende idiomatische Grundlage der ›Improvisation‹ habe ich als Hinweis auf eine existenzielle und tiefe Haltlosigkeit von Anna verstanden. In diese werden ihre Beziehungspersonen mit hineingerissen. Es ist die Haltlosigkeit des Sich-im-Gegenüber-nicht-finden-Könnens, die im Sinne WINNICOTTS dem drohenden Zerfall der ›Illusion‹ als Überschneidung dessen, »was die Mutter liefert, und (dem M. B.), was das Kind sich möglicherweise vorstellen kann«[26] entspricht. Anna musste mit dieser Haltlosigkeit einen Umgang finden, der es ihr erlaubt, sich als eigen bewahren zu können. Anna bewältigt diese Situation – man könnte sagen, sie bindet die daraus resultierende Angst als Umgang mit einem schwer erträglichen innerkörperlichen Unruhe- oder Erregungszustand entsprechend einer »unvorstellbaren Angst«[27]–, indem sie ihr Verhalten so ge-

---

[25] siehe Seite 280
[26] WINNICOTT, D. W. 1983, S. 315
[27] WINNICOTT, D. W. 1984, S. 74

staltet, dass es überwiegend ein sich selbst bedingendes zu sein scheint. In Momenten, in denen das Fehlen des Gegenübers offensichtlich ist, verhält sie sich in einer Weise, dass ihr Tun Selbstzweck zu sein scheint. Ihr Machen, Tun, Schauen, Lautieren, Sich-Bewegen etc. erwirkt den Anschein einer überwiegenden Selbst-Bestätigung ihrer Existenz und nicht der Kommunikation als Mitteilung. Ihr Verhalten lässt sich als Angleichung an das verstehen, worin sie von ihrer Umwelt wahrgenommen wird: das Verhaftet-Sein auf ein frühkindliches bis teilweise vegetatives Organisationsniveau, wodurch es ihr unmöglich zu sein scheint, ein Gegenüber als solches überhaupt wahrzunehmen oder anzuerkennen. Die sich selbst bedingenden Verhaltensweisen, die autosensorischen Regelkreise erscheinen als sinnlose Zitate, als sinnloser Versuch, vegetativ organisierte Verhaltens- und Lautierungselemente als Ersatz für Gedanken zu verwenden.

In der therapeutischen Beziehung führte der skizzierte Umgang mit der Thematik der Haltlosigkeit – das Mitagieren in der projektiven Identifikation – dazu, dass der Übertragungsbegriff nicht mehr anwendbar war, da ein Arbeitsbündnis unmöglich erschien. Das Arbeitsbündnis gewährleistet das Offenhalten eines triadischen Raumes. Es ist das von TherapeutIn und PatientIn gemeinsam gehaltene Wissen und Bemühen, dass eine therapeutische Beziehung niemals Selbstzweck ist, sondern dass das Verstehen der Verminderung von Schwierigkeiten im Lebensalltag der PatientIn gilt. Erst hierdurch wird es möglich und sinnvoll, die Inszenierungen in der therapeutischen Beziehung als Übertragungs-Gegenübertragungsgeschehen zu begreifen. Diese gemeinsame Grundlage schien in der hier beschriebenen Therapie durch den beschriebenen Umgang mit dem Thema Haltlosigkeit in Frage gestellt. In diesem Umgang realisierte sich eine spezifische Form der Übertragung des ›es-scheint-vegetativ-gesteuert-zu-Sein‹ und führte dazu, dass die Begriffe Übertragung und Arbeitsbündnis ihrer bestimmten Anwendung entbehrten. Diese spezifische dyadisch fixierte Interaktionsform habe ich ›Übertragung als Nicht-Übertragung‹ oder ›Inszenierung des Nicht-Szenischen‹ genannt. Das Charakteristische der Übertragung ist ihr Im-Erleben-Nichtvorhanden-Sein, das Mitagieren in der Projektiven Identifikation, die Übertragung als Nicht-Übertragung oder Übertragung des *fehlenden Selbst*.

Die Übertragung als Nicht-Übertragung ist die durch ein *fehlendes Selbst* organisierte Beziehungsform. Sie fand ihren Niederschlag u.a. in der ›Improvisation‹. Es ist die Form von Beziehung zwischen Anna und mir, bei der die Beziehung nicht wahrgenommen werden kann oder darf. Dies drückt sich aus in der Ununterscheidbarkeit der Flöten-Stimm-Dialoge vom Geplapper mit einem nicht-existenten Gegenüber, deren Dialogisches sich selbst in Frage stellt.

Ein aufs Vegetative reduzierter und darauf festgelegter Zustand entzieht sich musikalischer wie sprachlicher Darstellung. Er löst deren inhärente

Logik als immanente Sinn-Struktur auf und mündet in musikalischem und sprachlichem Geplapper, in dem Musik und Sprache nur noch nachgeäfft werden, auf sinnlose Zitate reduziert werden können. Die sich in diesem Zusammenhang zwischen mir und der PatientIn ereignenden ›spontanen Begegnungen‹ – die *Wendungen* – konnten erst dann zur Bestätigung der Subjekthaftigkeit meines Gegenübers werden, wenn die spezifisch dyadisch fixierte Interaktionsform als Inkorporation der ›Nicht-Existenz‹ – das *fehlende Selbst* – wahrnehmbar wurde. Diese Inkorporation wurde erfahrbar in ihrer Wirkung, in der Auflösung musikalischer und sprachlicher Strukturen. Das ›musikalische Geplapper‹ – die Improvisation, die keine ist – ist das Ineinander von leiblichem Verhalten und musikalischen Gedanken in einer Weise, die auf etwas Fehlendes aufmerksam macht. In entsprechender Weise, wie der Phantom-Schmerz des Amputierten die leibliche Erinnerung an etwas, was da sein sollte, ist, ist das ›musikalische Geplapper‹ eine Negativ-Form, in der der Wunsch in seiner Negation zitiert wird.

Musik entsteht, da »sie Nichtidentisches zu benennen sucht in der Auseinandersetzung mit Identität«[28]. In ihr wird menschliches, aus dem Sprachkontext ausgeschlossenes Erleben in Auseinandersetzung mit einregulierten und gesellschaftlich anerkannten Formen hör- und spürbar. In der beschriebenen ›Improvisation‹ und der ihr inhärenten Formenbildung – dem musikalischen Geplapper – geschieht das Gegenteil. In die sich darin beschreibende Sinnlosigkeit musikalischer Sätze sind Anna und ich in einer Weise verwickelt, dass es gerade nicht möglich ist, uns in Auseinandersetzung mit dem ihm inhärenten Ausdruck als Ich und Du zu erkennen. Gerade das Anerkennen des Fehlens dieser Möglichkeit wird zur Voraussetzung, die besondere Art unserer Verwicklung – die spezifische dyadisch fixierte Interaktionsform – und damit die Nichtidentität der Identifikation – das Festgelegtsein auf das Erleben ›es scheint vegetativ gesteuert zu sein‹ – zu erkennen. Indem die spezifische Art des Verwendens und Erlebens in dieser Beziehung das musikalische Idiom zu einer leeren Hülse macht, wird die Sinnlosigkeit des Ausdruckes erkennbar. Das ›musikalischen Geplapper‹ verweist auf eine Leerstelle, auf die existenzielle Notwendigkeit eines auf ein Objekt sich beziehendes Selbst, wodurch sich das Subjekt in der Begegnung erst als verstanden erfahren kann. Die Sinnlosigkeit musikalischer ›Sätze‹, denen mit der idiomatischen Grundlage die Basis fehlt, von der aus Neues, Nicht-Identisches verständlich werden könnte, war die einzige Möglichkeit, dem Festgelegtsein auf das Fehlende zu entgehen, indem sie auf den fehlenden Raum hinwiesen.

Nach und nach werden einige Einbrüche bruchstückhaft verständlich.

---

[28] Niedecken, D. 1988, S. 149

Das erste Bruchstück ist eine weiße **Plastikmatte**, die Anna aus einem mir unverständlichen Grund unentbehrlich ist. Sie bleibt nur dann länger mit mir zusammen, wenn diese Matte da ist. Sie spielt mit ihr, indem sie darauf kratzt, ihre Spucke darauf laufen lässt, die Spucke beobachtet, mit ihr schmiert etc. Anfangs erscheint mir die Matte wie ein Ding, das Anna – darauf stereotyp fixiert – die Möglichkeit nimmt, für Beziehungsangebote der Umgebung – für mich – aufmerksam zu sein. Erst unter Mühen beginne ich, sie als ›Annas Eigenes‹ zu verstehen, das ich nicht entfernen kann, ehe mir nicht seine Bedeutung für Anna deutlich geworden ist. Die Matte als ein Etwas, was Anna mit in die Therapie bringt, ist ›ihr Eigenes‹: gleichzeitig ein sinnloses Ding und gleichzeitig sehr wichtig, da Anna sich damit abgrenzt, ohne die Beziehung aufzugeben, d. h. ohne den Raum zu verlassen.[29] Man könnte sagen, Anna spielt und denkt mit der Plastikmatte, ohne über die für Spielen und Denken nötigen Grundlagen zu verfügen.

Ein weiteres Bruchstück ist die bisher so bedrohliche **Stille**, die in der *Wendung* zur Pause wird und nicht mehr den Abbruch der Beziehung bedeutet.
Nachdem ich gemerkt habe,

»dass es wichtig ist, ›in der Stimme die Befindlichkeit wirken zu lassen‹«,

nehme ich in der Folge, als mir plötzlich deutlich wird, welche Funktion Pausen in der Musik – ihre Bedeutung als musikalisches Stilelement – haben, auch in der Stille in den Flöten-Stimm-Dialogen den Kontakt zwischen Anna und mir wahr. Im musikalischen Kontakt zwischen Anna und mir wirkt Stille plötzlich nicht mehr als drohende Nicht-Existenz, sondern ist Pause, in der der bisher hörbare Kontakt unhörbar da ist und ihn damit wirklich macht. Die innere Gewissheit des Kontaktes ist nicht mehr an die konkret unmittelbare sinnliche Erfahrung geknüpft. Durch die Pause – in der Loslösung der Kontakt-Wahrnehmung von der unmittelbar sinnlichen Lautwahrnehmung – gewinnt die Beziehung eine eigene Qualität, die auf etwas Dahinterliegendes, die Unmittelbarkeit Überschreitendes verweisen kann: auf Bedeutung.
Diese Erfahrung ist sehr beglückend. Ich begreife etwas von Anna und mir, indem ich etwas von der ›Welt‹ verstehe. Am Erfassen der Bedeutung von Pause für Musik wird die Stille zwischen Anna und mir zur Pause bzw. als Äquivalent für Pause verständlich. Ich bin mit Anna nicht mehr ›weltweit isoliert‹. Wir finden Anschluss.

---

[29] Siehe auch PFEFFER, W. 1988. In den von ihm dargestellten und analysierten Fallbeschreibungen erläutert er die Bedeutung von ›Dingen‹ im Rahmen des Versuchs, eine pädagogisch-therapeutische Beziehung zu schwer geistig behinderten Menschen aufzunehmen.

In diesen Bruchstücken verändert sich die therapeutische Beziehung. Mit den *Wendungen* – **Plastikmatte, Stille** – wurde das Nicht-Verstehen aushaltbar. Die Wirkung des *Rationalen Mythos* gewann Kontur, indem er hörbar, spürbar, musikalisch formulierbar wurde. Denn indem Plastikmatte und Stille bedeutsam wurden, wurde zugleich ihre bisherige Sinnlosigkeit – der *Rationale Mythos* – als Nichtidentisches deutlich. Diese Veränderung gab der Beziehung zwischen Anna und mir Halt, der über die anscheinende Unmittelbarkeit sinnlichen Erlebens hinaus reichte. Die Matte als sinnlich erfahrbares Ding war als Sinnloses aber Spürbares nicht mehr einziger Bezugspunkt, sondern konnte darüber hinaus anfangen zu bedeuten. So war sie Annas Raum in mir und bei mir. Ich fantasierte sie (die Matte) manchmal als eine Art Mutterbauch, in und mit dem Anna experimentierte, ihn biss, streichelte, schlug, ignorierte, darauf herumrutschte. Das glich dem Entstehen einer sicheren Enklave inmitten eines bedrohlichen Chaos. Die Gewissheit der Beziehung hatte (noch) keinen sicheren Anker in der Welt der Symbole. Das, was sich in ihr abspielte, war als körperliche Sensation fühlbar, entbehrte aber noch der Ausdrucksmöglichkeit. In ihr war es jedoch gelungen, »das Nicht-Verstehen-Können als unsere erste gemeinsame Erfahrung fühlbar (zu, M. B.) machen – und (zu, M. B.) ertragen.«[30] Man könnte sagen, aus der Übertragung als Nicht-Übertragung wird eine Übertragung des ›stummen Allein-Seins‹[31].

Niedecken beschreibt diese Veränderung in ihrer musiktherapeutischen Gruppenarbeit so: »Das Beste, was die Männer anfangs beitragen konnten zu unserer therapeutischen Situation – so möchte ich etwas überspitzt sagen – war, mich ganz allein zu lassen, anstatt mich als Störung und Lebensgefahr zu empfinden.«[32] In dieser Übertragung als ›Allein-Sein‹ drängt etwas Unsägliches zum Ausdruck. Der Eindruck ›es scheint überwiegend vegetativ gesteuert zu sein‹ als Reaktion auf die tödliche, als vernichtend erfahrene Bedrohung durch Nicht-Wahrnehmung wird darin insoweit in Frage gestellt, als er szenisch zum Nichtbenennbaren, zur Fremdheit an sich werden kann, die sich der Benennung entzieht. Die Besonderheit der Beziehung wird als spezifische dyadisch fixierte Interaktionsform deutlich.

Unseren Kontakt erlebte ich nun nicht mehr wie anfangs durch Phasen bedroht, die als Einbrüche von ›Sinnlosigkeit‹ alle bisherige Erfahrung in Frage stellen. Anna fand Halt, um sich auch in räumlicher Distanz auf mich beziehen zu können. Auch über eine größere Entfernung hinweg, wenn ich den Gruppenraum betrat, nahm sie mich wahr und brachte dies zum Ausdruck. So merkte ich, dass wir uns begrüßen und darin bestätigen konnten.

---

[30] Niedecken, D. 1994, S. 175/6
[31] Siehe Niedecken, D. 1994
[32] Niedecken, D. 1994, S. 181

Auch in den im folgenden Therapieprozess bedeutungsvoll werdenden Formen und Ereignissen ist jedoch weiterhin die widersprüchliche Spannung als die sich selbst in Frage stellende, sich zugleich negierende Aussage enthalten. Form und Inhalt widersprechen sich auf paradoxe Weise. Verstehen scheint die Freude über die Begegnung in Schmerz zu verwandeln.

Ich singe nun mit Anna häufig ›**unser**‹ **Lied-Spiel** ›Backe-Backe-Kuchen‹. Anna geht fast immer, wenn ich sie mit diesem Lied anspreche, darauf ein, spielt und singt auf ihre Weise mit. Wenn ich dieses Lied singe, summe, klatsche oder flüstere, antwortet Anna nach einer Weile lachend, lautierend, klatschend, quietschend oder weinend. Je nachdem wie lang die Pausen sind, in welcher Form ihre ›Antwort‹ erfolgt, wird das Lied sinnlicher Ausdruck von dem, was zwischen uns ist: quälend, lustvoll, liebevoll, traurig, wütend. Es wird es, indem es als Lied verformt wird. Im gemeinsamen ›Gesang‹ wird die Form verzerrt und gedehnt, stellt darin eine oft schwer erträgliche Spannung her, wie es sie zugleich hält.

Damit entsteht erstmalig eine eigene Form, die uns bedeutungsvoll wird, in der beides – Aufeinander-bezogen-Sein und Abgrenzung – als spezifischer Ausdruck aufgehoben ist. Es ist eine erste Spielform, in der ich die Besonderheit unserer Beziehung aufgehoben finde und Anna und ich als getrennt wahrnehmbar sind.

In der Falldarstellung habe ich auf das traurig Unpassende, das Lügenhafte dieses Liedes hingewiesen, wodurch es erst zum wirklichen Ausdruck für unsere Beziehung, für das darin begriffene Schwierige der dyadisch fixierten Beziehungsform wird.

»Auch Anna und mir dient das Lied der Versicherung unserer Beziehung – allerdings besiegelt es gleichzeitig auch das Gefangensein als Festlegung auf eine frühkindliche Umgangsweise. Freude und Klarheit als begleitende Affekte der sich festigenden Beziehung zum kleinen Kind wollen sich mit Anna trotz aller Begeisterung und Innigkeit nicht einstellen. Denn eine erwachsene Frau mit diesem Lied anzusprechen verweist gleichzeitig auf ihren Mangel, auf die abgespaltenen und verleugneten Seiten, die in unserer Beziehung als unbegründbarer Schmerz inmitten des Fröhlichen, als Trauer in der Freude, als schreckliche Verlassenheitsgedanken im Rahmen guter Interaktionen Platz beanspruchen. Das ist unsere Form des ›Backe-Backe-Kuchen‹-Liedes.«

Der Ausdruck ist in einer Weise mit seiner Darstellung verschlungen, dass mit dem wieder entdeckten Wunsch seine Un(er)hörbarkeit zitiert wird. Dies kennzeichnet die Szene. In der Verzerrung einer Liedform, die Erwachsenen und Kindern den Weg aus einer dyadischen Beziehungsform weisen kann, finden Qual und Freude, Lüge und Behauptung Ausdruck in einer Weise, die aus einem In-der-Welt-Sein resultiert, das sich darin nicht wiederfindet: das Gefangen-Sein in der dyadisch fixierten Beziehungsform. Dies ist der Schmerz des Erwachsen-Seins von Anna, der mit dem Lied in mein Gefühl kommt.

Eine ähnlich verwirrende Form ist die Begegnung, als das Erleben ›ich bin gemeint‹ aus einer Geste der Abwendung heraus erlebbar wird. Anna will in der 54. Stunde den Raum verlassen.

»Als sie dabei auf mich fällt, bleibt sie auf meinem Schoß sitzen, als sei genau das der Ort, den sie gesucht hat.«

Ich verstehe dies so, dass ihre Bewegung des Mich-Verlassens als den Raum-Verlassen identisch ist mit der Bewegung des Mich-Suchens. Die von mir als Abwendung gedeutete Bewegung von Anna erscheint als der Wunsch nach Zuwendung in der Vorwegnahme meiner erwarteten bzw. befürchteten Abwendung – die Suche nach einem Gegenüber, das bisher als Fehlendes erfahren wurde.[33]
Die *Wendung* scheint den Weg aus der Dyade nachzuzeichnen, aus der dyadisch fixierten in eine symbolvermittelte Beziehung, dessen Begleitung und Unterstützung durch die im ›Hoppe-Hoppe-Reiter‹-Lied begriffene Interaktionsform von Niedecken beschrieben wurde.[34] Doch Annas Weg führt nicht aus der Dyade heraus, sondern in Auseinandersetzung mit den Grenzen des Verstehens aus der damit einhergehenden Fixierung auf ein Nicht-Verstehen, ein *fehlendes Selbst*. Deswegen ist der Weg so ungleich schwieriger zu begleiten und um ein Vielfaches mehr, ihn selbst zu gehen. Die Fixierung auf die dyadische Fixierung wird in der Abwendung, im Sich-weg-Werfen, szenisch benannt, und darin öffnet sich die Möglichkeit der Überwindung der Isolierung des Sich-in-der-Welt-nicht-Wiederfindens. Der Vollzug der Abwendung ist das Sich-Ereignen des Schrecklichen – *›dass sich unser Kontakt nicht weiterentwickelt und ich Anna aus dieser Symbiose heraus verlassen muss‹* –, welches darin seine Bann-Kraft verliert.
In solchen *Wendung*en wird der besondere Raum, der durch die spezifische, dyadisch fixierte Interaktionsform entsteht, deutlich. Sie erscheinen in allen Therapien – allerdings nicht immer mit so einem ›glückli-

---

[33] Es ist zu berücksichtigen, dass ›Wunsch‹, ›Vorwegnahme‹, ›erwartet‹ und ›befürchtet‹ aus verschiedenen Gründen nicht korrekte Ausdrucksweisen sind. Die Begriffe kennzeichnen hier eine Szene, die entsteht – nicht im Sinne eines latent vorhandenen und nun bewusst werdenden Sinnes, sondern als Sinnentstehung. Dies wird später noch ausgeführt. Sie sind Deutung im Sinne von Fantasieren über etwas Fehlendes, nicht im Sinne der weitaus ›reiferen‹ Enttäuschungsprophylaxe.
[34] Niedecken, D. 1988, S. 111

chen‹ Ausgang wie im eben beschriebenen Abschnitt. Charakteristisch
für diese *Wendung*en ist oft, dass die Bewegung der Abwendung meines
Gegenübers, sein Ins-Leere-Greifen, sein Vorbei-Schauen die spezifische
Art des ›Du‹, des ›Ich-bin-gemeint‹ enthüllt, indem es mich verfehlt und
diese Verfehlung als gemeinsame mir spürbar wird.

In den im Kontakt mit durch ein *fehlendes Selbst* organisierten Verhaltensweisen als verfehlt erscheinenden Antworten droht die Differenz
zwischen mir und meinem Gegenüber zu verschwinden. Die Interaktion
verbleibt im Dyadischen. Einerseits offenbart sich darin die Schwierigkeit der Nichtbehinderten, sich mit der anscheinenden Sinnlosigkeit der
Lebensweise schwermehrfachbehinderter Menschen zu identifizieren bzw.
die unbewusste Identifikation wahrzunehmen und die damit verbundene
Infragestellung des eigenen Lebens auszuhalten, wie sich darin
andererseits auch die Schwierigkeit schwermehrfachbehinderter Menschen zeigt, sich von Nichtbehinderten angesprochen, gemeint zu fühlen
bzw. sich mit den erschreckenden Grenzen des Verstehens auseinander
zu setzen. Die Schwierigkeit, sich als Person angesprochen zu fühlen
sowie sich als eine ansprechende Person zu erleben, ist die Schwierigkeit, Differenz über etwas anderes als gewaltsam über die Behinderung
wahrzunehmen. Diese Schwierigkeit wird im Verfehlen deutlich. Das Charakteristikum der Interaktion zwischen Schwerbehinderten und Nichtbehinderten ist das Sich-Verfehlen. Das wird in diesen *Wendung*en deutlich
und überwunden, insofern es einem Verstehen zugänglich wird.

Hier ist eine Form der ›Improvisation‹ entstanden, deren Inszenierung
als Verfehlung deutlich wurde. Das Ich und Du enthüllte sich an und in
den Bruchstellen der Inszenierung. Die Bruchstellen der Musik zeigen
sich als Musik, die keine war, in der scheinbaren Ununterscheidbarkeit
von gestaltetem Klangmaterial und sinnlosen Lautproduktionen.

Inzwischen lag diese Form der Improvisation allerdings nicht mehr auf
der Ebene von Dialogen, die von Geplapper ununterscheidbar waren. Unsere Flöten-Stimm-Dialoge waren inzwischen erweitert um verschiedene
andere musikalisch-lautliche Bewegungs-Kontakte. Sie beginnen, enden,
gehen wie zufällig ineinander über. Das darin begriffene ›Wir-finden-
und-verlieren-Uns‹ bezieht sich auf Ich, Du und Wir als sinnlich wahrnehmbare Einheiten, Interaktionsformen.

Indem die zuvor überwiegend vegetativ erscheinenden Formen Anna nicht
mehr von der Umgebung isolierten, sondern einem Verstehen zugänglich
und bedeutungsvoll wurden, begann hier die Überwindung des Gefangen-Seins im Erleben ›es scheint vegetativ gesteuert zu sein‹, wie sich
auch die Grenzen des Verstehensprozesses zeigen.

Die sich in den oben beschriebenen *Wendung*en etablierende Gewissheit
des Person-Seins drohte sich vorübergehend in der Folge in Situationen
zu verlieren, in denen Anna durch **Übererregung** überwältigt wurde. Sie

geriet in verschiedenen Situationen augenscheinlich in große Aufregung. Dies wahrzunehmen beunruhigte mich, bis ich zu verstehen begann, dass Anna Halt braucht. Solange ihr nicht verinnerlichte Beziehungsformen zur Verfügung standen, die es ihr ermöglichten, Erfahrungen eigenständig zum Symbol zu verarbeiten, mussten sich diese Ereignisse als körperlich-vegetative Erregung fortsetzen. Anna konnte durch visuelle Stimulierung diese Erregung auch selbst herstellen. Das war ihre Form der Selbstbewahrung, indem sie sich selbst stimulierte wie auch in der Bewegung ihre Erregung abführte. Ich versuchte nun, sie in solchen Momenten in meinen Armen zu halten und die Aufregung zu benennen bzw. als Laut- und Bewegungsgestalt aufzugreifen. Manchmal saß ich hinter ihr, um sie nicht durch die direkte Begegnung von vorne noch mehr zu stimulieren und ihr Raum für eigene Impulse zu lassen. Manchmal hielt ich ihr die Augen zu, und sie legte sich in meinen Schoß – nicht allein, um die Zärtlichkeit zu genießen, sondern sie fand in meinen Armen Beruhigung, fand in Ruhe zu sich selbst. Wenn ich sie hielt und versuchte, die Aufregung zu spüren und ihr Namen zu geben, konnten wir beide ›nachvibrieren‹.

Die Form des Haltens im ›Nachvibrieren‹ weist darauf hin, dass hier eine sehr frühe, embryonale Beziehungsform angesprochen wird. NIEDECKEN weist auf sie als eine Möglichkeit, mit deren Hilfe »schon die Störungen des intrauterinen Gleichgewichts durch Erschütterungen, Stöße etc. (...) im Nachvibrieren aufgefangen werden (können M. B.), solange sie nicht eine gewisse Toleranzgrenze überschreiten.«[35] Die Erschütterung, die es aufzufangen galt, war die Erregung als solche, der Überschuss an Erregung, die eigentlich als ›Wunsch‹ die Beziehung hätte strukturieren können. Wenn hier die Kontur eines ›Wunsches‹ deutlich wurde, dann jedoch nicht in einer Weise, dass er sich auf ein Objekt oder Objektaspekte, sondern auf Dinge, Löcher, Fragmente zu beziehen schien. Die therapeutische Beziehung war aber ausreichend gefestigt, sodass es gelang, die Erregung in der Beziehung zu halten und zugleich Anna nicht zu nah zu kommen. Löcher, Dinge und Fragmente konnten so als Ersatz für ein erregendes Außen in Erscheinung treten.

Der therapeutische Prozess befand sich damit anscheinend an der Schwelle zum Übergang zur Spieltherapie, ohne sie jedoch zu überschreiten. Öfters spielte Anna nun mit einem dezentrierten Ball oder einem an allen Seiten offenen Würfel, in dem ein Glöckchen gefangen war: Gegenstände, mit denen sie ihr subjektives ›Erleben‹ des Gefangen-Seins aktiv darstellte und darin zu überwinden suchte. Meine Antwort darauf waren ›innere, lautlose Schreie: laute Flötentöne, die ich mir lautlos als Schreie dachte. Beliebt bei Anna war in der Folge auch ein quietschender Ball, mit dem sie unsere Flöten-Stimm-Dialoge gestaltete, wobei sie ihnen gleichzeitig

---

[35] NIEDECKEN, D. 1988, S. 101

interessiert zuhörte. Anna gestaltete und freute sich an ihrer Aktivität. Sie lachte über unser Spiel, auch wenn es aus schmerzhaft schreienden Tonfolgen bestand. Anna erlitt sie nicht mehr passiv. Sie stellte sie aktiv her und die Wahrnehmung ihrer neu gewonnenen Möglichkeit rief ihre Freude hervor. Der Schmerz war als stummer anwesend.

Jens

Zu Beginn des therapeutischen Prozesses fand die Beziehung zwischen Jens und mir Ausdruck in der Form der so genannten ›Atem-Ton-Leiter‹. Ich saß neben ihm. Meine linke Hand lag oft auf seinem Bauch und ›ging‹ mit der Atembewegung mit. Mit der rechten Hand spielte ich auf dem Xylophon im Rhythmus seiner Atmung die Tonleiter und sang zu den einzelnen Tönen: ›Hallo Jens‹. Manchmal fing Jens an zu tönen, Laute auszustoßen, sich zu bewegen. Ich ›antwortete‹ darauf mit Tönen und Klängen. Zeitweilig entstand so ein sehr aufregender ›Dialog‹, in dem ich Jens als sehr aktiv beteiligt erlebte. In der 30. Stunde war ich dabei so begeistert, dass ich

»das Gefühl (habe, M. B.), der kleine noch unverletzte Jens sei da, ich müsse ihn nur rufen«.

Vier Stunden später entstand in mir die Fantasie,

»gleich ruft Jens ›Mama‹ und dann müssen wir seine Mutter holen«,

eine Fantasie, die mir als faktische Erwartung erschien. Diese Form verlor jedoch mehr und mehr an haltender Bedeutung. Einbrüche, die in zunehmendem Maß auftraten, wirkten zersetzend und grauenvoll. Während ich anfangs den Atem-Ton-Leiter-Dialog verstand als

»›seiner (Jens) Umlaufbahn zu folgen und eingefangen werden von ihm‹ (38. Stunde), also eine Möglichkeit, auf periphere – sehr vorsichtige – Art und Weise Jens zu spüren und mit ihm in Beziehung zu geraten«,

also als eine Weise, sich von Jens einfangen zu lassen, schlief er nun manchmal ein oder geriet in unverständliche, erschreckende Erregung. Sein zuckender Körper versetzte mich in schreckliche Angst, die in mir das Bild vom

»Zerfall der Welt«

entstehen ließ.

In diesem Prozess stellte sich die ›Improvisation‹ – das Ineinander der
›Atem-Ton-Leiter‹ und ihr Zerfall – ungleich bedrohlicher als in der Therapie mit Anna dar. Die in den Einbrüchen wahrnehmbar werdenden Zweifel an der Stimmigkeit der als ›Atem-Ton-Leiter‹ beschriebenen Dialog-
Form schienen – gemessen am Ausmaß meiner Angst – eine Katastrophe
heraufzubeschwören.

In der ›Atem-Ton-Leiter‹ lag eine Art Lebensversicherung. Sie schöpfte
ihre Kraft aus der durch sie vermittelten Verbindung Atem – Berührung –
Ton – Name. Die Atmung ist ein sinnlich erfahrbarer und gestisch gestal-
teter Körperrhythmus einer vitaler Lebensfunktion. Er wurde in dieser
Form einerseits mit der Tonleiter verknüpft, die als formale musikalische
Skala einen objektiven Möglichkeitsraum beschreibt und andererseits –
durch die Anrufung des Namens – mit der Person Jens. Diese Verbindung der leiblich-gestischen Gestaltung einer vitalen Funktion mit einem
musikalischen Idiom und dem personalen Namen wurde gehalten in meiner inneren Haltung und der äußeren Berührung. Darin war die Möglichkeit des Gewahrseins von Jens als lebendem Menschen in einer Beziehung aufgehoben – Gewahrsein von sich selbst als lebendig. Es war eine
ganz im Dyadischen angesiedelte Interaktionsform, in der Jens sich als
lebendig und gehalten erleben konnte, ohne dass ein Selbstgewahrsein
vorausgesetzt wurde. Indem ich in dieser Beziehungsform Jens als lebendig wahrnehmen konnte, konnte diese Beziehung für Jens lebendig –
real – werden.

Die in den beglückenden Phasen der ›Atem-Tonleiter‹ von mir empfundene Verbundenheit mit Jens und dem umgebenden Klangraum habe ich
als ›mimetische Angleichung‹ gedeutet. So saß ich manchmal neben Jens,
träumte etwas vor mich hin. An mein Ohr drangen die unterschiedlichen
Geräusche der Menschen im Raum: klagende, hohe, lang gezogene Sing-
Töne, Brummen, Schmatzen, Gesprächsfetzen, Betten-Quietschen und
meine Gitarren-Töne. Nach einer Weile Dösen, einem unabsichtlichen
Sich-den-Tönen-Überlassen schien sich meine Wahrnehmung zu verändern. Wo vorher nur zusammenhanglose Fetzen von Geräuschen waren,
die von den anwesenden Menschen stammten – zusammenhanglos, da
die Menschen wenig miteinander zu tun hatten –, hörte ich nun Zusammenhänge, Antworten, Bezüge. Es gab eine Art Gewebe von Klängen und Geräuschen, das vorher nicht da zu sein schien, in dem sich
Jens‹ Töne ›wie zufällig‹ mit meinen Tönen trafen. Brummendes Ge-
murmel mischte sich, bezog sich, sodass daraus ein polyrhythmisches
Ineinander wurde. Auch die leisen Sprech-Geräusche der Mitarbeiterinnen
und Mitarbeiter wurden ein Teil davon. Der Sprachinhalt trat zurück,
wurde bedeutungslos, nur der Sprachklang, -rhythmus etc. war noch wichtig. Die Klanggeräusche waren wie Knotenpunkte in einem Teppich, am
ehesten mit einem surrealistischen Musikstück gleichzusetzen. Dies waren Momente coenästhetischer Verbindung, die ich als ›Raum-Gefühl‹

bezeichnet habe. Im gelingenden Mitvollzug gerieten Jens und ich in eine Art gemeinsamen Tanz, der in mir das Gefühl tiefer Verbundenheit auslöste. Dies war im eigentlichen Sinne kein Dialog, vielleicht ein wortloses Zwiegespräch in der Art der Verbundenheit, die in der frühen Mutter-Kind-Beziehung vorherrschend ist und von Köhler als »Tanz in einem Rhythmus mit verschiedenen Figuren«[36] bezeichnet wird. Ich deutete die Möglichkeit dieser Verbundenheit als leibliche Spuren des kleinen, unverletzten Jens und seines Bezogenseins auf die Welt. Ihr auf Weiterentwicklung gerichtetes kreatives Potenzial wurde durch das beinahe-tödliche Trauma beinahe zunichte.

Oft jedoch war es, als wenn jemand – entsprechend dem Ausatmungsrhythmus – im Singen der Buchstaben des Alphabets die Möglichkeit der Sprache als Scheidung und Bezogenheit von Ich und Du beschwören würde und doch kein Wort formulieren konnte. Ein Loslassen der Form hätte den Einbruch der Sprache und Selbstauflösenden »unvorstellbaren Angst«[37] bedeutet. Der Beschwörungscharakter wurde durch das Singen des einzigen Wortes – des Namens ›Hallo Jens‹, der hier als protosymbolische gestische Einheit zu verstehen ist, – noch verstärkt. Die Form durfte nicht zerfallen, in Frage gestellt werden, da hierdurch der Zerfall der dyadisch fixierten Beziehung und der darin gehaltenen Identitätslinien unabwendbar erschien.
Die ›Improvisation‹ wurde also mit den zunehmenden Einbrüchen zu einer Beschwörung. Sie konnte eine Zeit lang die Angst zwar bannen, aber im Benennen nicht daraus erlösen. Die Skala als rationale Grundlage der Musik war in der Beschwörung nicht Beschreibung eines Möglichkeitsraumes, sondern zugleich Zwang und erstarrte Festlegung auf eine veräußerte sinnlose Form. Die Koppelung an Atmung ließ jede Infragestellung als lebensbedrohlich erscheinen. Diese ›Lebensbedrohung‹ war das Charakteristikum einer ›Improvisation‹, in die Jens und ich im Kontext einer dyadisch fixierten Beziehungsform verwickelt waren, die durch das Fehlen von Ausdruck gekennzeichnet war. Sie als Inszenierung zu begreifen war äußerst mühsam. Denn die musiktherapeutische ›Improvisation‹ entstand hier in der Ununterscheidbarkeit einer Ausdrucksform von der mit ihr gebannten und noch nicht benannten vitalen Bedrohung: Todesangst.
Die ›Improvisation‹ beschrieb den drohenden Zerfall, indem die Atem-Ton-Leiter zerfiel. Denn nach einer Weile wollte sie unter dem Zwang der unmöglichen Alternativen, ob ich ›den Tönen oder Jens folge‹, nicht mehr gelingen. Sie schien dabei in etwas schwer Beschreibbares zu zerfallen: Schrecken und Grauen. Diese gingen von Bewegungen, Zuckungen und

---

[36] KÖHLER, L. 1990, S. 40
[37] WINNICOTT, D. W. 1984, S. 74

Lauten von Jens aus, schienen einem toten, wiederbelebten, aber unbeseelten Körper zu entstammen: einem Zombi, einem menschlichen Wesen, das mit der Verbindung zu Menschen sein Mensch-Sein verloren hatte. Diese entsetzliche Fantasie brachte mich zum Schweigen, löste die Atem-Ton-Leiter buchstäblich in ein ›Nichts‹ auf. Es war, als ob unsere gemeinsame Fähigkeit dazu verloschen wäre. Die Töne fanden keinen Widerhall, sondern standen einem völlig zusammenhanglosen, chaotischen Sammelsurium von Eindrücken und Empfindungen gegenüber, wurden selber zusammenhanglos und chaotisch. Mir gelang kein Halten im inneren Bezug auf irgendeine Art von Musik. Das Einzige, was es gab, waren Worte und Satzfetzen, die von wenig verstehbaren Fantasien und Eindrücken herrührten:

»als ob unsere Welten auseinanderfallen«.

Wenn ich dies dennoch als ›Improvisation‹ bezeichnete, so umfasste diese damit ihren eigenen Zerfall. Entsprechend wie das Festhalten an der Tonleiter sie als Möglichkeitsraum wie Etüdengrundlage pervertierte und damit die Entstehung von musikalischem Ausdruck als Spiel mit den Tönen und Intervallen einer Skala verhindert wurde, entbehrten meine Phantasien und Einfälle des Möglichkeitscharakters. Es waren nicht Formulierungen, die auf mögliche Bedeutungen verwiesen, sondern Wortwörtliches zu bedeuten schienen. Das Objektive der Vorstellung drohte einen möglichen subjektiven Sinn zu erschlagen.

Das Loslassen der Tonleiter-Form ließ sie ersatzlos zerfallen. Die hoffnungsvollen Fantasien wurden ohne jede affektive Erinnerungsspur von bedrohlichen abgelöst – beide konkretistisch missverstanden.

Mit dem wortwörtlichen Missverständnis entstand ein Sog, mit dem die noch unverstandenen dyadisch fixierten Beziehungsmuster ihre Wirkung entfalteten. Es schien nicht möglich, sich ihr spielerisch zu überlassen, da sie als Drang erschien, etwas scheinbar Unaushaltbares in Handlung umzusetzen, um es dadurch vom Erleben fern zu halten. Dies erlebte ich als Sog, die Haltung der ›gleichschwebenden Aufmerksamkeit‹ aufzugeben, aus der heraus die Bedeutung der Fantasien aus der Analyse der Gegenübertragung erst verstehbar werden konnten, und Halt und Orientierung durch Übernahme pädagogischer Arbeitsweisen außerhalb der psychotherapeutischen Beziehung zu suchen.

Das Gelingen der gemeinsamen Bewegung in der Atem-Ton-Leiter habe ich als Wiederbelebung einer Inkorporation verstanden, die Niederschlag der frühen Beziehungsmuster ist. Das entspräche einer Art leiblicher Erinnerung an den vortraumatisierten Jens und seine frühe Verbindung zur Welt. Diese Verbundenheit zerfiel, so wie die leibliche Identität als Grundlage psychischer Struktur zu zerfallen drohte, als Jens starb und wiederbelebt wurde. Das, was in unsere Verbundenheit hereinbrach, war die

Erfahrung des Todes und meine verzweifelt wütenden ›Wiederbelebungsmaßnahmen‹, gegen die sich Jens oft genug zu wehren schien. Ich möchte behaupten, dass Jens wiederbelebt wurde, ohne neu geboren zu werden. Als einen solchen Versuch verstand ich unsere gemeinsame therapeutische Arbeit. Das Hereinbrechen der Zerfalls-Bewegung lässt sich nun deuten im Kontext einer Art gemeinsamer ›Gegen‹-Bewegung. Der Zerfall der Atem-Ton-Leiter ereignete sich wie er zugleich ein in gemeinsamer Inszenierung hergestellter war. Er war von heftiger Angst/Unruhe begleitet. Nur begrenzt konnte ich mich diesem Erleben öffnen, d. h. die heftigen Affekte zulassen, die in mir ausgelöst wurden. So versuchte ich zu verstehen, wo es – vorerst – nichts zu verstehen gab, versuchte mögliche Bedeutungen wahrzunehmen und festzuhalten, wo solches nicht möglich war. Ich wollte rational konstruieren, Wirkung erzeugen, herausfinden, was ich machen muss, um das gute Gefühl zwischen Jens und mir wiederherzustellen, um mich nicht der Zerfallsbewegung überlassen zu müssen. In dieser Not erschien der Eindruck ›es scheint überwiegend vegetativ gesteuert zu sein‹ sowohl Halt gegen das Undenkbare, Entlastung als auch Bedrohung. Ihn zuzulassen schien Zustimmung und damit Bestätigung der Hoffnungslosigkeit, Jens als Subjekt seiner Bewegungen spüren zu können. Es war die Spur der Hoffnungslosigkeit von Jens, sich aus dem Todeserleben und dessen Folgen heraus ausdrücken und mitteilen zu können.

Diese ›Improvisation‹ war das Ineinander, das als Kontur der dyadisch fixierten Interaktionsform entstand. Sie war darin wie eine Erinnerung an eine Improvisation – leises Echo aus der Ferne, das auf den Verlust des Tones verwies und darin Ausdruck ahnen ließ. Im Zerfall ereignete sich das Sich-Verfehlen und wurde darin nach und nach zugleich anerkennbar, zu etwas verfehltem Dritten. So brachen in diese Form Fragmente ein, Bruchstücke, die als *Wendungen* verständlich wurden. Es waren Bruchstücke, deren Dynamik und Verstehensweise ich schon bei *Anna* beschrieben habe, auf die ich hier deshalb weniger ausführlich eingehe. Bei einem solchen Fragment wurde mir (in der 104. Stunde)

*»das erschreckende Lachen, die aus den Fugen zu geraten scheinende Bewegung als **Erregung, die nicht gehalten wird und deshalb unaushaltbar ist«**,*

deutlich. In der Falldarstellung fahre ich fort:

»Dazu passt meine nun immer häufiger spürbar werdende Wut, bei der dem inneren Maximum an Erregung äußere Starre gegenübersteht.«

Das Zerfallserleben – das vegetativ Erscheinende der Erregung, mit dem

Jens in mir Angst auslöste – verstand ich einfühlend nun als einen Versuch der Verarbeitung eines Ereignisses, als ein Nachvibrieren, das aus den Fugen zu geraten drohte. Solange mir diese Einfühlung nicht gelang, konnte ich nicht mitschwingen bzw. mein Mitschwingen wahrnehmen und benennen, worauf Jens dringend angewiesen war, um sich darin als lebendig zu erfahren und darin sich selbst zu erleben. Bisher verließ ich mit einem Teil meiner mitfühlenden Aufmerksamkeit die coenästetische Beziehungsform und ging in einen beurteilenden, verobjektivierenden Kontakt – den *Rationalen Mythos*. Erst hierdurch wurde das Ereignis traumatisch, da seine Verarbeitung das Gewahrsein unserer Beziehung immer wieder vernichtete. Das Gewahrsein unserer Beziehung provozierte erneut die Angst vor ihrem Zerfall. Diese Angst wurde mit dem *Rationalen Mythos* abgewehrt und führte zum Erleben ›es scheint vegetativ gesteuert zu sein‹. Zugleich wurde das traumatische Ereignis dadurch in der einzig möglichen Weise ›benannt‹, indem sich der ›Zerfall‹ als drohender Zerfall meiner Verstehensmöglichkeiten ereignete.

In der beschriebenen Stunde erlebte ich jedoch den ›Rückzug‹ von Jens, sein Grimassieren und Zucken, erstmals nicht als Katastrophe, sondern als sinnvollen Versuch, sich einer Erregung vibrierend zu überlassen. Darin wurde Jens mir spürbar. Es entstand für einen Moment eine Situation, die in besonderer Weise durch ein Miteinander in Form des »reflexionsfreien Zustand (es M. B.) eines sensorischen ›Weiterbestehens«[38] gekennzeichnet war.

Dies Fragment fiel in eine Zeit, in der Jens in mir oft sehr heftige Gegenübertragungsempfindungen auslöste. Seine Tendenz, sich heftig und verletzend zu kratzen, machte mich oft so wütend, dass in mir Tötungsfantasien aufstiegen. Dann wiederum fühlte ich eine innige Verbindung zwischen uns, bei der diesmal sexuelle Fantasien in mir wachgerufen wurden. Dies verunsicherte mich sehr. Die in mir evozierten aggressiven wie sexuellen Fantasien wie auch die durch Bewegung und Berührung hervorgerufene Erregung von Jens waren möglicherweise Ausdruck davon, dass in der Beziehung etwas in Bewegung geraten war. Die noch unverstandenen Ereignisse konnten nicht in gemeinsamer Bewegung ausklingen. Sie sprengten die bisher gewonnenen mitfühlenden Formen der Beziehung. Man könnte sagen, der Schock ließ nach, der mit der Atem-Ton-Leiter mitvollzogene Totstellreflex, der bislang die überwältigende Erregung bannen sollte. Das Erschrecken rührte her aus der nun spürbar werdenden Heftigkeit dieser Erregung, deren Gewalt die Beziehungsform überwältigte und als Tendenz zur gewaltsamen Be-Handlung von Jens Ausdruck fand. Es war die Gewalt der Überwältigung des traumatischen Geschehens und seiner Folgen – die Übermacht der auf ein ›Nichts‹ bezogenen Vorstellungen –, die hier nach einer Bearbeitung drängte.

---

[38] OGDEN, T. H. 1995, S. 33

Mit dem Zulassen der Einbrüche wird die Anerkennung des Nicht-Verstehens vollzogen, die es ermöglichte, sie als **Einbruch des ›Nichts‹** zu verstehen: des ›Nichts‹ als Ergebnis einer Beziehungserfahrung, bei der die Verfehlung sich nicht zur Idee des Dritten organisiert, sondern deren Verhinderung erzwingt. Es bedrohte und konstituierte zugleich die therapeutische Beziehung. So schienen mich die Geräusche von außerhalb, auf die Jens achtete, zu einem Nichts zu machen.

»Wie in erneuter Beweisführung stelle ich fest, dass mich Geräusche von außen stören. Jens achtet manchmal sehr auf sie und reagiert auch deutlich auf sie. Der Entzug seiner Aufmerksamkeit ärgert und stört mich. Er macht unsere Beziehung zu einem Nichts. Hinter dem unmittelbar Erlebten ist nichts an Erinnerung, Bedeutung etc. Ich bin ein Nichts. Zerstöre ich den Kontakt mit der ständigen Suche nach Beweisen?«

Die Möglichkeit des Verstehens über die Getrenntheit zwischen Jens und mir hinweg, der Wunsch als Verbindung in der Getrenntheit, bei dem das Dritte – das Außerhalb – der Möglichkeit des Bedeutens Substanz verleiht, schien die Beziehung zu zerstören. Das ›Außerhalb‹ erschien als ›außerhalb der Beziehung‹, wurde nicht zum ›außerhalb des Dyadischen‹. Stattdessen wurde als das ›Nichts an Bedeutung‹ – das vegetativ Erscheinende als Äquivalent zum Dritten – in der Beziehung vermittelnd. Durch einen Pups von mir schien sich Jens angesprochen und erkannt zu empfinden:

»In der nächsten Stunde ist Jens sehr unruhig. Ich empfinde seine Bewegungen nicht als Intentionen, sondern als Zuckungen, unseren Kontakt als Täuschung. Trotz aller empfundenen Sinnlosigkeit mache ich weiter. Als Jens auf ein Pupsen von mir reagiert, geraten wir nach und nach wieder in einen intensiven sexuell gefärbten, befriedigenden Kontakt. Ist das personale Begegnung, ist es die die Beziehung zwischen Mutter und Kind gestaltende Zärtlichkeit oder das Entgleiten einer beruflichen Beziehung auf Grund eigener unausgefüllter Wünsche und Sehnsüchte? Ich habe das Gefühl, dass niemand das je erfahren darf – die Absurdität des Pupsens als therapeutische Intervention.«

Ich war irritiert. Indem ich meine Intention fahren ließ, meine körperliche Selbstbeherrschung mir entglitt, ›erkannte‹ ich Jens in der Beziehung. Ähnlich wie bei *Anna* das ›Sie-gehen-Lassen‹ zeigte sich hier die *Wendung* als ein Zerfallsergebnis, als Verfehlung, bei dem der Zerfall, die Verfehlung zugleich Vermittlung ermöglichte.
Die Interpretation des Vegetativen war hier nicht in einem psychosomatischen Kontext aufgehoben. Das ›Sich-Ereignen‹ des Vegetativen, mit dem ich mich der Zerfallsbewegung als Pendeln zwischen dem depressiven und paranoid-schizoiden Modus überließ, war die Interpretation. Deshalb ließ sich nichts darüber sagen. Der Versuch, dieses Erleben nach-

träglich in Verstehen einzuholen als Wendung vom Passiven ins Aktive, mündete im

»Gefühl, dass niemand das je erfahren darf – die Absurdität des Pupsens als therapeutische Intervention.«

Ein weiteres Fragment war der sog. ›**Fuß**‹-**Kontakt**‹. Angeregt durch ein Konzept von FRÖHLICH bewegte ich vorsichtig mit langsamen und minimalen Bewegungen die Füße von Jens, achtete dabei auf jedes Hindernis, jede noch so geringe Reaktion. Ich bewegte Jens Füße bis zum Widerstand und folgte dann seinen Bewegungsimpulsen. Im Ertasten der Grenzen versuchte ich, Jens‹ Handlungsspielraum ihm und mir fühl- und erlebbar werden zu lassen. Zeitweise gelang dies, sodass Jens mit seiner Mit- und Gegenbewegung in mir große Begeisterung auslöste. Die Begeisterung bezog sich auf die Hoffnung auf die Ausdrucksmöglichkeit eines ›Nein‹, eines ›Hier bin ich – da bist du‹, das nicht zum erneuten Zerfall führte und daher unsere Beziehung im Erleben nicht zunichte machte.

Was in der Therapie mit Anna in der Auseinandersetzung um ein Ding (die weiße Plastikmatte) gewonnen wurde – rudimentäre Form von Abgrenzung –, erarbeiteten Jens und ich uns in Ermangelung der Umgangsmöglichkeit mit Gegenständen über Gesten – im Rahmen körperlicher Bewegungsarbeit.

In der 134. Stunde – endlich – entstand zwischen Jens und mir das ›**Ich-bin-gemeint**‹:

*»Während einer Ton-Unterhaltung, bei der ich wie Jens nur stimmlich, ohne Xylophon mitmache, registriere ich erstaunt, dass **ich** gemeint bin. ›Stimm-Unterhaltung – ich war ganz erstaunt, dass ich so wichtig bin ohne Xylophon‹. Ein Sprung im Phantasma – denn es wird deutlich, dass ich mich bisher auch in den guten Unterhaltungen als Person nicht von Jens angesprochen fühlte.«*

Diese *Wendung* erlebte ich ähnlich überwältigend wie die beschriebene bei Anna. Im Erkennen der bisherigen Verfehlung wurde die Begegnung ermöglicht. Mir wurde deutlich, dass ich bisher gewissermaßen auf ein Ding, das Xylophon, reduziert gewesen war, auf das Jens in meinem Erleben reagiert hatte. Ich geriet in dieser *Wendung* an die Stelle des ›Dinges‹.

Diese Fragmente beschreiben *Wendung*en, in denen im Erleben meiner Abwehr-Figuren sich die Beziehung konturierte. In mir beschrieb sich in diesen Abwehrfiguren gewissermaßen das Echo von Jens. In dieser Form war er mit der besonderen Form der Beziehung als ein Gegenüber erfahrbar. Mit den Wendungen zeigte sich, dass auch in dyadisch fixierten Beziehungsmustern trotz aller Fremdheit Verstehensprozesse möglich sind. Im Folgenden soll der Frage nach gegangen werden, welche Besonderheit diese Verstehensprozesse aufweisen.

6. Annäherung an eine veränderte Verständnisweise des Konfliktes

Anna
Die nächsten 22 Stunden finden in der neuen Einrichtung statt. Diese ist mir aus meiner Arbeit mit einigen der dortigen BesucherInnen bekannt. Natürlich ist dort für Anna und mich alles anders. Wir haben keinen eigenen Raum zur Verfügung, der in direkter Verbindung mit dem Gruppenraum steht. Es gibt dort keine weiße Matte.

›Der neue Raum‹
Gleich in der ersten Stunde (95.Stunde) ist unser Kontakt in der gewohnten Form wieder da. Die Flöten-Stimm-Dialoge und unser ›Backe-Backe-Kuchen‹-Lied verbinden uns in vertrauter Weise. Ich führe die Therapie hier im Gruppenraum durch und spüre, dass wir ›unseren Extra-Platz‹ noch suchen müssen.
Im Gruppenraum ist ein Decken-Belag mit kleinen Löchern, der zeitweise auf Anna wieder große Faszination ausübt. Als sie in der 98. Stunde beim Anschauen der Löcher in übergroße Erregung gerät, halte ich ihr die Augen zu. Sie vergräbt ihren Kopf in meinem Schoß. Ich halte sie fest. Mir fällt dabei Geborgenheit als Alternative zum ›Sich-im-Raum-Verlieren‹ ein. Für unsere Beziehung scheint mir das eine Erweiterung, wenn diese ihr Schutz geben kann vor erregendem Kontaktverlust. Die nicht im Kontakt gehaltene Erregung führt zwar zu starken Körpersensationen, die ein Sich-Fühlen ermöglichen. Sie bergen aber gleichzeitig die Gefahr des Grenzverlustes, wenn innere oder äußere Strukturen fehlen. Diese Strukturen bietet nun die therapeutische Beziehung, wenn die Geborgenheit darin eine Alternative zum erregenden Weg-Driften ist. Oft kann ich jetzt, wenn Anna beim ›Löcher-Starren‹ in Aufregung gerät, das als ihren Hinweis auf den Wunsch nach Halt verstehen, den ich ihr geben und sie annehmen kann.
Auch die nächste Stunde ist gekennzeichnet durch einen Wechsel von Aufregung und Entspannung: beides Zustände, die nun in der Beziehung gehalten werden können und dadurch nicht mehr so bedrohlich sind. Meist sind wir uns sehr nah. Der Kontakt ist intensiv und von

den bekannten Qualitäten gekennzeichnet: von Anna bestimmte Nähe und Distanz, Wechsel von Erregung und Entspannung, Wechsel von Situationen, in denen entweder die Faszination durch sinnliche Eindrücke oder emotionale Befindlichkeit und Bedürfnis nach Kontakt im Vordergrund stehen.
Verschwunden sind jedoch die Zweifel an der Beziehung. Anna freut sich jedes Mal sehr, wenn sie mich sieht. Und ich freue mich auch. Die Beziehung hat nicht nur den Wechsel überstanden, sie ist durch ihn deutlich geworden.

›Die fehlende Mama‹

In der 104. Stunde entsteht wieder eine Mama-Situation. Doch ›sie ist weg, nicht da‹. Etwas ist anders als in den bisherigen Mama-Situationen, in denen Annas Sehnsucht nach mütterlicher Geborgenheit und Verständnis wie mein Bemühen, dieser gerecht zu werden, die Beziehung gestaltete. Diesmal ist ›Mama‹ mit einem nicht wieder gut zu machenden Verlust verknüpft – einem Verlust, der sich konkret auf ein gemeinsames Wissen beziehen lässt. Verbanden sich früher Verlust und Sehnsucht mit Fehlleistungen meinerseits, sind sie jetzt eindeutig Annas Eigenes: ihr inneres Erleben bezogen auf ein Ereignis ihrer Vergangenheit. Die zuvor immer so diffus-gegenstandslose Trauer hat einen Anker gefunden. Zum Schluss der Stunde ist Anna nach kurzer Aufregung traurig.
In der nächsten Stunde habe ich deutlich den Eindruck, dass Anna die alte Situation vermisst (die Einrichtung, die weiße Matte). Sie führt mich herum, ohne Ruhe zu finden, und kratzt ab und zu auf dem Teppich. Ich spüre Annas Ärger und Unzufriedenheit, als ob ich ihr etwas (die Matte) entzogen hätte.

In der darauf folgenden Stunde merke ich, dass Anna unglücklich ist, wenn wir uns begegnen, ich sie verstehe.
Dieser Eindruck verstärkt sich in der nächsten Stunde, als erfolgreiche Spielanfänge immer wieder zu Trauer oder Erregung bei Anna führen. Dies irritiert mich: als ob das Gelingen eines Bemühens, die Anzeichen für den Erfolg, sie traurig machen, statt dass sie sie anspornen und ermutigen.
In der 108. Stunde spielt Anna wieder mit dem Klötzchen und der Klingel. Diese kommt mir jetzt wie ein Körper mit einer gefangenen Glocke darin vor. Ich empfinde es als ein bedrückendes Symbol für Annas Lebenssituation. Anna spielt mit ihm und zeigt mir ihre Ausweglosigkeit. Ich spüre sie und verstehe Annas Mitteilung und kann ihr nicht helfen. Gefangen in den protosymbolischen, vorsprachlich-situationsgebundenen Interaktionsformen scheint es keinen Ausweg für ihr inneres

*Erleben zu geben. Ähnlich gefangen wie die Glocke ist Annas stetes
Bemühen, sich und ihre Welt zu begreifen und deren Begrenzung zu
durchbrechen.
›Kommt ein Vogel geflogen‹ spiele ich. Ich versuche zu trösten und
spüre Annas große Trauer über die Trennung von Zuhause, von Mama.*

*In der 111. Stunde spielt Anna erstmals mit einem Quietschball. Wenn
sie drauf beißt, entlockt sie ihm hohe quietschende Töne. Ich antworte
mit der Flöte. So unterhalten wir uns. Auch diesmal gibt sie häufig
Aktivitäten auf. Ich habe jetzt den Eindruck, dass sie resigniert, weil
sie nicht verstanden wird, ich vielleicht immer testen will und auf spielerische Formen dränge. Damit meine ich, dass ich, wenn Anna beispielsweise den Ball anstupst oder etwas dreht und rollt, ich gleich
hocherfreut mitmache, den Ball zurückrolle etc., in der Hoffnung, dass
daraus nun ein eigenständiges Spiel entsteht. Ich bin selber unglücklich darüber und kann mich doch kaum zurückhalten.*

*In der nächsten Stunde sind wir uns mit unseren Stimmen und dem
Körper sehr nah. Körper meint, dass ich sehr dicht hinter ihr sitze, sie
manchmal im Arm halte, auf ihrem Rücken vorsichtig trommele oder
darüber streiche, ihre Augen zuhalte, sie in meinem Arm/Schoß ist, ...
Die Lieder (›Backe-Backe-Kuchen‹, ›Kommt ein Vogel‹ und ›Winter
ade‹) erscheinen mir sowohl den Abschied wie auch das Sich-wieder-
Finden zu begleiten.*

*Eine Stunde später spielt Anna mit einem Ball. Er ist so konstruiert,
dass er nicht gerade rollt, sondern ›herumeiert‹, manchmal kommt er
auch fast zurück. Anna freut sich sehr dabei. Faszinieren sie die schönen Farben oder freut sie sich, weil da etwas ist, was sie wegschicken
kann, was manchmal wieder zurückkommt, was sich auf eine ganz
eigene, nicht vorhersehbare Art bewegt? Anna spielt auf ihre Weise?
In der 116. Stunde spüre ich, als Anna nach einer solchen Ball-Dre-
hung mich anschaut, dass der Abschied von der alten Einrichtung vorbei ist und etwas Neues begonnen hat.*

*Ab der nächsten Stunde wird Anna zusätzlich an einer wöchentlichen
Gruppentherapie teilnehmen, die ich mit ihrer Gruppe durchführe. Die
allerdings sehr verkürzten Einzelbegegnungen mit ihr setze ich fort.
Doch aus finanziellen Gründen muss die Einzel- und Gruppentherapie
11 Wochen später beendet werden.*

Die Sicherung des Verstehens als Beschreibung/
Entstehen einer Situation

Um die *Wendungen* als Möglichkeit von Erkenntnisbildung zu sichern, muss die theoretische Schwierigkeit berücksichtigt werden, die die Erfassung der Paradoxie dyadischer Prozesse betrifft. Im Gefolge der cartesianischen Spaltung wird im westlichen, vorwiegend naturwissenschaftlich ausgerichteten Denken Wirklichkeit häufig als die Wirklichkeit eines denkenden Subjektes begriffen, welches unberührt und unverändert den Erkenntnisobjekten gegenübersteht. Die *Wendungen* sind Phänomene, die sich auf dyadisch strukturierte Prozesse und deren charakteristische Interaktionsfiguren und szenische Muster beziehen. Um sie zu erfassen, ist es notwendig, diese Erkenntnishaltung zu modifizieren und die von der nichtbehinderten Beziehungsperson subjektiv in sich wahrgenommenen Veränderungen reflektierend zu berücksichtigen.

> Die Paradoxie dyadisch strukturierter Prozesse betrifft das für das denkende Ich Auseinanderfallen der durch zwei Subjekte sich konstituierenden dyadischen Einheit. Das Erleben von innen heraus – aus Sicht des Kindes und dem Unbewussten der Mutter – konstituiert eine Einheit, der die äußerlich feststellbare Getrenntheit von Mutter und Kind gegenübersteht. Selbst und Objekt sind hier zugleich eins wie jeweils eigene Identität. Dieses Paradox ist im günstigen Fall Motor einer Entwicklungsbewegung, wenn es der Mutter gelingt, die hierdurch erzeugte Spannung in sich zu halten und »als einen Ausdruck dafür zu akzeptieren, dass das Kind lebt«.[1]

Im Fall des hier vorgestellten dyadischen Musters führt diese Paradoxie zu einer spezifischen Struktur. Der Spannungsraum scheint in einer Weise verzerrt, die Entwicklung verhindert, als lasse die unerträgliche Spannung nicht den Bezug zu einem lebendigen Kind entstehen. In der Beziehung zum behinderten Menschen, der in erschreckender Weise als verletzt und verletzbar wahrgenommen wird, ist es für die nichtbehinderte Beziehungsperson auf Grund der Heftigkeit und Ambivalenz der dadurch hervorgerufenen bewussten und unbewussten Fantasien und Vorstellungen äußerst erschwert, sich auf die Beziehung einzulassen und sich dem Hin und Her des anderen und eigenen Re-Agierens hinzugeben. Im Gegenteil, die bewussten und unbewussten Vorstellungen werden als Gefahr für die eigene Fähigkeit des Haltens wahrgenommen. Dies betrifft vor allem ›schwierige Situationen‹, in denen der behinderte Mensch in Gefahr, unglücklich und in Not zu sein scheint und in denen sein Verhalten gänzlich unverständlich wirkt, Situationen also, in denen die Getrennt-

---

[1] OGDEN, T. H. 1995, S. 200

heit zur bestimmenden Erfahrung wird. Die nichtbehinderte Beziehungsperson kann sich gezwungen sehen, die Beziehung durch den *Rationalen Mythos* zu retten, mit dem die Angst gebannt, das Erleben des Scheiterns der Verstehensbemühungen erklärt und zugleich fixiert wird. Hierbei werden die eigenen Handlungen zu einem beträchtlichen Teil aus Theorien konstruiert, die erklären, warum es einem so schwer behinderten Menschen kaum gelingen kann, sich zu entwickeln und zu verständigen, und wie man sich verhalten muss, um dennoch Entwicklung und Verständigung zu ermöglichen. In der Angleichung an dieses Bild und nicht als Kontur einer sensorischen Erfahrung, die das Ergebnis des gemeinsamen ›Spiels‹ leiblicher Impulse von Beziehungsperson und schwerbehinderten Menschen ist, entwickelt sich für diesen eine leibliche Identität, mit der er seinen Impulsen und Regungen entfremdet ist. Hierdurch wird die von ständigem Scheitern, von traumatischen Einbrüchen bedrohte Dyade gerettet auf Kosten ihrer Fixierung. Die beginnende Wahrnehmung der Getrenntheit, die normalerweise durch heilende Formen sensorischer Kontiguität und Rhythmizität erträglich und dadurch überhaupt möglich wird, ist ersetzt durch Zustände von ›Abwesenheit‹ und ›Nicht-Erfahrung‹, erzeugt von einem spezifischen Ineinander der auf sich selbst bezogenen Leiblichkeit und dem darauf bezogenen Denken und Sprechen der nichtbehinderten Beziehungsperson. Autosensorische Kreisläufe, vegetativ erscheinende und stereotype Bewegungsformen dienen der Abwehr der drohenden Desintegration der sensorischen Oberfläche oder des eigenen »Sicherheitsrhythmus«[2]. Das Besondere jedoch ist, dass diese spezifisch dyadische Abwehrform in diesem Fall ein kreativer Akt ist, mit dem das »potenzielle Selbst (das nie entstehen wird)«[3] als Fehlendes gerettet wird.

Das *fehlende Selbst* beschreibt eine paradoxe Interaktionsform. Während sich aus der Sicht einer äußeren BeobachterIn der Konflikt als eine die Ich-Entwicklung fixierende Leiblichkeit des schwermehrfachbehinderten Menschen denkerisch beschreiben lässt, droht er in der Position der Teilnahme von innen heraus Denken und Sprache der nichtbehinderten Beziehungsperson in ihrer symbolischen Potenz – ihrer Fähigkeit, die Beziehungswirklichkeit abzubilden – außer Kraft zu setzen. So entsteht die Verbundenheit des schwermehrfachbehinderten Menschen mit seinem Umfeld nicht aus dem Paradox von Einheitserleben bei gleichzeitiger Getrenntheit, sondern als Verwicklung in einer Weise, die das Selbst der nichtbehinderten Beziehungsperson von innen her mit Auflösung bedroht. In der ›äußeren Position‹ währenddessen wird die Getrenntheit absolut gesetzt.

In den *Wendungen* entstehen Situationen, in denen ein Spannungsraum

---

[2] OGDEN, T. H. 1995, S. 70
[3] OGDEN, T. H. 1995, S. 62

szenisch verstehbar wird, dessen bislang unerträglicher Widerspruch –
Verwicklung und absolut erscheinende Getrenntheit – ein ständiges Scheitern der Verstehensbemühungen erzwang. Die Situationen ermöglichen
eine Vermittlung der inneren und äußeren Position, sodass die Beziehung im Sinne eines denkenden Ich der nichtbehinderten Beziehungsperson wirklich und es dem schwermehrfachbehinderten Gegenüber
möglich wird, sich dem Zustand der »Unintegriertheit«[4] zu überlassen,
um hieraus vorübergehend als Einheit zu existieren, im Sinne WINNICOTTS
zu sein.

Diese Schwierigkeiten – die Grenzen des cartesianischen Denkmo-
dells – betreffen nicht nur die Beziehungsmuster, in denen schwermehrfachbehinderte Menschen leben. Sie sind in gewisser Weise
ubiquitär. In der Psychoanalyse gibt es verschiedene Konzepte, die
einen Umgang mit diesen Schwierigkeiten ermöglichen sollen.[5]
Grundsätzlich lässt sich die Psychoanalyse als ein Denkmodell betrachten, das den mit der cartesianischen Spaltung entstandenen zentralen Widerspruch in der Natur der Beziehung des Menschen zu seinem Umfeld nicht umgeht, sondern einen Umgang damit ermöglichen will. Hierfür sind grundlegend
– die ihr immanente Dialektik von Forschungsmethode und -ziel und
  die sich daraus ergebenden Bedeutung und Möglichkeit der methodischen Reflexion der Subjektivität der ForscherIn/Therapeu-
  tIn zur Erfassung des Forschungsgegenstandes in seiner Subjektivität.
– die begriffliche Bedeutung des Unbewussten als eines Widerspruches in sich, als einer Leerstelle im Denken, als Chance, das ›In-
  Beziehung-Sein‹ zu denken, das sich jenseits des Denkens ereignet.
– ihr therapeutischer Ansatz, der nicht der Symptombefreiung ver-
  pflichtet ist, sondern sich am Erkenntnis-Gewinn des Subjekts
  orientiert, an seiner Fähigkeit, die seinem Leiden zu Grunde liegenden unerträglichen Widersprüche durch Ausdrucksformen erträglich zu machen, die ihm eine Zunahme an inneren und äußeren
  Freiheitsgraden ermöglichen.

---

[4] Unintegriertheit unterscheidet WINNICOTT von Desintegration. Er versteht Unintegriertheit
im Sinne von Entstapnnung. »Entspannung bedeutet für einen Säugling, dass er nicht das
Bedürfnis zum Integrieren empfindet, da die ich–stützende Funktion der Mutter als selbstverständlich angenommen wird.« (WINNICOTT, D. 1984 S. 79)
[5] Siehe LICHTENSTEIN, H. 1961; LICHTENSTEIN bezieht seine Überlegungen auf die Kontroverse
›primärer Narzissmus vs. primäre Objektliebe‹, die er als Artefakt der cartesianischen Spaltung betrachtet.

> Erkenntnis bezieht sich nicht ausschließlich auf die rationalen Fähig-
> keiten, sondern umfasst alle Bemühungen eines Menschen, seine in-
> neren und äußeren, emotionalen und sachlichen Wahrnehmungen in
> einer Weise zu verarbeiten, die ihm einen intentionalen, sinnhaften
> Umweltbezug und Umgang mit den ihn inhärenten Konflikten, Wi-
> dersprüchen und Unverträglichkeiten ermöglicht.

Die Umgangsweisen mit Konflikten, Widersprüchen und Unverträglichkeiten lassen sich – wie Bion zeigt – danach unterscheiden, ob sie das
Ziel haben, psychische Schmerzen zu vermeiden oder zu modifizieren.
Bion weist darauf hin, dass im vermeidenden Modus symbolischer Ausdruck nicht entstehen kann. In ihm ist der Ausdruck von psychisch
Schmerzhaftem nicht ein Vorgang, in dem Verstehen und Mitgefühl sich
niederschlägt und mit dem innere Distanz möglich wird. Der Ausdruck
ist hier untrennbar mit dem Unerträglichen verbunden. Er *ist* das Unerträgliche.»Wenn Vermeidung vorherrscht, bedeutet der Name ein Beta-
Element, das ein Ding-an-Sich ist, und nicht den Namen, der ein solcher
Element repräsentiert.«[6] Der modifizierende Modus setzt die verinnerlichte Fähigkeit voraus, Frustration bis zu einem bestimmten Ausmaß zu
ertragen und in etwas – Bion nennt es Gedanken, dass etwas fehlt – verwandeln zu können, das Entwicklung und inneren Freiraum ermöglicht.
Ist diese Fähigkeit nicht vorhanden, so ist der Mensch auf den vermeidenden Modus angewiesen, darauf, das Unverträgliche zu projizieren und
auszuscheiden.

In entsprechender Weise sind schwermehrfachbehinderte Menschen auf
Umgangsformen angewiesen, die ihren Möglichkeiten und Schwierigkeiten gemäß sind und auf die sich das Gegenüber in der Beziehung zu
ihnen einlassen muss, wenn eine Verständigung möglich werden soll. In
dem Versuch, die *Wendungen* theoretisch zu fundieren, möchte ich diese
Umgangsformen als Teil allgemein menschlicher Seinsweisen zeigen.

Das, was sich in den *Wendungen* ereignete, möchte ich vorläufig als Begegnung kennzeichnen. Der Verstehensprozess, der ihnen zu Grunde liegt,
war durch eine schwer erträgliche, permanente Spannung gekennzeichnet. Er ist in besonderer Weise auf Offenheit für eine spezifische Art von
Nicht-Wissen angewiesen. Der Verzicht auf die Erklärbarkeit und Ver-
ständlichkeit war Voraussetzung für die Ermöglichung der Formbildungs-
prozesse, die Gegenstand dieses Buches sind. Offenheit für Nicht-Wissen und Nicht-Verstehen bedeutet über die Toleranz für Unsicherheit und
die Bereitschaft, Konzepte und Modelle als unpassend zu verwerfen, hinaus, das Sich-Ereignen von Wissen und Nicht-Wissen zuzulassen. Die
in Frage stehenden Prozesse benötigten eine Form der Verbindung, in

---

[6] Bion, W. R. 1992, S. 139

der die Unsicherheit bezüglich der eigenen Verstehens-, Erklärungs- und Denkmuster, die Unklarheit bezüglich der Bedeutung der eigenen Eindrücke – ihr zeitweiliger Zerfall – ausgehalten werden musste. Diese für ein psychotherapeutisches Verstehen notwendige wie selbstverständliche Offenheit war im vorliegenden Fall jedoch zugleich schwer erträglich. Der anscheinende Zerfall der Wissens- und Verstehensmöglichkeiten – das Versagen der herkömmlichen, auf der Subjekt-Objekt-Trennung fußenden Konzepte – rief mit der ihn begleitenden Angst gerade nach der Sicherheit funktionaler Erklärungsmuster. Es war jedoch zwingend notwendig, das Nichtwissen zuzulassen, das Nichtwissen darüber, ob es der Realität entspricht, was man denkt, erlebt, fühlt und erkennt, damit Denken, Erleben, Fühlen und Erkennen jenen Menschen möglich und das heißt sinnvoll werden sollte, die mit/in/trotz Nicht-Denkens, Nicht-Erlebens, Nicht-Fühlens und Nicht-Erkennens überlebt hatten und für die das Festgelegt-Sein auf diesen Zustand zum zentralen Kern ihrer Identität geworden war. Ebenso zwingend notwendig erschien in der Beziehung zu ihnen jedoch gerade der Nachweis der Möglichkeit des Verstehens – ja geradezu überlebensnotwendig. Denn erst dieser Nachweis erlöst den schwermehrfachbehinderten Menschen und seine Beziehungspersonen aus einem leidvollen Teufelskreis, bei dem das Bemühen um den schwermehrfachbehinderten Menschen ihn stets zu überfordern und Tötungshandlungen in Form pädagogischer/psychotherapeutischer/etc. Euthanasie nahe zu legen scheint.

Wendungen als das ›Entstehen einer Situation‹

Ich untersuche im Folgenden am Beispiel der Falldarstellungen, in welchem Verhältnis das sich als Beschreibung niederschlagende Erleben der nichtbehinderten Beziehungsperson zu den Ereignissen steht, auf die sich die Beschreibung bezieht. Mit Beschreibung bezeichne ich hier die in den Falldarstellungen enthaltenen Bilder, Einfälle, Gedanken und Erkenntnisse sowie theoretische Erklärungsversuche. Es geht also um eine vertiefte Analyse der Gegenübertragung mit dem Ziel, die sich aus der spezifischen dyadisch fixierten Interaktionsform ergebenden Besonderheiten des Verstehensprozesses darzulegen.

In der Situation selber wie auch im späteren Nachdenken darüber machten die Bilder (Einfälle, Gedanken etc.) mir das Erleben und das Erlebte – das durch die Ereignisse, an denen ich beteiligt war, bei mir innerlich Ausgelöste – plausibel und damit erträglich. Indem ich durch das Erleben die Bilder (Einfälle, Gedanken etc.) verstand, deutete sich mir das Erlebte mit Hilfe der Bilder (Einfälle, Gedanken etc.).

Dies entspricht einem Vorgang, der im Rahmen psychoanalytischer Psychotherapie üblich und notwendig ist. OGDEN weist darauf hin, dass der

Analytiker in jeder Therapie »sich von den Ideen und Phänomenen, die für ihn völlig selbstverständlich sind, stets von neuem in Erstaunen versetzen lassen können« muss, um »das zu lernen, von dem er dachte, dass er es bereits wisse« (gemeint sind hier psychoanalytische Techniken und Begriffe).[7] Das Besondere im hier präsentierten Kontext ist das Erscheinen dieses Vorganges in einem Beziehungsgefüge, das solcherart definiert ist, dass Verstehen und Erkenntnis unmöglich zu sein scheinen.

Als Beispiel für eine Situation, bei der sich durch das Verstehen eines musikalischen Stilelementes mein Erleben der therapeutischen Beziehung entscheidend veränderte, füge ich ein Zitat aus der Falldarstellung ›Anna‹ an:

Als eine wesentliche Stelle im therapeutischen Prozess erwies sich der Moment, als ich die immer wieder auftretende, bislang sehr verunsichernd wirkende Stille als ›Pause‹ erkenne. Die Erkenntnis, dass Stille in der Musik nicht ›Nichts‹ im Sinne von Abwesenheit von Musik ist, sondern ein wesentlich musikalisches Stilelement, wodurch Musik als solche erst entsteht, ermöglichte mir ein gänzlich verändertes Erleben und Verstehen der Stille zwischen Anna und mir. In der Falldarstellung erkläre ich dazu:

»Denn im Verstehen des Erlebens (der Stille, M. B.) konturiert sich zugleich die Bedeutung der Pause für die Musik. Ich verstehe etwas vom Zusammensein von Anna und mir, indem ich etwas von der außer uns liegenden ›Welt‹ verstehe. Es ist der Anschluss unserer Beziehung an eine Sprachgemeinschaft, die Verknüpfung von Gesellschaft und Subjekt. Der Name ist eben nicht willkürliche Bezeichnung, sondern Formulierung des Wesens eines Dinges als Bedeutung für mich.«

Analyse aus der Sicht der inneren Position:

Der Einfall ›Pause‹ gab mir in der entsprechenden Situation ›Stille‹ Halt, indem er ihr – der Situation – Deutung war. Als ein ›stiller Einfall‹ war er als solcher sprachlich der Patientin nicht mitteilbar. Er lässt sich verstehen im Sinne ARGELANDERS als der »Moment ( ), in dem sich der Analytiker eine Vorstellung von der unbewussten Phantasie des Patienten gebildet hat.«[8] Da jedoch bei Anna wie bei anderen schwermehrfachbehinderten Menschen nicht von einer Bewusstseinsstruktur ausgegangen werden kann, die sich abgrenzend von einem Unbewussten gebildet hat, lässt sich lediglich feststellen, dass dieser Einfall etwas Neues, bisher möglicherweise als Potenz Vorhandenes in die therapeutische Beziehung

---

[7] OGDEN, T. H. 1995, S. 172
[8] ARGELANDER, H. 1968, S. 325

bringt: die Möglichkeit, das, was zwischen Anna und mir passiert, sprachlich zu verstehen.

Der Einfall bedeutet: Ich bin für Anna in der Stille nicht verloren, wie ich beim Anhören von Musik in der Stille nicht verloren bin, da im Verstummen der Musik diese mir doch nicht verloren geht. Indem ich etwas von der Bedeutung der Pause für Musik verstand, erlebte ich die Stille in der therapeutischen Beziehung nicht mehr als Abbruch, mit dem die bisherigen Eindrücke sich in Frage stellten, sondern eben als Pause. Die Frage der Überprüfung des Kontaktes als Zwang zum Verstehen wurde überflüssig, da die Gewissheit der Beziehung nicht mehr in der sinnlich unmittelbar erfahrbaren Bestätigung gesucht werden musste. Als eine Art stummes Wissen – vorsichtiges, zartes Gewahrsein – spürte ich, dass Anna sich in der Stille mit mir beschäftigte, mit aller Unsicherheit dieses Spürens war das Wissen um unser Beieinander-Sein da.

Mit dem Erleben der Getrenntheit zwischen Anna und mir – ihres Rückzugs, bei dem sie zugleich auf mich bezogen ist – entstand die Denkmöglichkeit einer Begegnung im Gegensatz zu einem Zusammensein, bei dem das Gegenüber tödlicher Bedrohung ausgesetzt zu sein scheint. Erst mit dieser Denkmöglichkeit wurde psychotherapeutisches Handeln sinnvoll. Die Therapie zu beenden hieß nun nicht mehr zwangsläufig, die Hoffnungslosigkeit in Annas Leben zu besiegeln. Aus der Sicht von Anna kann diese Veränderung der Situation als beginnende »Fähigkeit zum Alleinsein«[9] verstanden werden.

In dieser von WINNICOTT konzipierten frühen Entwicklungsphase wird die Mutter vom Kind als genügend zuverlässig erfahren. Das Kind hat die Erfahrung der zuverlässigen Versorgung seines Körperbedarfs gemacht, sodass es in der Lage ist, eine Zeit lang zu existieren, ohne aktiv oder reaktiv auf Reize aus dem Umfeld gerichtet zu sein. In Gegenwart der Anderen für sich zu sein, bedeutet, dass das Kind sich einem Zustand der Unintegriertheit – der Entspannung – überlassen kann. Hierfür ist die Gegenwart der Anderen – real oder repräsentiert durch ein Übergangsobjekt – notwendige Voraussetzung. In diesem Zustand können Impulse entstehen und zu ›Gesten‹ werden, mit denen das Selbst-Sein des Kindes real zu werden beginnt. »Periodisch verleihen die Gesten des Säuglings einem spontanen Impuls Ausdruck; die Quelle der Geste ist das wahre Selbst und die Geste zeigt die Existenz eines potenziellen wahren Selbst an (...). Es ist ein wesentlicher Teil meiner Theorie, dass das wahre Selbst nur eine lebende Realität wird, wenn es der Mutter wiederholt gelingt, der spontanen Geste (...) des Säuglings zu begegnen.«[10] Der Ausdrucksgehalt

---

[9] WINNICOTT, D. 1984, S. 36
[10] WINNICOTT, D.1984, S. 188/189

der Geste entsteht aus der gelingenden Vermittlung zwischen Kind und Umgebung. Die Mutter erkennt und versteht, in überraschender Weise findet sie etwas Neues und zugleich Vertrautes. Mit ›spontan‹ ist im obigen Zitat nicht der spontane Rückgriff auf eine schon vorhandene Form gemeint, sondern das Entstehen der Geste in und durch die Begegnung als etwas Nicht-Planbares, Nicht-Herstellbares. Von keiner der beiden Seiten kann die Begegnung konstruiert oder erzwungen werden, in der die Intention und ihr Erkannt-Werden in der Geste zum Ausdruck gebracht wird. Sie entsteht ›spontan‹.

Die Fähigkeit zum Allein-Sein in Gegenwart einer Anderen entsteht mit dem Gelingen der Geste. Diese ist etwas Neues, das zugleich entsteht wie gefunden/wiederkannt wird. So ist Annas Rückzug etwas, was schon vorher da war, doch erst im Verstehen ›Pause‹ zur Geste wird. Mit der Fähigkeit zum Allein-Sein verändert sich der Beziehungsmodus des Spiegelns. Bislang bezog es sich in den Flöten-Stimm-Dialogen noch ausschließlich auf ein interaktives, ganz im Dyadischen angesiedeltes, sinnlich unmittelbares Spiel, in dem das Aufeinander-Bezogen-Sein hörbare und spürbare Erfahrung war, wenn es nicht als konkretistisches Nachäffen zum Scheitern verurteilt war. In der vorliegenden *Wendung* wird das Spiegeln zu einem spiegelnden Erleben, bei dem ich in meinen Fantasien auf Anna in ihrem Für-Sich-Sein bezogen bin. Das gelingende metaphorische Verstehen hebt das Spiegeln auf eine neue Stufe. ›Pause‹ ist so verstanden keine *konkretistisch-leere,* sondern eine echte Metapher. Die sich daraus ergebende Veränderung der therapeutischen Beziehung habe in Anlehnung an NIEDECKEN eine Übertragung des ›stummen Allein-Seins‹[11] genannt – ein Zustand, in dem die Therapeutin nicht mehr ausschließlich als Störung und Lebensgefahr empfunden wird. Dies lässt sich nun als Sonderform der ›Fähigkeit, zum Alleinsein‹ verstehen, die sich daraus ergibt, dass es nicht um die Öffnung einer dyadischen, sondern einer dyadisch fixierten Beziehung geht, die sich als Übergangsbeziehung vorübergehend zum triadischen Raum hin öffnet.

Dieser Vorgang vollzieht sich nicht zufällig am musikalischen Stilelement der Pause. Denn während in der individuellen Entwicklung die ›Fähigkeit zum Alleinsein‹ dem Kind den Übergang aus der dyadischen Beziehung zur Mutter in den triadischen Beziehungsraum ermöglicht, entwickelte sich gesellschaftlich-historisch die Pause als Stilelement am Übergang der Musik aus rituellen Zusammenhängen hin zu einer autonomen Kunstform, indem sie zur Vermittlungsstelle für ein subjektives und objektives Zeitmaß wurde.[12] Die Pause als ein Innehalten der äußeren,

---

[11] Siehe NIEDECKEN, D. 1994
[12] Deutlich wird dieser Gedanke am Beispiel der Bedeutung der Posa als Moment des Innehaltens im Tanz. »Posa heißt Ruhe und Haltung, Pose und Pause« (zur LIPPE, R. 1988, S. 101). Sie

sinnlich spürbaren Bewegung von Klang, Melodie und Rhythmus eröffnet Raum für die Betrachtung der inneren Bewegung. Im Widerhall der
inneren Stille entsteht in diesem Moment die Musik neu und kann darin
in ihrer Wirkung erfahrbar und als Idee bewusst werden. Die Pause wird
damit zur Erfahrung der Transzendenz und ermöglicht Reflexion der Wirkung.

Analyse aus der Sicht der äußeren Position:

Es entsteht die Frage, von welcher Art die Erkenntnis ist, wenn ich von
dem Moment schreibe, in dem ich ›die immer wieder auftretende, bislang
sehr verunsichernd wirkende Stille als ›Pause‹ erkenne‹. Mit ›Erkennen‹
ist hier weder eine Erkenntnis im logisch-analytischen Sinn gemeint noch
eine Art Wiedererkennen. Es ist kein Erkennen eines Zusammenhanges,
der schon immer da, bislang jedoch verschüttet war. Es entspricht der
Entstehung eines situativ sinnhaften Zusammenhanges mit seiner Bewusstwerdung, der in der Objektivität der Musik als Möglichkeit schon vorhanden war.

Mit der Entstehung dieses Zusammenhanges im sprachlichen Einfall wird
für den therapeutischen Prozess ein zeitliches Vorher und Nachher denkbar, möglich und sinnvoll. Aus der bislang bloßen Aneinanderreihung
der Geschehnisse wird der innere Zusammenhang als Sinn einer Geschichte. Dadurch kann der Eindruck entstehen, es werde etwas erkannt, was
vorher in irgendeiner Weise verborgen und daher unerkannt schon da
war.

Für diese Form des Erkennens als Entstehung eines sinnhaften Zusammenhanges hat MERLEAU-PONTY den Begriff der Situation geprägt.

---

entstand als Stilelement des Tanzes zu Beginn der Neuzeit, als dieser sich aus rituellen Zusammenhängen löste und zur selbständigen Kunstform wurde. Als Posa war die Pause nicht mehr
nur »‹Ruhe zwischen den Bewegungen«, sondern auch »‹Ruhe gegen die Bewegung‹« (Ingrid
BRAINARD »Die Choreografie der Hoftänze in Burgund, Frankreich und Italien im 15. Jahrhun-
dert«, S. 291 zit. nach zur LIPPE, R. 1988, S. 101/102). In der Posa klang die vergangene
Bewegung aus wie zugleich die zukünftige vorbereitet wurde – die Vergegenwärtigung beider
Bewegungen als Verbindung einer vergangenen und zukünftigen Form. Durch diesen Augenblick des Hinfühlens hindurch musste nun zugleich die fortlaufende Bewegung eines Takt-
maßes durchgehalten werden. Als Moment mimetischen Innehaltens gegen den Zwang des
metrischen Zählmaßes wird die Posa zu einer Nahtstelle von Mimesis und Metrik, Rhythmus
und Takt, subjektiven und objektiven Zeitmaßes. Das mimetische Sich-Öffnen wird durch die
Metrik gehalten und ist Hingabe an die Form und nicht mehr an den Ritus. Das Eingebunden-
Sein dieses Spannungsmomentes konstituiert die Eigenständigkeit der Tanzform und verhilft,
sie aus rituellen Zusammenhängen zu lösen. Ihre Bedeutung zur »Vermittlung in sich ge-
schlossener Bewegungsinhalte« (zur LIPPE, R. 1988, S. 109) beruht darauf, dass sie in der
Ruhe die Bewegung hält und damit auf den Gesamtkontext verweist.
Die Pause ist also nicht allein Wirkung. Sie ist in der Musik als autonomer Kunstform zum
Stil-Element geworden. Darin ist Wirkung in musikalischer Bedeutung aufgehoben.

> »Die Geschichte ist weder eine Schöpfung »*ex nihilo*« noch der einfache Reflex einer präexistenten Situation. Das grundlegende Problem besteht in der Beschreibung und Analyse des Sinnes, in dem die Ereignisse sich entwickeln, ohne dass man zuvor ein Bewusstsein davon gewonnen hätte. Ohne diese Bewusstwerdung kann die historische Entwicklung annulliert werden und in Unordnung zurückfallen. Es ist ersichtlich, dass die ins Auge gefasste Konzeption sowohl den Sinn wie den Nicht-Sinn der Geschichte einbezieht. Der historische Sinn, von dem wir sprechen, ist den Tatsachen immanent und in diese eingeschrieben. Darin beruht der *Begriff der Situation.*«[13]

MERLAU-PONTY bezieht sich auf den historischen Prozess und die ihn treibende Dynamik, um daran seinen Entwicklungsbegriff zu erläutern. Seine Auffassung lässt sich auch auf den therapeutischen Prozess und das ihn kennzeichnende Ringen um Bewusstwerdung der ihn in Gang haltenden Kräfte übertragen. Die Verbindung zwischen der Sukzession der Ereignisse und ihren jeweiligen, durch Bilder, Metaphern und Gedanken zu einer Geschichte geformten Benennungen bezeichnet er als Form der Bewusstwerdung.

Der bisher im zeitlichen Nacheinander der Ereignisse begriffene Zusammenhang, der sich in den Formulierungen der Falldarstellungen als ›jetzt passiert das‹, ›dann passiert das‹, jetzt wieder das‹ usw. zeigt, wandelt sich mit der Metapher ›Pause‹ zur inneren Dynamik einer Geschichte. Mit dieser Verbindung wird eine Tendenz der Ereignisse als die ihrer Abfolge immanente Logik benannt und als bewusst gewordene Idee auf eine neue Stufe gehoben. Die mit der Idee ›Pause‹ bewusst gewordene Situation ›Rückzug als Pause‹ macht den Sinn einer Entwicklung deutlich und bewahrt ihn vor dem Rückfall in Sinnlosigkeit.

> Die ›Situation‹, wie MERLEAU-PONTY den Begriff versteht, weist auf ein Entwicklung organisierendes Prinzip zwischen einem Organismus und dem Umfeld, das zur Verwirklichung seiner Lebensvollzüge notwendig und sinnvoll ist. »Der Organismus definiert selbst die Bedingungen, die auf ihn einwirken.«[14] So deutet MERLEAU-PONTY die Wanderbewegung von Tieren in Regionen, »die ein besseres inneres Gleichgewicht gewährleisten«, als Phänomen einer Voranpassung, die als eine Art ›Wahl‹ der inneren Möglichkeiten zu verstehen«[15] ist.
>
> In entsprechender Weise konzipiert LICHTENSTEIN das dyadische Zusammenspiel des Säuglings mit der Mutter als das zweier Organe im

---

[13] MERLEAU-PONTY, M. 1994, S. 294/5
[14] MERLEAU-PONTY, M. 1994, S. 295
[15] MERLEAU-PONTY, M. 1994, S. 295

Gesamt eines Organismus, bei dem die Funktion füreinander die Identität der Organe bestimmt. Die Mutter befriedigt die Bedürfnisse, die sie kreiert. Der Körperbedarf des Kindes bestimmt die Befriedigungshandlungen der Mutter, die jedoch in einer Weise erfolgen, die das Kind zum einzigartigen Kind dieser einzigartigen Mutter machen. Das, was das Kind im Sinne einer Präkonzeption (BION) erwartet und was die Mutter ihm gibt, stimmt dergestalt überein, dass dabei im Ausdruck etwas Neues entsteht. Im dyadischen Kontext sind Situationen so verstanden Szenen, in den die dyadische Beziehung zwischen Mutter und Kind in ihrem sinnhaften Muster deutlich wird als Beziehung zwischen dem sich konturierenden Selbst des Kindes und der darauf bezogenen spezifischen Gestalt der Mutter als der beginnenden Kontur eines Objektes. Die Mutter kann von außen – mit ihrem Ich – die szenische Gestalt der Situation als Gestaltung aus der Sicht des Kindes, die spontane intentionale Geste, entziffern. Aus der Sicht des Kindes und dem Unbewussten der Mutter ist die Situation im Sinne des Phänomens einer Voranpassung entstanden. WINNICOTT spricht davon, dass das Kind in dem Moment die ›Brust erschafft, in dem die Mutter sie ihm anbietet.»Das, was die Mutter liefert, und das, was das Kind sich möglicherweise vorstellen kann, überschneiden sich. Für den Beobachter nimmt das Kind das wahr, was die Mutter tatsächlich darbietet; aber das ist nicht die ganze Wahrheit. Der Säugling nimmt die Brust nur insoweit wahr, als eine Brust genau dort und dann geschaffen werden konnte.«[16]
Die ›Situation‹ im dyadischen Kontext lässt sich verstehen als Entstehen einer Übergangsbeziehung, in der sich die Beziehungsgestaltung sowohl ereignet wie als eine vom Selbst sinnhaft gestaltete deutlich ist. Sinn gewinnt als die Sinnlichkeit des dyadischen Zusammenspiels überschreitende Kategorie Bedeutung.

Der bisherige Abbruch – das darin sich ereignende ›Nichts‹ – wird mit der *Wendung* ›Pause‹ zu einer Situation, in der die Kontur von ›mich gibt es für Anna‹ entsteht. Der Einfall ›Pause‹ als Stilelement der Musik bezieht die einer idiomatischen Grundlage entbehrenden musikalischen Fetzen auf den größeren Zusammenhang der Musik. Als Verstehen der Bedeutung der Pause in der Musik anhand des Stille-Erlebens zwischen Anna und mir wird dadurch in den Unterbrechungs-Ereignissen etwas deutlich, was sich in den vorhergehenden Beziehungsereignissen (die Bedeutung der Plastik-Matte, die verschiedenen Distanzen, die Anna darauf zu mir einnimmt, die Bedeutung des Verstehens des affektiven Stimm-Ausdrucks in unseren Stimmdialogen etc.) als Tendenz angebahnt hat. Das, was deutlich wird, ist nicht ein spezifischer Sinn, eine spezifische

---

[16] WINNICOTT, D. W. 1983, S. 315

Bedeutung von dieser oder jener Handlung von Anna, sondern es entsteht überhaupt die Möglichkeit, die Frage nach dem Sinn zu stellen. Im Spiegeln als intuitives metaphorisches Verstehen wird der Verstehens-Prozess auf eine neue Stufe gehoben. Mit ihm wird für die therapeutische Beziehung der Rückfall dieser Tendenz verhindert, der Rückfall des vorsichtigen Gewahrseins von ›Beieinander-Sein‹ in den zersetzenden Zerfall zu Sinnlosigkeit und Verlassenheit. Im Sinne WINNICOTTS überlässt sich Anna mit ihrem Rückzug dem Zustand der Unintegriertheit und findet mich als zu sich gehörig wie ich auch zugleich schon da gewesen bin.

Durch Bilder (Einfälle, Gedanken etc.) wie ›Pause‹ verändert sich etwas, ohne dass sie mit dem Geschehen – der Veränderung oder dem Etwas – identisch sind. Die Kategorie des Sinnhaften wird eingeführt, ohne dass an dieser Stelle eine Unterscheidung zwischen subjektiv und objektiv schon möglich wäre. Mit ihnen verändert sich meine Erlebensweise der therapeutischen Beziehung, da sie mir Erlebtes deuten. Weder sind sie die Bedeutung, noch sind sie identisch mit dem, was sich in der Beziehung ereignet. Sie deuten etwas Fremdes und Unverständliches, ohne diesem Etwas die Eigenschaft des Fremden und Unverständlichen nehmen zu können. Ihr Nicht-Identisch-Sein – ihre Differenz – ermöglicht es, dass mit ihnen die Situationen des drohenden Zerfallens gehalten werden können, da sie Fremd-Sein und Unverständlich-Sein als Figur aufgreifen. Das in den Situationen des drohenden Zerfallens als existenzielle Bedrohung manifest werdende Nicht-Idenitische wird in den Bildern und der ihnen immanenten Möglichkeit von Sinn – ihrer Differenz – zum Träger der Anerkennung des Gegenübers in seinem Eigen-Sein-für-Sich. Mit der Anerkennung der Differenz und der Möglichkeit des Bedeutens lässt sich im Verstehen der Bilder die therapeutische Beziehung als eine von zwei Subjekten gestaltete erfahren. Hierdurch erweist sich die in der dyadischen Struktur fixierte Beziehung als aufgehoben im triadischen Raum. Denn damit wird ihr Charakter als – jedoch spezifische Form – einer Übergangsbeziehung deutlich.

Dies wird besonders deutlich am Beispiel der ›Pause‹. Indem der Bezug auf die Musik als ein gutes inneres Objekt gelingt, kann die Beziehung im Sinne von BION als Behälter funktionieren. Der Vorgang lässt sich nun als projektive Identifikation beschreiben. Die in die Therapeutin verlagerten Ereignisse der Nicht-Existenz, der Abbrüche, des Zerfallens wandeln sich mit der Pausen-Metapher zu etwas Verträglichem. Die Vorstellung ›Pause‹ gibt gewissermaßen Raum, ohne ihn zugleich zu besetzen. Annas oft rätselhaftes Verhalten ist damit nicht ›entschlüsselt‹. Aus ihrer Perspektive kann ihr Tun jedoch beginnen, machtvoll zu werden. Sie kann etwas finden und zugleich erschaffen im Zustand der Getrenntheit. Die mit der ›fehlenden idiomatischen Grundlage der Flöten-Stimm-Dialoge‹

zur Darstellung kommende paradoxe Spannung – als ein ständig vom Kollaps bedrohter Spannungsraum – wird in der Pausenmetapher mit der Überschneidung zweier Perspektiven – ›Pause‹ als Verstehen der Musik und ›Pause‹ als ›für sich sein von Anna‹ – zu einem Zwischenraum, von dem das Aufgehobensein auch der dyadisch fixierten Beziehung im Triadischen erkennbar wird.

Die Besonderheit des situativen Verstehens

Soweit dieses Vorgehen – die Verbindung von Einfällen, Bildern etc. mit Erleben entsprechend dem Sich-Ereignen der Geste bzw. dem Entstehen einer ›Illusion‹ wie im Beispiel der Pause – als ›in sich stimmig‹ gelingt, lässt sich in den Bildern und Einfällen, den Darstellungen und Erkenntnissen etwas verstehen von dem, was Begegnung und Nicht-Begegnung unter den gegebenen Umständen einer dyadisch fixierten Interaktionsform bedeuten kann. Doch weist das in den *Wendungen* Verstandene Besonderheiten und Schwierigkeiten auf, die es zu berücksichtigen gilt, um den Ausdruck vor dem Rückfall in Sinnlosigkeit – die Nicht-Wahrnehmbarkeit der dyadisch fixierten Beziehung – zu bewahren. Die *Wendungen* ereignen sich ja nicht einfach im Kontext einer dyadischen, sondern einer dyadisch fixierten Beziehungsstruktur. Die fehlende Sicherheit und Eindeutigkeit der Zuordnung von Bildern, Einfällen und Erleben – die Unmöglichkeit, eine Antwort auf die Frage nach subjektiv oder objektiv erhalten zu können –, die eine Übergangsbeziehung charakterisiert, ist hier erschwerendes wie zugleich konstituierendes Element des Verstehensprozesses.

Der Vorgang der Sinn-Aneignung im Kontext eines Entwicklungsprozesses als Bewusstwerdung/Befreiung eines immanenten Sinnes erfolgt nicht zwangsläufig, sondern er ist ambivalent, zugleich in sich selbst von Scheitern bedroht. Unter bestimmten Umständen kann »das Auftauchen von Regeln (...) Ursache für eine Rückentwicklung bilden«[17]. Das Gewahrwerden eines situativen Zusammenhanges kann seinen Zerfall herbeirufen, wenn er vom Subjekt nicht angeeignet werden kann. Merleau-Ponty erklärt dies »durch einen vorausgehenden Widerstand des Subjektes«[18]. Dies muss immer dann passieren, wenn die auftauchenden Regeln der neuen Struktur ein bislang gefundenes, intrasubjektives Gleichgewicht in Frage stellen und diese Infragestellung von der Interaktion, der intersubjektiven Beziehung nicht aufgefangen werden kann. Das Besondere der beschriebenen Übergangsbeziehung ist die dyadische Fixierung, die den Ausschluss des Symbolischen erzwungen hat. Das bedeutet, die Beziehung ist als solche – als Übergangsbeziehung – gar nicht kenntlich.

---

[17] Merleau-Ponty, M. 1994, S. 297
[18] Merleau-Ponty, M. 1994, S. 297

Sie wird es erst in den *Wendungen*. Der auf dieser Basis sich entwickelnde Verstehensvorgang muss mit der mit ihm einhergehenden Entstehung symbolisierbarer Situationen zwangsläufig scheitern, wenn darin die Notwendigkeit seines Scheiterns nicht berücksichtigt werden kann. Wenn nicht berücksichtigt werden kann, dass die dyadische Fixierung als kreativer Akt nötig war, um der Übermacht der Zeichen des nichtbehinderten Gegenübers, der Übermacht der nicht-gehaltenen, als »archaische Seelenqualen«[19] erfahrenen Erregung etwas entgegensetzen zu können, wird im Gewahrwerden eines situativen, sinnhaften und damit symbolisierbaren Zusammenhanges diese Übermacht erneut traumatisch virulent. In den Falldarstellungen zeigte sich daher Rückentwicklung immer da, wo im Wirken des *Rationalen Mythos* ein coenästhetisches Geschehen vorzeitig diakritisch erklärt werden sollte, die dyadische Struktur nicht in zwangloser Weise Anschluss an das Triadische fand, sondern dieses gewaltsam eingeführt werden sollte und diese Gewalt nicht als Reflex unbewusster Tötungsfantasien bewusst und darin betrauert werden konnte.

A. (ein durch einen Unfall schwerstbehinderter junger Mann) ist in der Stunde im Anschluss an eine längere Urlaubsunterbrechung lange sehr still. ›Stille, die einen wegmacht‹. Ich spüre Angst. ›Aua‹ wäre eine stimmige Intervention, ich traue mich nicht, habe Angst, jemand könnte uns/mich hören – beschämend. ›Das Außen als vernichtend‹. Meine Angst steigert sich, A. könne einen Anfall bekommen. Ich hole eine Tüte mit kleinen Percussionsinstrumenten, lasse sie versehentlich fallen, Krach, A. bekommt einen Anfall. Nun ist unser ›alter Kontakt‹ plötzlich wieder da. Ich bin durcheinander, aufgeregt und erschrocken: ›Ich zerstöre ihn, Angst, Beziehung ist kaputt, im Durcheinander verstehen, er macht mich kaputt‹. Es folgt eine lebhafte Sequenz, in deren Verlauf ich begeistert und aufgeregt werde. Ich habe plötzlich das Gefühl, ganz viel zu verstehen. Mir fallen Lieder ein: ›Komm‹, wir fressen uns're Oma‹ und ›Warte, warte nur ein Weilchen, dann kommt Harmann auch zu dir, mit dem Hacke-Hacke-Beilchen macht er Hackfleisch aus dir‹[20]. Meine Aufregung hängt mit dem Eindruck zusammen, dass die entsetzlichen Lieder so passend zu sein scheinen und zugleich die Beziehung nicht zerstören: als sei alles ganz einfach, als sei das Schlimme – meine Tötungsfantasien, mein Nicht-Verstehen – gar nicht so schlimm. Der Beweis seien die lustigen Lieder, die eine lebhafte Interaktion gestalteten. In der nächsten Stunde ist A. durchgängig sehr verhalten. A. lautiert nicht, er hält zwar meine Hand, bewegt sich jedoch kaum, schläft fast ein, dann lässt er meine Hand los und fasst seinen Rollstuhl in ähnlicher Weise an, wie er vorher

[19] WINNICOTT, D. W. 1991, S. 1119
[20] Das Lied ist ein umgedichtetes Spottlied auf einen Massenmörder, dessen Fall in den 30er-Jahren lange Zeit für Schlagzeilen gesorgt hat.

meine Hand hielt. Ich gerate in große Verzweiflung, alles erscheint sinn-
los, alle bisherigen Fortschritte zweifelhaft. Ich spreche A. durchgehend
freundlich an. Es erscheint gut und wichtig. Zugleich spüre ich im unun-
terbrochenen Reden etwas Getriebenes. ›Das Schweigen ist wahnsinnig
schwer auszuhalten, als ob, wenn ich auch schweige, alles aus ist.‹ Erst
in der darauf folgenden Stunde fällt mir die ›lebhafte Sequenz mit den
zerstörerischen Liedern‹ wieder ein. Ich bin sehr erschrocken, als werde
mir ihr schockierender Inhalt – die tödliche Bedrohung, die ich darin für
A. darstelle – erst jetzt bewusst: ›dass ich froh war über Worte: ›warte,
warte nur ein Weilchen‹, als ob Realität wie tödliche Bedrohung ist und
ich gar nicht gemerkt habe, wie es ihn bedrohen muss, was das bedeutet,
obwohl mir das Lied im Halse stecken blieb.‹ Ich spreche diesen Schre-
cken aus. Nach und nach gelingt es wieder, Anschluss an unsere bisheri-
gen Formen des Kontaktes zu finden. Das Zerstörerische zeigt sich nun
in moderaterer Form mit Passagen aus dem Lied ›Scheiße auf der Kirch-
turmspitze‹.

Im vorliegenden Beispiel zeigte sich das Wirken des *Rationalen Mythos*
in den erschlagend wirkenden Zweifeln der zweiten Stunde. Diese be-
gleiteten den Rückzug von A.. Er war still, hielt zwar meine Hand, bewegte sich jedoch kaum, schlief fast ein. Dann ließ er meine Hand los
fasste und seinen Rollstuhl in ähnlicher Weise an, wie er vorher meine
Hand hielt. Diese Bewegung erschien als Rückzug vom ›Mich-Anfas-
sen‹ zum ›stereotypen Greifen‹. Der Rückzug und die Zweifel sind ein
Beispiel für eine Rückentwicklung infolge einer gemeinsam hergestellten Verwicklung, die eine Barriere erzeugt.
Die Barriere – das Ineinanderverschlungen-Sein des Festhaltens an »autosensorischen Kreisläufen«[21] und beurteilender Gedanken und Vorstellungen – zeigt sich als ein destruierender Vorgang. Er verhindert, dass in
einer zu zerfallen drohenden Situation die einem unmittelbaren Verstehen nicht zugänglichen ›Botschaften‹ (die »emotionalen Erfahrungen«[22])
des schwerbehinderten Gegenüber von der nichtbehinderten Beziehungsperson im Zustand ›träumerischer Gelöstheit‹ aufgenommen werden können. Erst hierdurch entstünden ja sinnhafte Situationen, die dem schwerbehinderten Gegenüber eine Erfahrung von sich selbst in einer Beziehung ermöglichen würden. Stattdessen scheinen die ›Botschaften‹ mit
der Verwicklung gespalten zu werden. Die sensorischen Aspekte werden
in ›autosensorischen Kreisläufen‹ fixiert. Zugleich werden die emotionalen Aspekte, die, da sie ein Übermaß an heftigen und ambivalenten Vorstellungen hervorrufen, als schädlich erfahren werden, projiziert und zu
sachlichen Gedanken isoliert. Mit der Form autosensorischer Fixierung

---

[21] OGDEN, T. H. 1995, S 62
[22] BION, R. W. 1992, S. 63

entsteht eine Art ›Objekt-Ersatz‹ oder ›Quasi-Objekt‹, das mit den sachlichen Beurteilungen auf ein *fehlendes Selbst* bezogen ist.

So entstand im obigen Beispiel in der zweiten Stunde eine Szene, die durch ein Ineinander von stereotypen Rückzugsverhalten und zersetzenden Gedanken gekennzeichnet war. A. zog seine Hand von mir zurück. Die intentionale Handlung schien in eine stereotype zu zerfallen. Mein dauerndes Reden schien ein Verstehen geradezu zu verhindern, als richte es sich an jemanden, den es nicht gibt, und als würde dies offensichtlich, wenn ich mit dem Reden aufhöre. Zugleich erfolgte ›den Rollstuhl anfassen‹ in einer Weise, dass der Eindruck entstand, in der gleichen stereotypen Weise, in der er den Rollstuhl festhielt, habe er zuvor meine Hand gehalten, er habe nicht mich, sondern irgendetwas angefasst, ein ›Nichts‹ bedeutendes ›Etwas‹. Gleichzeitig bedeutete dies jedoch auch, dass die durch die Liedersequenz gekennzeichnete, ein potenzielles Verstehen ermöglichende Situation in der vorangegangenen Stunde eben nicht in ein Nichts zerfiel (die Beziehung löst sich nicht auf), sondern gerade zu dieser Form der Verwicklung führte.

Im therapeutischen Prozess erzeugte diese ›Barriere‹ Situationen, bei denen viele meiner Interventionen wie auch parallel dazu die inneren Bilder, Einfälle und Empfindungen und im Anschluss daran das Schreiben, Denken und Erklären inklusive der Produkte – der Geschichten – die Funktion des ›Sich-selber-Festhaltens‹ annahmen. Ich beruhigte mich damit. Das Spiel der Idiome, das Hin und Her zwischen mir und den PatientInnen brachte Ausdrucksfiguren hervor, die sich mit ihrer Widersprüchlichkeit selbst ad absurdum führten. Ein Teil des Ausdrucksgeschehens bestand darin, dass ich – um die Situation auszuhalten, mich darin nicht zu verlieren und darin die Situation als solche zu verlieren – Ausdruck als ein ›In-sich-zurück-Fallender‹, als Scheitern von Ausdruck beschrieb. Im Gegensatz zum Einfall ›Pause‹, der doch zur Hoffnung auf die Möglichkeit von Ausdruck wurde, machte hier der Ausdruck die Situation als solche nicht verstehbar. Er schien sogar die Unmöglichkeit des Verstehens aufzuzeigen, wenn dies auch gerade darin erträglich wurde. Es entstand eine Verständigung darüber, dass wir uns nicht verständigen können. Nicht-Mitteilbarkeit war Inhalt der Mitteilung: ›Der zerfallende Leib hält sich, indem er sich zerfallen hält. Musik zerfällt in ihre Idiome und Naturlaute, um darin zum musikalischen Ausdruck von Zerfall – ›Nichts‹ – zu werden.‹ Die immanente Funktion von Ausdruck, den intersubjektiven Bezug der Ausdrucksfigur im Hervorbringen einer Situation zu halten, wurde häufig – im Gegensatz zum obigen Beispiel des Einfalls ›Pause‹ – gegen sich selbst gewendet, der intersubjektive Bezug zerstört. So entstand im gemeinsamen Spiel kein Ausdruck. Vielmehr schien hier die Funktion der Interventionen – das ›Sich-selber-Festhalten‹ – auf das Fehlen der Ausdrucksfigur als ihr Negativ – auf ein ›Quasi-Objekt‹ – zu verweisen.

Das lässt sich auch so verstehen, dass die Interventionen ein Verstehen verfehlten, da es nicht um die Modifikation der in mich verlagerten unerträglichen Erregung, sondern vorerst nur um das Vermeiden von unerträglichem psychischem Schmerz gehen konnte. Gerade durch den vermeidenden Modus schien es möglich, da zu bleiben und die therapeutische Beziehung aufrechtzuerhalten, obwohl durch ihn zugleich die Intention der therapeutischen Beziehung konterkariert wurde. Das Scheitern des Verstehens erschien zugleich als eine Form der Anerkennung des auf ein ›Quasi-Objekt‹ bezogenen *fehlenden Selbst*.

Viele meiner inneren Bilder und Einfälle bezogen sich daher auf das ›Nicht-gesehen-Werden‹:

• **Einfälle aus der Einzeltherapie mit Jens, Anna und den Gruppentherapien:** vorgestellte ›lautlose‹ Schreie als Reaktion auf die Vorstellung spurloser innerer selbst zugefügter Qualen etc.

So stellte ich mir manchmal vor, wenn mein Gegenüber schrie, sich quälte und auf musikalische Interventionen von mir nicht einging, ich würde innerlich lautlos schreien, weil mir auf unsichtbare Weise Schmerzen zugefügt würden. Diese ›inneren lautlosen Schreie‹ standen an Stelle von gar keiner Reaktion oder von stimmlichen Interventionen, von denen ich befürchten müsste, dass sie tatsächlich wie Schreie geraten würden; manchmal drückte ich sie als eine Art Singsang aus.

• **Bilder und Einfälle aus der Therapie mit Jens:** ›Ich werde immer blinder‹, ›Wir leben noch – in der Dunkelheit fühlen wir uns‹ oder ›Wir sind zusammen und ich finde unser Zusammensein nicht wieder‹, ›gehen in der Dunkelheit‹, ›Zusammensein im Nebel‹, ›Glaswand‹ etc. Sie tauchten in Situationen auf, in denen ich den gemeinsamen Bezug zueinander spürte, ohne dafür ein Anzeichen oder eine Gewähr zu haben. Dadurch entstand das quälende Gefühl, kein Echo, keinen Widerhall zu haben. Im Gegenteil: die empfundene Gemeinsamkeit wurde durch das fehlende Echo des umgebenden symbolischen Raumes zur Illusion, von Auflösung bedroht.

• **Einfälle aus den Einzel- und Gruppentherapien:** die Lüge des uns verbindenden Liedes als seine musikalische Verfremdung. In der Therapie mit Anna wie auch in den Gruppentherapien erlebte ich Lieder, die mir einfielen und zur momentanen Stimmung zwischen mir und den PatientInnen zu passen schienen, zugleich als verfehlt, z. B. ein Kinderlied als Verniedlichung, mit der das Unerträgliche – das unerträgliche Zusammensein mit den PatientInnen – möglicherweise ausgemerzt werden sollte. Das Lied erfuhr eine Verfremdung dadurch, dass wir es ›abwechselnd‹ ›sangen‹. Das Abwechseln bedeutete, dass ich nach einer Weile innehielt und auf irgendeine Art von Erwiderung wartete. Manchmal entstanden lange Pausen, die eine große Spannung deutlich machten. Das

war eine Weise, mit der das Unpassende des Liedes offenbar wurde als Kennzeichen einer durch unerträgliche Ambivalenz gekennzeichneten Interaktion. Das Unpassende des Liedes vermittelte diese Interaktion und verhinderte darin das Auseinanderfallen der verniedlichenden Ansprache im Kinderlied und der Unerträglichkeit der Situation. (Währenddessen war das Unpassende der ›harmlos-fröhlichen‹ Lieder im Beispiel der Gruppensituation mit S. von mir gewissermaßen überfühlt worden, sodass die Situation auseinander fiel. Die MitarbeiterInnen nahmen die Bedrohung wahr und handelten, während ich erst im Zerfall der Situation zu verstehen begann. Möglicherweise wäre auch im Falle, dass ich mit der Wahrnehmung des Unpassenden der ›harmlos-fröhlichen‹ Lieder den Schrecken hätte aufgreifen können, eine medizinische Behandlung notwendig gewesen. S. wäre jedoch damit nicht so ›weltweit isoliert‹ aus dem Geschehen herausgefallen.)
Es waren auch Inszenierungen, bei denen das Verfehlen der anderen – die ins Leere gehenden Bewegungen der PatientInnen, wenn sie etwas auf eine vollkommen ziellos erscheinende Art ›in die Gegend‹ warfen, das ich später als ein ›Mich-Verfehlen‹ verstand – die Sehnsucht nach Begegnung deutlich machte. Oder umgekehrt, wenn in meiner Ansprache die fehlende Begegnung – der Eindruck, ich spreche mein Gegenüber an, obwohl ich es überhaupt nicht spüre – deutlich wurde, wenn scheinbar das Ansprechen mit dem Namen einen Schrecken (bei mir, bei ihnen) auslöste, es wie eine tödliche Bedrohung oder quälende Lüge erschien, da er das Gegenüber nicht wirklich zu meinen schien.

• **Ein Beispiel auf der Ebene der musikalischen Interventionen in den Gruppentherapien** war das stetige Spielen von zwei Tönen im Intervall einer kleinen Sekunde, das stereotypen, sinnlos scheinenden, nur auf sich selbst bezogenen Bewegungen und Lautierungen nachempfunden war. Ihre Wirkung darzustellen half mir, Empfindungen, die durch das Schreien, Lautieren, Sich-Schlagen der PatientInnen ausgelöst wurden, auszuhalten. Ein solches Spielen erzeugte einen flimmernden und flirrenden, dissonanten und dichten Clusterraum, der wie eine Schutzhülle wirkte.

In diesen Bildern, Einfällen und Interventionen wurden Ausdrucksmöglichkeiten vernichtet, verschränkt, zerquetscht, verdichtet und auseinander gerissen und damit zerstörte Zusammenhänge szenisch beschrieben. Dies erschien als Umgang mit einem unerträglichen Paradox, da ›szenisch‹ ja der Verweis auf einen Zusammenhang ist. Die haltende Funktion dieser Ausdrucksformen entsprach einem ›Sich-selbst-Festhalten‹ als überlebensnotwendige Umgangsweise mit Eindrücken angesichts drohender existentieller Haltlosigkeit. Existenziell meint mit der Ebene der Leiblichkeit die Basis des Subjektes. In diesen Ausdrucksformen wurde der drohende

Zerfall beschrieben, ohne ihn in Handlungen, die einer psychotherapeutischen Euthanasie entsprechen, agieren zu müssen.
Bilder, Einfälle und Interventionen wie:
– ›mich-innerlich-zerreißen‹, ›mich-lautlos-quälen‹, ›innerlich-lautlos-schreien‹,
– ›blindes Beisammensein‹, ›uns-nicht-wiederfinden‹,
– aber auch Einfälle wie ›sie beim Namen nennen ist Lüge‹, ›beim Namen nennen ist töten‹, ›die liebevolle Gemeinsamkeit des Kinderliedes ist Lüge‹, ›ins Nichts gehende Bewegung‹,
– dissonante Klänge und/oder Geräuschmuster, die einen Raum abstoßen, statt ihn zu leeren, wie die Unendlichkeit der Wiederholung einer kleinen Sekunde, die die Sinne betäubt, statt offen zu machen
stellten mir Aushalte-Möglichkeiten dar für Empfindungen, die im Kontext einer Interaktion, in der nichts zum Ausdruck kommen kann, angesichts autostimulierender, autodestruktiver oder stereotyper Verhaltensweisen der PatientInnen in der Gegenübertragung spürbar wurden. Diese Verhaltensweisen sind benennbare Beispiele für die spezifische Beziehungsqualität, innerhalb der die obigen Bilder, Einfälle und Inszenierungen entstanden sind: *die Empfindung der eigenen (meiner) Nicht-Existenz angesichts gleichzeitig heftigster innerer Erregung.* Ich fühlte mich von den PatientInnen so behandelt, als sei ich nicht-existent, als gäbe es mich nicht, wiewohl sie zugleich heftigste Empfindungen in mir auslösten.
Der Ausdruck ›von den PatientInnen behandelt‹ ist jedoch irreführend, da er die Wahrnehmung einer Intention zum Inhalt hat. ›Sie verhalten sich so, als ob‹ als Bezeichnung der direkten Ansprache charakterisiert in besserer Weise die Art des ›Nicht-gemeint-seins‹, die in solchen Interaktion erfolgte.
Die obigen Bilder, Einfälle und Interventionen halfen mir, diese Spannung auszuhalten, indem sie ihr eine Gestalt gaben. Sie kam in den Falldarstellungen u. a. als Unstimmigkeit der Interpretationen, als Unbestimmtheit innerer und äußerer Beschreibungen oder in der Unklarheit der Interpretationsgrundlage zum Ausdruck.
In den oben beschriebenen Szenen bildete sich ein unerträglich scheinender, als Bedrohung erfahrener ›intermediärer Bereich‹ ab, in dem zwar eine Geste spontan entstand, diese jedoch auf die Unüberbrückbarkeit der Getrenntheit zu deuten schien. Der Sinn, der deutlich wurde, verwies auf die Unstimmigkeit der Geste. Die Wahrnehmung der Getrenntheit wurde nicht zu einer Idee metaphorisiert, in der Getrenntheit und Einheit zwanglos verbunden waren, sondern die Idee schien gerade auf die leidvolle Unmöglichkeit dieser Verbindung zu verweisen. Die Bilder schienen die Nichterreichbarkeit zu wiederholen, indem sie durch einen Widerspruch gekennzeichnet waren, der sich nicht zur Synthese aufhob. Sie entstanden aus Interaktionen, in denen die Unbestimmbarkeit von subjektiv oder objektiv – die Unklarheit, ob das, was ich empfinde, eine

Verbindung darstellt oder ›reine Projektion‹ ist – durch die Frage nach subjektiv oder objektiv zerrissen zu werden drohte bzw. in die das trennende Element als Frage nach subjektiv und objektiv zerstörerisch hereinbrach. Die Reaktionen meines Gegenübers schienen der Hoffnung zu widersprechen, dass das, was ich empfand, ihm überhaupt hilfreich sein und zu einem Verstehen beitragen konnte. Die Übergangsbeziehung zwischen Mutter und Kind als ein »intermediärer Bereich zwischen dem Subjektiven und dem objektiv Wahrnehmbaren«[23] entsteht, da es in ihm weder möglich noch nötig ist, zu bestimmen, ob ein Eindruck subjektiv ist oder objektiver Wahrnehmung entspricht. Sie ermöglicht dem Kind, die beginnende Wahrnehmung der Getrenntheit zuzulassen und zunehmend als »lustvolle Möglichkeiten intersubjektiver Bezogenheit zu verstehen«[24]. In den Bildern wurde szenisch beschrieben, wie die Erfahrung der Getrenntheit dem konstituierenden Moment der Übergangsbeziehung – der Unbestimmbarkeit von subjektiv und objektiv, in der die Erfahrung der Einheit bewahrt wird – den Boden entzog. Das, was fehlte, war der Bezug auf etwas Drittes – eine dritte Person, einen Gegenstand, der Verweis auf etwas außerhalb der Dyade Liegendes (beim Beispiel der *Wendung* ›Pause‹ die Musik) – dessen Widerständigkeit, Anders-Sein, eigene Identität die Erfahrung der Unbestimmbarkeit hätte absichern können gegen einen Rückfall ins Dyadische. Mit dem In-sich-Falschen und Widersprüchlichen der Szenen wurde nun die Erfahrung der Getrenntheit gewissermaßen erzwungen, ohne die die Unbestimmbarkeit als Rückfall ins Dyadische zur Infragestellung des Identitätsprinzips würde.

Die Bilder als Abbilder eines interaktiven Geschehens machten diese unerträgliche Spannung spürbar und erträglich, da sie ihr eine Gestalt gaben: *die Empfindung der eigenen (meiner) Nicht-Existenz angesichts gleichzeitig heftigster innerer Erregung.* Ich verstehe sie in Bezug zur Funktion jener auf sich selbst bezogenen, autostimulierenden, autodestruktiven wie auch stereotypen Verhaltensweisen für die PatientInnen. Diese Verhaltensweisen scheinen eine Umgangsweise mit einer drohenden Haltlosigkeit und Empfindung von Nicht-Existenz zu sein. Die Verhaltensweisen stellen einen Umgang mit dem Faktum dar, sich als Folge der Bedrohung der dyadischen Beziehung durch traumatische Trennungserfahrungen in Beziehungen nicht als existent erleben zu können. Sie erzeugen einen Objekt-Ersatz, der durch die Verwicklung mit beurteilenden Gedanken auf ein *fehlendes Selbst* bezogen ist. So schienen sich viele der Bilder, Einfälle und Interventionen ausschließlich auf mich und meine Schwierigkeiten zu beziehen: Das Gegenüber (die PatientIn) und mit ihm die Beziehung fehlte. Diese Verhaltensweisen, die ein ›Niemand‹,

---

[23] WINNICOTT, D. W. 1985, S. 12
[24] KÜCHENHOFF, J. 1999, S. 198

ein Objekt-Ersatz produzierten, funktionierten in der Erwartung des Fehlens eines haltenden und in der Befürchtung eines ›fehlenden Gegenübers (ich)‹. Die Verhaltensweisen entsprechen der Annahme einer Umwelt, die als personales Gegenüber nicht erfahrbar ist: ›Da, wo jemand sein sollte, ist niemand‹. Indem in den Bildern diese Annahme/Erfahrung beschrieben wurde, konnte mit ihnen immerhin der Anspruch aufrechterhalten werden, dass eigentlich jemand da sein sollte. ›Niemand‹ war Stellvertreter, Platz- oder Statthalter des ›Gegenübers‹.

> Ich spreche hier von Gegenüber und nicht von Objekt, da der Begriff Objekt im engeren Sinne nur in einem triadisch strukturierten Raum sinnvoll ist. Der Begriff Objekt umfasst den Spannungsraum zwischen dem äußeren – als unabhängig anerkannten – Gegenüber und der Möglichkeit seiner inneren Repräsentanz. Er ist gebunden an die Fähigkeit des Subjektes, mittels eines Funktionskomplexes – Ich – die Vermittlung zwischen innen und außen (wie später auch zwischen Bedürfnissen/Impulsen und Werten/Idealen) zu organisieren. Innen und Außen meint damit ein Dreifaches: innere Natur (innerorganismische Spannungen etc.) und äußere Natur (Sinnes-Wahrnehmung), innen als geistige, ideelle Komplexe und außen als physisch/materielle Dinge/Natur und darüber hinaus die Fähigkeit, das Gegenüber als unabhängiges Subjekt im eigenen Recht anzuerkennen. Mit der Fähigkeit, die Vorstellung eines hinreichend guten Objektes in sich halten zu können, wird die Spannung ausbalanciert zwischen der Erfahrung der Unabhängigkeit des Gegenübers und dem Erleben des eigenen Angewiesenseins auf die Verfügbarkeit des Gegenübers.
> Das Gegenüber, um das es im vorliegenden Text geht, lässt sich eher vergleichen mit dem einen Pol eines zwischen zwei Polen sich aufbauenden Spannungsfeldes, das mit dem Rückzug eines der Pole zusammenzubrechen bzw. sich zu desorganisieren droht. Die fundamentale Bedeutung des Gegenübers liegt darin, dass es ohne das Gegenüber kein Ich im Sinne eines Selbst gibt, da dieses Selbst sich nur in Ausrichtung auf das Gegenüber organisieren kann. Die Spur des Gegenübers ist die Andere – Du – , die dem Selbst – Ich – Kontur gibt. Beim konturierenden Zusammenspiel ist nicht feststellbar, wer was macht, wiewohl es zugleich auf der Unterscheidung von Ich und Du beruht. Es ist so gesehen ein Ich-Du.

Die autostimulierenden, -destruktiven und stereotypen Verhaltensweisen wie das darauf bezogene Denken der nichtbehinderten Beziehungsperson stellen einen kreativen Umgang mit der Gefahr des Zusammenbruches und der Desorganisation der Beziehung dar, indem darin eine als Barriere fungierende Verwicklung geschaffen wird. Das ›fehlende Gegenüber‹ kann nicht in einen Gedanken umgewandelt werden, dass da etwas fehlt. Es wird in der Verwicklung zu etwas, was ich als Objekt-Ersatz bezeichnet habe und Eigenschaften hat, die mit BION einem Konglomerat aus Beta-Elementen entsprechen. Es ist anwesend und zugleich nicht real. Das ›fehlende Gegenüber‹ wird mit seiner spezifischen Art des Anwesend-Seins und zugleich Nicht-Anwesend-Seins zu einem Objekt-Ersatz, die ich als ›Nichts‹ bezeichnet habe. Als Ereignis-Spur drückt diese Substanz kommenden Ereignissen ihren interpretativen Stempel auf.

Indem die auf sich selbst bezogenen Verhaltensweisen in der therapeutischen Beziehung in meinen Erwiderungen – in meinen Einfällen, Bildern und Interventionen – eine Antwort erhielten, szenisch dargestellt wurden, konnten sie als *konkretistisch-leere Metaphern* zur Kontur von etwas Fehlendem und darin als bestimmte Negation zur Möglichkeit der Mitteilung werden, dass etwas fehlt. Darin wurde das Fehlen eines ›Behälters‹ – Ich –, mit der Funktion, etwas Unverdauliches in etwas Verständliches zu verwandeln, anerkannt. Diese Anerkennung bedeutet, dass ich als jemand, die das Schlimme gut machen kann, ihnen fehle und in der Anerkennung des Fehlens jedoch zugleich da bin als jemand, die das Fehlen genau wie mein Gegenüber erleidet. Darin wird anerkannt, dass ein Ich – eine die Frustration modifizierende Instanz – ihnen fehlt. Wenn diese Verständigung und Anerkennung gelingt, kann gerade das zur Hoffnung auf die Möglichkeit des ›Ich für ein Du‹ werden, zur Hoffnung auf eine Beziehung, in der sich mein Gegenüber mit seinen Schwierigkeiten wahrgenommen fühlen kann.

Wie lässt sich der Konflikt auf dieser Stufe beschreiben?

Die Haltlosigkeit des schwermehrfachbehinderten Menschen, die in der Erwartung des Fehlens eines haltenden Gegenübers Ausdruck findet, ist so verstanden Folge des Umstandes, dass sie in ihrer leiblichen Basis der Identität auf Grund schwerer Traumatisierung auf einen Mangel festgelegt sind. Als letzte Möglichkeit von Identitätsbildung hat sich das Konzept eines auf einen Objekt-Ersatz bezogenen *fehlenden Selbst* gebildet, das den Umgang mit einem nicht zur Ruhe kommenden, unerträglichen Widerspruch beschreibt.

LICHTENSTEIN bezeichnet das Angewiesensein des Menschen auf eine eigene Identität als grundlegendes menschliches Bedürfnis. Die Entwicklung einer Identität sei beim Menschen im Gegensatz zum Tier mit seinen angeborenen Schemata ein kreativer Akt im Kontext der Dyade. Mit ihr erhält der Körperbedarf des Kindes seine spezifische Bedürfnis-Struktur. Leibliche Identität ist hierbei Halt des Individuums auf einer Ebene, auf der es noch kein Innen und Außen gibt, jedoch als Verhalten strukturierende Erfahrung die vielfältige Beziehung eines Ich und Du – im Sinne des Gegenübers zweier Pole, von denen der eine gezeugt wird. Die zugleich darin anwesende Möglichkeit des drohenden Auseinanderfallens dieser Pole – durch Nicht-Verstehen gekennzeichnete Situationen – bedeutet anfangs für das vollständig abhängige Individuum das Sein »am Rande unvorstellbarer Angst«.[25] Via Übergangsphänomene, nonverbale Metaphern und Affekt-Attunement entstehen nach und nach Erlebensbereiche, in denen es dem Kind möglich wird, sich mit seinen leiblichen Bedürfnissen gespiegelt zu erleben und die ›durch Nicht-Verstehen gekennzeichneten Situationen‹ zu ertragen und sie als Erfahrung des Fremden und ganz Anderen zu besetzen. Mit dem sich bildenden Ausdrucksvermögen eignet sich das Kind nun jene Steuerung an, die zuvor durch das dyadische Zueinander Mensch-Umwelt geregelt wurde. Diese Aneignung ersetzt sie jedoch nicht, sondern führt eine spezifische reflektierende Instanz ein. Diese Überlegung hat in verschiedenen Konzepten Ausdruck gefunden:

• In dem von Winnicott entwickelten Konzept des Übergangsraumes bzw. des intermediären Bereiches.

Dieser entsteht, wenn das Kind auf der Basis der guten Erfahrungen mit der pflegenden Person anfängt zu spielen, um sich im Spiel mit Gegenständen die eigenen Erfahrungen anzueignen.[26] ›Die Basis der guten Erfahrungen mit der pflegenden Person‹ betrifft vor allem deren Fähigkeit, das Kind körperlich und in der Bereitstellung von Ich-Funktionen zu halten. Winnicott nennt dies auch die ›Umweltmutter‹ im Gegensatz zur ›Objektmutter‹ als Bereich jener Erfahrungen, in denen das Kind die Mutter als ein eigenständiges Gegenüber triebhaft besetzt, begehrt oder hasst. Der innerpsychische Niederschlag ist der »Innenraum«, der »das Abbild des sicheren Übergangsraumes (des offenen Raumes) (ist, M. B.), wo wir das Gefühl haben dürfen, dass unsere Impulse von innen kommen und folglich authentisch sind."[27] Dieser ›Innenraum‹ bedeutet die Fähigkeit des Subjektes, sich selbst zu halten, sich selbst als authentisch zu erleben und damit einen subjektiven Anspruch auf Leben zu erheben.

• In dem von Bion entwickelten Gedanken der mütterlichen Fähigkeit, Botschaften und Signale des Kindes in Gedanken verwandeln zu können.[28] Bion konzipiert die dyadische Beziehung als Funktion von ›Behälter‹ und ›Inhalt‹. Der Säugling verfügt noch nicht über die

---

[25] Winnicott, D. W. 1984, S. 74
[26] Winnicott, D. W. 1985
[27] Benjamin, J. 1990, S. 126
[28] Grinberg, L./Sor, D./Tabak de Bianchedi, E. 1993, S. 63 ff

Fähigkeit, unverträgliche Zustände (Schmerzen, Hunger etc.) durch Denken, Erleben oder Handeln (im Sinne von intentionalen Handlungen) zu verändern. Er erfährt Mangelzustände als konkrete leibliche Anwesenheit von etwas Unverträglichem, das er nur durch »sehr konkrete und somatische Formen der Projektion«[29] loswerden kann: z. B. durch Schreien, somatische Veränderungen etc. Hierdurch projiziert er diese Zustände in einen ›Behälter‹, die Mutter. Diese kann dank ihrer Fähigkeit zur träumerischen Einfühlung dieses Unverträgliche bzw. die in ihr dadurch ausgelösten affektiven und somatischen Veränderungen umwandeln in Verständnis dafür, was das Kind braucht, und das Unverdauliche dadurch in etwas Verdauliches verwandeln und ihm in verdaulicher Form zurückgeben. Das Kind eignet sich mit der ersten inneren Strukturbildung die Fähigkeit der Mutter an, die unbewussten, von innen kommenden Zustände – ›Botschaften‹ – in Gedanken zu verwandeln, dass ihm etwas fehlt, in erlebbare Affekte, die ihm die Möglichkeit geben, sich im Kontext eines interaktiven Feldes zu verstehen.

Diese erste innere Strukturbildung ist Niederschlag von Kontexterfahrungen. Sie wird zum Modell für die weitere Erfahrungsbildung. Mit ihr wird nicht ein Objekt verinnerlicht, sondern jene Struktur, die Verinnerlichung und Repräsentation überhaupt ermöglicht und die Vorbild aller weiteren Repräsentanz-Bildungen ist. Sie ist Voraussetzung dafür, dass das Kind seine Erfahrungen im Sinne eines sich selbst tragenden Entwicklungsprozesses organisieren kann. Zugleich mit dem Vertrauen darauf, dass es jemanden außerhalb seiner Kontrolle gibt, der in der Lage und willens ist, seine Bedürfnisse im Großen und Ganzen zu befriedigen, entsteht für das Kind der Unterschied von Innen und Außen. Die Erfahrungen des drohenden Auseinanderfallens sind hierbei gewandelt – metaphorisiert – zum Auseinander-Fallen aus der situativen Verbundenheit mit der dyadischen Mutter in die Entstehung von Beziehungsfantasien. Mit ihnen kann das Kind Interaktionen mit Personen wie mit Gegenständen besetzen und sich die Ausbildung erster Selbst-Objektvorstellungen erarbeiten. Die weitere Entwicklung findet nun auf der Basis der Beziehung eines Selbst zu seinen Objekten statt. Deren Repräsentanzen sind umgeben vom ›Halo der Protosymbole‹, jenem unbestimmbaren, nicht angeeigneten Rest jener dyadischer Erfahrungen des drohenden Auseinanderfallens, die nicht in die neue, symbolisch organisierte Form des Selbsterlebens aufgenommen werden konnten.

---

[29] Schoenhals, H. 1997, S.5

Diese erste Strukturbildung kann durch das traumatische Ereignis, welches die schwere Behinderung zur Folge hatte, gravierend beeinträchtigt werden bzw. in einer Weise erfolgen, die die nachfolgende Aneignung erheblich beschwert, wenn nicht unmöglich macht. Es handelt sich zumeist um eine Kette von Ereignissen, deren schädigende Wirkung als kumulierend aufzufassen ist. Als solche muss häufig der Unfall, die Infektion etc. und die darauf folgende Behandlung angesehen werden, oder bei pränatalen Schädigungen: die intrauterinen Verletzungen, die durch sie provozierte Frühgeburt sowie die Umstände der Geburt und die Frühgeborenen-Behandlung.

Die schweren Schädigungen und die durch sie hervorgerufene Reaktion der Umwelt verändern und beeinflussen in fundamentaler Weise nicht nur die neurophysiologische Funktionsweise und das biologische Fundament eines Menschen, sondern gleichzeitig das psychosoziale Umfeld der Betroffenen, indem sie den inneren Halt der nichtbehinderten Beziehungspersonen durch Intensität und Ambivalenz der Affekte gefährden. Hierbei spielt der Sinn, den das faktische wie fantasierte traumatische Geschehen in der Interaktion und Interaktionsstruktur des behinderten Menschen mit seiner Umwelt annimmt, eine entscheidende Rolle. Die Unterscheidung ›faktisch‹ und ›fantasiert‹ berücksichtigt, dass die organischen und neurophysiologischen Ursachen einer behinderten Entwicklung manchmal nicht bekannt und ganz unklar sind. Abgesehen von den Fällen, in denen ein überwiegend psychisches Geschehen – eine spezifische Störung der frühesten Interaktionsstruktur – eine organisch imponierende Schädigung zur Folge haben kann, bezieht sich ›fantasiert‹ hier darauf, dass über ein vermutetes organisch-neurophysiologisches Geschehen Vorstellungsbilder existieren, die zwar den Umgang der Umwelt mit den Betroffenen bestimmen, deren Vorhandensein als Vorstellungscharakter jedoch verschleiert ist. Auch im Falle, dass etwas über die organisch-neurophysiologische Schädigung bekannt ist, nimmt diese eine Bedeutung in der Vorstellung der Umwelt an, die von dem eigentlichen Geschehen unterschieden werden muss und entscheidend den Umgang mit den Betroffenen bestimmt. Bedeutung und Vorstellungsbilder können sich auf den medizinisch-klinischen Bereich beziehen. Sie können in der Ausschließlichkeit liegen, die dem medizinisch-klinischen Bereich als wesentlich für die Problematik des behinderten Menschen zugeordnet wird. Sie können im emotional-sozialen Bereich angesiedelt sein – wenn zum Beispiel Aussagen getroffen werden wie, der oder die Betroffene merke nichts von ihrer Umgebung, spüre keine Schmerzen, führe kein lebenswertes Leben oder sei nicht fähig zu kommunizieren.

Mit der Bezeichnung ›faktisches wie fantasiertes traumatisches Geschehen‹ sollen die per se nicht unmittelbar erfassbaren Beziehungs-Ereignisse von den Bildern, Gedanken und Vorstellungen unterschieden werden, mit denen die nichtbehinderten Beziehungspersonen sie zu bewältigen versuchen. Die Wucht der vorwiegend unbewussten Vorstellungsbilder droht den inneren Halt der nichtbehinderten Beziehungspersonen zu zerreißen. Der drohende Rückzug aus der Beziehung, der mit Todesfurcht und Tötungsfantasien einhergeht, erzwingt den *Rationalen Mythos*, mit dem den Beziehungspersonen ein ›sachlicher‹ Umgang mit der Beziehung ermöglicht wird. Vorstellungen darüber, was der schwermehrfachbehinderte Mensch braucht, können nicht mehr im Kontext der Interaktion entstehen, sie orientieren sich stattdessen an rationalen Konzepten. Das Zusammenspiel Subjekt-Umwelt – die Interaktion und Interaktionsstruktur – verliert dabei jene organisierende Kraft, die mit ›Sinn‹ bezeichnet wird und die Verfügbarkeit eines kreativen, Bedeutung zuschreibenden Entwicklungspotentials meint. Es ist den Beteiligten nicht möglich, sich dem Hin und Her der Beziehung zu überlassen, aus dem Sinn deutlich werden könnte. Er wird quasi von außen eingeführt.

Der Vorgang lässt sich auch so beschreiben, dass die Interaktionen der Getrenntheit, in denen das drohende Auseinanderfallen des dyadischen Zusammenspiels manifest wird, eine solche Macht gewinnen, dass die ›Behälter‹-Funktion der nichtbehinderten Beziehungsperson davon mit Zerstörung bedroht ist. Im Sinne WINNICOTTS ausgedrückt entspricht dies einem Versagen der ›Umweltmutter‹. Das, was der behinderte Mensch als Antwort auf seine ›Botschaften‹ zurückbekommt, droht in unmodifizierter Form ihn zu überschwemmen und die dyadische Beziehung zu sprengen. Die Affektentleerung auf Seiten der nichtbehinderten Beziehungsperson soll die Beziehung retten. In den so modifizierten Antworten kann sich der behinderte Mensch jedoch nicht mehr wahrgenommen und gemeint fühlen, obwohl sie doch gerade ihn spezifisch betreffen. Das entspricht einem Implantat von Fremdheit, an das das Selbst-Konzept der Betroffenen nun gebunden ist. Diese ›fremde Haut‹ ist das ›Sich-existent-Fühlen‹ im stereotyp fixierten, vegetativ organisierten Sich-Verhalten und Sich-Bewegen und wird zum Ersatz der Struktur, die die Ausbildung von Selbst-Objekt-Beziehungen ermöglicht. Die ›fremde Haut‹ ist das an einen Objekt-Ersatz gebundene *fehlende Selbst*.

Dieser Vorgang wird fixiert, solange er sich am Bewusstsein der nichtbehinderten Beziehungsperson vorbei ereignet und daher nicht Gegenstand der Interaktion werden kann. Ihn zu berücksichtigen hieße seitens der nichtbehinderten Beziehungsperson, die eigenen Affekte als ausgelöst durch die Wahrnehmung des schwerbehinderten Gegenübers zu verstehen, hieße, die Eindrücke anzuerkennen, die durch die äußere Wahrnehmung des durch schwerwiegende neurophysiologische Schädigungen betroffenen Gegenübers ausgelöst werden, hieße ebenso die Spuren wahrzunehmen, die der Umgang mit den eigenen Affekten und Eindrücken beim Gegenüber hinterlässt. Es hieße vor allem, die Zuschreibung der Nicht-Bedeutung als Auslassungen und Leerstellen wahrzunehmen. Wenn die dyadische Beziehungsstruktur berücksichtigt wird, lässt sich erken-

nen, dass aus der Position von innen heraus in Folge der Nicht-Wahrnehmung der Bedeutung des traumatischen Geschehens für die Interaktion
die Lebensäußerungen des nahezu völlig abhängigen Gegenüber zu etwas zu werden drohen, das von der nichtbehinderten Beziehungsperson
nicht mehr von den eigenen Projektionen unterschieden werden kann.
Während es von außen her auf sein nicht verstehbares Anders-Sein festgelegt ist, ist es zugleich ununterscheidbar von etwas ›Unverträglichem‹
und ›verfolgend‹ Erlebten. Das schwerbehinderte Gegenüber ist von innen
her viel zu dicht und weit entfernt, kaum erreichbar. Die somatischen
Veränderungen und erschreckenden Verhaltensweisen des schwerbehinderten Menschen können daher so schwer nur als Ausdruck seines Versuches verstehbar werden, einen interaktiven Umgang mit etwas Unverträglichem zu finden. Es besteht stattdessen die Gefahr, dass sie Tötungshandlungen provozieren: Tötungshandlungen passiver Art in Form von
Aussagen wie, der oder die Betroffene merke nichts von seiner/ihrer Umgebung, spüre keine Schmerzen, führe kein lebenswertes Leben oder sei
nicht fähig zu kommunizieren, die dann die Einstellung medizinischer,
pädagogischer oder therapeutischer Bemühungen rechtfertigen.
Die Nicht-Bedeutung als fehlende Differenz im Erleben der nichtbehinderten Beziehungsperson weist auf den fehlenden Raum zwischen ihr
und dem behinderten Gegenüber hin. Bleibt die in diesem Muster liegende Fixierung aufs Dyadische unbemerkt, bleiben beide – der schwerbehinderte Mensch wie die nichtbehinderte Beziehungsperson – darin
zwangsläufig gefangen und auf die darin gebannten katastrophischen
Vernichtungsängste und -fantasien fixiert. Ursache hierfür ist der Wiederholungszwang als »Manifestation der Notwendigkeit der Aufrechterhaltung des Identitätsthemas«. Der Mensch ist darauf angewiesen, seine
Identität zu jeder Zeit im Wandel und der Veränderung wahren und dies
als kreativen Akt im Kontext von Beziehungen vollziehen zu müssen.
Die Barriere als ›zweite Haut‹, die dyadisch fixierte Interaktionsform, ist
für den schwermehrfachbehinderten Menschen Ersatz eines Selbstkon-
zeptes und stützt mit der Fixierung auf ein Quasi-Objekt gegen den Rückfall in den dyadischen Kontext und die mit ihm verbundene Bedrohung
des Auseinanderfallens ab. Es ist eine Form, sich leiblichen Halt gegen
ein Umfeld zu schaffen, auf das er um seines Überlebens willen angewiesen ist und das er zugleich als äußerst bedrohlich/bedroht erfährt. ›Namen‹ sind im Kontext der ›Barriere‹ keine Repräsentanzen, sondern sind
mit der Gefahr des Auseinanderfallens identisch. Das Virulent-Werden
des Körperbedarfs und die darauf bezogenen Reaktionen können zur existenziellen Bedrohung werden, wenn der Betroffene ›befürchten‹ muss,
im ihm von ›außen‹ begegnenden ›Namen‹ erneut ›vernichtet‹ zu werden, d. h., dass die Interaktion nicht von Tötungsfantasien, sondern von
destruktiven Handlungen bestimmt zu werden droht. ›Situationen‹ und
Entwicklungstendenzen mit kreativem Potential – das sind Konflikte und

Spannungsmomente, in denen die dyadische Beziehung sich zu sinnhaften, symbolisierbaren Situationen erweitern könnte und in denen es etwas zu bezeichnen gäbe – erscheinen ihm als potentiell gefährlich, wenn es nicht zugleich gelingt, den dyadisch fixierten Beziehungs›raum‹ in der Anerkennung zu (er-)halten. Denn es gibt keine Basis – kein Übergangsobjekt, das die dyadische Verbundenheit absichern und zugleich Distanz ermöglichen würde –, von der aus Hoffnung bestünde, den Abgrund des ›Nichts‹ – die drohende Situation des Auseinanderfallens – durch Verstehen überbrücken zu können. Die Übergangsbeziehung gerät so gesehen zur Gefahr, die Bedrohung des Auseinanderfallens zu wiederholen, statt sie in der Selbst-Objekt-Spannung zur Chance werden zu lassen, eine fremde Welt in sich und im anderen kennen zu lernen. Bleibt der Konflikt unbemerkt, setzt sich der *Rationale Mythos* durch und führt zur sprachlich beschriebenen und darin hergestellten Desubjektivierung. Die darin der Wahrnehmung entzogene ›Sinnlosigkeit‹ ist Reflex auf das *fehlende Selbst*, jedoch noch im Sinne eines dyadisch erzwungenen Reflexes statt bewusste Reflexion. Mit der Konzeption der fehlenden Differenz wird eine unerträglich scheinende Spannung denkbar. Es ist der Versuch, den *Rationalen Mythos*, das beeinträchtigte Denken der nichtbehinderten Beziehungsperson als Reflex auf das *fehlende Selbst* zu verstehen und daraus die Position eines Anderen/Fremden ableiten zu können, die nicht zugleich zum Ausschluss der dyadisch fixierten Beziehungsgestalt führt.

Der ›in sich zurückfallende Ausdruck‹ der beschriebenen Szenen macht das ›Nichts‹, die Barriere als ›zweite Haut‹ sensorisch fühlbar. Mit ihm wird das ›Unverträgliche‹, interaktiv gehalten und anerkannt, jedoch noch nicht verändert. Die fehlende Differenz gewinnt Kontur als Form einer Übergangsbeziehung, in der das Fehlen der Differenz konstituierendes und bedrohliches Moment ist. Die mit ihm gehaltene Spannung führt zu einer Ausdrucksform, die sich einem verstehenden Zugang sperrt. In dieser Ausdrucksform kann die Ununterscheidbarkeit der Interagierenden vorübergehend gehalten werden, da in der Infragestellung der Möglichkeit des Verstehens die Erfahrung der Getrenntheit als bestimmte Negation aufgehoben ist. Mit dem Ausdruck wird nichts verstanden, er benennt ›Nichts‹, außer dass mit ihm eine unverständliche Spannung geteilt und damit aushaltbar wird. Die Interagierenden können sich nicht als Subjekte begegnen und aufeinander beziehen, da das ›Von-einander-Loskommen‹ ohne Wendung des Zustandes des ›Nichts‹ ihn besiegeln würde. Der Ausdruck wäre in dieser Befürchtung die Bestätigung der Unfähigkeit der PatientInnen zur Ausdrucksgestaltung. Es wäre die Bestätigung der Ununterscheidbarkeit der befürchteten Katastrophe von ihrer Benennung. In den Bildern als Szenen ist jedoch das ›fehlende Dritte‹ als bestimmte Negation, als den in seiner Widersprüchlichkeit ›Nichts‹ benennenden Ausdruck, aufgehoben.

7. Vorstellbarkeit als Voraussetzung der Begegnungen

Jens: *»Als ob Sinnloses nicht auch getan werden muss«*
(126.–169. Sitzung)

Der folgende Abschnitt umfasst die nächsten 43 Stunden. Er wird ein-
geleitet durch die neu entwickelte Möglichkeit des ›Fuß-Kontaktes‹.
Darüber finden in den nächsten Stunden intensive Begegnungen statt.

Doch schon in der 129. Sitzung kommt es wieder zu einem abrupten
Abbruch eines stimmigen Moments. Jens kratzt sich wieder sehr stark.
Ich halte es nicht aus und versuche, das Kratzen mit einem ›Nein › zu
verhindern. Doch auch dann bin ich nicht ruhig und zufrieden. Was
kann ich im Kratzen nicht ertragen? Halte ich die Nähe zu Jens nicht
aus oder ist es das Gefühl der Verlassenheit, das ich mit dem ›Nein‹
abwehre?
Dieses, etwas Unaushaltbares aushalten zu müssen, hält auch in der
nächsten Stunde an: Schmerzen des Alleinseins, des Nicht-zueinan-
der-kommen-Könnens, ohnmächtige maßlose Wut. Wieder grübele ich
darüber nach, warum das so ist. Ich verstehe nicht, warum ich an-
scheinend Jens‹ Verdauungsvorgänge voller Angst als Rückzug von
mir erlebe oder Stille, Ruhe nicht aushalte (131. Stunde). ›Ist verstehen
gefährlich?‹ ›Scheißen statt Laute‹ – diese Überlegungen aus der 132.
Stunde zeigen, dass ich immer noch alles auf mich beziehe, dass ich
mich ›beschissen‹ fühle, dass die Scheiße wirklich nichts als Scheiße
ist, da es nicht gelingt, ihr einen Wert abzuringen. Ich kann dies weder
als »bedeutsamen Akt der Beziehungsaufnahme« noch als »Bos-
heitsakt« betrachten[1], da ihm jegliche Intentionalität fehlt. Eher fühle
ich mich verhöhnt und beschämt, da ich so dumm und verrückt bin,
einem rein vegetativen Akt beziehungsgestaltende Bedeutung beizu-
messen, Jens Re-Aktionen zu verkennen und den schlichten Verdau-
ungszusammenhang nicht zu erkennen. Das Phantasma hält uns ge-
fangen, nachdem nichts, was ein schwermehrfachbehinderter Mensch

---

[1] PFEFFER, W. 1988, S. 78

tut, Bedeutung hat. Der ›Rückzug ins Vegetative‹ spürbar in der ›Übertragung als Nicht-Übertragung‹ greift.

Auch in der übernächsten Stunde endet eine gute Sequenz mit Verzweiflung: das unaushaltbare Kratzen, die ohnmächtige Wut als Reaktion auf die Hilflosigkeit. Selbst wenn ich mir Mühe gebe, Jens nicht zu überwältigen, ihm nicht zu nahe zu kommen, tritt es anscheinend doch wieder ein. Ich kann Jens nicht schützen. In der folgenden Stunde gelingt es mir etwas besser, ruhig zu bleiben. Auf Jens‹ Unruhe versuche ich einzugehen, indem ich ihn in seinen Entspannungsbemühungen unterstütze. Ich singe von Wind und Wellen, die Jens‹ einhüllen und nicht mich. Hinterher bin ich niedergeschlagen, als ich zwei Mitarbeiterinnen über Jens‹ erigierten Penis witzeln höre, als sei damit unsere Arbeit bespöttelt und nichtig gemacht.

Doch in der folgenden Stunde gelingt nicht nur ein entspanntes Beisammen-Sein. Während einer Ton-Unterhaltung, bei der ich wie Jens nur stimmlich, ohne Xylophon mitmache, registriere ich erstaunt, dass ich *gemeint bin. ›Stimm-Unterhaltung – ich war ganz erstaunt, dass ich so wichtig bin ohne Xylophon‹. Ein Sprung im Phantasma – denn es wird deutlich, dass ich mich bisher auch in den guten Unterhaltungen als Person nicht von Jens angesprochen fühlte. Entweder sind wir symbiotisch vereint, ohne Grenzen und Konturen, in denen der Kontakt als ein von zwei unterscheidbaren Subjekten hergestellter sichtbar werden könnte. Oder ich stelle etwas her, erzeuge Töne, Ton-Melodien, rhythmische Figuren etc. auf einem Instrument, die bei Jens eine Wirkung haben sollen. Gleichzeitig bleibe ich dabei draußen. Das entspricht einer sprachlichen Unterhaltung, bei der die Sprache benutzt wird, um sich unkenntlich zu machen. Wenn Sprache dazu dient, sich entsprechend der Rollen-Erwartung des/der anderen zu verhalten bzw. dieses Bild im Dialog zu konstruieren, wird Identität verschleiert statt konturiert. Das dient nicht nur der Stützung und Konstruktion eines ›falschen Selbst‹, sondern ebenso einer ›falschen Realität‹. Während im bewussten Erleben Jens als Person nicht da ist und nicht spürbar wird, verbirgt sich dahinter die Beziehungs-Realität, dass ich mich als Person entziehe. Dass Jens mich, wirklich mich meinen, lieben, hassen, erwarten könnte, das erstaunt und freut mich. Hier wird erste Distanz zwischen Jens und mir spürbar, da ich mich von ihm angesprochen fühle. Das unsichtbare Subjekt-Objekt-Verhältnis beginnt sich in ein sichtbares Subjekt-Subjekt-Verhältnis zu wandeln. Diesmal hüllt uns beide ein Ton ein, aus dem ich mich dann später nicht mehr befreien kann. Wieder folgen in der nächsten Zeit Sequenzen guten Kontaktes ver-*

bunden mit Abbrüchen voll‹ Verzweiflung. In ihnen spüre ich schreck-
liche Angst vor einer ähnlich grauenvollen, die Welt erneut entvöl-
kernden Katastrophe, wie Jens sie schon einmal erlebt hat. Einzig der
Totstellreflex scheint magischen Schutz zu gewähren.
In einer dieser Stunden erneut heftiges Kratzen, das mich stets so furcht-
bar hoffnungslos macht: ›Ich werde immer blinder‹. Ich singe für Jens
und mich: »Wir leben noch – in der Dunkelheit fühlen wir uns«. Nach
der Stunde wird mir die Sinnlosigkeit unseres Tuns qualvoll deutlich.
Jens‹ Zustand wird sich nicht bessern. Das Schreckliche ist, dass die-
se Sinnlosigkeit allein getragen und ausgehalten werden muss. Mir
wird der Irrtum klar, dass man die Handlungen, Aktionen etc., die
man als sinnlos erkannt hat, unterlassen will. Auch das Sinnlose muss
getan und das Hoffnungslose gelebt werden. Und doch ist es eine ein-
zige Qual.
In der Dunkelheit sich zu fühlen, ist mir ein Bild für unsere Beziehung,
die sich nicht finden lässt und doch da ist. Es lässt mich die darin
enthaltene schwere Trauer spüren und ist dabei doch Trost. Immerhin
ein erstes Bild für die Beziehung, in dem weder das Schlimme ausge-
blendet noch die Beziehung vernichtet wird. So gelingt es mir auch
erstmalig, die Wirklichkeit der Hoffnungslosigkeit zuzulassen, ohne
davonzulaufen. Ein erstes Zeichen, dass die Beziehung über das Un-
mittelbare hinaus zu überleben beginnt.
In der nächsten Stunde – wieder einmal die letzte Stunde vor Weih-
nachtsferien – spüre ich in einem guten Beisammensein mit Jens: ›Wir
leben noch, die befürchtete Katastrophe liegt schon hinter uns/ihm‹.

Nach der Pause und einem guten Beginn mit dem Lied »Dat Du min
Leevsten büst« folgt wieder die Fantasie, Jens zu töten. In der näch-
sten Stunde wandelt sich ein schöner Kontakt zur grässlichen Hoff-
nungslosigkeit. Diese altbekannten Wechsel steigern sich in ihrer Hef-
tigkeit im Laufe des nächsten halben Jahres. Freudige Nähe und ent-
spannendes Beisammensein werden jäh unterbrochen durch Mordfan-
tasien und Todesängste. Diese werden im Erleben offener und bieten
sich dem Bewusstsein unverkleidet dar; immer bedrängender die Fra-
ge, was ist Realität, was Fantasie.
So befürchte ich in der 146. Stunde tatsächlich, dass Jens sich mit dem
Sterben auseinandersetzt und die Therapie eine Sterbebegleitung ist.
Eine Weile finden wir uns zusammen, als ich alle meine Eindrücke von
Jens im Konkreten spiegele – kein grübelnder Versuch, Bedeutung zu
verstehen, sondern das, was da ist, hör- und spürbar machen. Alles
Schwere fällt ab. Es scheint ganz leicht, zusammen zu sein. Im Ich-
Sein spüre ich Jens. Das ist gut. Später, als Jens schläft, fällt das Schwe-
re wie eine Glocke stehender verbrauchter Luft wieder über mich her.
Ich komme mir mit Jens vor, wie im Nebel – vermutend, dass der andere

*da ist, immer ohne Sicherheit. ›Auf Erfolg verzichten, Sinn ist Jens, sonst immer Misserfolg, **Jens ist der Misserfolg**‹. Doch ich kann weder auf Erfolg verzichten noch auf Jens. Erfolg ist Hoffnung, Verzicht ist Vernichtung. Deutlich spüre ich das in der nächsten Sitzung. So sind wir ›körperlich sehr innig‹ zusammen. Doch schon in der folgenden Stunde macht mich Jens‹ Unruhe und sein Kratzen wieder so ›wütend wie ›ne Bombe‹. Gleich anschließend aber finden wir gemeinsame Ruhe in einem Ton und seinen Obertönen. In der 149. Stunde gelingt im Anschluss an einen Tondialog eine gute Sequenz. Ich bin ruhig, lausche auf Jens und lasse mich treiben, um dann umso inniger mit Jens verbunden zu sein. Vorsichtig trommele ich auf seinem Körper und spüre ›Befreiung vom Widerstand zwischen uns, alles sammeln – ganz toll‹. Endlich sehe ich eine Möglichkeit, die Wechsel gemeinsam zu vollziehen.*

Wieder löst Jens‹ schnorchelndes Atmen Todesangst in mir aus. Ich fühle mich überflüssig. Soll ich ihn ›beim Sterben begleiten, weggehen, aufgeben‹? Ist die Therapie also Sterbe-Begleitung? Abschied ist wie Sterben.

Danach gelingt es erneut, die schrecklich unvermittelten Abbrüche als Problem, die Wechsel gemeinsam zu vollziehen, ins Blickfeld zu rücken. Ich verstehe es als das Bemühen, ›states‹ zu organisieren: wenn der Säugling mit Unterstützung seiner Mutter einen Rhythmus für seine verschiedenen Aufmerksamkeitszustände findet. Dieser Rhythmus ist ja dann das Gesamt der Beziehung, das Ganze als Hintergrund, auf den hin die einzelnen Ereignisse sinnvoll werden können.

Zu Beginn der nächsten Stunde spüre ich deutlich, dass ich etwas nicht aushalte. In ihrem Verlauf nehme ich zum ersten Mal eine Fantasie zur Kenntnis, die ich zwar schon oft hatte, mir bisher aber nie aufgefallen war. Sie beinhaltet, dass Jens sich großartig entwickelt und alle Welt daraufhin von der Bedeutung der Musiktherapie überzeugt ist. Als mir auffällt, dass C.[2] augenscheinlich auch ohne Musiktherapie ohne größere Einbrüche lebt, überfällt mich wieder das Empfinden, dass die Musiktherapie und damit ich überflüssig bin. Ich werde wieder wütend. ›Wut – Totschlagen‹.

Mit dem bewussten Formulieren der Heilungsfantasie wird mir deutlich, dass die Bedeutung, Anerkennung und Wahrnehmung der Musiktherapie mit dem Verschwinden der Behinderung von Jens gekoppelt ist und ich mit der Behinderung Jens abwehre. Erfolg heißt, Jens ist geheilt und hat keine so schwere Behinderung mehr. Jens ist aber von

---

[2] Mit C. habe ich auch eine Zeit lang musiktherapeutisch gearbeitet. Diese Arbeit musste aus Gründen, die hier nicht erörtert werden können, abgebrochen werden.

seiner Behinderung nicht zu trennen. So, mit dieser Behinderung, ist er nicht akzeptabel.

Es folgt eine Stunde mit ›peripherem‹ wie auch ›die Welt ist noch da – Kontakt‹. Das, was wir machen, kommt mir vor wie ein Spiel, bei dem wir einfach so tun als ob. »*Glaube nur nicht, dass ich dich meine, dass ich dich überhaupt wahrnehme. Wenn wir uns treffen, so ist das rein zufällig und hat nichts zu bedeuten.*« – ›*Vor der Wirklichkeit flüchten oder der andere Kontakt?*‹*. Diese anrührend hilflose Verleugnung ist bei Kindern zu beobachten, wenn sie in auswegloser Position versuchen, in gefühlsmäßiger Verleugnung die eigene Stärke zu bewahren. Diese Verleugnung ereignet sich nicht zwischen uns, sondern ist gemeinsamer Vollzug als Schutz für ein Beziehungsfragment, um es von zerstörerischen Empfindungen zu trennen. Ähnlich wie es sich im Folgenden im Lied ›Dat Du min Leevsten büst‹ ausdrückt, ist es eine heimliche Liebe, die nicht sichtbar werden darf. Dazu passt auch ein Bild der folgenden Stunden: das ›Spüren durch ›ne Glaswand‹.*

In den nächsten Stunden wieder hin und her: unaushaltbares Kratzen, dann wieder Zusammensein in Tönen durch das bedingungslose Eingehen auf das, was Jens zeigt. Extreme Verzweiflung, die in ihrer Einsamkeit so schrecklich ist, in dem Nicht-Spüren von Jens. Im Bild der Glaswand ist die Einsamkeit unerträglich: eine verfallene graue Todeswelt, in der ich brenne und brenne. Das Unaushaltbare des Kratzens wird immer schlimmer. Muss ich es aushalten als Jens‹ Eigenes? Aber ich kann es nicht, beiße mich, betäube mich mit Musik. Dazwischen wieder gute Momente. Ich (an-)erkenne, dass ich keinen Dialog ›hinkriegen‹ kann, ich Jens das Eigene lassen muss. Jens ist da. Nicht er, sondern ein anderer Besucher der Einrichtung liegt im Sterben. Als mir das klar wird, bin ich erleichtert. Endlich weiß ich, wohin die Sterbe-Fantasien gehören.

In den folgenden Stunden vor und nach einer weiteren Sommerpause wieder der Wechsel von Entsetzen, Einsamkeit, Tötungsfantasien mit Momenten voller Freude und stiller Entspannung.
Ich merke, dass es nicht um das Weggehen von Jens geht, sondern um mein Weggehen, dass es um Trauerarbeit geht. ›**Das, was nicht mehr ist, und das, was ist**, *das meint, Abschied bestimmter Hoffnungen‹ (168. Stunde). Danach wieder Todesangst als: ›Sie (ich) soll mir nicht zu nahe kommen‹.*

In der folgenden Stunde beginnt wieder ein neues Arrangement. Wir treffen uns im neu eingerichteten Entspannungs-Raum der Einrichtung. Jens liegt auf einem Bett. Ich sitze neben ihm auf dem Fußboden und bin ungefähr auf gleicher Höhe mit ihm. In einer glücklichen Wiederentdeckung fällt mir ein Gefühl von früher ein: ›Immer auf das eingehen, was Jens gerade ›bietet‹ ›. Die Wechsel sind entspannt und ruhig: ›War sehr gut‹.

Das Ende (170.–177. Stunde)

In der folgenden Stunde wieder eine ›Augen-zu-drücken-Fantasie‹. Das Thema der Glaswand taucht erneut auf. Ich spüre, dass bei Jens alle Bewegungen aus Bewegungslust erfolgen. Ich versuche Jens‹ Husten zu unterstützen im Sinne von: ›Das Schlimme weg husten‹. Das Böse zwischen uns, in uns und mit uns soll raus; Spaltung; sein Ohr ist schrecklich zerkratzt. In der nächsten Stunde bin ich bemüht, das Ohr von Jens zu schützen. Ich spüre Trauer, Verzweiflung, Einsamkeit. Endlich: ›Das Ohr schützen ist Jens schützen; ihn am Kratzen hindern ist, seine Verzweiflung nicht wahrzunehmen, Fühl-Verbot‹; ›Zergliedern, um alles zu ertragen‹. Endlich ein Versuch, Jens vor Selbstzerstörung zu schützen, ohne sie selbst zu übernehmen.

Jens und Maria – zum ersten Mal singe ich es (in der 174. Sitzung) beim gemeinsamen Atmen für uns beide. Wir sind nah beieinander, ohne uns zu erdrücken. Das setzt sich auch in der nächsten Stunde fort. ›Au‹ und ›nein‹ und ›Jens und Maria‹ sind Laute, Töne, Begriffsfetzen, die die verschiedenen Beziehungszustände begleiten und betreffen und aushaltbar machen. Sie sind ein Erleben und weisen darauf hin. Wir sind zusammen und können es benennen.

Ich versuche, Jens zu schützen, seinen Schmerz mitzufühlen und weiß nicht, ob es sich lohnt. ›Wenn ich nicht bleibe? Wenn nichts Bleibendes da ist? In einer zerfallenen und zerfallenden Welt sich ab und zu zu treffen – lohnt sich das?‹ Jens und Maria – wir sind so entspannt und gut zusammen und doch zerfällt es immer wieder.

In der letzten Stunde merke ich wieder große Wut beim Kratzen, ›nein‹. Ich halte Jens fest. Als ich ›nein‹ sage, lächelt Jens. Er ist sehr aufmerksam. Mitten im Entsetzen der eintretenden Stille des Todes drückt Jens mir die Hand: Er versteht mich, er ist da, gibt mir ein Signal. ›Er versteht mich – alles löst sich wieder auf – nichts hat Bestand – Kratzen, um mich zu ärgern‹.

Danach setzen wir die Therapie in der Gruppe fort.

Das auf der cartesianischen Spaltung beruhende Denken und die darauf fußende Theorie versagt angesichts bestimmter menschlicher Erfahrung, jener Erfahrung, die auf dyadische Verarbeitungsformen angewiesen ist und sich durch den Ausschluss des Symbolischen konstituiert hat. Diese Erfahrung lässt sich als die Erfahrung existentieller Verlassenheit kennzeichnen. Die auf dem konventionellen Wissenschaftsbegriff beruhende Theorie ist hier ohne Berücksichtigung der dyadischen Struktur nicht anwendbar. Denn sie ist objektiver Niederschlag jener triadischen Selbst-Objekt-Struktur, deren Entwicklung die Ausbildung eines Identitätsthemas voraussetzt, das mit dem erwachenden reflexiven Selbstgewahrsein kompatibel ist.

Die Verhaltensweisen und Beziehungsformen schwermehrfachbehinderter Menschen, die durch ein *fehlendes Selbst* organisiert sind, bringen die nichtbehinderten Beziehungspersonen mit etwas nicht Denkbarem in Berührung, einem nur schwer erträglichen Widerspruch.[3] Um sich theoretisch dieser Erfahrung zu nähern und damit einen denkenden Zugang zu jenem Konflikt anzubieten, der Schwermehrfachbehinderung konstituiert, gilt es eine Position zu finden, von der aus das kreative Potenzial dieses theoretischen Widerspruches nutzbar wird.[4] Das ›Nicht-denken-Können‹ meint nicht die – angenommene oder tatsächliche – Unfähigkeit schwermehrfachbehinderter Menschen, denkerisch ihre Erfahrungen zu erfassen. Sondern es bezieht sich im vorliegenden Zusammenhang auf die Schwierigkeit, mit der die nichtbehinderten Beziehungspersonen konfrontiert sind. Sie können ihre Wahrnehmungen und Empfindungen nicht oder nur sehr begrenzt in einer Weise entschlüsseln, dass sie als Gedanken und Erkenntnisse dem schwermehrfachbehinderten Menschen zurückgegeben, ihm mitgeteilt werden können, und zwar so, dass dieser sich davon wahrgenommen und erkannt – verstanden – erfährt. Stattdessen führen die Wahrnehmungen und Empfindungen oft zu einer Spaltung. Unerträgliche, unverständliche Empfindungen werden ausgeblendet und abgespalten, um mittels sachlicher Beurteilungen und Einschätzungen eine rationale Vorstellung von dem zu entwickeln, was der schwermehrfachbehinderte Mensch benötigt.

Mit den unerträglichen und zu einer Spaltung führenden Empfindungen werden die unmittelbar nicht erfassbaren ›Botschaften‹ des schwermehrfachbehinderten Menschen wirksam. Diese ›Botschaften‹ sind unerträglich, da sie nicht in etwas der Verständigung Zugängliches – Vorstellungen davon, was der behinderte Mensch braucht – verwandelt werden können. Diese Form der Beziehung zwischen dem schwermehrfachbehinderten Mensch und seiner nichtbehinderten Beziehungsperson lässt sich als Verwicklung beschreiben: dem Ineinander autosensorischer Regelkreise und sachlicher Gedanken. Diese Verwicklung entzieht dem

---

[3] Insofern es auch hier darum geht, eine Form des Denkens zu konzeptionieren, das seine eigenen Grenzen mit zu berücksichtigen versucht, erinnert dies an die von BAUMANN dargestellte Herausforderung, die ›Tod‹ für das Denken ist (siehe dazu BAUMANN, Z. 1994) – nämlich ein Paradox.

[4] Dieses kreative Potenzial entspricht der die Dyade kennzeichnenden paradoxen Spannung, mit der der symbolische Raum gewissermaßen erzeugt wird. Hieraus entsteht die »Repräsentation eines Dritten (als M. B.) ein aus dem symbolischen Raum innerhalb der mütterlichen Dyade hervorgebrachter Effekt«. (BENJAMIN, J. 1993, S. 74)

schwermehrfachbehinderten Menschen nicht nur die Grundlage, sich seiner selbst reflektierend bewusst zu werden. Es kann sich vor allem kein
Konflikt entwickeln, der es ihm ermöglichen würde, das Gegenüber als
eine Person zu erfahren und zu erleben, die wirklich existiert. Erst
hierdurch würde ihm durch Besetzungen libidinöser oder aggressiver Art
die Entwicklung einer Selbst-Objekt-Struktur möglich werden.
Mit dem *Rationalen Mythos* kann die dyadische Beziehung zwar gerettet
und damit das Überleben des schwermehrfachbehinderten Menschen
gesichert werden, jedoch auf Kosten der Fixierung seiner Entwicklungschancen. Die mit der Fixierung hergestellte Übergangsbeziehung öffnet
sich nicht zur triadisch strukturierten Beziehung, sondern verschließt sich
ihr gegenüber. Wird jedoch die dyadische Fixierung berücksichtigt, erscheinen Gedanken und Ideen der nichtbehinderten Beziehungsperson
als *konkretistisch-leere Metaphern*, in denen das ›Nichts‹, das Fehlen des
Symbolischen als Ersatz des Dritten bestimmend ist. Hierdurch wird das
auf einen Objekt-Ersatz bezogene *fehlende Selbst* als bestimmte Negation – in der Ausschließung – anerkannt. Dies ist eine ähnliche Form der
Anerkennung, wie im Konzept der ›bösen Brust‹ mit der Anwesenheit
von etwas Schlechtem ein undenkbarer Gedanke anerkannt wird. Mit dieser Anerkennung wird die dyadische Fixierung nicht aufgehoben. Es entsteht jedoch die Möglichkeit, dass sich mit den *Wendungen* symbolisierbare Situationen entwickeln, in denen vorübergehend ein intermediärer
Raum entsteht. In diesem ist es dem schwermehrfachbehinderten Menschen möglich, aus dem Zustand der Unintegriertheit heraus vorüberhend als Einheit zu sein, da es der nichtbehinderten Beziehungsperson
gelingt, als Behälter zu fungieren: zu verstehen.
Diesen intermediären Raum habe ich als ›Hülle‹ bezeichnet. Der Rückgriff auf ›Hülle‹ als mehr metaphorisch umschriebenen als genau definierbaren Begriff macht deutlich, dass dieses Verstehen auch weiterhin
einen doppelt reflexiven Zugang verlangt, der die Sicht von innen und
die Sicht von außen gegeneinander setzt. In der triadischen Selbst-Objekt-Struktur sind diese beiden Sichtweisen aufgehoben, insofern sich
das Subjekt hier mit der Aneignung der »Repräsentation eines Dritten«[5]
auf eine Beziehung beziehen kann, aus der es sowohl ausgeschlossen als
auch zugleich deren Zentrum es ist.[6] Im vorliegenden Fall geht es darum,
dass in der nichtbehinderten Beziehungsperson mit dem Bezug auf ein
inneres gutes Objekt ein triadischer Raum entsteht, der sich auf die im
Rationalen Mythos kollabierte Beziehung bezieht, sie gewissermaßen
umschließt. Hierin wird der bislang nicht denkbare Konflikt formuliert:
Die dyadisch fixierte Beziehung öffnet sich nicht zur Triade, sondern zur
triadisch aufgehobenen Symbiose, aus der der schwermehrfachbehinderte

---

[5] BENJAMIN, J. (1993, S. 74
[6] Siehe NIEDECKEN, D. 2001, S. 202 ff

Mensch ausgeschlossen ist wie er sie zugleich mit konstituiert. Das ›Ich‹ des schwermehrfachbehinderten Menschen – sein Subjekt-Sein – wird darin in der Ausschließung anerkannt. Hierbei treten zwei Probleme auf:

– Welche Form der Konzeption der Anderen wird in der *Wendung* möglich, d. h. denkbar und anerkennbar?
– In welcher Weise kann das Verstehen in diesem Fall gesichert werden?

Die Konzeption der Anderen und die Sicherung des Verstehens

Ich betrachte das Problem als eine spezifische Form der Durchdringung von Körper und Sprache.

In der triadischen Struktur entsteht mit dem Ich und den verfügbaren symbolischen Ausdrucksformen (Spiel, Kunst und Sprache) ein ideeller Raum. Dieser ist zum einen offen in Richtung körperlicher Empfindungen und Wahrnehmungen. Die hierauf bezogenen bewussten und unbewussten Vorstellungen bilden als Gesamt die Erfahrung ›mein Körper‹, in der das körperliche Sein und Funktionieren jedoch in keiner Weise aufgeht. Zum anderen ist dieser Raum offen in Richtung der Wahrnehmung eines belebten und unbelebten Außen, die die Repräsentanz der Beziehungserfahrungen mit Personen und Gegenständen ermöglicht, ohne diese jemals vollständig erfassen zu können. Offenheit bedeutet, dass es jeweils nicht um direkte Abbildungen geht, sondern um ›Übersetzungen‹ und ›Konstruktionen‹. Mit der Sprache und der Art ihrer Verwendung stellt der Mensch eine Beziehung zu sich selbst als leiblichem Wesen und zu realen Anderen – Personen – her. Dabei ist sowohl die Beziehung zu sich selbst wie auch zu diesen Anderen durch eine Spannung gekennzeichnet, die sich aus dem Wechselspiel zwischen Vorstellungen und Repräsentanzen und der Konfrontation mit etwas Fremdem, unerfassbar Bleibendem ergibt. Erst durch die Balance dieses Wechselspiels entsteht die Möglichkeit, in der (sprachlichen) Begegnung neue Erfahrungen zu machen.

In der dyadisch fixierten Beziehung scheint mit dem ›Ich‹ als Niederschlag einer strukturierenden Instanz die Möglichkeit der Erfahrung von Begegnung mit dem Fremden und ganz Anderen zu fehlen. Das ›Ich‹ der nichtbehinderten Beziehungsperson – ihre spezifische Behälter-Funktion – scheint in besonderer Weise zerstört. Auf welcher Basis kann mit den *Wendungen* überhaupt eine potenziell sinnvolle Situation entstehen, in der die Erfahrung der Getrenntheit als Begegnung mit dem Fremden und ganz Anderen metaphorisch aufgehoben wird?

Hierbei scheint ein Aspekt bedeutsam zu werden, der zu Beginn des Sprechen-Lernens eine Rolle spielt. Sprache kann in diesem Stadium vom Kind noch nicht als objektives Symbolsystem erfahren werden, sondern stellt einen Übergangsraum her. Sie dient als Übergangsobjekt. Das Kind verwendet die Worte als Beschreibung von etwas, was mit der Beschreibung entsteht und dabei zugleich im Dunklen verbleibt. Man könnte sagen, es verwendet sie im Sinne Bions als Behälter für die bislang leiblich gebundenen, interaktiven Erfahrungen (die als bestimmte Interaktionsformen angeeigneten Wunsch-Konfigurationen, die nun als Präkonzeptionen fungieren), die darin zu Konzepten werden, zu Ideen, die einen neuen Raum eröffnen, ohne ihn vollständig auszufüllen. Weite Teile der Sprache sind dem Kind noch fremd, ebenso wie nur nach und nach und niemals alle Aspekte des bislang leiblich gebundenen Erlebens in Sprache überführt werden können. Merleau-Ponty kennzeichnet diesen kindlichen Zwischenbereich, bei und in dem das Kind mit Worten spielt, ohne sie zu kennen, als »oneirisches Dasein«[7] (träumerisches Dasein). Sprache wird vom Kind »eher als ein Mittel zum Selbstausdruck als ein Mittel zur Kommunikation mit dem Anderen«[8] verwandt. Dabei muss berücksichtigt werden, dass hier das Kind das Selbst – sich selbst – noch nicht so scharf getrennt vom Objekt erlebt, wie das für den Erwachsenen der Fall ist. Das Kind spielt mit den Worten, verwendet sie in verschiedenen Situationen, gestaltet mit ihnen Szenen allein oder mit anderen, ohne dass man im engeren Sinn von einem wirklichen Dialog sprechen könnte. Die Sprache wird vom Kind im Sinne mimetischer Gestaltung verwandt, ohne dass es in Gefahr ist, die dabei entstehenden Gebilde halluzinatorisch mit Realität zu verwechseln. Das ›Ich‹ des Kindes geht in diesen Gestaltungen als Wollendes auf, gibt sich seinen Fantasien nicht nur hin, sondern gestaltet sie aktiv. Dieses ist dem Kind »im Schutz der Nähe zu einem anderen (möglich M. B.), der das Als-Ob des Kindes und die Realität zusammenhalten kann«[9]. In diesem Rahmen kann das Kind die Eigengesetzlichkeit der Sprache nach und nach als Widerstand begreifen, die seinem Spiel und damit seinem gestaltenden ›Ich‹ einen notwendigen Halt gibt.
Das ›oneirische Dasein‹ kann nicht lediglich als Durchgangsstadium betrachtet werden. Die hier vorherrschende Form der Kreierung ei-

[7] Merleau-Ponty, M. 1994, S. 68
[8] Merleau-Ponty, M. 1994, S. 67
[9] Fongay, P./Target, M. 2001, S. 965

nes Raumes, in dem die Ungeschiedenheit von Selbst und Objekt nicht als Gefährdung des Identitätsprinzips erlebt werden muss, findet ihre Fortsetzung in der Bedeutung von Kunst und Kultur für den Menschen. Diese Form ermöglicht dem Menschen die Annäherung an etwas Unbekanntes, auch wenn er (noch) nicht über die Struktur verfügt, die die Bestimmung dieses Unbekannten ermöglichen würde. »Das Kind gebraucht einige Wörter bereits, bevor es ihre volle Bedeutung versteht, wie ein Erwachsener, der beim Erlernen einer fremden Sprache bestimmte Redewendungen benutzt, deren Sinn ihm zwar noch verschlossen ist, die er aber gleichwohl in einer Situation anzuwenden weiß. Gerade diese Sprache, die über sich keinen Aufschluss gibt, (ist M. B.) das Mittel (...), das dem Kind den Zugang zur Sprache ermöglicht und das beim Erwachsenen nicht aufhört, die Welt zu tragen.«[10]

Die lebenslange Notwendigkeit des Menschen, im Umgang mit dem Fremden, gänzlich Anderen, etwas Neues zu schaffen (zu erkennen, zu verstehen), ergibt sich für den Menschen aus der ihm eigenen Form der Identitäts-Bestimmung, die LICHTENSTEIN als Form eines lebenslänglich notwendigen, immer neu erforderlichen kreativen Aktes bestimmt. WINNICOTT betont in seinen Formulierungen dabei die Bedeutung der »fortwährenden Zerstörung (der Objektbeziehungen M. B.) in seiner unbewussten Fantasie«[11] als Preis dafür, ein »Leben in der Objektwelt«[12] führen zu können. Erst durch die Zurückweisung

---

[10] MERLEAU-PONTY, M. 1994, S. 90
Ein der Idee vom ›oneirischen Dasein‹ ähnlicher Gedanke liegt der Bedeutung mimetischer Prozesse für die künstlerische Gestaltung zu Grunde. Ähnlich dem Schauspieler, der seine Rolle weder als Täuschung oder Verstellung lebt, wird im ›oneirischen Dasein‹ mit den Worten etwas Neues kreiert und ein Zwischenbereich erschaffen, der auf sich selbst verweist und doch nicht mit sich selbst identisch ist. Im mimetischen Tun der SchauspielerIn bzw. KünstlerIn wird diese Form der Gestaltung aufgegriffen und führt in Auseinandersetzung mit den künstlerischen Gesetzmäßigkeiten zum eigenständigen Kunstwerk, das, da es auf ein gesamtgesellschaftliches Subjekt bezogen ist, überindividuelle Aussagekraft besitzt. Das, was der Mime schafft, ist in diesem Sinn keine Nachahmung, kein Verweis, kein Zitat der Realität, obwohl es zugleich Nachahmung, Verweis, Zitat ist, sondern szenische Neuschaffung: »Der Mime ahmt nicht mehr nach, weder eine Sache noch eine Handlung noch eine Realität oder einen Text. Was er darstellt, existiert nicht außerhalb seiner Darstellung; es hat keinen Ähnlichkeits- oder Wahrheitsbezug zu etwas außerhalb der Darstellung seiner Gesten. Ihnen geht nichts voraus; der Mime eröffnet etwas, nimmt eine ›weiße Seite‹ in Angriff, ohne sich der Autorität eines Buches zu unterwerfen.« (GEBAUER, G./WULF, C. 1992, S. 414) Die Neuschaffung ist als »Szene eher Illustration der Idee denn eine wirkliche Handlung.« (GEBAUER, G./WULF, C. 1992, S. 414) Mit den ›Szenen als Illustration von Ideen‹ entsteht der intermediäre Raum der Fantasie. In diesem intermediären Raum der Fantasie sind Selbst und Objekt nicht so voneinander geschieden, wie das im sprachlichen Bezug auf eine äußere Realität möglich und nötig ist. Er wird für das Kind durch die haltende Funktion der Beziehungsperson abgesichert. Währenddessen unterwirft sich der Mime zwar nicht der Autorität des Buches. Jedoch nur in Auseinandersetzung mit dessen zwingender Vorgabe kann er Ideen zur Darstellung bringen, die einem Publikum etwas zuvor nicht Gewusstes erlebbar machen können.
[11] WINNICOTT, D. W. 1985, S. 105
[12] WINNICOTT, D. W. 1985, S. 105

des Objektes in der Fantasie – den Zusammenbruch bestehender Vorstellungen – werde immer wieder neu der Raum geschaffen, wodurch dem Subjekt die Erfahrung des Anderen und gänzlich Fremden in sich und im Außen erst ermöglicht werde.

Hilfreich, um die unterschiedlichen Formen von Verstehensprozessen zu erfassen, ist die Unterscheidung von Bion:»Das Denken, das bei der Entwicklung von Gedanken angewandt wird, unterscheidet sich von dem Denken, das erforderlich ist, um Gedanken zu verwenden, wenn sie bereits entwickelt sind.«[13] Während die erste Form des Denkens mehr dem Behälter-Modell entspreche, lasse sich die andere als Bewegung zwischen strukturierten Vorstellungen und dem Zulassen von Unsicherheit und Verwirrung beschreiben. Dem Behälter-Modell entsprechend entstehe etwas Neues – eine Konzeption –, wenn eine Präkonzeption – eine un-/vorbewusste Erwartung auf ihre Realisierung träfe. Die in der dyadischen Beziehung geformten, leiblich gespeicherten Beziehungserfahrungen lassen sich als Präkonzeptionen verstehen, die im Spiel mit als Behälter fungierenden Worten etwas Neues – altbekannt und zugleich neu, geschaffen wie vorgefunden – entstehen lassen.

Eine solche Situation, in der etwas Neues entstand, war in der Therapie mit Anna der Moment, als sie in der 54. Stunde den Raum verlassen wollte.

Ihr ›Den-Raum-Verlassen‹ hatte mich im Verlauf der vorangegangenen Sitzungen sehr beschäftigt. Die Frage ›Wird Anna sich je aus dem symbioseartigen Zusammensein mit mir lösen können, ohne ›mich‹ zu verlieren?‹ war gleich zu Beginn der Therapie zu einer mit Hoffnungslosigkeit kontaminierten Kernfrage geworden. Oft schien sich Anna am Stundenende nur sehr schwer aus unserem Zusammensein lösen zu können. Auch mir war es dann nicht leicht, sie zu verlassen. Dann wiederum pflegte Anna ab und an vorzeitig den Therapie-Raum zu verlassen, manchmal schon kurz nach Beginn. Anfangs erschien es mir wie eine Abwertung dessen, was ich mit ihr machte – ein ›Mich-Verlassen‹ im Sinne von: Sie lässt mich mit meinen Verstehensbemühungen allein und entwertet bzw. zerstört sie dadurch. Später folgte ich ihr nach draußen in den Gruppenraum, um mich von ihr führen, mir ihre ›Welt‹ zeigen zu lassen. Ihr ›Mich-Verlassen‹ verstand ich jetzt als einen ins Aktive gewandelten Umgang mit den häufigen Situationen am Stundenende, in denen sie von mir verlassen wurde.

»In der 54. Stunde kommt Anna nach einer längeren Sequenz im Musiktherapie-Raum auf mich zu und versucht, gestützt auf mich, aufzustehen.

---

[13] Bion, W. R. 1992, S. 66

Ich nehme an, dass sie den Raum verlassen will. Als sie dabei auf mich fällt, bleibt sie auf meinem Schoß sitzen, als sei genau das der Ort, den sie gesucht hat.
Ich bin beglückt und verblüfft. Habe ich sie bisher, wenn sie den Raum verließ, so Missverstanden? Sie will nicht weg von mir, sondern sucht im Gegenteil mehr Nähe, ihre Wegwendungen sind also Missverstandene Hinwendungen?«

Als Anna auf meinen Schoß fällt, verstehe ich: ›Hier wollte sie hin, mich hat sie gesucht, wenn sie den Raum verlässt‹. Dieser von innen stimmig und evident erscheinende Einfall ist von außen betrachtet höchst verwunderlich – durchaus nicht evident, wie im später zitierten Gespräch mit der Mutter deutlich wird.

In der **Betrachtung von innen** her erscheint der Vorgang – die sich aus der Wegwendung von Anna ergebende Hinwendung und mein Einfall – als eine Szene. In dieser Szene ist das an das Dyadische gebundene Einheitserleben – die im Dyadischen aufgehobene Identität als Hingabe an ein Ganzes – als Einigung metaphorisch aufgehoben und mit dem Verweis auf die konkrete Beziehungsfigur zugleich überschritten. Das bisherige Verlassen und Verlassen-Werden wird in der Szene gewendet zur Metapher: Annas konkretes Verlassen des Raumes wird als Metapher zum Verweis auf die zeitweise erlebte Sinnlosigkeit und Unverständlichkeit von Annas Verhalten. In dieser Inszenierung gerät in meiner Fantasie ›Ich‹ an die Stelle des ›Nichts‹ – des Sinnlosen. Mit der Fantasie erschien mir das ›Nichts‹, der Eindruck der Sinnlosigkeit Folge meines bisherigen Missverstehens zu sein, mit dem ich gewissermaßen Anna verließ. Zugleich ließ sich das ›sinnlose Verhalten‹ als eine Art Geplapper mit einem nicht vorhandenen Gegenüber als Ersatz für ›Ich‹, Ersatz für mein Verstehen deuten. Es war bisher das, was Anna ›fand‹ (nichts), wenn sie mich verließ, um mich zu suchen (um verstanden zu werden). Es war zugleich das, was sie, wenn ich sie verließ (nicht verstand), sich schuf (›Nichts‹), um nicht verlassen zu werden (um sich zu behaupten). Ich wurde zum ›Nichts‹, wenn wir auf eine Art zusammen waren, dass ich befürchtete, ich bildete mir den Kontakt nur ein. Ich wurde aber auch zum ›Nichts‹, wenn ich Anna beobachtete und sie mit sich selbst agierte wie mit mir. Auch in solchen Momenten hatte mich das Gefühl der Einbildung beschlichen. Diese Art des Kontaktes lässt sich als Verwicklung zwischen uns im Sinne von ›Quasi-Ereignissen‹ (unverständlichen Beziehungsbotschaften) beschreiben, bei der ich einerseits zu Annas ›sinnlosem Ding‹ wurde und zugleich sie zu meinem Beurteilungsobjekt. Es war die in der beschriebenen Verwicklung erzeugte Barriere. In der oben beschriebenen *Wendung* – dem Entstehen einer Szene von innen heraus – verlässt Anna mich (verhält sich unverständlich) und findet mich als wirklich (ich verstehe sie).

Die *Wendung* entsteht, indem ich mein ›Ich‹ aufgebe. Ich versuche nicht mehr, mich ihr greifbar zu machen, halte sie weder zurück, noch folge ich ihr, sondern unterstütze sie im Mich-Verlassen. Ich gebe meine Intention, mein Wollen auf. Man könnte auch sagen, ich nehme die negative Übertragung an und akzeptiere darin die Rolle derjenigen, die Anna im Stich lässt. Indem ich die Rolle annehme, findet Anna mich bzw. entsteht mit ihrer Hinwendung die Beziehungsfigur, die zum szenischen Verweis wird. Darin erschienen ihre Wegwendungen als versuchte und von mir bislang Missverstandene Hinwendungen, als im Mich-Verlassen der einzige freie, nicht besetzte Raum lag, den Anna in der Beziehung zu mir als eigen beanspruchen konnte und von dem aus die Hinwendung zu mir ihre eigene war. Aus einer Situation des drohenden Zerfallens, in der mit dem Missverstehen die Erfahrung des Anders-Seins bestimmend ist, entsteht die Hinwendung, die ein Verstehen ermöglicht. In dem Verstehen ist die Erfahrung des Anders-Seins / des Missverstehens nun als Sinn aufgehoben.

In der **Betrachtung von außen** entsteht aus dem Sich-dem-Missverständlichen-Überlassen eine sinnstiftende Situation. Dieser Vorgang des Missverstehens ereignete sich im Gespräch mit der Mutter erneut:

»Meine damalige Betroffenheit resultiert aus dem Eindruck, dass, wenn Anna auf mich zugeht, ich es als ein Mich-Verlassen interpretiere. So muss sie den Eindruck erhalten, sie fasst mich und fasst ins Leere. Schrecklich ein solches Missverständnis, in dem deutlich wird, dass ich Anna und nicht sie mich verlässt. Diese paradoxe Interaktion wiederholt sich noch einmal mit der Mutter. Als ich ihr, froh über die Aufklärung dieses Missverständnisses, davon berichte, antwortet sie sinngemäß: ›Ja, Anna liebt das Schmusen sehr.‹ Ich bin verwirrt. Ich fühle mich Missverstanden und in der Hinsicht korrigiert, dass ich da wohl etwas Nicht-Vorhandenes wahrgenommen habe. Bewerte ich das Ereignis völlig falsch? Wieder bin ich meinen Zweifeln überlassen, da meine Wahrnehmung so verdreht wurde. Solange mich-verlassen oder etwas wegwerfen gleich bedeutend mit mir unerträglicher Entwertung und Vernichtung ist, versinke ich in Scham und Schuldgefühlen, sobald ich meine, solche Ansätze bei Anna wahrzunehmen. Diese versperren mir den Blick auf Anna und hüllen mich in eine Nebelwolke ein, sodass sie mich nicht finden kann. Mit dem Sichtbarwerden dieses Unsichtbar-Machens wird etwas von dem Bösen deutlich, das sich in der Beziehung inszeniert. Gleichzeitig wird die Beziehung damit konturierter.«

Das in der *Wendung* von innen heraus Verstandene wurde im anschließenden Dialog mit der Mutter in der Betrachtung von außen wieder Missverständlich. Ich blieb mit meinem Verstehen allein, da es sich auf ein Erleben von innen heraus und zugleich von außen auf eine dyadisch fixierte Beziehungsfigur bezog. Tatsächlich hatte ich ja etwas Nicht-Vor-handenes wahrgenommen. Aber hier entstand mit der Wahrnehmung des Nicht-Vorhandenen etwas Neues, Geistiges: der die konkrete Situation übersteigende Sinn, der sich hier aus dem Wörtlich-Nehmen des Weg-Wollens entwickelte als dem Sich-dem-Missverständlichen-Überlassen, das ich bislang als Verwicklung beschrieben habe. Ein Beispiel aus einer anderen Therapie mag diesen Vorgang erhellen:

Ro., ein geistig behinderter junger Mann – weitaus weniger eingeschränkt als Anna – , erzählt in der Therapie stets sehr anschaulich von Susi, seiner Freundin, die hier in der Nähe wohne und die er so gerne einmal treffen und besuchen würde. Bald bin ich von seiner tiefen Sehnsucht überzeugt, und in einer Stunde machen wir uns auf die Suche nach ihr. In der Nähe des Hauses, in dem die Therapie durchgeführt wird, gibt es diverse Wohngruppen für behinderte Menschen von verschiedenen Trägern. Wir klappern sie alle ab. Ich bin sehr erstaunt darüber, als sich herausstellt, dass Susi in keiner der Wohngruppen wohnt. Ich glaube nun, dass sie woanders wohnt, und Ro. sie aus lauter Sehnsucht oder weil ihm Entfernungen kein Begriff sind, in die Nähe verlegt hat, bzw. ich so dumm war, und einen nicht vorhandenen Sinn in Ro.s Äußerungen gehört hatte. Ro. lässt sich jedoch nicht davon abbringen, sie weiter zu suchen. Schließlich stehen wir vor der verschlossenen (es ist Abendzeit) Tages-einrichtung des Hauses, in dem wir die Therapie durchführen. Ro. ist überzeugt, dass wir seine Susi hier eingesperrt haben und beschimpft mich wegen unserer/meiner Grausamkeit. Endlich verstehe ich. Ich füh-le mich ganz dumm. Es ging gar nicht um eine konkrete Susi, sondern um einen Aspekt der Übertragung. Susi stand für den liebevollen, weichen, guten Teil seines Selbst, von dem er sich durch die Trennung von der Mutter und Umzug in die Wohngruppe abgeschnitten fühlte. In dieser Inszenierung kommt das konkretistisch Dumme in mich hinein und wan-delt sich zum Verlassensein. Indem ich die Rolle der gemeinen und dum-men Frau annahm (die ich ja auch in meinem Missverstehen war) und mit ihm zugleich die zu befreiende, arme Susi bedauerte (aus vollem Herzen, verstand ich nun endlich, was Ro. mir damit sagen wollte), konn-ten wir uns nun in der Therapie mit Susi beschäftigen, da Ro. sie nicht mehr außerhalb – außerhalb der therapeutischen Beziehung – suchen musste.

Ähnlich wie im Beispiel Ro. missverstand ich auch Anna, indem ich sie wörtlich nahm. Ich ging mit ihrem Verhalten so um, als sei darin ein Sinn enthalten (sie will weg von mir) und war zugleich verwickelt in eine un-überwindbar scheinende Verstehens-Barriere. Doch in Annas Verhalten war Sinn nur als potenzieller enthalten, der erst in sinnlich-konkreten

Beziehungsfiguren entstehen musste, damit er Anna verfügbar werden konnte. Anna konnte mir genauso wenig etwas über ihre Verlassenheitsgefühle mitteilen, wie Ro. über seine Sehnsucht nach dem Heilen und Guten in sich sprechen konnte.

So ist die *Wendung* durch situative Evidenz gesichert, und zwar nicht im Bezug auf einen gemeinsamen Ort in der Welt wie im Beispiel der ›Pause‹, sondern im Gegenteil: Mit dem metaphorischen Verstehen wird die Wegwendung zur Geste, die einen Bezug zum Nicht-Ort in der Welt – zur gemeinsamen Verwicklung, der dyadisch fixierten Beziehung – herstellt und diesen zugleich überschreitet. Ich verstand mit der *Wendung* im Verstehen meines bisherigen Missverstehens Anna und ihre schwierige Form des Eigen-Seins in einer Beziehung. Hierdurch entstand ihr die Chance, ›sich‹ und damit zugleich die schmerzlich-schwierige Art unseres Zusammenseins als Wirklichkeit in einer Welt von Nicht-Verstehen zu finden.

Im Sinne des ›oneirischen Daseins‹ spielt Anna mit einer ihr möglichen Verhaltensform – dem Raum-Verlassen –, wie das Kind mit unbekannten Worten spielt. Das Kind schafft mit den Worten Szenen, in denen es das entdeckt, was es bislang im unmittelbaren Kontakt mit der Mutter erlebt hat. Es erschafft sich gewissermaßen ›Mutter‹ neu. Anna spielt jedoch mit einer Verhaltensform, die im Gesamt der im Rahmen der therapeutischen Beziehung möglichen Verhaltensformen als bestimmte Form entstanden ist, und – da uns ja keine andere ›Realität‹ verfügbar ist – nur darauf bezogen einen Sinn entfalten kann. Sie spielt damit auf der Suche nach einer stimmigen, lustvollen Beziehungs-Figur, in der sie das entdecken, wiederbeleben kann, was sie im unmittelbaren Kontakt mit mir manchmal erlebt. Dieses Gute scheint sich auf so schwierige Weise ebenso oft in etwas Seltsames, schwer Greifbares aufzulösen. Das ›Mich-Verlassen‹ als Autonomie-Impuls, als Wunsch, das Gute woanders als bei mir (als in der unmittelbaren Situation) zu suchen (in sich selbst), provozierte bislang als Situation des drohenden Zerfallens die unverständliche Verwicklung. In der beschriebenen *Wendung* führte der Impuls mit der Hinwendung zum Verschmelzen mit dem Guten des Beieinanderseins – so ist der Hinweis der Mutter zu verstehen – und damit zu einer Einigungsfigur, die mit dem metaphorischen Verstehen die dyadische Fixierung als eine sich einem Verstehen widersetzende Identität zum Thema von Verlassen und Verlassen-Werden bestimmt. Damit wird die bisher bestimmende Erfahrung der ›Sinnlosigkeit des Autonomie-Impulses‹ insofern überschritten, als sie als protosymbolische Interaktionsform Anna verfügbar werden kann. Das darin begriffene ›Mich-Finden‹ ist entsprechend der autistisch-berührenden Position als ein Wissen zu denken, »das noch nicht gedacht werden kann,«[14] das jedoch als Präkonzeption in In-

---

[14] ALTMEYER, M. 2000 S. 158

teraktionen mit Übergangsobjekten sinnvoll werden kann. Ebenso wie hier die »Erfahrung des ›Selbst‹ (...) als ein reflexionsfreier Zustand eines sensorischen ›Weiterbestehens‹«[15] zu denken ist, ist die Andere im Zustand des »Alleinseins in Gegenwart eines anderen«[16] die »ungedachte Bekannte[17]«. Die Verfügbarkeit dieser protosymbolischen Interaktionsform ist dabei gebunden an den »Schutz der Nähe zu einem anderen, der das Als-Ob des Kindes und die Realität zusammenhalten kann.«[18] Mit dem Verstehen werde ich zum Behälter für das ›Nichts‹, das Sinnlose, das Nicht-Verstehen, indem mir mit dem Verstehen mein konkretistisches Missverstehen deutlich wird. Man könnte auch sagen, das Leiblich-Konkretistische von Annas Verhalten – ihr sinnlos erscheinendes ›Den-Raum-Verlassen‹ – kommt in mich – in meine Worte – ›als sei das der Ort, den sie gesucht hat‹ – hinein, durchdringt sie, ohne dass sich der leiblich-konkretistische Aspekt darin vollständig auflösen würde bzw. in Sinn zu übersetzen wäre. Denn das Verstehen bezieht sich ja gerade auf die Anerkennung des konkretistisch Missverständlichen unseres Beisammenseins als des Nicht-Identischen. Ich halte die ›Realität‹ mit dem Verstehen und dem situativen Beteiligt-Sein zusammen. Mit diesem Zusammenhalten wird das konkretistisch Missverständliche – die im unmittelbaren Beisammensein sich aktualisierende Verwicklung – zum Verweis auf ein Identitäts-Thema, mit dem Anna identisch und nicht-identisch ist. Denn mit der in der *Wendung* liegenden Anerkennung des Fremden, Nicht-Identischen – der Verwicklung – entsteht mit dem ›oneirischen Dasein‹ die Möglichkeit des Bedeutens.

Anna wie auch Ro. stützen sich mit der Verwicklung auf einen »pathologischen Übergangsraum«[19] Aus diesem heraus entstehen in den *Wendungen* sinnlich-konkrete Beziehungsfiguren, die einen subjektiven Sinn deutlich werden lassen. Das potenziell Sinnhafte dieser Beziehungsfiguren ermöglicht nun einen aktiven Umgang mit Übergangsobjekten, in dem Sinn sich nicht mehr durch Ausschluss konstituiert, sondern der den Ausschluss von Sinn thematisiert. Die so gebildeten Interaktionsformen sind erneut mit dem Scheitern der Sinn-Aneignung bedroht, wenn die Besonderheit dieses ›pathologischen Übergangsraumes‹ nicht mit berücksichtigt wird. Diese Besonderheit ist die Besonderheit eines Ich-Sagens, das sich auf die Verstrickung in eine Verwicklung bezieht.
Ausdruck für diese Verstrickung war für Ro. in der späteren Therapie ›Teer‹, mit der er die ganze Welt überschütten und bombardieren wollte. Annas Form dieser Verstrickung wurde anfangs im Umgang mit der Plas-

---

[15] OGDEN, Th. H. 2000, S. 33
[16] WINNICOTT, D. W. 1984, S. 36 ff
[17] BOLLAS, Ch. 1987 nach ALTMEYER, M. 2000, S. 163
[18] FONGAY, P./TARGET, M. 2001, S. 965
[19] KÜCHENHOFF, J. 1999, S. 198

tikmatte und später im Spiel mit dem Würfel, in dem ein Glöckchen eingeschlossen ist, oder dem dezentrierten Ball verständlicher.

Die in der dyadisch fixierten Interaktionsform verborgene Möglichkeit der Anerkennung der Anderen als Träger von Bedeutung realisiert sich in den *Wendungen* als Sinn, der zwar von außen entzifferbar ist, jedoch vom schwermehrfachbehinderten Menschen nicht als Sinn erlebt werden kann. Mit dem Akt der *Wendung* entstehen Beziehungsfiguren, die durch ein Ineinander leiblicher Gesten und Sprache gekennzeichnet sind. Dieses Ineinander ist nicht mehr durch eine Verwicklung gekennzeichnet, wiewohl es sich auf diese bezieht. Man könnte sagen, während mit der Deutung sich in der Regel eine Übertragung partiell auflöst, entsteht mit der *Wendung* Übertragung als ein positiv bestimmbarer Raum, mit der Sinn erst deutlich werden kann.

Dieser spezifische intermediäre Raum gibt der Beziehung Anschluss an die triadische Struktur, indem die bislang im ›Nichts als Drittes‹ als bestimmte Negation enthaltene Identitätsbestimmung – die Unmöglichkeit des Identifiziert-Werdens mit dem Nicht-Identischen – in der Szene als Kritik aneinander formulierbar wird. Das von mir Verstandene ist kein objektives Wissen, sondern subjektiver Sinn, der entsprechend dem ›oneirischen Dasein‹ auf der sinnlich-symbolischen Ebene gesichert werden muss und kann. Man könnte sagen, es entstehen protosymbolische Versatzstücke, die das bislang sinnlose Verhalten Annas einem möglichen Erleben zugänglich machen. Wenn ich sage, ›Anna hat mich gesucht‹, so heißt das nicht, dass Anna sich als suchend erlebt, geschweige denn, dass sie weiß, wonach sie sucht. Mit dem ›Anna hat mich gefunden‹, bei dem Anna etwas Belebendes da findet, wo sie es zwar gesucht hat, jedoch bislang nicht finden konnte, wird ihr bislang sinnloses Verhalten auf etwas potenziell Sinnhaftes bezogen. Sie hat mich als jemanden gefunden, die ihrem potenziellen Erleben für sie stellvertretend Ausdruck geben kann und die darin als ›heiler Behälter‹ funktioniert – so, wenn ich beispielsweise zu ihrem Spiel mit dem Quietsch-Ball zu ihrem großen Vergnügen auf der Flöte schmerzhaft-verzweifelte Klänge produziere.

Die Möglichkeit, dass sich aus dem Konstrukt des ›auf ein *fehlendes Selbst* bezogenen Objekt-Ersatzes‹ die Anerkennung des Subjekt-Seins der Anderen entwickeln kann, nimmt hier ihren Anfang. Diese Anerkennung beinhaltet das (emotionale) Wissen darum, dass es die Andere und damit auch mich wirklich gibt. Sie ist gebunden an die Anerkennung des fremden Anderen, die in den Anfängen des Sich-Beziehens im Kontext einer Übergangsbeziehung als Abwesenheit des Denkens erscheint. Die Abwesenheit des Denkens ist als ein Wissen, »das noch nicht gedacht werden kann«[20], der Beginn der Möglichkeit des Denkens, wenn diese in

---

[20] ALTMEYER, M. 2000, S. 158

einer haltenden Beziehung bewahrt werden kann. Im dyadisch fixierten Beziehungsmuster kann die Abwesenheit des Denkens zu etwas Unerträglichem werden und zu dem zuvor als *Rationaler Mythos* beschriebenen Umstand führen, dass Theorie und Denken der nichtbehinderten Beziehungsperson die Funktion annimmt, den in der Beziehung erzeugten Schrecken auszublenden. In den *Wendungen* entsteht mit dem intermediären Raum gewissermaßen eine ›heilende Form der Abwesenheit des Denkens‹, die die durch den *Rationalen Mythos* erzeugte Abwesenheit erträglich macht.

Wendung als Besonderheit eines Übergangsraumes, der durch die Anerkennung der Abwesenheit des Denkens entsteht

Im Folgenden soll die Besonderheit des mit der *Wendung* sprachlich entstandenen intermediären Raumes und die mit ihm sich realisierende Möglichkeit der Anerkennung des Anders-Seins des Gegenübers weiter bestimmt werden.

In der ›normalen‹ Entwicklung erwächst die Fähigkeit des Kindes zur Wahrnehmung und Anerkennung des Gegenübers als eigenständigem Wesen aus dem Ausbalancieren der Spannung zwischen intersubjektiven und intrasubjektiven Beziehungsformen. Mit dieser Fähigkeit wird es dem Kind möglich, seine Beziehungspersonen einerseits zu besetzen, sie als Objektrepräsentanzen zu verinnerlichen, und sie zugleich als äußere Personen – und damit immer auch anders und fremd – anzuerkennen. Diese Fähigkeit leitet sich her aus der Funktion der haltenden Beziehung, die auch als Fähigkeit zur »Doppelung«[21] bezeichnet wird. Damit ist gemeint, dass das Ineinander der kindlichen Bedürfnisspannungen und mütterlichen Befriedigungsformen und deren Irritationen von »einer zweiten Beziehungsebene aufgefangen wird, die primär nicht mit den Fantasmen des Kindes (...), sondern mit der Haltung der Beziehungsperson zu tun hat.«[22] Doppelung bedeutet, dass die Spannungen des Kindes, die sich aus drohenden Trennungserfahrungen ergeben, von der Beziehungsperson wahrgenommen und modifizierend reguliert werden können.

Der mit der *Wendung* entstehende intermediäre Raum entwickelt sich auf dem Boden einer dyadisch fixierten Beziehung, die durch eine ein Verstehen behindernde Barriere gekennzeichnet ist. In dieser ist der nichtbehinderten Beziehungsperson die Möglichkeit der Anerkennung des Anderen dadurch erschwert, dass dieser nur noch als uneinfühlbarer Ande-

---

[21] KÜCHENHOFF, J. 1999, S. 196
[22] KÜCHENHOFF, J. 1999, S. 196

rer oder aber ununterscheidbar von den eigenen Projektionen erfahren werden kann. Der nichtbehinderten Beziehungsperson ist es gerade nicht möglich, die sich aus Situationen des drohenden Zerfallens ergebenden Spannungen des schwermehrfachbehinderten Menschen so zu regulieren, dass diesem mit der Aneignung der modifizierten Affekte der Bezug zu einem als getrennt wahrnehmbaren Anderen möglich würde. So schafft sich der schwermehrfachbehinderte Mensch in seinen autosensorischen Regelkreisen und stereotypen Verhaltensformen einen ›Objekt-Ersatz‹, der ihm ein Leben außerhalb der coenästhetisch organisierten Dyade ermöglicht.

Welche Konzeption des Anderen ist in einer solchen Beziehungsstruktur enthalten, die als Präkonzeption in der *Wendung* zu einer Realisierung führt, die die Entzifferung von Sinn ermöglicht?

BENJAMIN beschreibt Subjektentwicklung als einen krisenhaften Prozess, bei dem die dyadische Paradoxie mit der durch sie erzwungenen Krise zum bestimmenden Moment wird. Dabei drohe eine polare Spannung immer wieder zusammenzubrechen bzw. müsse auf verändertem Niveau neu ausbalanciert werden: »In dem Augenblick, da wir begreifen, was es heißt, »Ich selbst« zu sagen, müssen wir auch die Grenzen dieses Selbst erkennen.«[23] Als markanten Punkt dieses Prozesses versteht BENJAMIN die Wiederannäherungskrise. Diese markiert jenen Punkt der Entwicklung, an dem sich das Kind der Mutter wieder annähert, nachdem es sich mit der Entdeckung seiner neu gewonnenen Fähigkeiten aus der Dyade mit der Mutter zu lösen begonnen hat. Es müsse nun befürchten, mit dieser Annäherung die neu gewonnen Fähigkeiten zu verlieren. Die Krise bestehe darin, »dass das Kind nicht nur unabhängig werden will, sondern auch als unabhängig anerkannt werden will – und zwar genau von der Person, von der es am meisten abhängig ist.«[24] In dem Moment also, in dem sich das Kind mit seinem erwachenden Selbstbewusstsein die Möglichkeit des Denkens erwirbt, um sich aus der dyadischen Begrenztheit befreien zu können, wird es sich emotional seiner Abhängigkeit von etwas Äußerem, von ihm nicht Kontrollierbarem, der Abhängigkeit von einer ihm existenziell wichtigen Person gewahr. Die Bewältigung dieser Krise als Grundlage für die spätere Bindungsfähigkeit erfordere vom Kind die Anerkennung der »Unterscheidung zwischen Objekt und ›dem Anderen‹«[25]. »Der Unterschied zwischen dir in meiner Fantasie und dir als einer realen Person ist das wesentliche einer Bindung.«[26]

[23] BENJAMIN, J. 1990, S. 35
[24] BENJAMIN, J. 1990, S. 54
[25] BENJAMIN, J. 1990, S. 40
[26] BENJAMIN, J. 1990, S. 72

Die Grundlage dieser Fähigkeit sieht Benjamin schon in der ersten Säuglingszeit gelegt. Diese frühe Zeit sei ebenso durch »Wechselseitigkeit, Gleichzeitigkeit und Paradoxie« wie auch durch komplementäre Strukturen gekennzeichnet.[27] Die beschriebenen Situationen des drohenden Zerfallens, die anfangs ›unvorstellbare Angst‹ provozieren, da in ihnen die Erfahrung des Getrenntseins bestimmend ist, können auf dem Hintergrund eines ausreichend haltenden Umfeldes – der beschriebenen Funktion der Doppelung – Entwicklung fördern. »Die erste Ich-Organisation entsteht aus dem Erleben drohender Vernichtung, zu der es jedoch nicht kommt, auf die immer eine *Wiederherstellung* folgt. Aus solchen Erfahrungen heraus beginnt das Vertrauen auf Wiederherstellung etwas zu sein, das zu einem Ich und zu der Fähigkeit dieses Ichs führt, mit Enttäuschung fertig zu werden.«[28] Auf dieser Basis beginnt das Kind, Trennungserfahrungen, die im Kontext der intersubjektiven Beziehung reguliert werden, positiv zu besetzen. Sie verbinden sich mit »der ursprünglichen Faszination des Kleinkindes durch die und mit der Außenwelt, seiner Begeisterung für Unterschiedliches und Neues«[29]. Die Entwicklungsaufgabe des Kindes sei, wie es die stets aufs Neue zusammenzubrechen drohende Balance zwischen seinen Strebungen nach Bindung und nach Autonomie aufrechterhalten kann. Diese Balance werde nicht nur von den Wechselfällen des Lebens, den Schwierigkeiten in den Beziehungen der Beziehungspersonen zum Kind, sondern auch vom Kind selbst aktiv zerstört.

Hierbei bezieht sich Benjamin auf Winnicott. Die Anerkennung der Anderen als einer, die sich außerhalb meiner Fantasie befindet, beschreibt Winnicott als Folge eines intersubjektiven Vorganges. Winnicott spricht von Objektzerstörung, bei der jedoch das Objekt überlebe. Wenn die dyadische Beziehung sich zur Übergangsbeziehung erweitert, gestattet die Hingabefähigkeit der Mutter, die den Bedürfnissen des Kindes weitgehend entspricht, dem Kind die Illusion eines ihm allzeit verfügbaren, gewissermaßen von ihm / seinen Bedürfnissen kreierten Objektes. Winnicott nennt diese frühe ›Objekt-Vorstellung‹, die etwas anderes ist als das dyadische Gegenüber, ein ›subjektives Objekt‹, das von außen gesehen sich nicht von einer Illusion unterscheidet. Wenn nun das Kind die Mutter wütend und heftig attackiere, die guten und schönen Interaktionen mit ihr aktiv ›zerstöre‹, zerstöre es gewissermaßen dieses ›subjektive Objekt‹. Erst jedoch durch diesen Vorgang der Objektzerstörung könne das Kind, wenn die Mutter ›überlebe‹ (sich nicht rächen muss, persönlich an-

[27] Benjamin, J. 1993, S. 55
[28] Winnicott, D. W. 1983, S. 162/3
[29] Benjamin, J. 1993, S. 51

gegriffen fühle oder das Empfinden hat, als Mutter zu versagen), die Erfahrung von der Mutter als einer Person machen, die außerhalb von seiner Fantasie real existiere.»Wenn die Destruktivität weder die Elternperson noch einen selbst zerstört, gerät die äußere Realität in einen scharfen, deutlichen Kontrast zur inneren Welt der Fantasie. Das Ergebnis dieses Prozesses ist nicht bloß die Wiedergutmachung am Objekt oder seine Wiederherstellung, sondern Liebe, das Gefühl den/die Andere(n) zu entdecken.«[30] Folge eines solchen intersubjektiven Prozesses sei nicht nur das »Erreichen der Objektkonstanz«, »eine realistische Integration guter und schlechter Objekt-Repräsentationen«[31], sondern die Fähigkeit des Kindes, die Außenwelt als eine von seinen Vorstellungen, Wünschen, Befürchtungen und Hoffnungen stets auch differente anzuerkennen und zu lieben. Es könne den Unterschied von innerer Fantasie und äußerer Realität nicht nur aushalten, sondern ihn schätzen und seine Liebe auf eine sich im Außen befindende und damit stets auch unerfahrbare Andere richten.

Die Barriere, die dyadisch fixierte Interaktionsform, in die die auf sich selbst bezogenen leiblichen Verhaltensweisen des schwermehrfachbehinderten Menschen und das als ›sachliche Beurteilungen‹ entgleisende Denken und Sprechen der nichtbehinderten Beziehungspersonen ineinander verstrickt sind, lässt sich als Zusammenbruch der Balance von intersubjektiver und innersubjektiver Beziehungsstrukturen verstehen. Diese Balance bezieht sich im vorliegenden Fall entsprechend dem dyadischen Muster mit dem innersubjektiven Aspekt auf das Ineinander der leiblichen Bedürftigkeit des Kindes und dem unbewusst/vorbewussten leiblich-sinnlichen Antworten der Mutter und mit dem intersubjektiven Aspekt auf die haltende und regulierende Fähigkeit der Mutter. Die Erfahrung der Getrenntheit, die drohenden Situationen des Zerfallens, sind in der normalen Entwicklung Bedingung dafür, dass das Anders-Seins des Gegenübers überlebt, ertragen und letztlich vom Kind als etwas Bereicherndes erfahren werden kann. Sie konstituieren anfangs mit dem Unlusterleben die Verfügbarkeit eines Gefährdungssignals im Kind und geben der Lust-Unlust-Polarität damit Raum. Diese Situationen des drohenden Zerfallens müssen für den schwermehrmehrfachbehinderten Menschen und seine Beziehungspersonen jedoch als unerträglich und existenziell bedrohlich vermieden werden und erzwingen mit dem *Rationalen Mythos* die Verstehens-Barriere. Die Erfahrung des Anders-Seins des Gegenübers, die im Normalfall zur Bedingung von Bindung wird, wird hier absolut gesetzt, als existenzielle Bedrohung erfahren und in der Verwicklung abgewehrt. Das Gegenüber als die absolut Andere kann nicht

---

[30] BENJAMIN, J. 1993, S. 50
[31] BENJAMIN, J. 1993, S. 49

anerkannt werden, sondern wird darin als etwas Bedrohliches fixiert.[32] In den *Wendungen*, die aus den Situationen des drohenden Zerfallens entstehen, realisiert sich die Bedrohung durch das fremde Anders-Sein mit dem begleitenden Affekt, der von der nichtbehinderten Beziehungsperson gehalten (reguliert) werden muss, auf metaphorischer Ebene als subjektiv erfahrbarer Sinn.

So entstand in der zuvor beschriebenen *Wendung* eine Beziehungsfigur, deren Sinn darauf verwies, dass Annas Den-Raum-Verlassen bisher einem Einbruch der Sinnlosigkeit als zerstörerisch fremdes Anderes entsprach, der meine Verstehensbemühungen unterminierte und mit den Zweifeln die beschriebene Verstehensbarriere reaktivierte. In der Erfahrung des Nicht-Verstehens als etwas Zerstörerisches war die Bestimmung des Gegenübers als fremde Bedrohung enthalten.

Die als fremde Bedrohung erscheinende Erfahrung des Gegenübers zeigt sich noch prägnanter in der therapeutischen Arbeit mit Jens.

Häufig erschreckten mich die Bewegungen von Jens. Sie erschienen mir manchmal wie Zuckungen eines seelenlosen und doch lebenden Körpers. In der 106. Stunde wurde mir deutlich, dass die Wahrnehmung seiner Bewegungen sich nicht nur als erschreckende Zuckungen, sondern auch als Ausdruck der Aufregung eines Menschen deuten lassen: Aufregung

---

[32] Ein Denk-Modell für eine solchermaßen entgleisende Beziehungsstruktur habe ich bei Zygmunt BAUMANN gefunden. BAUMANN kennzeichnet das in der Moderne vorherrschende Subjekt-Gefühl als eines, das auf Grund der narzisstischen Bedrohung durch das ›allgegenwärtige Bewusstsein des Todes‹ darauf angewiesen sei, sich durch Identifikation mit allgemeinverbindlichen Ideen auf prekäre Weise zu stabilisieren. Durch die Erfahrung der Andersartigkeit eines Gegenübers werde es daher in unerträglicher Weise labilisiert. Indem das Gegenüber jedoch als ›Anderer‹ erfahren wird, als jemand, der mit seinem So-Sein der Verwirklichung der allgemeinverbindlichen Ideen im Wege steht, trage nun gerade die Bekämpfung der Andersartigkeit des ›Anderen‹ zur eigenen Stabilisierung wieder bei. Der ›Andere‹ als ein ›Zu-Erlösender‹, ›Zu-Bekehrender‹, ›Zu-Heilender‹, ›Zu-Erziehender‹, ›Zu-Befriedender‹, ›Zu-Bekämpfender‹ werde benötigt, um das eigene Richtig-Sein zu stabilisieren. Diese Form des Angewiesenseins auf Andere als uneinfühlbar Fremde, deren Fremdsein bekämpft und darin einem Verstehen fern gehalten werden muss, um die Stabilität des eigenen Selbst zu wahren, unterscheidet BAUMANN von der Erfahrung des anderen als Mitmenschen. Hierbei bezieht er sich auf LÉVINAS. Dieser geht in seinen Gedanken von asymmetrischen Beziehungen aus, die er als grundlegend für die Subjekt-Werdung des Menschen versteht. In diesen spiele das Angewiesensein des einen auf den anderen eine grundlegende Rolle. Erst die Erfahrung des Angewiesenseins (›er braucht mich, um zu leben‹) habe zur Folge, dass der andere mir zum Subjekt werde und mich als Subjekt darin vernichtend wie konstituierend trifft. Vernichtend in dem Sinne, dass, indem mich der andere in seinem Auf-mich-angewiesen-Sein erreicht, ich mich als autonomes Subjekt (›für mich‹) vollständig darin auflöse, ohne zugleich dem anderen jemals zu genügen. Konstituierend jedoch, da ich dadurch als bezogenes Subjekt (›für den anderen‹) erst werde, indem ich einem anderen in ganz und gar unersetzlicher Weise wichtig und darin zugleich ihm nie genügend bin. Die Erfahrung des anderen als Subjekt sei daher vorgängig der Erfahrung von sich selbst als Subjekt. Sie begründe sich darin, dass ich ihm nie genügen kann und ihn daher immer nur als ›radikal Abwesenden‹ erfahre. (BAUMANN, Z. 1994)

über Vorgänge in ihm und um ihn herum, die keinen Halt findet, unverstanden bleibt und daher wiederum beunruhigende Erregung produziert.

»Doch zum ersten Mal erscheint mir das erschreckende Lachen, die aus den Fugen zu geraten scheinende Bewegung als Erregung, die nicht gehalten wird und deshalb unaushaltbar ist.«

Die Vorstellung der ungehaltenen Erregung entstand in mir als Fantasie und ließ darin einen möglichen subjektiven Sinn in den Bewegungen von Jens deutlich werden. Sie machte die bislang vorherrschende subjektive Bedeutungslosigkeit der Bewegungen als solche spürbar. Die Bewegungen wurden mir in der *Wendung* verstehbar als Ausdruck eines aufgeregten Menschen, der sich mit diesen Bewegungen beruhigen, seine Erregung beeinflussen will, nicht im Sinne eines affektiven Ausdruckes, sondern als Erregungsabfuhr. Diese Erregung/Aufregung verstand ich als ausgelöst durch das Beziehungsangebot der Therapeutin.
Zugleich bedeutete dieses Verstehen nicht – auch wenn ich mir es sehr erhoffte –, dass mir in der Folgezeit die Bewegungen von Jens stets als emotionaler Ausdruck verständlich waren. Auch weiterhin konnte es sein, dass mich die Bewegungen erschreckten oder ich sie nicht verstand. Jedoch entstand mit dem Verstehen der Bewegung als Aufregung die Vorstellung von der bislang ›ungehaltenen Erregung‹. Ähnlich wie in der *Wendung* bei Anna schien Jens mit seinen Bewegungen in überraschender Weise in mir ›zu landen‹, indem ich ihn endlich verstand und damit als ein ›heiler Behälter‹ etwas bewahren konnte. Ich verstand die Bewegungen als Ausdruck dessen, was er suchte – ›mich‹ und mein Verstehen, damit die Erregung in der Beziehung gehalten werden konnte und sie so aushaltbar werden würde. Die Bewegungen waren zugleich der Verweis auf das, was er bisher ›fand‹, wenn er ›mich‹ suchte – ›nichts‹, die von keinem Verstehen modifizierte, bzw. durch ein Missverstehen verzerrte Erregung. Ausdruck hierfür ist die Fantasie des ›seelenlosen Körpers‹. Sie ist Synonym für einen zerstörten Behälter bzw. zerstörerischen Behälter.

Von innen heraus, vom Denken und Fantasieren der nichtbehinderten Beziehungsperson her, lässt sich der Schrecken – der ›seelenlose Körper‹ – verstehen als Folge der Abwesenheit des Denkens. Die Abwesenheit des Denkens ist die erlebte und konstatierte Sinnlosigkeit der eigenen sich-einfühlenden, denkerischen und fantasierenden Bemühungen im Kontext einer dyadischen Beziehung, also einer Beziehung, bei der das Überleben des Gegenübers ganz von der Fähigkeit der Beziehungsperson abhängt, mit dem eigenen Denken und Fantasieren einen Raum zur Verfügung zu stellen, in dem die Bedürfnisse und die Intentionen des behinderten Partners als dessen eigene verstanden werden können. Diese

Fähigkeit der nichtbehinderten Beziehungsperson beruht auf ihrer Verbindung zu inneren und äußeren guten Objekten. Diese Verbindung ermöglicht ihr, ihr immer auch Ungenügend-Sein – ungenügend für das, was das Gegenüber dringend braucht – zu ertragen. In dieser Spalte entsteht mit dem Gegenüber, das vollständig auf mich angewiesen ist und dem ich zugleich nie genügen kann, der Spannungs-Raum für dessen Subjekt-Sein. Das Auseinanderfallen dieser Spalte als »Diskrepanz zwischen dem, was die (schwer behinderten M. B.) Kinder und Jugendlichen an Geborgenheit und Teilhabe am Leben eigentlich notwendig hätten, und den begrenzten eigenen Möglichkeiten«[33] entspricht dem Zusammenbruch der Balance der innersubjektiven und intrasubjektiven Beziehungsformen. Infolge dieses Zusammenbruches wird mit dem *Rationalen Mythos* das Gegenüber zum ›fremden Anderen‹, zu einem Mensch, dessen Anderssein als bedrohliche Infragestellung des Eigen-Seins erlebt und nun zugleich bekämpft werden muss.[34] Diese Infragestellung des Eigenseins der nichtbehinderten Beziehungsperson ist die Infragestellung ihrer Denkbemühungen in einer ›Situation des drohenden Zerfallens‹.

Mit dem Sich-Überlassen der Infragestellung der Denkbemühungen, der Abwesenheit des Denkens, nahm ich etwas Nicht-Vorhandenes – Aufregung – und darin das bisher Nicht-Vorhandene – das bisherige Missverstehen der Aufregung von Jens – wahr. Das bisher Nicht-Vorhandene ist der in der *Wendung* von innen her erfahrbare subjektive Sinn der Bewegungen – Aufregung –, der in Jens‹ Bewegungen bislang eben nicht erfahrbar war. Als metaphorischer, idealler ist er das, was die sinnlich-unmittelbare Ebene überschreitet. Der nun von innen her erkennbare subjektive Sinn bezog sich auf eine Ausschlussfigur: die Ausschließung von Sinn, die in der Auffassung der Begriffe als *konkretistisch-leere* Metaphern anerkannt wurde. Daher wurde mit ihm auch die ›Abwesenheit des Denkens‹ – als ›Sinnlosigkeit des Raum-Verlassens‹, als ›Zuckungen eines seelenlosen Körpers‹ – erschreckend spürbar: der Schrecken darüber, in einer Welt zu existieren, in der man auf kein Verstanden-Werden hoffen kann.

Indem es hinsichtlich der Wahrnehmung der ›Sinnlosigkeit‹ wie des ›seelenlosen Körpers‹ nicht unterscheidbar war, ob es sich um auf ein Außen bezogene Wahrnehmungen, um eigene Projektionen oder um eine einem ›subjektiven Objekt‹ entsprechende Illusion handelte, musste dies erscheinen, als sei etwas Zerstörerisches in mich hineingekommen: die Abwesenheit des Denkens, mit der die Unterscheidung von äußerer Realität und innerer Fantasie unmöglich wird.

Der Vorgang der *Wendung* lässt sich daher als ein Akt der Objektzerstö-

---

[33] Pfeffer, W. 1988, S. 131
[34] siehe Fußnote 32, Seite 258

rung verstehen: als Folge eines ›Angriffes‹ von Jens auf meine Denk-
und Symbolisierungsfähigkeit, bei der diese vorübergehend zerfällt. Ob
also die Bewegungen als ›Zuckungen eines seelenlosen Körpers‹ oder
als Ausdruck der Aufregung eines Menschen erscheinen, schien davon
abzuhängen, ob der zerstörerische Schrecken, der mit der Wahrnehmung
einer Verbindung zwischen Jens und mir auslöst worden war, von mir
ausgehalten werden konnte – also gewissermaßen, ob ich mich davon
zerstören lassen konnte, ohne zerstört zu werden. Das Überleben bedeutete hier, den Schrecken zu ertragen, sodass die Fantasie des ›seelenlosen
Körpers‹ weder vorschnell als Projektion noch als sachliche Wahrnehmung deklariert werden musste, sondern ich sie als ein bislang unverstandenes Verbindungsstück zwischen Jens und mir akzeptieren konnte.
Das Ertragen des Ungenügend-Seins – des mangelnden Verstehens, der
Abwesenheit des Denkens – bedeutete, diese unverständlichen ›Fantasmen‹ als etwas zu akzeptieren, das unter den gegebenen Umständen durch
die Begegnung mit dem fremden Anderen, das man nicht denken kann,
erzeugt wird.

Der ›seelenlose Körper‹ ist ein Konstrukt zur Beschreibung dieses fremden Anderen. Er lässt sich als Synonym für den ›zerstörten und zerstörerischen Behälter‹ verstehen und entspricht der dyadisch fixierten Beziehung. Der ›zerstörte Behälter‹ behandelt die ›unverständlichen Beziehungsbotschaften‹ des schwermehrfachbehinderten Menschen als seien
es sinnliche Wahrnehmungen von unbelebten Dingen. In der *Wendung*
nahm ich gewissermaßen mit der negativen Übertragung die Rolle der
Bedrohung an, wurde zum ›zerstörerischen Behälter‹ und darin zum ›zerstörten Behälter‹, ohne mich zerstören zu lassen.

Von außen betrachtet entsteht in der *Wendung* etwas Nicht-Vorhandenes – einem ›subjektiven Objekt‹ entsprechend – die »ungedachte Bekannte[35]«. Mit dem metaphorischen Verweis auf das in der Verwicklung
erzeugte fantasmatische Objekt – die fremde Andere – wird die Trennungserfahrung anerkannt. Mit der Anerkennung entsteht eine Situation,
die dem schwermehrfachbehinderten Menschen die Möglichkeit des Existierens als ›Alleinsein, während jemand anders anwesend ist‹[36] gestattet.
Das Gegenüber wird aus einer pathologischen Sphäre der Fantasie – der
Verwicklung, bei der mit den autosensorischen Kreisläufen ein Objekt-
Ersatz, die ›fremde Haut‹, hergestellt und darin die Erfahrung von Getrenntheit vermieden wird – als ›subjektives Objekt‹ in eine Sphäre ge-
rückt, die als innere Realität den Bezug zu einer äußeren Realität und
damit ein erstes Existieren als nicht-reflexives Selbst ermöglicht.
Innen und Außen beziehen sich nun nicht mehr auf die vom *Rationalen*

---

[35] Bollas, Ch. 1987 nach Altmeyer, M. 2000, S.1 63
[36] Winnicott, D. W. 1984, S. 36 ff

Mythos erzeugte dyadisch fixierte Verwicklung, bei der durch den Ausschluss des Sinnhaften das Denken und Fantasieren der nichtbehinderten
Beziehungsperson zu kollabieren droht und in der Wahrnehmung der Leiblichkeit des schwermehrfachbehinderten Gegenübers als etwas objektiv
Dinghaftes abgestützt werden muss. Sie beziehen sich jetzt auf verschiedene Verstehensrichtungen. Während von innen heraus im szenischen Verstehen der Blick auf die ins Metaphorische gewandten leiblichen Impulse
des schwermehrfachbehinderten Menschen gerichtet ist, geht es von außen
darum, diesen Vorgang auf einer Ebene zu sichern, die mit der Bestimmung der darin deutlich werdenden Qualität der Objektbeziehung die erkennbar werdenden Grenzen berücksichtigt. Der Verstehensvorgang bezieht sich auf das Ein- und Ausschließen eines Ausschlusses.

Im Verstehen der Bewegungen als Abfuhr ungehaltener Erregung – als
Folge einer Aufregung über ein zerstörerisch erscheinendes Beziehungsangebot – wird die Fantasie von den ›Zuckungen eines seelenlosen Körpers‹ als Einbruch des fremden Anderen deutlich. Das fremde Andere
nimmt nun als das Nicht-Identische die Funktion eines Widerstandes an.
Die in der Szene enthaltene Kritik – das ›Nein‹ – realisiert sich in den
sich einem Verstehen widersetzenden, sinnlos erscheinenden Bewegungen. Die Sinnlosigkeit der ›Zuckungen des seelenlosen Körpers‹ wandelt
sich in der *Wendung* mit dem Annehmen der negativen Übertragung zur
Kritik an der therapeutischen Beziehung, der Kritik am *Rationalen Mythos*, in dem das Nicht-Verstehen nicht ertragen, das Ungehalten-Sein
nicht gehalten und ihm das denkende Ich der Therapeutin entgegengesetzt wird. Mit dem Verstehen des Ungehaltenen/Unaushaltbaren der ›Zuckungen des seelenlosen Körpers‹ wird in der *Wendung* das fremde Andere des Gegenübers in seiner Widerständigkeit anerkannt. Das fremde
Andere als das Identische und zugleich Nicht-Identische hält das dyadisch fixierte Beziehungsmuster aufrecht. In seiner Widerständigkeit vertritt das fremde Andere beim Verstehensvorgang nun die Situationen des
drohenden Zerfallens und stützt das metaphorische Verstehen gegen den
Rückfall ins Dyadische ab.
Das Eindringen des fremden Anderen als Vorstellung vom Ungehalte-
nen/Unhaltbaren der ›Zuckungen eines seelenlosen Körpers‹ ist ein Vorgang der Objektzerstörung, der die ›Abwesenheit des Denkens‹ als Zusammenbruch der Balance intersubjektiver und intrasubjektiver Beziehungen mit der Anerkennung der Getrenntheit des Gegenübers als dessen ›radikaler Abwesenheit‹ legiert. Hierdurch entsteht ein ›fantasmatisches Objekt‹, das eine kreative Leistung der dyadisch fixierten Beziehung ist. Es wird zum Prototyp für die Doppelung und darin für die Anerkennung der als Folge traumatischer Ereignisse produzierten ›undenkbaren Spuren‹. Der Umgang mit konkret-sinnlichen Beziehungsfiguren
lässt sich als Auseinandersetzung mit diesem ›fantasmatischen Objekt‹

(bei Jens der ›seelenlose Körper‹, bei Anna die ›Plastikmatte‹ und später das ›in ein offenes Klötzchen eingeschlossene Glöckchen‹, bei Ro. der ›Teer‹) verstehen. Hierdurch wird das Eigen-Sein der Beteiligten – ihre Nicht-Identität mit dem durch die Abwesenheit des Denkens gekennzeichneten intermediären Raum – deutlich. Das fremde Andere erscheint in der negativen Übertragung als übermächtige Bedrohung. Dieses fremde Andere ähnelt dem von BION beschriebenen »bizarren Objekt«.[37]

Bizarre Objekte entstehen dann, wenn ein Mensch nicht über die ›Behälter-Funktion‹ verfügt, also nicht die Fähigkeit der Mutter zur träumerischen Einfühlung verinnerlichen konnte, die es ihm ermöglichen würde, seine eigenen inneren ›Botschaften‹ zu verstehen (zu träumen, Gefühle wahrzunehmen und angemessen deuten zu können). Beziehungswünsche und -angebote machen es für die beteiligten Personen erforderlich, die dadurch ausgelöste innere Erregung in etwas zu verwandeln, was man träumen kann, was als Gefühl bewusst werden kann und was in Verbindung mit Sprache mitteilbar ist. Menschen mit der beschriebenen Schwierigkeit können die ausgelöste Erregung nicht so verwandeln, dass sie als Empfindung erscheint und dadurch für sie erträglich würde, da sie darüber sprechen, träumen etc. können. Dies kann mit der Heftigkeit der ausgelösten Erregung zusammenhängen oder mit der Intolerierbarkeit der Gefühle, zu denen sie führen würden, seien es Ärger, Neid etc. Beziehungswünsche und -angebote konfrontieren diesen Menschen in unerträglicher Weise mit diesem Problem, da ihnen etwas fehlt, mit dem sie die durch die Beziehung ausgelösten Erregungen verdauen und zu Gedanken über sich und die anderen umwandeln zu können. Stattdessen sind sie in extremer Weise gezwungen, die hervorgerufenen unerträglichen inneren Zustände so zu behandeln, als seien es äußere Wahrnehmungen. Die so im Außen wahrgenommenen Objekte enthalten Aspekte vom Inneren dieser Menschen wie von den äußeren Dingen. Hierdurch entsteht ein ›bizarres Objekt‹, zusammengesetzt aus unverständlichen, sinnlosen, unverbundenen Aspekten. Solche ›bizarren Objekte‹ werden als unerträglich verfolgende Dinge erlebt.

Mit der *Wendung* entsteht eine Situation, die es ermöglicht, die Sinnlosigkeit – Jens‹ Bewegungen als ›Zuckungen eines seelenlosen Körpers‹ – als Folge eines zweckgerichteten Geschehens anerkennend in ein Verstehen einzuholen. Sie lässt sich als Folge eines Vorganges betrachten, bei dem infolge der Verstehens-Barriere durch eine spezifische Form der Durchdringung von Körper und Sprache etwas einem ›bizarren Objekt‹

---

[37] BION, W. R. 1992, S. 72

Ähnliches, ein fantasmatisches Objekt entsteht. Sprache wird zu etwas
Sinnlosem, einer emotionalen Beziehung nicht Angemessenem. Die Sprache wird zu einem zerstörten Behälter, der wie ein ›seelenloser Körper‹
solche auch produziert.
Mit dem Begriff des Fantasma bezeichnet ERDHEIM einen Vorstellungs-
komplex, dessen Herkunft in abgewehrten, intolerierbaren frühen Wünschen des Einzelnen liegt. Diese mussten sowohl primärprozesshaft (Verschiebung, Verdichtung etc.) bearbeitet als auch durch sekundärprozess-
hafte Mechanismen unkenntlich gemacht werden, damit sie vom Bewusstsein toleriert werden.[38] Bei den sekundärprozesshaften Mechanismen spielen gesellschaftlich verankerte, institutionalisierte Abwehrmechanismen
eine besondere Rolle. Hierdurch werden gesellschaftlich organisierte
›Ideen‹ und individuelle frühe hochwirksame Wünsche und damit verbundene ›unvorstellbare Ängste‹ zu Vorstellungskomplexen verschmol-
zen, die die Verankerung gesellschaftlicher Normen im Einzelnen bewirken. Im Fantasma des *Rationalen Mythos* sind gesellschaftlich organisierte Vorstellungen im Individuum gebunden, die um die Idee der Machbarkeit des Person-Seins und Subjekt-Seins des Menschen kreisen. In
Bezug auf schwermehrfachbehinderte Menschen werden mit dieser Idee
diese Eigenschaften an die Ausbildung rationaler Fähigkeit gekoppelt
und damit aus der dyadischen Beziehung gelöst. Das Fantasma gestaltet
den schwermehrfachbehinderten Menschen zu einem ›entseelten Körper‹.
Die als ›ungehaltene Erregung‹ erscheinenden ›Beziehungsbotschaften‹
des schwermehrfachbehinderten Menschen entziehen sich subjektiver Aneignung (einem Verstehen), da sie als Präkonzeption auf ein Gegenüber
bezogen sind, das als ein verfolgendes fantasmatisches Objekt – ein ver-
folgender Schrecken – erscheint.
Das, was ich fantasmatisches Objekt nenne, ist eine in der Verwicklung
erzeugte Konfiguration eines verfolgenden Objektes. Sie ist aus der Sicht
der nichtbehinderten Beziehungsperson weder mit dem schwermehrfachbehinderten Gegenüber gleichzusetzen, noch aus der Sicht des schwermehrfachbehinderten Menschen mit der nichtbehinderten Beziehungsperson. Sie ist in dem Sinn als ein ›bizarres Objekt‹ zu verstehen, als sie
die Spur der unverdauten, fantasmatisch verzerrten Ängste der nichtbehinderten Beziehungsperson als ›Antwort‹ auf eine beschädigte, schwer
verständliche und zugleich auf ein Verstehen dringend angewiesene Leiblichkeit ist. Diese dem dyadischen Muster entsprechende Spur ist aus der
Sicht des schwermehrfachbehinderten Menschen die Präkonzeption eines Gegenübers. Dieses ist durch eben jene Fantasmen gekennzeichnet,
die im gesellschaftlichen Umgang mit schwermehrfachbehinderten Menschen unweigerlich bestimmend sind. Denn in der Verwicklung ist das
Unbewusste der nichtbehinderten Beziehungsperson, dem diese sich

---

[38] ERDHEIM, M. 1990, S. 212 ff

wegen der intolerierbaren Vernichtungsängste und Tötungsfantasien nicht hingeben kann, beteiligt. Mit der *Wendung* werden diese fantasmatischen Objekte einerseits als das anerkannt, was sie sind. Gewissermaßen werden sie in ihnen andererseits auch szenisch geschaffen. Das, was sich darin szenisch als Sinn realisiert, ist die in der Verwicklung, der Barriere enthaltene Präkonzeption als Erwartung eines unerträglichen, verfolgenden Objektes, von dem kein Verständnis zu erwarten ist, von dem man sich nicht trennen kann, da es Teile des Eigenen enthält, das man jedoch erst recht nicht integrieren kann, da die Aspekte von keinem Verstehen modifiziert, sondern von einem Missverstehen verzerrt sind.

Der Schrecken des ›zuckenden seelenlosen Körpers‹, den ich schließlich als die durch mein Beziehungsangebot verursachte und darin beantwortete Aufregung von Jens verstehe, ist Jens‹ Schrecken über die schwierige Art seines Seins in einer Fremdheit erzeugenden Welt: ein Schrecken, der ihm jedoch noch kaum zugänglich ist, den ich daher für ihn halten muss. Hiervon ist in der beschriebenen *Wendung* etwas ins Verstehen gekommen. Die entstandene Einigungsfigur ermöglicht Jens das ›Allein-Sein in Gegenwart einer Anderen‹, nicht als eine ständig verfügbare Fähigkeit, jedoch als Prototyp des Vorganges der Aneignung. Die Einigungsfigur bietet eine Grundlage dafür, dass im weiteren Verlauf des therapeutischen Prozesses weitere Aspekte des ›seelenlosen Körpers‹ deutlich und verstehbar werden können.

Der ›zerstörte Behälter‹ – das Entstehen einer Hülle

Das dyadisch fixierte Beziehungsmuster lässt sich als Umgangsform mit frühen traumatischen Ereignissen betrachten. Bestimmte, mit dem Eintritt der Behinderung zusammenhängende Geschehnisse konnten von den Beziehungsformen des Subjektes – den haltenden Fähigkeiten der nicht-behinderten Beziehungsperson und damit zusammenhängend den rhythmisch-dynamischen Formenbildungen und Schutz gebenden Oberflächensensationen des betroffenen behinderten Menschen – nicht regulierend gehalten werden. Die Folge dieses Geschehens hat eine gewisse Ähnlichkeit mit der Auswirkung von Intoleranz des Säuglings gegenüber Frustration – Neid, Aggression, Gier – bzw. vom Versagen der Fähigkeit der Mutter zur träumerischen Einfühlung auf die frühe Mutter-Kind-Dyade. Da sich die Lust-Unlust-Polarität als regulierendes Prinzip nicht etablieren kann, wird der Vorgang der Objektzerstörung verhindert. Dies hat zur Folge, dass keine zu verinnerlichende situative Beziehungskonfiguration entstehen kann, die dem Kind die Erfahrung einer äußeren Realität im Unterschied zur inneren Fantasie ermöglichen könnte. Das traumatische Geschehen führt zu einer Zerstörung oder Verhinderung dieser Strukturbildung. Autonome Impulse der schwermehrfachbehinderten Beziehungspartnerln wie auch aggressive Fantasien der nichtbehinderten Beziehungspartnerln müssen als existenziell bedrohlich verhindert werden und erzwingen immer wieder erneut den *Rationalen Mythos*. Mit dem Ineinander der Verwicklung der autosensorischen Verhaltensweisen und des darauf bezogenen Denkens wird eine Barriere geschaffen. In der Wirkung dieser Barriere werden die ›Botschaften‹ der schwermehrfachbehinderten Beziehungspartnerln in einer Weise verändert, dass sie sich nicht denken lassen, sondern als zerstörerische Elemente erfahren und darin bekämpft werden müssen.

Die Sinnlosigkeit der Verhaltensweisen wie auch das zerstörerische Denken sind nicht nur Folge der traumatischen Ereignisse. Diese Form der Beziehung muss im Kontext der therapeutischen Beziehung zugleich als einzig mögliche Form eines Mitteilungsversuches verstanden werden, der diese traumatische Beziehungsstörung zum Inhalt hat.

Traumatische Ereignisse sind dadurch definiert, dass sie Erregungen auslösen, die traumatisch wirken, da sie »stark genug sind, den Reizschutz zu durchbrechen«, d. h. den inneren und/oder äußeren Beziehungsraum zu vernichten. Sie setzen Sprache wie auch andere Ausdrucksformen der Betroffenen außer Kraft. Die Folgen dieser Ereignisse verbleiben dann gezwungenermaßen im physiologischen, vegetativen Bereich, auf der Verhaltensebene fixiert, sind einer bewussten Verarbeitung nicht zugänglich. Weitergabe und Vermittlung dieser Erfahrungen ist als Mitteilung im eigentlichen Sinn nicht möglich, da die mit ihnen zusammenhängende Erfahrung der Haltlosigkeit (der Zusammenbruch des Beziehungsraumes, das Versagen des Reizschutzes) das Subjekt als solches stets aufs Neue mit Auflösung bedroht. Die Folgen dieser Zerstörung im Selbstgefühl der betroffenen Menschen sind eine Art ›besetzter Raum‹ im Selbst, eine Leere als Mangel an Struktur, die im Gegensatz zur Leere, die eine Möglichkeit darstellt, Entwicklung verhindert. Das Trauma als Zusammenbruch der symbolischen Verarbeitungsmöglichkeiten eines Menschen ist der »Zusammenbruch des Konstruktionsprozesses selbst, mit dem wir Bedeutungen generieren«[39]. Es ist die Zerstörung der primären regulierenden Struktur, die WINNICOTT der Funktion der Umweltmutter und BION der Fähigkeit der Mutter, als Behälter für die Beziehungsbotschaften des Kindes zu dienen, zuschreiben.

Dieser Zusammenbruch ist jedoch nicht ausschließlich passiver Art. Auch hier noch, in dieser Extremsituation, ist das Subjekt bemüht, das physische und psychische Überleben zu ermöglichen und den zerstörerischen Prozess selbst in die eigene Kontrolle zu bekommen.

---

[39] BOHLEBER, W. 2000, S. 826

KRYSTAL beschreibt diesen Vorgang als Verwerfung und setzt ihn mit »den immunologischen und Zellreaktionen, die bei der Prävention von Infektionen und Neoplasie eine Rolle spielen«[40], in Verbindung. Bei dieser Abwehrform würden »Informationen, die mit dem Überleben des Ich unvereinbar sind, (...) gar nicht erst aufgezeichnet und führen so zu einem ›schwarzen Loch‹ im Informationsverarbeitungssystem.«[41] Spuren, die Traumata hinterlassen, sind Spuren, die auf Abwesenheit verweisen. Die Folgen der »Leere und Vernichtung« sind »Mangel an Struktur und Bildern, eine anhaltende Abwesenheit«[42]. Der Zusammenbruch der psychischen Verarbeitungsmöglichkeit im Umgang mit traumatischen Erfahrungen erzwingt einen dem Körperlichen äquivalenten Vorgang, mit dem die Aufnahme und Anerkennung existenziell bedrohlicher Wahrnehmungen durch das Versagen, ja die Zerstörung des Wahrnehmungsorgans verhindert wird. Das, was in Träumen, Halluzinationen, psychosomatischen Beschwerden etc. wiederkehrt, sind nicht Erinnerungen, sondern Deckerinnerungen, die sich auf die ausgelöschten Spuren beziehen. LIBESKIND weist mit dem städtebaulichen Kontext auf eine Entsprechung auf gesellschaftlicher Ebene hin. Er bezieht sich auf die anscheinend spurenlose Vernichtung der Berliner Juden, die sich mit dem Wiederaufbau in der Spurenlosigkeit der ehemaligen jüdischen Bezirke, Wohnhäuser und Einrichtungen in Berlin vollzieht. Die so erzeugte Unmöglichkeit der Erinnerung an die Vernichtung der Juden hinterlässt als Spur die Anwesenheit von etwas Undenkbarem, mit dem die »Abwesenheit als Resultat dessen, was geschehen ist«[43] die ›Gegenwärtigkeit des Todes‹ erzeugt wird.

Die hier beschriebenen seelischen Folgen traumatischer Erfahrungen beziehen sich auf die entwickelte Persönlichkeitsstruktur von Erwachsenen oder älteren, nichtbehinderten Kindern und Jugendlichen. Die traumatischen Ereignisse führen zu Einschlüssen im Selbst, die den Betroffenen dennoch ein begrenztes Maß an Autonomie ermöglichen. Diese müssen unterschieden werden von jenen traumatischen Ereignissen, die sich in der frühesten Kindheit ereignen und zu schwerwiegenden Verzerrungen der dyadischen Beziehung führen.

WINNICOTT spricht im Zusammenhang mit sehr frühen traumatisierenden Ereignissen von einem Unbewussten, dessen Bedeutung darin liegt, »dass die Ich-Integration unzureichend ist. (...) Die ursprüngliche Er-

---

[40] KRYSTAL, H. 2000, S. 846/7
[41] KRYSTAL, H. 2000, S. 850
[42] LAUB, D. 2000, S .861
[43] LIBESKIND, D. 1999, S. 4

fahrung der primitiven Seelenqualen (kann M. B.) nicht in die Vergangenheit gelangen (...), wenn das Ich sie nicht zuerst in seine eigene gegenwärtige Erfahrung aufnehmen und unter omnipotente Kontrolle bringen kann (indem es die stützende Funktion des Hilfs-Ichs der Mutter (des Analytikers) annimmt).«[44] Es sind ›Erfahrungen‹, die sich ereigneten, bevor ein Selbst sich bilden konnte, bzw. die zum – vorübergehenden – Einbruch der frühen coenästhetisch organisierten Dyade führten. WINNICOTTS Konzept bezieht sich auf Menschen, die als Abwehr der frühen traumatischen Erfahrungen ein ›falsches Selbst‹ entwickelt haben. Oberflächlich gesehen funktionieren sie realitätsgerecht, erscheinen gesund. Darunter verbergen sich jedoch quälende Gefühle der Leere und Sinnlosigkeit, der Eindruck, nur unter großer Mühe ein falsches Leben zu leben, verbunden mit einer unbestimmten diffusen Angst vor etwas Unnennbarem. Im WINNICOTT‹schen Konzept ereignet sich der Zusammenbruch der PatientIn als das, was sie, ohne es zu wissen, immer befürchtete und daher auch bekämpfen musste. Indem er sich jedoch im Kontext des therapeutischen Prozesses ereignet, kann sich die PatientIn mit Hilfe der TherapeutIn den Sinn dieser Erfahrungen auf dem Hintergrund ihrer Lebensgeschichte aneignen. Der Zusammenbruch als Folge früher erschreckender Ereignisse, denen die PatientIn als Säugling ausgeliefert war, wird nun als ein psychisches Geschehen wirklich und tritt an die Stelle, wo vorher unverständliche, dem Ich der PatientIn fremde ›Ereignisse‹ (Leere-Gefühle, diffuse Ängste) waren.

Auch BION hat ein Modell vorgestellt, bei dem die unverständlichen und verwirrenden Äußerungen der PatientIn den in spezifischer Weise Misslingenden Verstehensversuchen der TherapeutIn gegenüberstehen. Er versteht das darin zum Ausdruck kommende Übertragungs-Gegenübertragungs-Geschehen so, dass sich in der sich zwischen TherapeutIn und PatientIn herstellenden Verwicklung die Funktion des Verstehens so in die TherapeutIn verlagert, dass die PatientIn in ähnlicher Weise auf die TherapeutIn wie ein Säugling auf die Mutter angewiesen ist, jedoch in ebenso destruktiver Weise, wie es in ihrer Lebensgeschichte der Fall war. BION beschreibt die charakteristische Verzerrung als Folge der Fähigkeit der PatientInnen, eine ›emotionale Verwicklung‹ mit dem Analytiker hervorzurufen. Diese produzierte Sinnlosigkeit versteht BION als zweckgerichtet, da die PatientInnen die Möglichkeit des Verstehens unbewusst mit der Erwartung verbinden, dass sich »ein mörderisches Über-Ich herauskristallisieren könnte, und deswegen (das M. B.) Verlangen (haben M. B.), die emotionale Erfahrung, in der das geschehen könnte, in Anwesenheit des Analytikers zu machen. «[45]

---

[44] WINNICOTT, D. W. 1991, S. 1120/1
[45] BION, W. R. 1992, S. 69

Auch in den *Wendungen* ereignet sich etwas, was einem befürchteten und bislang zugleich unverständlichen, fremden Geschehen entspricht. Dieses Geschehen entsteht mit der *Wendung* als eine sinnliche-konkrete Beziehungsfigur. Mit dem darauf bezogenen szenischen Verstehen wird es zu etwas Wirklichem, insofern mit dem metaphorischen Verstehen sich das Ereignis als Sinn realisiert. Im Fall von Anna ließ ich zu, dass sie mich verlässt. Mit diesem Mich-Verlassen war mehr gemeint als es Anna zu gestatten, den Raum zu verlassen. Im Kontext der bisherigen Inszenierung erschien es, als riskiere ich damit, dass diese Handlung die Sinnlosigkeit der bisherigen Arbeit als Beziehungsarbeit und damit die Sinnlosigkeit von Annas Verhaltensweisen besiegeln würde. Der sich in der *Wendung* realisierende Sinn bezog sich auf die tiefe Verlassenheit von Anna in den sinnlos erscheinenden Verhaltensweisen als Verlassenheit von einem Ich. Anna konnte nichts befürchten bzw. als Befürchtung mitteilen, da die Ereignisse, um die es ging, ihr die Möglichkeit genommen hatten, über die einem Ich entsprechende Struktur zu verfügen. In dieser Szene schien sich mitzuteilen, dass sie mit ihren Bemühungen, zu sich selbst zu kommen und sich aus der Festlegung auf ein kindliches Sein zu lösen, zugleich riskiert, verlassen zu sein, oder anders ausgedrückt, dass das Verlassen-Werden vom Gegenüber sie zerstören könnte. In der Wendung ereignet sich beides: Mit der Hingabe an das Verlassen-Werden entsteht die konkret-sinnliche Beziehungsfigur des Mich-Findens. Zugleich macht sich das Verstehen am Konkret-Sinnlichen der Szene fest und weist damit auf die protosymbolische Begrenztheit des Verstehens hin.[46]
Im Fall von Jens ließ ich die Wahrnehmung zu, dass er sich über mich und meine Annäherung in beunruhigender Weise erregte. Die anfängliche Sicherheit mit der Atem-Stimm-Tonleiter war ja mehr und mehr durch Einbrüche zerstört worden, die bedrohliche Fantasien bei mir ausgelöst hatten. Diese bezogen sich auf die Wahrnehmung seiner Bewegungen als ›Zuckungen eines seelenlosen Körpers‹. Meine Interventionen erschienen nun zugleich untergründig zerstörerisch – *ich befürchte, ihn zu töten, wenn ich ihn berühre* –, sodass ich seine Verhaltensweisen als Zurückweisungen, Abwehr gegen das von mir ausgehende Zerstörerische deutete. Indem ich akzeptierte, dass Jens sich quasi als Folge eines Angriffes durch mich erregte, gab ich mich dem fremden Anderen hin. Mit der sich ereignenden Beziehungsfigur wurde mit dem darauf bezogenen szenischen Verstehen ›Aufregung über eine Annäherung‹ der Sinn der Beziehungsfigur ›Erregung über einen Angriff‹ deutlich: der Angriff als Nicht-Verstehen, als Nicht-Halten der Erregung. In dieser Inszenierung könnte

---

[46] Jahre später erfuhr ich, dass Annas Sterben in eine ähnliche ›Inszenierung‹ eingebunden war. Sie war in stationärer Behandlung, wobei es nicht unmittelbar absehbar war, dass sie sterben würde. Als die sie besuchende Betreuungsperson den Raum verließ, starb Anna.

sich die Befürchtung ausdrücken, dass sich der Wunsch nach Beziehung an ein zerstörerisches Gegenüber richtet. Die Abwesenheit von Sinn, mit der der Möglichkeit des Denken-Könnens der Boden entzogen wird, machte Annas Lautierungen zu Geplapper und Jens‹ Bewegungen zu Zuckungen. Darin schien sich die Unfähigkeit von Jens und Anna zu dokumentieren, ›subjektiv einen Anspruch auf Leben zu erheben‹, – jenes Kriterium, von dem die neue Euthanasiebewegung die Berechtigung ableitet, jemanden töten zu dürfen. Diese Abwesenheit von Sinn, die in der Verwicklung ein ›mörderisches Über-Ich‹ auf den Plan ruft, wurde in den *Wendungen* zu einem intersubjektiven sinnlich-konkreten Geschehen, bei der die szenische Beziehungsfigur nun sinnhaft auf das Verlassensein in der Sinnlosigkeit und die Zerstörung in dem Ungehaltensein verweist. Die befürchteten Ereignisse realisierten sich als Sinn eines auf ein potenzielles Subjekt-Sein verweisenden Geschehens.

Die Verwicklung, die die Beziehung zwischen dem schwermehrfachbehinderten Menschen und der nichtbehinderten Beziehungsperson kennzeichnet, ist durch eine als Präkonzeption fungierende Struktur charakterisiert. Diese Präkonzeption realisiert sich in der *Wendung* zur sinnlich-konkreten Beziehungsfigur. Diese entspricht der undenkbaren Erwartung des schwermehrfachbehinderten Menschen, von der nichtbehinderten Beziehungsperson mit den eigenen Bemühungen nicht wahrgenommen und darin als Subjekt vernichtet zu werden. Die Verstehensbemühungen der nichtbehinderten Beziehungsperson sind mit dem *Rationalen Mythos* zu sachlichen Beurteilungen verzerrt, die immer wieder ihr eigenes Scheitern zu besiegeln scheinen. Die traumatischen ›Ereignisse‹, von denen schwermehrfachbehinderte Menschen betroffen waren, scheinen sich darin insofern zu wiederholen, da der Verstehensvorgang im Sinne einer Verständigung darüber immer wieder aufs Neue zu scheitern droht. Die Ereignisse haben sich im Sinne WINNICOTTS noch nicht ereignet. Mit der Nicht-Berücksichtigung der dyadischen Struktur führt ein unangemessenes Denk-Konzept, das nicht berücksichtigt, dass schwermehrfachbehinderte Menschen auf die Verständigung mittels des Behälter-Modells angewiesen sind, dazu, dass ihre Unfähigkeit, Erfahrungen zu einem eigenen Erleben zu verarbeiten, festgeschrieben wird. Das Unangemessene des Denk-Konzeptes – der theoretischen Unfähigkeit – lässt sich als ein ›defektes Bewusstsein‹, ›Erfahrungen‹ abzubilden, begreifen. Die Therapeutin, die ein ›defektes Bewusstsein‹ in sich aufgenommen hat, ist untrennbar verbunden mit dem ›defekten Inhalt‹, den von Fantasmen ununterscheidbaren, als fremd, sinnlos und bizarr erscheinenden Verhaltensweisen des schwermehrfachbehinderten Gegenübers: eine Verbindung, die sich im Eindruck des ›es scheint vegetativ gesteuert zu sein‹ dokumentiert. ›Defektes Bewusstsein‹ heißt, dass die Beziehung Behälter-Inhalt als solche nicht erscheint. Nicht-Verstehen ist – ein unangemessener Ausdruck – ein Behälter, der um sein Behälter-Sein nicht weiß, da er mit dem Inhalt legiert ist. Der Inhalt ist in spezifischer Weise unverständlich, da er aus Beziehungsbruchstücken besteht, in denen nicht zusammengehörende zusammengehörige Aspekte von Dingen und Empfindungen zusammengeballt sind.

Der Konflikt, den der schwermehrfachbehinderte Mensch nicht realisieren kann und der sich als solcher ausschließlich in der Therapeutin zu ereignen scheint, lässt sich hier verstehen als die Zerstörung/Verdrehung/Umdrehung der Behälter-Funktion. Die Sinnlosigkeit, die bislang als ›Nichts‹ beschriebene drohende Erfahrung der Auflösung des Denkens, erscheint nun als das Eindringen von Eindrücken, die die Behälter-Funktion der Therapeutin zerstören, oder aber als Aufnahme eines defekten Behälters. Sie steht mit der Befürchtung in Verbindung, dass ein Verstehen – die depressive Position – vernichtend sein könnte. Die ›Aufnahme eines defekten Behälters‹ – ein anderes Wort als die bislang als Barriere beschriebene Verwicklung – ist in diesem Fall ein kreativer Akt und kann als Folge des Versuches der Objektzerstörung verstanden werden. Wenn er von der Therapeutin überlebt wird, d. h. das Ereignis in der therapeutischen Beziehung eine *Wendung* entstehen lässt, kann Wirklichkeit in dem Sinne entstehen, dass das ›Ereignis‹ sich als subjektiv erlebbarer Sinn metaphorisch verwirklicht und dem schwermehrfachbehinderten Menschen den Zustand des ›Alleinseins in Gegenwart einer Anderen‹ gestattet. Die ›Sinnlosigkeit der Verhaltensweisen‹ kann darin nun als Umgang mit einem fantasmatischen Objekt – dem ›zerstörten bzw. zerstörerischen Behälter‹ – deutlich werden, ein Umgang, der als Umgang mit Übergangsobjekten der Möglichkeit des analen Verfügens äquivalent ist.

Das, was in den *Wendungen* wirklich wird, sind nicht umschriebene Ereignisse und Erfahrungen, auch wenn sie manchmal damit in Verbindung gebracht werden können, sondern die Zerstörung bzw. Verhinderung eines Verstehensmodus, der Sinn als Voraussetzung des Denkens entstehen ließe. Wirklich bedeutet, dass diese Zerstörung bzw. Verhinderung sich als subjektiv erfahrbarer Sinn realisiert und damit verstehender Aneignung zugänglich wird. Mit der *Wendung* kann es gelingen, eine Hülle zu schaffen, in der mit dem metaphorischen Verstehen die Zerstörung oder Verhinderung von Sinn als *konkretistisch-leere Metapher* deutlich wird. Die ›Abwesenheit des Denkens‹ – das ›Nichts‹ – kann zur Metapher für einen ›zerstörten Behälter‹ werden.

G., ein schwer geistig behinderter junger Mann, sitzt meist ganz steif und sehr aufrecht auf dem Boden ganz in meiner Nähe. Er tönt, lacht, schimpft, weint, macht interessante Geräusche, die jedoch ganz unverständlich sind und wie eine denotationslose Sprache klingen. Wenn er kann, greift er gern in meine Haare, zieht mich zu sich heran, manchmal sanft, manchmal sehr schmerzhaft. Ich habe es oft zugelassen, um herauszufinden, was G. eigentlich will. Es blieb immer unklar. Ich war oft gereizt und

*beschämt, dass ich so dumm war, bei etwas so offensichtlich Sinnlosem
mitzumachen. Als ich eines Tages seine Greifbewegung nach einer Tasse
beobachte, die auf dem Tisch steht, und sehe, wie er mitten drin aufhält
und ins Leere greift, erscheint mir plötzlich (...) jedoch (...) G.‹s Greifen
und Zerren durchaus zielgerichtet. Doch das Ziel verschwindet dauernd.
Es ist vorerst mehr ein Bild: Ich will ein Wort aussprechen. Doch im Akt
des Sprechens verschwindet das Wort. Ich will die Tasse greifen. Im Akt
des Greifens löst sich das Bild, dessen Teil sie war, auf.*

In diesem Beispiel sind zwei Teile wichtig. Im ersten Teil greift G. nach
mir und zerrt an mir. In diesem Hantieren werde ich in meinen Empfindungen selbst zu etwas Sinnlosem. Im zweiten Teil gerät die ›zerfallende
Situation‹ mit dem metaphorischen Verstehen in eine Hülle. Ich verstehe,
dass G., wenn er nach mir greift und zerrt, mich meint, ich jedoch für ihn
immer wieder verschwinde. Mit meinem bislang auf ein objekt-bezoge-
nes, triadisches Beziehungsmuster ausgerichteten Verstehen, wenn ich
wissen wollte, was G. wohl von mir will, wenn er mich zu sich heran-
zieht, lief ich gewissermaßen ähnlich ins Leere, wie G. ins Leere griff,
wenn er mich heranzog. Man könnte sagen, G. kann nichts mit mir anfangen. Gerade darin werde ich für ihn zu einem ›subjektiven Objekt‹.
Indem er mich gewissermaßen ›zerstört‹, zu einem ›Ding‹ macht, werde
ich für ihn brauchbar, kann ich anfangen zu verstehen. Erst wenn ich zu
einem ›Ding‹ werde, etwas Sinnlos-Unverständlichem, passe ich zu G.‹s
Welt-Erleben, bin ihm nicht mehr fremd und kann ahnen, wie für ihn die
Welt sich ›anfühlt‹.
Die Schwierigkeit, sich auf ein solches Welt-Erleben einzulassen, hing
mit der Schwierigkeit zusammen, die negative Übertragung und damit
die Rolle des ›befürchteten Schreckens‹ – des fantasmatischen Objektes
oder auch des fremden Anderen – anzunehmen und darin seine Nicht-
Identität zum Vorschein zu bringen. Das ›Ereignis‹, das in der therapeutischen Beziehung unaussprechlich war, war die Furcht, die Benennung
von ›etwas‹ führe zur Zerstörung der therapeutischen Beziehung. Ich hatte
Angst, wenn ich aussprechen und damit realisieren – anerkennen – würde, dass G. nichts mit mir anfangen kann, würde das den logischen Schluss
erzwingen, die Psychotherapie sei sinnlos und müsse abgebrochen werden. Die darin verborgene Befürchtung war, ich könnte ihn als unbehan-
delbar verlassen oder würde ihm auf Grund meiner – dieser – für ihn
schädigenden Gedanken mit der Behandlung schaden.
Auf sprachlicher Ebene musste diese Befürchtung unaussprechlich sein.
Mit der Verwicklung, dem Ineinander autosensorischer Regelkreise und
sprachlicher Verzerrungen wird die dyadisch fixierte Beziehung erhalten. Hierin sind die existenziell bedrohlichen ›Interaktionsformen des
drohenden Zerfallens‹ gebunden. In den *Wendungen,* in denen ein darauf
bezogener Sinn deutlich wird, können sie durch die Verschmelzung mit

lustvollen Elementen erträglich werden und den Umgang mit dem ›befürchteten Schrecken‹ ermöglichen. Dieser Sinn stellt die dyadische Struktur als solche nicht in Frage. Mit ihm wird aber der Anschluss an das Triadische offensichtlich. Die Verwechslung der entstehenden sinnlich-konkreten Beziehungsfiguren mit einer durch Symbolformen vermittelten Beziehung lässt einen intermediären Raum entstehen, der mit der Illusion des ›subjektiven Objekts‹ auch die Realisierung des ›bedrohlichen Schreckens‹ und darin die Erfahrung seiner Nicht-Identität ermöglicht. Die Nicht-Wahrnehmung der Verwechslung käme jedoch der erzwungenen Erfahrung einer äußeren Realität – der ›radikalen Abwesenheit des anderen‹ – gleich und stellt eine Bedrohung dar, da darin die dyadische Beziehung negiert wird. Es wäre so ähnlich, wie wenn die sprachlichen ›Rollenspiele‹ des Kindes im oneirischen Dasein von der Beziehungsperson nicht im Sinne eines ›Als-ob‹, sondern auf dem Hintergrund des erwachsenen Sprachverständnisses als Halluzinationen aufgefasst würden. Die sprachliche Benennung der Empfindungen und Vorstellungen der nichtbehinderten Betreuungsperson, bei der der intermediäre Raum unberücksichtigt bleibt, muss als Anwesenheit der Katastrophe erfahren werden. Sie wird auf Beziehungserfahrungen angewandt, die sich im Sinne von WINNICOTT noch nicht ereignet haben, da sie vom potenziellen Selbst des schwermehrfachbehinderten Menschen noch nicht als sinnhaftes Erleben aufgenommen werden konnten.

In den *Wendungen* werden diese Beziehungserfahrungen in Szene gesetzt. In ihnen realisiert sich die unaussprechliche und undenkbare Befürchtung als Beziehungsfigur und wird darin einem szenischen Verstehen zugänglich. In der oben beschriebenen Episode setzt sich die Befürchtung in Szene, G. könne mit mir und meinem Beziehungsangebot nichts anfangen. Zugleich verstehe ich, dass G. mich, gerade wenn ich für ihn zu einem ›Nichts‹ werde, als jemand sucht, die ihn und seine schwierige Art des Seins findet.

Die folgende *Wendung* ereignete sich in der Therapie von Jens kurz nach der zuvor zitierten Episode, bei der die als Aufregung verstandenen Bewegungen zum Verweis auf die ›ungehaltene Erregung‹ wurden. Hier nun ging es um das Bemühen, die sinnlich-zärtliche Komponente der Berührung in ein Verstehen einzuholen. Das Erleben wirkte als Schock, der darauf hinwies, wie viel Angst die sinnlich erfahrbare Wirklichkeit einer Begegnung hervorrief.

»Einen Schritt weiter geraten wir in der nächsten Sitzung. Nach einem wilden ›Wut-Spiel‹ auf dem Xylophon, bei dem ich versuche, ›Zeit zu sammeln‹[47], spüre ich in der folgenden körperlichen Berührung zum ers-

---

[47] Damit ist eine bestimmte Form der Bewusstseinsveränderung gemeint, die mit einem veränderten Zeiterleben einhergeht. Im meditativen Hören ständiger Formwiederholungen, wie sie

ten Mal eine deutliche sinnlich-erotische Komponente zwischen Jens und mir. Wie ein Schock überfällt mich die Vorstellung, Jens verstehe mich tatsächlich, oder/und er sei erleichtert, dass ich ihn endlich verstünde bzw. endlich wisse, dass er mich verstehe. Das muss ich sofort wieder zurücknehmen.«

Der Schrecken, der hier spürbar wurde, war ungleich heftiger als in der zuvor beschriebenen *Wendung,* bei der die Bewegungen als Ausdruck von Aufregung erkennbar wurden. Die sinnliche Erregung, die im Körperkontakt mit Jens einerseits in mir ausgelöst worden war und die ich zugleich in ihm als Folge unseres Kontaktes wahrnahm, ging einher mit der Vorstellung ›er versteht mich‹, er habe mich früher möglicherweise auch schon verstanden, nur ich habe es nicht bemerkt und wahrgenommen. Diese Vorstellung erlebte ich auf dem Hintergrund der bisher so erschreckenden Einrüche – ›Zuckungen eines seelenlosen Körpers‹ – als überwältigend und darin beschämend und schuldhaft, als sei ich bodenlos dumm und schlecht, dass ich das erst jetzt verstehe. Diese Affekte führten zu quälenden Überlegungen, als offenbare sich mit dem sinnlicherregenden Aspekt ein der therapeutischen Beziehung immanentes Herrschaftsverhältnis, welches seine Macht aus der Funktionalisierung sexueller Bedürftigkeit beziehe.

Diese Vorstellung einer gewaltsamen Beziehung war Reflex auf die in mir angeregten destruktiven und heftigen Fantasien (siehe das ›wilde Wut-Spiel‹), die als Reaktion auf die Hilflosigkeit und das Ausgeliefert-Sein zu verstehen sind, die in der Dyade unweigerlich auch die nichtbehinderte Beziehungsperson betrifft. Ich spürte mit der Heftigkeit und Wucht der Affekte die Wirkung jener unverstandenen Erregung als Einbruch meines Denkens und Zerfall symbolischer Verarbeitungsmöglichkeiten. Nur mühsam gelang es mir zu verstehen:

»Die Angst, die das (die Wahrnehmung der sinnlich-erregenden Aspektes der Beziehung zwischen uns M. B.) *macht, provoziert das Verlangen nach Kontrolle. Wird der mimetisch sinnliche Aspekt, der nur im Gesamt der Situation verstehbar ist, isoliert in ein diakritisches Verständnis eingeholt, muss das als Sexualisierung eines Abhängigkeitsverhältnisses erlebt und abgewehrt werden.«*

Die Angst entstand im Moment des Gewahr-Seins des Anderen als Einbruch des ›Sich-Erkennens‹ in die dyadisch fixierte Beziehung. Es hatte

---

beispielsweise in indischer Musik vorkommen, bei dem man sich innerlich der Ziellosigkeit dieser Bewegungsfiguren überlässt, kann ein Bewusstseinszustand entstehen, bei dem ein kurzer Moment sich zur Unendlichkeit einer Gegenwart ausdehnt und man eins wird mit allen Erscheinungen. Ich war also hier bemüht, ein primärnarzisstisches Erleben ›herzustellen‹, zu erzwingen, um es dem Zerfallserleben entgegenzustellen.

sich eine Situation entwickelt, in der mit den Berührungen und dem Körperkontakt eine lustvoll-vitale Atmosphäre entstanden war, der ich mich gewissermaßen einen Moment überließ. Indem mir dies bewusst wurde als sinnlich-erregender Aspekt der therapeutischen Beziehung, entstand die Vorstellung, Jens und ich könnten uns tatsächlich verstehen.

Die Bedeutung des sinnlich-erregenden Aspektes der Situation leitet sich her aus der Funktion der Sinnlichkeit in der dyadischen Beziehung. Die präödipale, nicht genitale Sexualität dient – wie LICHTENSTEIN ausgearbeitet hat – der Auskonturierung der dyadischen Identität. Der fortwährende Austausch von Sinnesreizen, der dem einzigartigen Kontakt zwischen Mutter und Kind seine spezifische Gestalt gibt, hat ein somatisches Sich-Erkennen der dyadischen PartnerInnen zur Folge.

Hierbei spielen gerade jene basalen Wahrnehmungsbereiche der somatischen, vestibulären und vibratorischen Wahrnehmung eine herausragende Rolle, die nach HAUPT und FRÖHLICH dem Embryo bzw. Säugling nicht nur den Hauptteil der sensorischen Information zur Verfügung stellen. Sie ermöglichen auch erste Integrationsleistungen, durch die das Kind sich als körperliche Einheit erlebt. Ausgangspunkt der Basalen Stimulation ist die systematische Förderung eben jener Wahrnehmungsbereiche, da »jeder Mensch, und sei er in jeglicher Hinsicht extrem in seiner Entwicklung behindert, dennoch eine gewisse Ansprechbarkeit in den genannten drei basalen Wahrnehmungsbereichen hat. Berührungen, Bewegung im Raum und Vibration werden immer aufgenommen und mit vielleicht nur geringfügigen Veränderungen beantwortet.«[48] LICHTENSTEIN sieht in ihnen Organisatoren der Mutter-Kind-Dyade. Sie werden in den dyadischen Interaktionen ›aufgeladen‹, indem sie der Modus sind, mittels derer die Mutter in ihrer spezifischen, von ihren unbewussten Fantasien gestalteten Art, das Kind zu halten, zu streicheln, zu füttern etc. und sich dabei auf die kindlichen Aktionen und Reaktionen zu beziehen, das Kind ›ins Leben verführt‹[49]. Hierbei spielen gerade ihre unbewussten Fantasien eine herausragende Rolle, da der coenästhetisch organisierte Kontakt darauf beruht, dass die Mutter sich ihren Fantasien, Affekten und Impulsen überlassen kann und ihr dies zugleich in regulierender Weise möglich ist. Die Mutter wecke so im Kind auf unbewusster Ebene die Bedürfnisse, die sie befriedigen könne. Das, was also aus der Sicht von außen als die durch ein Zusammenspiel von neurophysiologischen und sensomotorischen Prozessen organisierte ›körperliche Einheit‹ des Kindes erscheint, ist zugleich aus der psychoanalytischen, speziell der objektbeziehungstheoretischen Sicht von innen Ausdruck der dyadischen ›Uri-

---

[48] FRÖHLICH, A. 1991, S. 41
[49] LICHTENSTEIN, H. 1961, S. 251

dentität‹, die nur durch den Bezug auf ein mit dem Unbewussten der Mutter ihr eingeschriebenes, inhärentes Umfeld sinnvoll werden kann.

Der lustvoll-sinnliche Bezug, der die dyadische Beziehung auszeichnet, transportiert die ›Botschaften‹, mit denen sich die PartnerInnen ›erkannt‹ spüren. Diese Art des ›Erkennens‹ bezieht sich noch ganz auf das dyadische Paradox, in dem die ›Botschaften‹ des Gemeint-Seins sich auf ein Gegenüber beziehen, das von sich nichts weiß. Das bezieht sich auch auf die erwachsene/nichtbehinderte BeziehungspartnerIn, da sie wesentlich mit ihrem Unbewussten und den darin ›bewahrten‹ frühen sexuellen Fantasien beteiligt ist. In den Unlust erzeugenden Situationen des drohenden Zerfallens wird das Rätselhafte, das Nicht-Verstehen, zur bestimmenden Erfahrung und im günstigen Fall zum Motor für die Entwicklung jenes Spannungsraums, in dem das Rätselhafte und Unbekannte verstehender Aneignung zugänglich wird. Zugleich ist dies ein Prozess, der weiterhin teilhat an der »notwendigen Produktion unbewusster Reste«[50].

LAPLANCHE, der in ähnlicher Weise wie LICHTENSTEIN die Erfahrung der Anderen als vorrangig vor der Erfahrung des Selbst bestimmt, weist darauf hin, dass gerade mit dem Unbewussten der Mutter die Andere und Fremde als eine, die sich selbst nicht kenne, in das Kind hineinkomme.[51] Die Erfahrung des Fremden wird gerade in Situationen des drohenden Zerfallens zur bestimmenden Erfahrung und ruft Unlust als Gefahrensignal hervor, während die sich ergänzenden Interaktionen – das Sich-Finden – Lust im Sinne von Wohlgefühl, Erleichterung hervorrufen. Das Lustprinzip mit den Lust-/Unlust-Reaktionen des Kindes wird zum konturierenden Widerpart, wenn es der Mutter gelingt, mit ihrer haltenden und regulierenden Funktion diese Reaktionen des Kindes aufzugreifen und mit den dyadisch auskonturierten Identitätslinien zu vermitteln.

In der obigen *Wendung* wird mit dem lustvoll-sinnlichen Bezug und der Vorstellung des Verstehens zugleich erschreckend das ›Von-sich-nicht-Wissen‹, das Rätselhafte der ›Botschaften‹, spürbar und zwar in einer Weise, die den lustvoll-sinnlichen Bezug sogleich in Frage stellt. Mit der Wahrnehmung des sinnlich-erregenden Aspektes und der Vorstellung des Verstehens kommt zugleich das ins Spiel, was sich einem Verstehen entzieht, der »Schatten (als M. B.) das Andere und Fremde des Analytikers (...) – seine unbewussten Verführungs-, Missbrauchs- und Zerstörungswünsche, die er als Repräsentant der ›Versagung‹ nicht aussprechen kann oder selbst nicht kennt.«[52] Der Schrecken bezog sich auf das Rätselhafte

---

[50] WELLENDORF, F. 1999, S. 22
[51] LAPLANCHE, J. 1996 S., 114 ff
[52] WELLENDORF, F. 1999, S. 22

der eigenen Botschaften im Anderen und der Botschaften des Anderen im Eigenen, jedoch in einer Weise, die sich einer ›Regulierung‹ zu entziehen schien. Dieses unverständlich Rätselhafte, mit dem die Erfahrung der Getrenntheit bestimmend wird, hatte die dyadische Fixierung erzwungen. Es wies damit auf die Zerstörung oder Verhinderung eines Spannungsraumes hin. Diese Zerstörung war mit der ›Abwesenheit des Denkens‹ als ›Zuckungen des seelenlosen Körpers‹ in mich hineingekommen. Diese Zerstörung wurde mit der ›Vorstellung des Verstehens‹ insofern metaphorisch ›verwirklicht‹, als mit dieser Vorstellung die ›Andere, die von sich nichts weiß,‹ als ein bedrohliches Gegenüber Kontur gewann. So sind die ›quälenden Überlegungen‹ über die therapeutische Beziehung als eine sich auf die Funktionalisierung sexueller Bedürftigkeit stützende Herrschaftsbeziehung mit den darin angeregten destruktiven und gewaltsamen Fantasien als Konturierung eines fantasmatischen (verfolgenden) Objektes zu verstehen. Mit der Möglichkeit des Verstehens werde ich zugleich zur Repräsentantin dieses Objektes als eines »mörderischen Über-Ichs«[53]. Dieses ›mörderische Über-Ich‹, das in den Beurteilungen eines solch‹ begrenzten Lebens als nicht lebenswert Gestalt annehmen kann, eröffnet jedoch jenen wenn auch schwer erträglichen Spannungsraum, der mit der Infragestellung der dyadisch fixierten Identität durch die sich zum Trieb organisierenden sinnlich-erregenden Spannung entsteht.

Das Verstehen ist insofern zugleich der schockartige Einbruch von Lebendigkeit in einen tödlich erstarrten ›seelenlosen Körper‹, da mit der Möglichkeit des metaphorischen Verstehens die bislang im unmittelbaren interaktiven Zusammenspiel bzw. in der Verwicklung gebundenen Impulse in der Triebspannung als sinnlich-erregendes Geschehen affektiv spürbar werden. Der ›seelenlose Körper‹ ist ein Synonym für das dyadisch fixierte Beziehungsmuster, das mit der triebenergetisch erzwungenen Infragestellung zu einem Thema wird. Der Einbruch des Verstehens konturierte mit der im ›seelenlosen Körper‹ zum Ausdruck kommenden Wucht des Nicht-Verstehens ein ›unmöglich erscheinendes Identitäts-Dilemma‹.

Die ›Vorstellung des Verstehens‹ weist auf das bislang nur als Ausschließung bestimmte Dritte – den fehlenden Sinn – hin, indem es eine Fantasie hervorbringt, die sich auf die heftige Zurückweisung des sinnlich hervorgelockten Gegenübers bezieht. Mit dem Schrecken spürte ich die Heftigkeit meiner gleichzeitigen Abwehrbewegung als eines Konfliktes, der meinen Halt und meine Einfühlung – meine Regulierungsfähigkeit – in Frage zu stellen drohte. Die Intensität des Affektes wie auch die Dramatik der Szene hängt damit zusammen, dass das ›ins Leben verführte‹

---

[53] BION, W. R.1992, S. 69

Gegenüber, da die Vermittlung fehlt, als stark eindringend erlebt wird und heftige ›Gegenreaktionen‹ provoziert.

Der Einbruch der Lebendigkeit als Gewahrsein der Sinnlichkeit in die therapeutische Beziehung geschah in der Hingabe an den sinnlich-erregenden lustvollen Aspekt der Beziehung als vorübergehender Einbruch meiner Kontrolle. Ich gab den Versuch auf, aus einer Situation, in der ich unser Beisammensein als schwierig und unverständlich empfand, Jens‹ Bewegungen als Ausdrucksbewegungen verstehen oder sie im Sinne einer basalen Stimulation stimulierend beeinflussen zu wollen. Ich hatte mich dem Missverständlichen überlassen, da ich in den Interaktionen Jens bislang gewissermaßen ›unterstellt‹ hatte, dass er im Austausch mit den von mir produzierten Tönen und Klängen einen Dialog mittragen würde, d.h. dass auch in Situationen, in denen die Getrenntheit zur bestimmenden Erfahrung wird, eine Verständigung möglich sein würde. In diesen Situationen war jedoch durch die Barriere eine Verwicklung entstanden, mit der die Beziehung gerettet wurde. Das Gewahrsein dieses Missverständlichen drängte sich mir in den zunehmenden Einbrüchen, die ich als ›Einbruch des Nichts‹ beschrieben habe, unmissverständlich auf. Im unmöglichen Versuch, auch hier noch, im ›Nichts‹, in der Verwicklung das dialogische Prinzip durchzuhalten, hatte ich Jens‹ Bewegungen unterstellt, etwas im Sinne von Mitteilung transportieren zu können. So war es zu dem beschriebenen Wut-Spiel gekommen, bei dem ich ein Verstehen erzwingen wollte. In der Aufgabe dieses Versuches und im gleichzeitigen Durchhalten der Beziehung als Vorgang der Objektzerstörung entstand die ›Vorstellung des Verstehens‹. Der zerstörerische Angriff – die als ›Angriff von Jens erlebte anscheinende Unerreichbarkeit – realisierte sich auf metaphorischer Ebene, indem ›Jens in mich einbrach‹. Indem ich als Behälter fungieren konnte, ermöglichte die *Wendung* mit der ›Vorstellung vom Verstehen‹ Jens die Illusion eines ›subjektiven Objekts‹ als situatives Verfügbar-Werden eines Beziehungsmodus.

Die missverständliche Verwechslung war das Verwechseln dessen, was hier mit Verstehen gemeint sein kann. Ihr Reflex war die Verwechslung des dyadisch situierten sinnlich-erregenden Aspektes mit der Funktion erwachsener Sexualität. Beide erlebte ich als äußerst schamvoll. Indem ich jedoch etwas wahrnahm, was nicht da war, entstand eine Metapher, die einen zerstörerischen Schrecken virulent werden ließ. Schon die Atem-Tonleiter-Form hat auf der steten Anrufung des Namens beruht. Mit der sinnlicherregenden Berührung wurde dieser Namen sinnlich-sinnvoll. Ich rief Jens ›beim Namen‹, um damit voller Schrecken das ›Namenlose des Namens‹ zu erkennen: in der Fantasie vom Rückzug von Jens als Rückzug von einem so schwerbehinderten Menschen, der im Kontext einer dyadischen Beziehung immer als Vernichtungsdrohung erscheinen muss.

Durch die Berührung wurde der ›seelenlose Körper‹ mit den guten Aspekten der Interaktion legiert und das körperlich Dialogische lustvoll besetzt. Diese Besetzung bringt als Infragestellung der dyadisch fixierten Beziehung einen Konflikt hervor. Diese Inszenierung als eine Übertragung zu begreifen bedeutet, die ›Zuckungen des seelenlosen Körpers‹ als Verweis auf ein mörderisches Über-Ich – ein fantasmatisches Objekt – zu verstehen, das hier entsteht. Das, was darin als bislang unverstandenes ›Ereignis‹ wirklich wurde, schien sich auf die Gewalt als Abwesenheit des symbolischen Raumes zu beziehen. Das deutlich werdende Thema ließe sich **von außen** mit dem erfahrenen Einbruch der beinahe tödlichen Erkrankung mit seinen zerstörerischen Folgen als eines traumatischen, vital bedrohlichen Geschehens in Verbindung bringen. **Von innen** her erscheint es als ein ›Ereignis‹, das dem Einbruch einer ›Situation des Zerfallens‹ (und nicht ›des drohenden Zerfallens‹) in eine dyadische Beziehung entspricht.

Der ›zerstörte Behälter‹ gerät mit dem metaphorischen Verstehen in eine Hülle, wenn es gelingt, den Spannungsraum zu halten, der durch die Infragestellung der dyadisch fixierten Beziehung mit der auf ein fantasmatisches Objekt bezogenen Triebspannung entsteht. Wenn sich Destruktivität als »Gleichgültigkeit gegenüber den Grenzen der organismischen Getrenntheit«[54] verstehen lässt, dann erscheint das Destruktive des ›mörderischen Über-Ichs‹ als Folge des lustvollen Autonomie-Impulses, der einer auf das Dyadische fixierten Identität zur Bedrohung werden muss. Die destruktive Fantasie der ›Herrschaftsbeziehung‹ weist dabei auf die in der dyadischen Fixierung ›gefangene‹ Identität als Entstehung der Auskonturierung eines individuellen Identitätsthemas. In der *Wendung* entsteht eine Situation, in der dieses Thema als subjektiv erlebbarer Sinn von innen szenisch entsteht und von außen in der hier vorgelegten Ableitung entzifferbar wird.

Durchdringung von Sprache und Körper – Hülle für die fremde Haut

In der psychotherapeutischen Arbeit mit schwermehrfachbehinderten Menschen wird ein in die Therapeutin verlagerter Konflikt deutlich, den ich als ›Aufnahme eines defekten Behälters‹ beschrieben habe. In den mit den *Wendungen* entstehenden Situationen wird dieses Zerstörerische als Sinn verwirklicht, der sich auf die Verweigerung der Anerkennung des Gegenübers als Subjekt bezieht. Das auf ein ›Quasi-Objekt‹ bezogenes *fehlendes Selbst* wird darin zu einem Thema. Dieser Konflikt lässt sich mit dem Konzept der ›exzessiven projektiven Identifikation‹ in Verbindung bringen.

---

[54] LICHTENSTEIN, H. 1961, S. 249

Das Konzept der projektiven Identifkation ist für die frühe Interaktion zwischen Säugling und Beziehungsperson entwickelt worden. Damit ist wie schon verschiedentlich dargestellt die von BION als Behälter-Inhalt konzipierte Beziehung gemeint. Der Säugling ›verlagert‹ für ihn unerträgliche körperliche Spannungszustände in die Beziehungsperson ›hinein‹, um sie sich in einer erträglichen Form wieder aneignen zu können. Der Säugling schreit. Dieses Schreien ruft körperlich-emotionale Prozesse in der Beziehungsperson hervor. Sie spürt, ›das Kind hat irgendetwas.‹ Sie versteht, dass es Hunger hat, Bauchgrimmen etc. Sie füttert mit beruhigenden Worten und spezifischen Handlungen das Kind, schaukelt es hin und her. Mit diesem Verstehen und den daraus folgenden Handlungen hält sie das Kind.

Das Kind eignet sich im Lauf der Zeit hierdurch die Fähigkeit an, Entbehrungen zu ertragen und sie zu verstehen als ein Zustand, in dem ihm etwas Spezifisches fehlt. Dieser frühe interaktive Beziehungsmodus ist eine Form der Mitteilung, wenn noch keine Symbolformen verfügbar sind. Er ist für dyadische Beziehungsformen typisch. Er bleibt dem Menschen potenziell sein Leben lang erhalten.

Diese Form der projektiven Identifikation muss von der so genannten exzessiven projektiven Identifikation unterschieden werden. Diese entsteht, wenn die oben beschriebene Beziehung gestört ist, sei es durch angeborene Schwierigkeiten des Säuglings oder den Schwierigkeiten der Mutter, auf ihn in angemessener Weise zu reagieren. Der Säugling verstärkt nun seine Bemühungen. Man könnte sagen, es entsteht Heftigkeit und Druck, da das Kind nicht mehr in der Vorannahme handelt, dass es ein/en Gegenüber/Behälter gibt, das/der seine unerträglichen Zustände in etwas Erträgliches verwandeln könnte. In dieser Form nimmt das ›Verlagern‹ – die Verhaltensweisen, mit denen etwas bewirkt werden soll – etwas gewaltsam Zwingendes an. Der Vorgang, die Interaktion, vollzieht sich nicht mehr in gemeinsamer Hingabe an das Ganze, sondern erfolgt als ein gewaltsames Aushandeln unerträglicher Zustände.

Unter bestimmten Umständen sind Menschen mit spezifischen Schwierigkeiten auf die Verständigung mittels exzessiver projektiver Identifikation angewiesen, um sich vor unerträglichen Verlassenheitsempfindungen zu schützen. Exzessive projektive Identifikation unterscheidet sich von so genannten ›reiferen‹ Abwehrformen dadurch, dass sie das äußere Gegenüber in einer Weise mit einbezieht, dass dieses sich durch die Heftigkeit der ausgelösten Affekte oder auch des Druckes, sich in einer bestimmten Weise zu verhalten, oft stark beeinträchtigt fühlt. Die Folgen beschreibt HINZ folgendermaßen:»Objektbeziehungen unter der Einwirkung der projektiv identifizierender Mechanismen müssen, intensiver Not gehorchend, dem Objekt (Analytiker/Mutter) partiell, unter Umständen total, Getrenntheit und äußere Existenz mit eigenem Recht absprechen und eine Form der Mitteilung wählen, die darin besteht, seelische Not zu teilen.«[55] Die PatientIn verhält sich beispielsweise in einer Weise, die verwirrt und beunruhigt. Sie verlagert hierdurch Verwirrung und Beunruhigung, die sich selbst weder fühlt noch versteht, in die TherapeutIn hinein. Es ist wichig, die Verwirrung und Beunruhigung auszuhalten, um mit ihrer Hilfe ein tieferes Verständnis der Not der PatientIn zu erlangen.

Bei dieser Form der Kommunikation ist die Differenz zwischen dem Symbol und dem Symbolisierten ausgeblendet. SEGAL spricht deshalb von ›symbolischer Gleichsetzung‹.[56] Die Unterscheidung zwischen der Anderen in meiner Phantasie und der Anderen in der Realität kann nicht ausgehalten werden, da heftige Verlassenheits-Gefühle vermieden werden müssen. Dies führe dazu, dass sich die Sprache in einer so strukturierten Beziehung entscheidend verändere. In den zu Grunde liegenden Denkprozessen werden »Worte und ihre Inhalte als konkrete Objekte und nicht als Zeichen und Symbole erlebt.«[57] Da die Unterscheidung zwischen Symbol und Symbolisiertem nicht möglich ist, werden die Worte konkretistisch und funktional. Kommunikatives Handeln verwandelt sich in instrumentelles. Sprache kann nicht mehr aus einem Kontext heraus diesen bezeichnen, sondern muss ihn herstellen. Sprache wird beispielsweise zur Manipulation und Verwirrung benutzt. Die vorhandene Verwirrung kann nicht mitgeteilt, sondern nur geteilt werden.

Das Überwiegen projektiver Identifikation lässt sich als gewaltsame Veränderung symbolischer Strukturen verstehen. Wenn es der TherapeutIn dennoch gelingt, etwas von der PatientIn zu verstehen und ihr dies mitzuteilen, dann nicht, weil sie ihre Worte als solche, sondern weil sie deren Wirkung versteht, diese in sich spürt und zu den Worten ins Verhältnis setzen kann. Die Worte gewinnen nur Sinn bezogen auf einen Kontext. Das Überwiegen exzessiver projektiver Identifikation in der Kommunikationsform erfordere von der TherapeutIn eine spezifische Haltung, die sich auf ihren Umgang mit den in ihr induzierten Empfindungen und eventuell auch auf die in ihr virulent gewordene Abwehr bezieht. Erst durch die Auffassung der therapeutischen Beziehung als Realbeziehung werde der »Subjekt-Status des Therapeuten«[58] berücksichtigt und könne Neues ins Spiel kommen als Bemühen um die »Anerkennung des Analytikers als anderen«. Ohne diese stehe »die symbolische Ordnung auf dem Spiel«[59].

---

[55] HINZ, H. 1989, S. 610/611
[56] SEGAL, H. 1999, S. 54
[57] HINZ,H. 1998, S. 619
[58] HINZ, H. 1989, S. 977
[59] HINZ, H. 1989, S. 978

Das Überwiegen exzessiver projektiver Identifikation in der Kommunikation traumatisierter oder früh gestörter PatientInnen führt dazu, dass Sprache funktionalisiert und zur Herstellung von Verwirrung und Nicht-Verstehen benutzt wird. In der therapeutischen Arbeit geht es um das Einholen der aus der Sprachgemeinschaft ausgeschlossenen Erlebnisinhalte in ein gemeinsames Verstehen.

Im dyadisch fixierten Beziehungsmuster jedoch sind die auf sich selbst bezogenen leiblichen Verhaltensformen und autosensorischen Regelkreise des schwermehrfachbehinderten Menschen und das Sprechen und Denken der nichtbehinderten Beziehungsperson so ineinander verwickelt, dass sich die symbolische Struktur von Sprache und Musik als Möglichkeit der Verständigung aufzulösen droht oder Formulierungen erzwingt, in denen das Gegenüber nicht mehr vorkommt, und so der Möglichkeit seines Subjekt-Seins der Boden entzogen ist. Da der schwermehrfachbehinderte Mensch über keine verinnerlichte haltende Matrix verfügt, muss der Versuch der Verständigung mittels der auf der Subjekt-Objekt-Trennung basierenden Symbolformen als Vernichtungs-Bedrohung erfahren werden, da ihr Fehlschlagen die Unfähigkeit und psychische Nicht-Existenz des schwermehrfachbehinderten Menschen zu besiegeln scheint. Die Verwicklung als dyadisch fixiertes Beziehungsmuster ist entstanden, da es der nichtbehinderten Beziehungsperson nicht möglich ist, sich ihren Fantasien und Impulsen zwanglos zu überlassen. Daher kann der gestische Sinn des leiblichen Verhaltens des schwermehrfachbehinderten Menschen als ein sich auf sinnlich-konkrete Beziehungsfiguren beziehender Ausdruck nicht entstehen. Mit den frühen gestischen Ausdrucksformen entstehen jedoch die beginnenden Erfahrungen des Kindes mit Ich- und Nicht-Ich. Der Ausdruck mit der Möglichkeit des ›Stehens-Für‹ bietet ihm ersten konturierenden Widerpart für die Erfahrung des eigenen Identisch-Seins. Sein Entstehen wird als lustvoll erlebt. Da sich die »Lust-Unlust-Qualität (als M. B.) (...) das erste im Säugling zentrierte Kriterium der Unterscheidung und der Wahl in der dyadischen Beziehung«[60] im schwermehrfachbehinderten Menschen nicht in einer Weise etablieren konnte, die Entwicklung ermöglicht, droht die Formdominanz der nichtbehinderten Beziehungsperson total zu werden. Bedeutung bestimmt sich, da sie mit dem subjektiv Sinnhaften nicht mehr vermittelt werden kann, ausschließlich von der objektiven Bedeutung der der nichtbehinderten Beziehungsperson verfügbaren Symbolformen.

Auf eben dieses sinnlos erscheinende symbolische Material – seine Zerstörung in der Verwicklung – ist die nichtbehinderte Beziehungsperson für den Versuch der Verständigung zwingend angewiesen, um das dyadisch fixierte Beziehungsmuster wahrnehmen und mit der erforderlichen Haltung die therapeutische Beziehung als Realbeziehung berücksichti-

---

[60] Niedecken, D. 2001, S. 235

gen und damit ihren »Subjekt-Status«[61] ins Spiel bringen zu können. Denn mit ihm wird die ›symbolische Ordnung‹ – wenn auch in der Ausschließung – aufrechterhalten.

In der therapeutischen Beziehung zeigt sich dieses zerstörte Material als das entstandene musikalische Gewebe als Ineinander der Töne, Geräusche und Bewegungen der PatientInnen und meiner Interventionen. Es war dadurch gekennzeichnet, dass der idiomatische Gehalt des musikalischen Materials als Grundlage für die Entstehung von Ausdruck partiell zerstört scheint. Ich habe diese Art von Beziehung als Verwicklung bezeichnet, in der Sprache und Musik zu einem beschädigten Material – dem ›zerstörten Behälter‹ – werden. Sie ist durch Eingriffe gekennzeichnet, die die PatientIn nicht wirklich zu erreichen scheinen. Meine Interventionen schienen die PatientIn nicht so zu erreichen, dass damit ein den Verhaltensweisen der PatientInnen immanenter Sinn verstehbar wurde. Der ›in sich zurückfallende Ausdruck‹ ließ jedoch das mit der Verwicklung entstehende Erleben des ›es scheint vegetativ gesteuert zu sein‹ als ein Muster im Sinne einer *konkretistisch-leeren Metapher* deutlich werden. Da in meinen Interventionen die Nicht-Erreichbarkeit vorwegnehmend mit enthalten schien, stellten diese gerade darin eine Verbindung her, da hierdurch die Nicht-Erreichbarkeit als gemeinsame Erfahrung anerkannt und damit erträglich wurde.

In den *konkretistsch-leeren Metaphern* sind die traumatischen Ereignisse – der Ausschluss von Sinn – noch unverstandener Teil der Beziehung. Sie müssen im therapeutischen Prozess als Übertragungs-Gegenübertragungsgeschehen erlebbar werden, d. h., sie müssen sich darin als Interaktionsfigur ereignen, damit sie formulierbar – szenisch gedeutet werden können. So sind die *Wendungen* Situationen, in denen mit der sinnlich-konkreten Beziehungsfigur in mir eine Vorstellung entsteht, die ich als evident und stimmig im Bezug zur Beziehungsfigur erlebe. In der Vorstellung wird ein subjektiv erfahrbarer Sinn deutlich, der sich auf den Ausschluss von Sinn in den *konkretistisch-leeren Metaphern* bezieht. Damit lässt sich die Sinnlosigkeit des Materials – die erstarrte sinnentleerte Sprache sowie die fragmentierten und erstarrten musikalischer Formen – als etwas in mich hinein verlagertes Zerstörerisches verstehen. Dieses Zerstörerische erscheint als Wirkung eines ins Destruktive gewandten Autonomie-Impulses: Die Sinnlosigkeit als Folge eines ins ›Leere‹ gehenden / durch Ausschließung bestimmten Impulses, mit dem sich die PatientInnen im Kontakt zu mir zu behaupten suchten.

Der nicht als autonom erfahrbare Impuls, der nicht im intersubjektiven Geschehen aufgefangen werden kann, sondern im Gegenteil als Bedrohung erfahren wird, erzwingt damit eine Situation, in der die nicht zu vermittelnde Getrenntheit zur bestimmenden Erfahrung wird. Er muss

---

[61] HINZ, H. 1989, S. 977

damit zur Verwicklung führen. In der *Wendung* wird im Sinne der Behälter-Inhalt-Beziehung mit dem Eindringen des Zerstörerischen die als Verwicklung beschriebene leibliche ›Uridentität‹ – die körperliche Einheit (Inhalt) – im intersubjektiven Geschehen (als Behälter) aufgefangen und realisiert sich dort als subjektiv erfahrbarer Sinn. Während sich nun einerseits
der Impuls mit der Vorstellung metaphorisch als subjektiv erfahrbarer Sinn
verwirklicht, wird das zerstörte, sinnlos erscheinende Material, auf das sich
der Sinn bezieht, zur Stellvertretung der Erfahrung der Getrenntheit, zum
dyadischen Reflex (Spur), um dem »Zuviel an Welt«, dem »not me«, eine
»Ausstreichung«[62] entgegenzusetzen und sich gegen die Übermacht des
fremden Anderen – der von der nichtbehinderten Beziehungsperson be-
setzten Bedeutungen, der im *Rationalen Mythos* als Halt fungierenden,
herbeigezwungenen Idee – zu behaupten. Die situativ gelingende Infragestellung der Abhängigkeit ermöglicht den Umgang mit Übergangsobjekten, in denen ein fantasmatisches Objekt Kontur gewinnen kann.
So verstand ich in dem Beispiel von G., der mich hin- und herzerrte,
›Hin- und Herzerren‹ als auf eine mechanische Bewegungsform bezogene Worte. Die Ausschließlichkeit der wörtlichen Bedeutung und damit
ihre konnotative Leere ließ sie zur Sprache des ›Technikers‹ werden.
Zugleich war ich Teil der Interaktion. Ich fühlte mich als ›Nichts‹. Daher
konnten die Worte zum Synonym für ›Nichts‹ werden. Ich verstand dies
beim Versuch G.s, die Tasse zu greifen, als eine ziellose Leere infolge
des Fehlens eines Gegenübers, genauer gesagt, als Folge des Fehlens eines ›Ich für G.‹. Indem G. mich greift und zerrt, setzt er das leere Greifen
und Zerren gegen meinen Versuch, mich ihm als Ziel anzubieten, – die
schon beschriebene Verwechslung. Erst mit ihr kann die Illusion des subjektiven Objektes entstehen. Das Hantieren und das darauf bezogene Wort
lassen sich als ein durch zerstörerische, unverständliche ›Beziehungsbotschaften‹ – Heftigkeit der unverstandenen Affekte – ›zerstörter Behälter‹ denken. Dieser konturiert sich in der *Wendung,* in der die spezifische Art von G., mir ein Gegenüber zu sein, erfahrbar wird. Die Tasse
wird damit zu einem Quasi-Übergangsobjekt. In ähnlicher Weise machte
die Sinnlosigkeit der Plastikmatte bei Anna, ihr Den-Raum-Verlassen wie
die Unverständlichkeit der Laute und Zuckungen von Jens in der formalen Leere der Worte die ›Abwesenheit des Denkens‹ deutlich. Als *konkretistisch-leere Metaphern* werden die Worte im Sinne des oneirischen
Daseins zur Anerkennung der Sinnlosigkeit, der metaphorischen Leere.
Darin wird die ›namenlose Angst‹ erzeugende Situation des drohenden
Zerfallens, die gerade durch die Möglichkeit des Verstehens provoziert
wird, gehalten und ermöglicht, das Fremdsein des Gegenübers anzuerkennen. Die Worte als *konkretistisch-leere Metaphern* konnten mit den
Wendungen über die Möglichkeit der Bedeutung der Anerkennung des

---

[62] LAPLANCHE, J. 1996, S. 119

Selbsterhalts hinaus im szenischen Verstehen als subjektiv erfahrbarer Sinn als Umgang mit einem Thema verstehbar werden. Das Fremdsein des Gegenübers wurde unterscheidbar von seiner Vernichtung, von der ›Abwesenheit des Denkens‹. Hierdurch wurde das Missverständliche in der Interaktion erträglich. Die Plastikmatte wurde in meiner Fantasie zum Raum zwischen Anna und mir, zum ›Mutterbauch‹. Die Sinnlosigkeit des Hantierens mit der Plastikmatte geriet in mich hinein und wurde im Kontext der therapeutischen Beziehung nun ein Thema. Ebenso verstand ich die Zuckungen von Jens als Aufregung und Erregung, obwohl und weil sie zugleich sinnlose Verhaltensweisen waren und blieben.

In den *Wendungen* kommt die Sinnlosigkeit in die Hülle des ›ein Ich für zwei‹[63]. Die Sinnlosigkeit des Materials als Folge eines zerstörten oder zerstörerischen Behälters lässt sich als Auswirkung exzessiver projektiver Identifikation begreifen, die jedoch im vorliegenden Fall die Beziehung als dyadisch fixierte rettet, d.h. ein physisches Überleben ermöglicht. Die Möglichkeit von Entwicklung entsteht, wenn das Ich der nichtbehinderten Beziehungsperson zur Hülle wird. Mit der Infragestellung der dyadischen Fixierung durch das sich konfigurierende fantasmatische Objekt und den damit in Verbindung stehenden Triebkonflikt als ein Identitätsthema entsteht ein Spannungsraum. Das Konzept der Hülle ermöglicht, diesen Spannungsraum als Balance der inter- und intrasubjektiven Beziehung im Kontext dyadisch fixierter Interaktionsformen zu denken. Das ›Ich‹ des schwermehrfachbehinderten Menschen kann in einer einschließenden – *konkretistisch-leeren Metapher* – und in der ausschließenden – der Sinnlosigkeit des fremden Anderen als Übergangsobjekt – Ausschließung anerkannt werden, die vom ›Ich‹ der nichtbehinderten Beziehungsperson gehalten und ertragen wird. Dies ist entsprechend einer Hülle zu denken, die sich immer wieder zerstören lassen muss, um zeitweilig eine Hülle sein zu können.

Eine solche Form des Hin und Her von Zerstörung, Entstehung und Zerstörung von Kontakt ereignete sich in der Therapie von Jens als Einbruch des ›Nichts‹. Er mündete erstaunlich in eine lustvolle interaktive Situation, die wiederum durch den Eindruck des Absurden zu zerfallen drohte. Im Erlebnis des Kontaktes drohte er zu zerfallen. Ich schien darin selbst zu einem ›Nichts‹ zu werden. Dieses ›Nichts‹ ereignete sich in der folgenden *Wendung* im Sinne von: Es realisierte sich in einer sinnlich-konkreten Beziehungsfigur, auf die bezogen Sinn deutlich werden konnte. In einem Nebensatz beschrieb ich die Aufgabe meiner Intentionalität, die mich die Beziehung zu Jens wieder spüren ließ.

---

[63] Die Bezeichnung des ›ein Ich für zwei‹ ist in Anlehnung des von McDOUGALL geprägten Fantasma des ›Ein Körper, ein Geschlecht, eine Seele für zwei‹ entstanden, das psychosomatischen Erkrankungen zu Grunde liegt. Sie beschreibt damit die Problematik einer an eine Dyade gebundenen Identität, die, um Autonomie zu gewährleisten, eine psychosomatische Symptombildung erzwingt. (McDougall, J. 1998, S. 38 ff)

»In der nächsten Stunde ist Jens sehr unruhig. Ich empfinde seine Bewegungen nicht als Intentionen, sondern als Zuckungen, unseren Kontakt als Täuschung. Trotz aller empfundenen Sinnlosigkeit mache ich weiter. Als Jens auf ein Pupsen von mir reagiert, geraten wir nach und nach wieder in einen intensiven sexuell gefärbten, befriedigenden Kontakt. Ist das personale Begegnung, ist es die Beziehung zwischen Mutter und Kind gestaltende Zärtlichkeit oder das Entgleiten einer beruflichen Beziehung auf Grund eigener unausgefüllter Wünsche und Sehnsüchte? Ich habe das Gefühl, dass niemand das je erfahren darf – die Absurdität des Pupsens als therapeutische Intervention.«

Jens' nicht anerkennbare »Ausstreichung« des »Zuviel an Welt«[64] waren die ›Zuckungen des seelenlosen Körpers‹. Meine notwendigen Verstehensversuche mussten scheitern, solange sie sich nicht auf die ›nicht anerkennbare Ausstreichung‹ – die im Dyadischen fixierte leibliche Identität – beziehen konnten. Die im Dyadischen fixierte leibliche Identität, an der ich qua Verwicklung zwangsläufig teilhabe, stellt einen ›Angriff‹ auf meine Selbstbeherrschung dar, der zu einer vorübergehenden Aufgabe leiblicher Kontrolle führt. Indem ich ein vegetativ organisiertes Geräusch von mir gab, geriet ich an die Stelle, an der Jens mich ›erwartete‹. Jens ›erkannte‹ mich/sich, indem mir etwas Vegetatives zustieß. Der Vorgang schien Jens »die Illusion (zu ermöglichen M. B.), dass es eine äußere Realität gibt, die mit seinem eigenen Erleben korrespondiert«.[65] Im Durchhalten der Beziehung als Hingabe an meine inneren Impulse entstand für eine Weile eine durch lustvolle Sinnlichkeit geprägte Interaktion, bei der Jens und ich uns als ›gemeint‹ erleben konnten.

Zugleich droht der lustvolle und mit der Vorstellung des Verstehens einhergehende Kontakt durch Infragestellungen wieder gesprengt zu werden, in denen das schon beschriebene ›fantasmatische Objekt‹ – ein mörderisches Über-Ich‹, das den lustvollen Kontakt mit ›solch‹ einem Menschen‹ verbietet – erkennbar wird. Der mit dem Lustvoll-Sinnlichen möglich werdende illusionäre Raum als der Beginn des Stehens-für droht durch einen verfolgenden Schrecken immer wieder zerstört zu werden, da dieses ›fantasmatische Objekt‹ als Angriff auf den ›erkennenden Behälter‹ entsteht.

Um die spezifische Art der sich hier vollziehenden Objektzerstörung zu verstehen, sei noch einmal kurz auf diese Bedeutung dieses Vorganges in der normalen Entwicklung verwiesen. Hier kann mit dem Akt der Objektzerstörung das subjektive Objekt als Objekt außerhalb der eigenen Omnipotenz wahrgenommen und schließlich anerkannt werden. Mit der Verinnerlichung jener Behälter-Funktion, die bislang von der Mutter

---

[64] LAPLANCHE, J. 1996, S. 119
[65] LINCKE, H. 1972, S. 834

wahrgenommen wurde, realisiert sich der oral-aggressive Impuls auf der metaphorischen Ebene als Aneignung strukturierende Beziehungsaspekte. Im Umgang mit Übergangsobjekten, im Spiel, beginnen die Dinge nun dem Kind etwas zu bedeuten, werden ihm im Erleben sinnvoll. Damit beginnt es, ›innerlich einen Anspruch auf Leben erheben zu können‹. MÜLLER-POZZI formuliert dies folgendermaßen:»Der Mensch beginnt zu existieren, wenn er Nein sagen, also nicht mehr bloß aggressiv *sein*, sondern Aggression erleben, fühlen und ausdrücken kann.«[66] Und weiter: »Die erste Verneinung ist Verneinung eines Zustandes, in dem zu existieren nicht nötig war«[67]. Der hierfür notwendige Hass des Säuglings gilt »dem Objekt, das in der Trennung von Selbst und Objekt sich konstituiert«. In der oben beschriebenen *Wendung* entstand aus einem Akt der Objektzerstörung heraus eine Situation, in der sich ein ›subjektives Objekt‹ konturierte. Meine vorübergehende Aufgabe der Selbstkontrolle als Hingabe an eine vegetative Funktion ist hier als Vorgang der Verwechslung zu verstehen. Mit Bezug auf die zu Beginn dieses Kapitels kurz skizzierte Episode aus der Therapie von Ro., stehe ich mit dem ›Pupsen‹ gewissermaßen vor dem Fenster des verschlossenen Raumes, kann endlich verstehen. Ich nahm Jens ›wörtlich‹, da ich seine Bewegungen, mit denen er mir auf Grund der Verwicklung nichts sagen konnte, dialogisch missverstand. In der vorübergehenden Aufgabe dieses Anspruches und dem Gelingen der lustvollen Interaktion konturierte sich das subjektive Objekt. Ich verstand die ›Zuckungen‹ nun als misslingende Suche nach einem frühen Liebesobjekt, in dem das Selbst beheimatet ist. Das darin zugleich mitvollzogene Nein gilt hier jedoch einem Zustand – dem dyadisch fixierten Beziehungsmuster –, in dem zu existieren nicht möglich war.[68] Es konstituiert das in der dyadischen Fixierung präkonzipierte fantasmatische Objekt als einen ›Schrecken‹, der das subjektive Objekt immer wieder zu zerstören droht. Im *Rationalen Mythos* des dyadisch fixierten Beziehungsmusters erzwingen die ›Situationen des drohenden Zerfallens‹, die normalerweise aus einem Übergangsbereich heraus Motor der Konturierung einer Position des Dritten und damit der Entwicklung einer Selbst-Objekt-Struktur sind,

---

[66] MÜLLER-POZZI, H. 1995, S. 111

[67] MÜLLER-POZZI, H. 1995, S. 111

[68] Eine Beschreibung für jenen Zustand, der durch Abwesenheit des Denkens als Abwesenheit von Bedeutung gekennzeichnet ist, stammt von DERRIDA:»das primitive, prälogische Schweigen, die unvorstellbare Nacht« (DERRIDA, J. 1972, S. 197). DERRIDA kennzeichnet die Vorgewalt als schlimmste Gewalt, gegen die sich die transzendentale Gewalt des auf Sinn ausgerichteten Diskurses richtet. Die Gewalt, die darin liegt, dass der Andere nur als Spiegel/Bezugspunkt des Selbst erfahrbar ist und er gerade darin in seiner Bedeutung als Mitmensch verfehlt wird, muss der Diskurs mit der steten eigenen Infragestellung gegen sich selbst richten, um sich darin in seiner Negativität und damit zugleich gegen sie behaupten zu können.
DERRIDAS Gedanken können hier nicht umfassend wiedergegeben werden. Sie sind mir jedoch hilfreich gewesen, um ein sprachliches Verständnis zu entwickeln, das den Veränderungen in den Wendungen gerecht wird bzw. die Veränderungen denkbar macht.

eine Verwicklung, in der die Bestimmung des fremden Anderen von innen heraus unmöglich ist, während sie von außen als Ausschließung festgeschrieben wird. Die Position des Dritten ist hier als Ausschluss enthalten, der einen Einschluss verbergen soll. Das darin vollzogene Nein erscheint als Bollwerk gegen die Gewalt der ›ungehaltenen Erregung‹, die als Bedrohung der dyadischen Beziehung erscheint. Hierdurch wird ein Diskurs erzwungen, der in der Ausschließung der Position des Subjektiven aus Jens einen Zombi machen musste, solange nicht mit dem Entstehen des Illusionären – Durchdringung der Sprache im oneirischen Da-Sein, Sprache als Übergangsraum – die diskursive Gewalt als gegen-sich-gerichtete, sich-selbst-in-Frage-stellende gedacht werden kann,[69] indem der aggressive Impuls der ›ungehaltenen Erregung‹ sich als sinnlich-konkrete Beziehungsfigur szenisch verwirklicht.

Diese sinnlich-konkrete Beziehungsfigur des Pupsens und der anschließenden lustvollen Interaktion entsteht als Ineinander-Verschränkung aggressiver Impulse und ›ungehaltener Erregung‹ von Jens und mir. In der anschließenden Fantasie der sexuell missbräuchlichen Beziehung wird die damit verbundene affektive Heftigkeit entsprechend einer Tötungsfantasie deutlich. Im Kontext der Nicht-Wahrnehmung der dyadischen Beziehungsform führt diese zwangsläufig zu einer Form sprachlicher Gewalt. Diese droht, als gegeneinander gerichtete agiert zu werden (die nichtbehinderten Beziehungspersonen ›gegen‹ die schwermehrfachbehinderten Menschen, die Pflegekräfte ›gegen‹ die Angehörigen etc.), wenn sie nicht in sinnlich-konkreten Beziehungsfiguren als Ausdruck eines existenziellen Konfliktes deutlich werden kann: ein als Folge des Verstehens sich organisierendes Triebgeschehen, das als Infragestellung der dyadisch fixierten leiblichen Identität erscheint.

Einige Stunden später folgte eine *Wendung*, bei der ich mich von Jens in ähnlicher Weise ›angesprochen‹ fühlte, wie das in der bei Anna als ›Den-Raum-Verlassen‹ beschriebenen der Fall war. Auch sie trat hier wie nebenbei als Hingabe an eine Interaktion ein:

*»Während einer Ton-Unterhaltung, bei der ich wie Jens nur stimmlich, ohne Xylophon mitmache, registriere ich erstaunt, dass **ich** gemeint bin. ›Stimm-Unterhaltung – ich war ganz erstaunt, dass ich so wichtig bin ohne Xylophon‹.«*

Hier in dieser *Wendung* geriet ich – entsprechend der *Wendung*, bei der Anna den Raum verlässt und auf mich fällt, – an die Stelle des ›Nichts‹, das hiermit Kontur gewann. Ich gab den Versuch auf, mit dem Xylophon Jens beeinflussen, ihn zu einem Mitmachen stimulieren zu wollen, und gab mich meinen stimmlichen Impulsen im Kontext der Interaktion hin.

---

[69] Denn im sprachlichen Diskurs ist die Anerkennung des Fremden nur in der Anerkennung seiner Abwesenheit – als Negativ – möglich.

Jens fand mich als die, die er in seinen ›Zuckungen‹ gesucht hatte: das ›Ich‹, als eine verstehende Instanz, die die Illusion eines suvjektiven Objektes ermöglicht und damit die Anwesenheit eines zerstörerischen Schreckens erträglich macht.

Indem ich an die Stelle des ›Nichts‹ gerate, entsteht aus einer ›Situation des drohenden Zerfallens‹ heraus eine durch Bezogenheit gekennzeichnete Situation. Mit dem ›Ich bin gemeint‹ entstand eine Behälter-Inhalt-Beziehung, insofern ich verstand, dass in den Situationen, in denen ich mich häufig mehr oder weniger verzweifelt gegen den Eindruck der Bewegungen als ›Zuckungen‹ gewehrt und versucht hatte, Jens' Aufmerksamkeit auf mich zu lenken, ich gemeint gewesen war. Ich hatte dieses ›Gemeint-Sein‹ jedoch nicht verstanden, hatte es nicht verstehen können. Denn erst mit einer *Wendung* kann eine Situation entstehen, in der ein subjektiv erfahrbarer Sinn deutlich wird. Eine solche Situation ist durch Ich-Bezogenheit gekennzeichnet und ermöglicht dem schwermehrfachbehinderten Menschen die Organisation seiner Aufmerksamkeit, die auf die in der Interaktion wirksam werdenden Reize/Impulse gerichtet ist.

> ›Ich-Bezogenheit‹ ermöglicht nach WINNICOTT eine »nicht-vergeistigte (...) Art des Alleinseins«[70].»Wenn das Kind in dem von mir gemeinten Sinne allein ist, (...) kann (es M. B.) für eine Weile existieren, ohne auf einen äußeren Anstoß oder eine aktive Person mit einer Gerichtetheit des Interesses oder der Bewegung zu reagieren. Die Möglichkeit für ein Es-Erlebnis ist gegeben. (...) Wenn der Impuls aufgetaucht ist, kann das Es-Erlebnis fruchtbar sein und ein Teil oder das Ganze der anwesenden Person, nämlich der Mutter, Objekt werden. Nur auf diese Weise kann das Kind etwas erfahren, das es als real empfindet.«[71]

Die *Wendungen* sind dadurch gekennzeichnet, dass ich mich der Situation und den darin virulent werdenden Impulsen hingebe, ich also nicht aktiv bin, ohne meine verstehende Haltung aufzugeben. Mit der sinnlich-konkreten Beziehungsfigur und der darauf bezogenen Metapher ›Ich bin gemeint‹, entstand eine Situation, in der Jens eine Zeit lang existieren konnte, gerade da das ›Ich bin gemeint‹ in Bezug auf die deutlich werdende Ausschließung des ›Ich‹ im Spiel mit dem Xylophon als Prototyp der in der dyadisch fixierten Beziehung hergestellten Barriere entstand.

Etwas später:
»In einer dieser Stunden erneut heftiges Kratzen, das mich stets so furchtbar hoffnungslos macht: ›Ich werde immer blinder‹. Ich singe für Jens und mich: ›Wir leben noch – in der Dunkelheit fühlen wir uns.‹ Nach der

---

[70] WINNICOTT, D. 1958, S. 348
[71] WINNICOTT, D. 1958, S. 349/50

Stunde wird mir die Sinnlosigkeit unseres Tuns qualvoll deutlich. Jens‹ Zustand wird sich nicht bessern. Das Schreckliche ist, dass diese Sinnlosigkeit allein getragen und ausgehalten werden muss. Mir wird der Irrtum klar, dass man die Handlungen, Aktionen etc., die man als sinnlos erkannt hat, unterlassen will. Auch das Sinnlose muss getan und das Hoffnungslose gelebt werden. Und doch ist es eine einzige Qual.
In der Dunkelheit sich zu fühlen, ist mir ein Bild für unsere Beziehung, die sich nicht finden lässt und doch da ist. Es lässt mich die darin enthaltene schwere Trauer spüren und ist dabei doch Trost. Immerhin ein erstes Bild für die Beziehung, in dem weder das Schlimme ausgeblendet noch die Beziehung vernichtet wird. So gelingt es mir auch erstmalig, die Wirklichkeit der Hoffnungslosigkeit zuzulassen, ohne davonzulaufen. Ein erstes Zeichen, dass die Beziehung über das Unmittelbare hinaus zu überleben beginnt.«

Mit dieser *Wendung* wird die das ›Nichts‹ (die ›Zuckungen des seelenslosen Körpers‹) erzwingende ›Situation des drohenden Zerfallens‹ metaphorisch gewandelt zu ›Hoffnungslosigkeit‹, die als subjektiv erfahrbarer Sinn die Situation zur *Wendung* bestimmt. Nicht die Situation ist hoffnungslos oder meine Arbeit ist hoffnungslos oder Jens‹ Leben ist hoffnungslos, sondern ich verstehe (endlich), es geht in der Arbeit mit Jens um das Thema Hoffnungslosigkeit. Zugleich bleibt viel im Dunklen. Denn es ist z. B. unbestimmt, um wessen Hoffnungslosigkeit es worauf bezogen geht. Ich kann mir zwar allerhand denken, meine Einfälle einsetzen. Diese müssten jedoch durch ein sinnlich-konkretes Beziehungsgeschehen szenisch realisiert werden. ›Ich werde immer blinder‹ weist metaphorisch auf die ›Abwesenheit des Denkens‹, die mit dem ›Kratzen‹ in mich hereingekommen war. Der Vorgang lässt sich im Sinne einer Behälter-Inhalt-Beziehung begreifen, indem mit dem ›Kratzen‹ und der damit verbundenen ›Sinnlosigkeit‹ der fehlende Sinn – der ›zerstörte Behälter‹ – in die Worte kommt. Diese Worte sind keine Symbole, sondern symbolische Gleichsetzungen. Indem ich es aufgab, gegen das ›Kratzen‹ zu kämpfen, wandelte es sich zu ›Hoffnungslosigkeit‹ als einem existenziellen Lebensthema. ›Wir leben noch – in der Dunkelheit fühlen wir uns‹ stand nun für das Durchhalten den Kontaktes. Die Hoffnungslosigkeit wurde insofern wirklich, als das ›Nichts‹ – die Sinnlosigkeit – als sinnlich-konkrete Beziehungsfigur szenisch sich zur Hoffnungslosigkeit metaphorisierte, und ich sie damit anerkannte. ›Wirklich‹ bedeutete, das Empfinden der Hoffnungslosigkeit stellte für mich die Therapie nicht mehr in Frage. Als Sinn metaphorisiert war sie eine mich ganz ausfüllende Empfindung, mit der ich ganz allein war. Das Allein-Sein ist hier als eine Form einschließender Ausschließung zu verstehen, welche die einzige Möglichkeit darstellt, bei Jens zu sein.

8. Zusammenfassung – Ausklang

Anna – Es sind die letzten elf Stunden einer langen Therapie.
Es fällt mir sehr schwer, mich von Anna zu verabschieden. Damit meine ich nicht nur das Durcheinander meiner Empfindungen, die mir den Abschied schwer machen, nicht nur, dass ich Anna vermissen werde. Ich meine auch und vor allem, dass mir ganz und gar unklar ist, in welcher Form ein Abschied überhaupt möglich ist, wie ich mich mit Anna darüber werde verständigen können.

Wir sind in unserer üblichen Form zusammen. In der 119. und 120. Stunde ist Anna einige Male traurig. Sie beißt ihren Quietsch-Ball. Ich spüre es als Ärgern, Weinen, Quälen. Quäle ich sie so? Ist die Trennung so quälend? Wie schon öfter fällt mir zu Ball Brust ein: die Brust, die von ihr weggehen will und sie zerstückelt zurücklässt. In der 122. Stunde merke ich Distanz zwischen uns. Ich bin gleichgültig. Als ich ihre Quietsch-Töne ernst nehme, mit der Flöte schreie, heule und dabei Wut und Verzweiflung schmerzlich spüre, ist der Kontakt zwischen uns wieder da. Ich habe ein schlechtes Gewissen, weil die Einzelarbeit mit Anna neben der Gruppentherapie jetzt erheblich kürzer ist. Mir wird klar, dass ich auch erleichtert bin, wenn die Therapie zu Ende sein wird und ich die Belastung der schrecklich quälenden Fragen und Empfindungen los sein werde. Das macht mir Schuldgefühle. Die Geldgründe scheinen mir fadenscheinig. Auch in der nächsten Stunde spüre ich viel Wut, Verzweiflung und Trauer. Anna lacht, als ich entsprechend auf der Flöte spiele. Ist sie erleichtert, weil ich sie richtig verstanden habe? Freut sie sich, dass ich das spüren muss, was sie sonst erleidet?

Diese Form des Zusammenseins ist so grundlegend, wie sie gleichzeitig wegen des immanenten Widerspruches nur schwer auszuhalten ist. Die Gefühle sind nur in mir drin. Weder traue ich mich, laut zu schreien, noch gelingt es, ihnen einen eindeutig klaren und damit folgenreichen Ausdruck zu verleihen. Wir sind inmitten der Gruppe von Besu-

cherInnen und MitarbeiterInnen, die von diesem Dialog unberührt sind. Ich befinde mich auf zwei Ebenen gleichzeitig. In mir eingeschlossen sind die furchtbar scharfen und nur so schwer mitteilbaren Gefühle. Zwar quietschen Ball und Flöte entsetzlich. Doch außer uns – Anna und mir – scheint es keine wahrzunehmen. Den Kontakt zu Anna fühle möglicherweise nur ich. Von außen ist nichts festzustellen.
Das bedeutet zweierlei: Es ist Mitteilung über das entsetzlich Schmerzhafte des Nicht-wahrgenommen-Werdens des Leidens. Nicht sich über diese Gefühle verständigen zu können macht sie zu unbegreiflich ›blinden‹ Körperzuständen. Die Mitteilung ist Mitteilung im Agieren. Sie ist unverstanden, da es mir nicht gelingt, mit den MitarbeiterInnen ins Gespräch zu kommen und so den Eindruck zu überprüfen, ob von unserer Kommunikation und den Empfindungen wirklich nichts nach außen dringt. Das ist falsch und richtig zugleich, da es gerade um das Nicht-ins-Gespräch-Kommen geht. Dieser Aspekt der Trauer, der Wut und der Verzweiflung ist zentral. Indem ich mit meinen Gefühlen gleichermaßen einsam bin, habe ich erst eine Chance zu begreifen, wie es Anna geht. Zugleich dient das Getrennt-Halten bei gleichzeitiger größtmöglicher Annäherung der gespaltenen Welten der Aufrechthaltung einer Form, die der Selbstbewahrung dient und damit Verständigung überhaupt ermöglicht. Man muss die mit dieser Form verbundenen und darin eingeschlossenen Gefühle an sich heran lassen und darf sie gleichzeitig um keinen Preis zugeben. Die fragmentierende Verleugnung schafft Distanz, die Schutz vor vernichtender Überwältigung bietet. Grundlage dieser Formbildung ist der Hass, von dem Überwältigung von Innen und Außen droht. Seine Umwandlung in strukturbildende Kraft schafft die Grenzen, innerhalb derer das Gute als Sehnsucht nach Kontakt und Offenheit für Begegnung lebensfähig ist.

Ich habe zu Anna und ihrem so schrecklich einsamen Schmerz Anschluss gefunden. Ich kann ihn nicht verändern, sie darin nur begleiten.
Immer noch spüre ich meinen Förderdrang, um mit dem Erfolg die Not lindern zu können.

Wir sind uns sehr nah in diesen letzten Stunden. In der vorletzten Stunde spüre ich, dass ich Anna Wut, Verzweiflung und Schmerzen nicht nehmen kann, dass sie ein Recht auf die Trauer hat. Habe ich auch ein Recht zu gehen? Ich zeige mit dem Ball mein Weinen, die Schmerzen, Wut und Verzweiflung. Anna lacht.
In der letzten Sitzung schaut sie mich oft an und freut sich. Wir sind uns sehr nah. Es ist ›schwer für mich, mich zu verabschieden; traue ich mich nicht ?‹ – Begrenzte Hoffnung.

Es ist das Anliegen dieses Buches, ein Konzept vorzustellen, das nicht-behinderten Beziehungspersonen veränderte Umgangsmöglichkeiten mit den emotionalen Schwierigkeiten eröffnet, die im Kontakt mit schwer-mehrfachbehinderten Menschen unweigerlich auftreten. Mit dem darge-stellten Konzept wird ›Schwermehrfachbehinderung‹ als spezifische Form einer Beziehungsstörung denkbar. Die emotionalen Schwierigkeiten der nichtbehinderten Beziehungspersonen sind Teil dieser Beziehungsstörung, die schwermehrfachbehinderte Menschen in ihren Entwicklungsmöglich-keiten so gravierend einschränkt. Ein vertieftes Verständnis für diese emotionalen Schwierigkeiten verspricht daher nicht nur eine Entlastung für die nichtbehinderten Beziehungspersonen, sondern stellt auch und vor allem einen Weg dar, der schwermehrfachbehinderten Menschen in Anerkennung ihrer eng begrenzten Möglichkeiten Spielraum für eine ei-genständige Entwicklung eröffnet.

Da schwermehrfachbehinderte Menschen anscheinend nicht über Sprach- und Handlungskompetenz verfügen und ihren Verhaltensweisen und Le-bensäußerungen kein – wenn auch rudimentäres – Selbstgewahrsein zu Grunde liegt, sind die inneren Prozesse der nichtbehinderten Beziehungs-personen das einzig Verfügbare, wenn es gelingen soll, etwas über schwer-mehrfachbehinderte Menschen und ihre Schwierigkeiten zu erfahren: et-was zu erfahren, das einer Mitteilung entspricht und sich nicht als ein ›Wissen über sie‹ entpuppt.

Dreh- und Angelpunkt dieser Untersuchung konnte daher nur die Analy-se der Gegenübertragung als Analyse der in der Therapeutin ablaufenden emotionalen und rationalen Prozesse sein. Diese Analyse bedurfte in doppelter Reflexion einer Auseinandersetzung mit bestehenden theoreti-schen Konzepten und Modellen, um daraus die Überlegungen ableiten zu können, die zu dem hier vorgestellten Konzept geführt haben.

Dieses Konzept sowie seine Herleitung möchte hier noch einmal kurz skizzieren, um seine eigentliche Bedeutung herauszustellen. Diese kann nicht darin liegen, dass sich mit seiner Hilfe besondere nachweisbare Erfolge erreichen lassen, die die Zunahme von Bewusstheit und Selbst-verfügung seitens des schwermehrfachbehinderten Menschen betreffen. Auch wenn sich eine solche Zunahme in den von mir durchgeführten therapeutischen Prozessen durchaus aufzeigen lässt, liegt der eigentliche Wert des Konzeptes doch darin, dass mit ihm der dem schwermehrfach-behinderten Menschen eigene subjektive Spielraum verstehbar wird. Zwischen der Beurteilung eines Lebens als hoffnungslos und dem Sich-Einfühlen in die Hoffnungslosigkeit eines Menschen liegt eine ganze Welt. Der verstehende Zugang zur Schwermehrfachbehinderung ermöglicht nicht nur, zu erkennen, dass die davon betroffenen Menschen in eben der gleichen Weise wie wir alle nach einer Beziehung streben, in der sie et-was von sich und dem Rätselhaften in sich und außerhalb von sich selbst finden und erkennen können. Indem in diesem Zugang die Schwermehrfachbehinderung als eine menschliche Antwort auf eine Extremsituation deutlich wird, zeigt sich gerade darin exemplarisch das spezifisch Menschliche als das stete Angewiesensein des Menschen, sein in der ursprünglichen interaktiven Einheit sich realisierendes So-Sein immer aufs Neue aufbrechen und in einem veränderten Beziehungskontext erneut finden bzw. kreieren zu müssen. Das Konzept der Schwermehrfachbehinderung zeigt, dass der Mensch sich auch unter größten Schwierigkeiten als ein Mensch bewahrt.

Die besondere Schwierigkeit, mit der nichtbehinderte Beziehungspersonen im Kontakt mit schwermehrfachbehinderten Menschen konfrontiert sind, ist deren nahezu absolute Abhängigkeit. Diese bezieht sich nicht auf die äußeren Verhaltensweisen bzw. körperlichen Fähigkeiten. Manche von ihnen verfügen beispielsweise durchaus über eine begrenzte Kontrolle über ihre Bewegungs- und Wahrnehmungsformen. Die Abhängigkeit bezieht sich vor allem auf ihr inneres, ihr psychisches Sein. Ihren Verhaltensweisen, Bewegungen und Lautierungen scheint eben kein rudimentäres Selbstgewahrsein zu Grunde zu liegen. Sie erscheinen sinnlos und sind häufig stereotyp oder reflektorisch in autosensorischen Regelkreisen gefangen. Diese innere, manchmal nahezu absolut erscheinende Abhängigkeit bezieht das nichtbehinderte Gegenüber zwangsläufig mit ein. Sie bestimmt sich als Fixierung auf ein dyadisches Beziehungsmuster. Der schwermehrfachbehinderte Mensch ist in seinem Bemühungen, etwas von sich selbst und dem außer ihm Liegenden finden und verstehen zu können, zwingend auf eine Beziehung angewiesen, in der das Gegenüber seinen Verhaltensweisen einen Sinn zu entnehmen vermag, mit dem er sich als wahrgenommen/gespiegelt/erkannt erfahren kann.
Konträr zu dieser zwingenden Notwendigkeit werden die Eindrücke, die die Verhaltensweisen des schwermehrfachbehinderten Menschen in der nichtbehinderten Beziehungsperson hinterlassen, häufig nicht als Folge eines Mitteilungsversuches wahrgenommen, sondern scheinen zu sachlichen Eindrücken und distanzierten Beurteilungen über sie zu führen. Die VertreterInnen der neueren Euthanasiebewegung verstehen gerade diesen Umstand als Beweis, dass schwermehrfachbehinderte Menschen ›nicht in der Lage seien, subjektiv einen Anspruch auf Leben zu erheben‹ – einen Beweis, der ihre Tötung rechtfertigt. Im Kontext humanistisch begründeter Behandlungsformen führt – sehr vereinfacht und überspitzt gesagt – dieser Umstand zu Methoden, mit denen schwermehrfachbehinderte Menschen ›lernen‹ sollen, wie man sich als Subjekt verhält, und mit denen ihre vermeintliche Unfähigkeit zwangsläufig festgeschrieben wird. Diese Besonderheit des Denkens und Sprechens der nichtbehinderten Beziehungsperson, mit dem die Mitteilungsbemühungen des schwermehrfachbehinderten Gegenüber zu sachlich-logischen Beurtei-

lungen führen, entsteht, da Denken und Sprechen der nichtbehinderten Beziehungsperson der Abwehr dient. Mit dem im Denken und Sprechen hergestellten Bezug gewinnt die Theorie die Funktion, den in der Beziehung erzeugten Schrecken auszublenden, der mit der nahezu absoluten Abhängigkeit des schwermehrfachbehinderten Menschen zusammenhängt.

Der Schrecken, der diese Funktion des Denkens erzwingt, hängt zusammen mit dem Erschrecken der nichtbehinderten Beziehungsperson darüber, dass ihr Denken in dieser Beziehungsform ›ins Leere greift‹ und nicht zu einem gegenseitigen Verstehen führt. Der Schrecken zeigt sich in der affektiven Heftigkeit und Ambivalenz in der nichtbehinderten Beziehungsperson. Die Beziehungssituation als solche droht dadurch zu zerfallen. Diese Gefahr ist im Kontext einer dyadischen, durch nahezu absolute Abhängigkeit charakterisierten Beziehung eine tödliche Bedrohung – eine tödliche Bedrohung, die nicht als Vernichtungsdrohung in der Fantasie erscheint, sondern nicht zu unterscheiden ist von einer auf reale äußere Gefahren bezogenen tödlichen Bedrohung. Die Affekte bedrohen in gravierender Weise den inneren Halt der Beziehungsperson und erzwingen mit dem zu sachlich-logischen Wahrnehmungen und einer technologischen Sprache führenden Denken innere Distanz. Mit dieser Form des Denkens – dem *Rationalen Mythos* – wird die Beziehungssituation zugleich auf paradoxe Weise gerettet, indem es der nichtbehinderten Beziehungsperson gelingt, zusammen mit der dyadischen Beziehung ihr Involviert-Sein in die Abhängigkeit des schwermehrfachbehinderten Gegenübers auszublenden und diese damit zugleich zu fixieren.

Diese Dynamik lässt sich als Folge eines Konfliktes beschreiben, der sich der denkerischen Durchdringung zu entziehen scheint. Denn die Empfindungen, die ein Verständnis für den Konflikt ermöglichen würden, müssen ja gerade ausgeblendet werden, damit die Situation aushaltbar ist. Die denkbare Möglichkeit dieses Konfliktes scheint die haltende Beziehung zu gefährden, die Voraussetzung seiner Bearbeitung ist.
Dieser Konflikt droht den symbolischen Raum somit grundsätzlich in Frage zu stellen. Diese Infragestellung wird als Gewalt – Gewalt als Abwesenheit des Denkens – erfahren. Hierin findet das drohenden Auseinanderfallen der existenziell notwendigen Beziehungssituation Ausdruck. Der *Rationale Mythos* rettet die Beziehungssituation, indem er eine Form des Denkens erzwingt, mit der die Eindrücke der nichtbehinderten Beziehungsperson zu sachlich-logischen Gedanken führen, die sich auf Funktionsabläufe beziehen und sich in einer technologischen Sprache niederschlagen. Die Überlegungen erklären in zwangloser Weise das Gefangensein des schwermehrfachbehinderten Menschen in stereotypen und reflektorischen Bewegungsmustern als logische Folge ihrer schweren Behinderung und besiegeln damit die Unmöglichkeit des Verstehens.

Der *Rationale Mythos* – die sachlichen Gedanken und technologische Sprache – ist also eng verflochtener Teil einer durch nahezu absolute Abhängigkeit gekennzeichneten dyadischen Beziehung, die er zugleich zu verleugnen hilft. Die mit dem *Rationalen Mythos* – den sachlichen Gedanken und der technologischen Sprache – einhergehende Leugnung und Negierung der dyadische Beziehung erzwingt für den auf Einfühlung angewiesenen schwermehrfachbehinderten Menschen die Ununterscheidbarkeit einer tödlichen Bedrohung von einer Überlebensmaßnahme. Denn mit dem *Rationalen Mythos* wird ihm zwangsläufig das Person-Sein entzogen, und doch zugleich die Basis gerettet, da seine Fähigkeit, ›subjektiv einen Anspruch auf Leben zu erheben‹, in der Dyade nur von der unabhängigen BeziehungspartnerIn bewahrt werden kann. Diese spezifische dyadische Beziehungsstörung ist durch die Idee des *fehlenden Selbst* organisiert. Sie ist nicht mit Konzepten zu erfassen, die auf der Ausformulierung der Subjekt-Objekt-Differenz beruhen bzw. diese voraussetzen. Hieraus erklärt sich die Funktion der auf der Subjekt-Objekt-Differenz fußenden Theorie zur Abwehr der mit dem Schrecken in Verbindung stehenden Beziehung. Entsprechend dem Säugling, der auf die Beziehung zu einem sich einfühlenden Erwachsenen angewiesen ist, um in seinen Bemühungen verstanden zu werden, lässt sich die Beziehungsstörung als eine Verwicklung denken, die in der spezifischen Art der Beziehung vom schwermehrfachbehinderten Menschen und seiner nichtbehinderten Beziehungsperson erzeugt wird. Diese Verwicklung, die in der Interaktion mit dem schwermehrfachbehinderten Menschen die Möglichkeit des Verstehens ersetzt, fungiert als eine Barriere. Die Verwicklung realisiert sich in den leiblichen Verhaltensweisen des schwermehrfachbehinderten Menschen und ihrer Wirkung auf Denken und Sprechen der Beziehungsperson.

Der Konflikt als die mit einer emotionalen Denkstörung der nichtbehinderten Beziehungsperson in Verbindung stehenden Bewegungsstörung des schwermehrfachbehinderten Menschen lässt sich durch eine Innen- und Außensicht charakterisieren, die als aufeinander bezogen gedacht werden müssen.

Die Innensicht ergibt sich – als innere Betrachtung – aus der Analyse der Gegenübertragung der nichtbehinderten Therapeutin. Das Denken und Sprechen der nichtbehinderten Beziehungspersonen ist als ein Fantasieren zu denken, das einer Deutung bedarf, um den enthaltenen verborgenen Sinn zu erkennen. Dieser Sinn bestimmt sich entsprechend der dyadischen Beziehung als Sinn, den die beiden InteraktionspartnerInnen füreinander haben. Der Sinn der zu sachlichen Beurteilungen führenden und darin auf ihre subjektive Sinnlosigkeit festgelegten Bewegungen und Lautierungen des schwermehrfachbehinderten Menschen ist also einer, der sich erst in sinnlich-konkreten Beziehungsfiguren realisieren muss, damit er von der nichtbehinderten Beziehungsperson verstanden werden und nun in der Beziehung zum schwermehrfachbehinderten Menschen diesem einen Spielraum als Möglichkeit eines Selbst-Seins im Sinne eines ›Seins als nichtreflexive Form des Existierens‹ eröffnen kann. Die Außensicht – als Sicht einer angenommenen äußeren BeobachterIn – ist die Beschreibung der spezifischen Leiblichkeit des schwermehrfachbehinderten Menschen. Die in stereotypen und reflexhaften sowie autosensorischen Regelkreisen gefangenen und ›sinnlos‹ erscheinenden Verhaltensweisen sind Ausdruck eines leiblich erfahrenen, intolerablen Widerspruches. In ihnen ist das drohenden Auseinanderfallen der dyadischen Beziehung fixiert und zur Form geronnen. In dieser Form kann sich der schwermehrfachbehinderte Mensch zwar entsprechend der basalen Notwendigkeit einer Uridentität als ›körperliche Einheit‹ erfahren, jedoch in einer Weise, die eine grundlegende Störung der Selbstentwicklung nach sich zieht. In ähnlicher Weise beschreiben FRÖHLICH und HAUPT die Entwicklungsstörung des schwermehrfachbehinderten Menschen. Sie setzen mit ihrer Methode bei den basalen Wahrnehmungsbereichen der somatischen, vestibulären und vibratorischen Wahrnehmung an, die eben jene ›körperliche Einheit‹ organisieren, um darauf aufbauend die Wahrnehmungsbereiche zu fördern, die »die Beziehung zu anderen Menschen« strukturieren.[1] Der intolerable Widerspruch stellt sich hier als ein Problem dar, das sich daraus ergibt, dass die Existenz des schwermehrfachbehinderten Mensch als ›körperliche Einheit‹ in der Beziehung zu anderen Menschen nicht als Sinn realisiert werden kann, sodass die hieran beteiligten Wahrnehmungsbereiche ihm als Organisatoren verfügbar werden könnten. In die Sprache der Psychoanalyse übersetzt handelt es sich um die spezifische Form einer ›körperlichen Einheit‹ oder ›Uridentität‹, die mit ihrer Realisierung in einem die dyadische Beziehung strukturierenden Triebgeschehen die haltende Beziehung gefährdet. Der Wunsch, der als solcher leiblich-sinnlich nicht in Erscheinung treten kann, ist der, als Subjekt erkannt und anerkannt zu werden, und zwar als ein Subjekt, welches das nichtbehinderte Gegenüber nicht in seinen zum Verstehen auf das Denken angewiesenen Subjekt-Sein bestätigen kann. Dieser Wunsch scheint die haltende Beziehung zu gefährden, da er mit der Anerkennung des Nicht-Denkens bzw. Nicht-Verstehens das nichtbehinderte Gegenüber zu vernichten droht und zwar in seiner Funktion als ein haltendes Objekt. Die ›körperliche Einheit‹ als eine an die Dyade gebundene Uridentität erzwingt sinnlich-konkrete Beziehungsfiguren, in denen das nichtbehinderte Gegenüber zu einem vernichtenden Objekt zu werden droht.

---

[1] AYRES, J. 1979, S. 45

Die Anerkennung des nicht-reflexiven-Seins des schwermehrfachbehinderten Menschen – *des fehlenden Selbst* als seines unübersetzbar scheinenden Identitätsthemas, besser Identitäts-Dilemmas – wird als existenzielle Gefährdung der dyadischen Beziehung erfahren, wiewohl sie diesen Konflikt in kreativer Weise zugleich hervorgebracht hat. Dieser Konflikt ist einer, der sich in der nichtbehinderten Beziehungsperson ereignet. Es ist der Einbruch des fehlenden Dritten in die Beziehungsperson –
die nahezu grundsätzlich erscheinende Infragestellung des symbolischen
Raumes – und bedroht diese mit dem Zerfall ihrer Fähigkeit, als ein ›Ich
für zwei‹ zu fungieren, die von Bion als Fähigkeit zur träumerischen Einfühlung bezeichnet wird.

Diesen Konflikt habe ich mit Ereignissen in Verbindung gebracht, die
den Eintritt der Behinderung und die sie erzwingende Form der Behandlung betreffen. Die Beschreibung des Konfliktes auf Seite 143 ist entsprechend einer dramatischen Darstellung zu lesen, die sich nicht auf
einen äußeren Ablauf bezieht, sondern szenische Beschreibung des drohenden Zerfalls der existenziell notwendigen Beziehung ist. Sie entspricht
der Momentaufnahme des Schreckens, der sich in der nichtbehinderten
Beziehungsperson in den alltäglichen, durch kleinere oder größere Irritationen gekennzeichneten Situationen entfaltet, der Wirkung eines imp-
lantierten Chips vergleichbar, der von Zeit zu Zeit einen Systemzerfall
hervorzurufen scheint:

»Die Nicht-Wahrnehmung des schwerbehinderten Menschen als Person
ist die Widerspiegelung des ›Nichts‹, in das schwermehrfachbehinderte
Menschen und ihr Beziehungsumfeld (Angehörige wie Professionelle)
bei Eintritt ihrer Behinderung hineingeworfen werden oder bei Eintritt
ins Leben hineingeworfen sind: der unerhörte Schrecken einer durch Todesangst und Entsetzen, Mangel und zerstörerische Impulse, vitale Bedrohung und Hilflosigkeit, Vernichtung bisheriger Lebensperspektiven
sowie erschreckende Erfahrung des eigenen Nicht-Genügens gekennzeichneten konflikthaften Situation. In ihr drohen die Fähigkeiten der
nichtbehinderten Erwachsenen zusammenzubrechen, insbesondere ihre
innere Fähigkeit zur Unterscheidung der eigenen Affekte von denen ihres Gegenübers, die Unterscheidung von Fantasie und Realität. Das Vertrauen auf die eigenen Kräfte als Reflex auf die Möglichkeit des Sich-
Verstehens und auf die Sicherheit der Verbindung zu guten inneren Objekten droht unterzugehen.
Dieses innere Chaos in der nichtbehinderten Beziehungsperson entsteht
im Moment vitaler äußerer Bedrohung des schwermehrfachbehinderten
Gegenüber. In dieser Situation, in der innere und äußere Gefahr nicht
mehr unterschieden werden können – der Mensch stirbt, wenn ich nicht
sofort das Richtige tue; er ist äußerst hilflos und auf mich angewiesen;

wenn ich aber innehalte, weiß ich nicht mehr, was ich tun werde, ob ich überhaupt etwas tun werde, noch ob ich etwas tun kann, ob es mein Ich/ mich überhaupt gibt – erzwingt der *Rationale Mythos* einen inneren Beziehungsabbruch und gibt als autonome Handlungsanweisung Ordnung. Der schwerbehinderte Mensch erfährt diese Ordnung zugleich als Überlebens-Sicherung: die Festlegung auf seine psychische Nicht-Existenz. Seine Identifikation mit dieser Interaktionsform wird zum Ersatz eines Beziehungssystems, in dem seine physiologischen Regungen im Zusammenspiel mit den unbewussten Wünschen des Gegenübers zu spezifischen Bedürfnissen geformt werden könnten, dies aber gerade als Gefahr erscheinen muss. Hierdurch wird die vernichtende Angst abgewehrt, ein solches Beziehungssystem sei nicht möglich und nicht tragfähig, Verstehen sei sogar gefährlich angesichts der Realität von Vernichtungsängsten und -impulsen.«

Mit dieser Dynamik entsteht eine besondere Form der Abwesenheit bzw. Fremdheit in sich selbst – die als Verwicklung beschriebene Barriere des Ineinander autosensorischer Regelkreise und sachlicher Gedanken –, die ich mit den von OGDEN beschriebenen »Löchern im Gewebe des ›zum Vorschein kommenden Selbst‹«[2] verglichen habe. In Situationen des drohenden Zerfallens der dyadischen Beziehung, in denen eine Verständigung mittels träumerischer Einfühlung notwendig wäre, damit die Dyade sich zur Übergangsbeziehung erweitern könnte, wird mit der Getrenntheit etwas Fehlendes zur bestimmenden Erfahrung. Entsprechend dem hungrigen Säugling, der noch keine Vorstellung von dem hat, was ihm fehlt, und der die Mutter braucht, die seine Empfindungen in den Gedanken verwandeln kann, dass da etwas fehlt, benötigt der schwermehrfachbehinderte Mensch in einer solchen Situation die Fähigkeit der nichtbehinderten Beziehungsperson zur Einfühlung, die seine Empfindungen in Gedanken verwandeln könnte. Gerade das ist in der oben beschriebenen Situation des drohenden Zerfalls nicht möglich. Die nichtbehinderte Beziehungsperson ist auf Grund der Heftigkeit und Ambivalenz der ausgelösten Affekte ihrer Fähigkeit zur Einfühlung gerade in einer Situation beraubt, in der sie dringend darauf angewiesen wäre. Das, was fehlt und was die ›Bewusstheit körperlicher Separatheit‹ erträglich machen würde, ist ein Gegenüber, das mit der Fähigkeit zur Einfühlung die unerträglichen Empfindungen des schwermehrfachbehinderten Menschen in Gedanken darüber verwandeln könnte. Was ihm fehlt ist ein ›Ich für ein Du‹. Durch dieses ›fehlende Gegenüber‹ können die einen Schrecken provozierenden Bewegungen und Lautierungen des schwermehrfachbehinderten Menschen von der nichtbehinderten Beziehungsperson nicht in Gedanken darüber umgewandelt werden, was ihm fehlen könnte. Die

---

[2] OGDEN, T. H. 1995, S. 54

als sinnlos erscheinenden Bewegungen haben dieses auch gar nicht mehr
zum Ziel. Sie sind – darauf weist ODGEN hin – ein Ersatz, eine Form des
Existierens, die die Erfahrung der Getrenntheit als Ursache unerträglicher Seelenqualen vermeiden sollen und mit denen eine Art Ersatzhaut –
ein Quasi-Objekt – geschaffen wird.

Parallel dazu lassen die unerträglichen Empfindungen der nichtbehinderten Beziehungsperson sich auf diesem Hintergrund als Auswirkung
der unerträglichen ›Beziehungsbotschaften‹ des schwermehrfachbehinderten Menschen verstehen, die nicht in etwas Erträgliches – in Gedanken darüber, dass etwas fehlt – verwandelt werden können. Die ›Beziehungsbotschaften‹ werden in der Verwicklung verzerrt und gespalten, da
der in der Verwicklung sich realisierende Umgang dem Umgang mit unbelebten Material angemessen wäre und so die ›Beziehungsbotschaften‹
eher auf Spuren eines sachlich zu ermittelnden Körperbedarfs bzw. einer
physiologisch oder vegetativ regulierten Erregungsabfuhr verweisen.

Mit dem in der Verwicklung erzeugten Quasi-Objekt und dem darauf
bezogenen sachlich zu ermittelnden Körperbedarf wird die dyadische Beziehung fixiert und kann sich nicht zur Übergangsbeziehung erweitern.

Die Berücksichtigung der dyadischen Fixierung des Konfliktmusters
macht die Notwendigkeit einer doppelten Reflexion deutlich, die sich
auf eine Außen- und Innensicht bezieht. Das, was sich als äußere Beobachtung darstellt, lässt sich nun als Beschreibung eines szenischen Geschehens im Sich-Ereignen seines tendenziellen Zerfalls erkennen. Es
entsteht die Möglichkeit, dass sich das ›fehlende Gegenüber‹ in sinnlich-
konkreten Beziehungsfiguren realisiert und Situationen entstehen, die dem
schwermehrfachbehinderten Menschen ein ›Alleinsein in Gegenwart einer Anderen‹ gestatten.

Diese Möglichkeit des Verstehens greift die der Musik innewohnende
symbolisierende Form auf. Mittels der Musik kann die dyadische Fixierung insofern berücksichtigt werden, da Musik nicht die Subjekt-Objekt-
Trennung ausführt, sondern im Gegenteil in Rekonstruktion die ursprüngliche interaktive Einheit formuliert: die Umsetzung des dyadischen Paradox der Uridentität in ein szenisches Beziehungsgeschehen. Musik ist –
wie alle Kunst – zweckfrei, ein reines Spiel mit Formen. Mittels der in
ihren Idiomen eingefrorenen, auf Beziehung verweisenden Bedeutungen
wird in der Musik eine Szenerie dramatisch dargestellt und damit ein
Ausdruck erzeugt, der als objektiver real ist und zugleich auf nichts verweist – als Illusion einem subjektiven Objekt entsprechend.

So entstanden mit den musiktherapeutischen Interventionen ›Improvisationen‹, in denen die Sinnlosigkeit als Zerstörung musikalischer Formen
nicht nur hörbar wurde. Gerade die Sinnlosigkeit – das Falsche und Unpassende der Lieder, die bedeutungslos werdenden Formen, betäubend
wirkende Dissonanzen – bestimmte die ›Improvisation‹ als stimmig und

evident. Der entstehende Ausdruck – die Illusion – verwies auf seine
ihm eigene Unstimmigkeit. Musikalisch entstand dieser Eindruck dadurch,
dass die auf einen konventionellen Musikstil bezogenen Volks- und Kin-
derlieder durch die vegetativ erscheinenden ›Einwürfe‹ der schwermehrfachbehinderten Menschen in einer Weise infragegestellt wurden, die der
Infragestellung durch Ausdruckselemente der neuen Musik des 20. Jahr-
hunderts (Atonalität, serielle Musik etc.) entspricht. Mit dem sachfrem-
den Hantieren der Instrumente entstanden ›untypische‹, dem instrumentalen Klangraum entfremdete Geräusche, die einen Bezug zur Verfremdung des instrumentalen Klangraumes durch Verfremdung der Instrumente
aufweisen, wie CAGE das beispielsweise in seinen Kompositionen durchgeführt hat.[3] Ebenso entstand in der Verflechtung der kreatürlich und sym-
ptomatisch gestalteten Lautierungen der schwermehrfachbehinderten
Menschen mit den musikalisch gestalteten Interventionen der Therapeutin ein Geräuschgewebe, in dem die idiomatischen Elemente der Musik
durch die Herauslösung aus ihrem Bezug ähnlich infragegestellt und ver-
fremdet wurden, wie dies in der neuen Musik jedoch in komponierter
Weise als Stilmittel durchgeführt wird.[4] Zugleich wurde jedoch keine
Stilrichtung der neuen Musik bestimmend. Eher ließ sich die Auflösung
und Verfremdung der musikalischen Formen auf die in der neuen Musik
vorangetriebene musikalische Durchführung der Auflösung konventioneller Formen und Elemente beziehen. Was hierin dadurch hörbar wurde, war nicht die »Szene der Unterdrückung eines Wunsches«[5], sondern
die szenische Verhinderung oder Verfremdung einer Beziehungsform als
eines Kontextes, in dem ein Wunsch erst sinnvoll werden könnte.

Diese in der ›Improvisation‹ zur Darstellung kommende Unstimmigkeit
als Charakteristikum einer Beziehungsform war jedoch darauf angewiesen, sprachlich in ein Verständnis eingeholt zu werden. Es war die entscheidende Frage, was denn in diesen falschen und gerade darin stimmig
erscheinenden ›Improvisationen‹ eigentlich verstehbar wurde. In welcher
Weise realisierte sich in diesen ›Improvisationen‹ jener Sinn der reflektorischen und stereotyp erscheinenden Bewegungen und lautlichen Äußerungen der schwermehrfachbehinderten Menschen, der mit der Verwicklung die sachlichen Gedanken und die technologische Sprache der
nichtbehinderten Beziehungsperson erzwang?
Dieser Frage bin ich anhand der Auseinandersetzung mit Fallbeispielen
nachgegangen und habe darin das Verstehens-Konzept ausgeführt.

---

[3] CAGE, J. 1943–1952 ›Sonatas and Interludes for Prepared Piano‹
[4] Siehe z. B. die Komposition von CAGE 4'33'' sec, in der in extremer Weise die Pause ihres
Bezuges beraubt ad absurdum geführt wird.
[5] NIEDECKEN, D. 1988, S. 121

Die ›Improvisationen‹ machten die im *Rationalen Mythos* durchgeführte Ausblendung der dyadischen Beziehung nicht rückgängig, aber hörbar: Das, was in der anscheinenden Zwanglosigkeit der sachlich-logischen Gedanken und der technologischen Sprache und des darin hergestellten Bezuges zwischen den Schwierigkeiten des schwermehrfachbehinderten Menschen und der schweren organischen Beeinträchtigung verschwiegen wird, wird als Kehrseite in der ›stimmigen Unstimmigkeit‹ in der Musik unüberhörbar. Mit der Stimmigkeit der fragmentiert und sinnlos erscheinenden Musikbruchstücke wurde eine Spannung hergestellt und gehalten. Die unstimmigen Lieder waren passend, da sie das Unstimmige der Beziehung hörbar und zugleich erträglich machten. Die ›Improvisationen‹ brachten etwas Unerträgliches zum Ausdruck und machten es dadurch erträglich. Das Unerträgliche bezog sich auf den Ausdruck, der sich einem verstehenden Zugang zu sperren schien: der ›Ausdruck, der in sich zurückfällt‹, der auf ›Nichts‹ verweist. Dieser Ausdruck machte auf die besondere Form der Abwesenheit als ›Nichts‹, der Fremdheit in sich selbst als einer Art ›Ersatzhaut‹, und damit auf das fehlende Gegenüber des ›Ich für ein Du‹ aufmerksam. Das Ineinander der stereotyp, reflektorisch oder vegetativ gesteuert erscheinenden Bewegungen und der sachlich-logischen Gedanken und technologischen Sprache der Therapeutin wurde hierin zur *konkretistisch-leeren Metapher*, da darin die ins Nichts gehende Bewegung zur Kontur des ›fehlenden Dritten‹ wurde. Insofern mit dieser Ausdrucksform, die auf die Infragestellung der Möglichkeit des Verstehen verweist, die Erfahrung der Getrenntheit als bestimmte Negation aufgehoben ist, kann mit ihr die Ununterscheidbarkeit der Interagierenden – die fehlende Subjekt-Objekt-Differenzierung, die die Verwicklung der beiden BeziehungspartnerInnen erzwingt – vorübergehend gehalten werden. Hierdurch wird zugleich die Nicht-Identität der an der Interaktion Beteiligten mit dieser Ausdrucksform deutlich.

Auf dieser Basis bestimmte sich nun die therapeutische Beziehung als Übergangsbeziehung, die Anschluss an den symbolischen Raum gefunden hatte, ohne die dyadische Fixierung aufzuheben – eben in Anerkennung des Nicht-Verstehens und der Abwesenheit des Denkens. Mit den *Wendungen* entstanden Situationen, in denen mit den sinnlich-konkreten Beziehungsfiguren in den Bewegungen und Lautierungen des schwermehrfachbehinderten Menschen ein subjektiv erfahrbarer, metaphorischer Sinn deutlich werden konnte und der diesem zugleich ein Alleinsein im Sinne eines nichtreflexiven Seins ermöglichte.

Diese Form der ›Verständigung‹ bzw. der Verwendung symbolischer Ausdrucksformen oder protosymbolischer Übergangsobjekte entspricht nicht einem auf der Subjekt-Objekt-Differenz beruhenden Dialog, sondern der Durchdringung von Körper und Sprache, die MERLEAU-PONTY als ›oneirisches Dasein‹ beschreibt. Es entspricht der Kreierung eines

illusionären Raumes, wie es WINNICOTT für das Entstehen erster Vorstel-
lungskomplexe als das ›Auftauchen der Brust, wenn der Säugling sie
erschafft,‹ beschreibt, bzw. BION als das Entstehen erster Gedanken durch
die Behälter-Funktion der Mutter.
In den *Wendungen* vollzieht sich der Schrecken des Zerfallens als ein
metaphorischer. Die ›Zuckungen des seelenlosen Körpers‹ wie das ›Mich-
Verlassen‹ als unverstandene Ausdrucksform eines Autonomie-Impuls
entsprachen dem Wunsch, das Gute woanders als bei der Therapeutin
(also in der unmittelbaren Situation) zu suchen (nämlich in sich selbst).
Er provozierte bislang als Situation des drohenden Zerfallens die unverständliche Verwicklung. Indem die Therapeutin vorübergehend ›zerfiel‹
und Denken und Verstehen-Wollen aufgab, entstand mit dem metaphorischen Verstehen das subjektive Objekt – die Illusion. In der sinnlich-
konkreten Beziehungsfigur tauchte die Therapeutin sinnlich-konkret und
mit ihrem Verstehen gewissermaßen da auf, wo sie ihr Gegenüber erwartete. Dies ermöglichte ihm die Illusion, er habe sie als ein ›Ich für ein Du‹
geschaffen, es gebe sie als ein ›Ich für ein Du‹ wirklich. Damit wurde die
bisher bestimmende Erfahrung der ›Sinnlosigkeit des Autonomie-Impulses‹ – des Ins-Leere-Gehens der Bewegungen und Lautierungen – insofern überschritten, als diese Möglichkeit des Verstehens als protosymbolische Interaktionsform verfügbar werden konnte. Das darin begriffene
›Mich-Finden‹ ist weiterhin als ein Wissen zu denken, »das noch nicht
gedacht werden kann«[6], das jedoch als Präkonzeption in Interaktionen
mit Übergangsobjekten sinnvoll werden kann. Der schwermehrfachbehinderte Menschen bleibt dabei weiterhin auf den »Schutz der Nähe zu
einem anderen (angewiesen M. B.), der (sein M. B.) Als-Ob und die Realität zusammenhalten kann.«[7]

Die *Wendungen* lassen sich als einen Akt der Objektzerstörung verstehen, mit dem zugleich mit dem ›subjektiven Objekt‹ ein fantasmatisches
Objekt Kontur gewinnt, auf das sich das metaphorische Verstehen bezieht. Dieses fantasmatische Objekt war als Präkonzeption (Quasi-Objekt) Teil der Verwicklung, in der die ›Beziehungsbotschaften‹ des schwermehrfachbehinderten Menschen als etwas existenziell Bedrohliches abgewehrt, fragmentiert und verzerrt wurden. In der Verwicklung wurde
die »bestimmte Erwartungshaltung«[8] des schwermehrfachbehinderten
Menschen zur ›Erwartung‹ eines Gegenübers, von dem er sich nicht als
wahrgenommen und gespiegelt erfahren kann, sondern dessen Wahrnehmung im Gegenteil als existenzielle Bedrohung erscheinen musste. Der
darin liegende Schrecken wurde in den *Wendungen* im Kontext einer

---

[6] ALTMEYER, M. 2000, S. 158
[7] FONGAY, P./TARGET, M. 2001, S. 965
[8] NIEDECKEN, D. 1988, S. 121

Beziehungsfigur als sinnlich-erregende Spannung in der Therapeutin spürbar. Mit dieser als überwältigend erfahrenen Triebspannung konturierte sich ein fantasmatisches Objekt, in dem die unbewussten aggressiven und destruktiven Fantasien der nichtbehinderten Beziehungsperson in ihrer Wirkung auf das schwermehrfachbehinderte Gegenüber, dem sie gelten, fantasmatisch deutlich wurden. Indem es hinsichtlich der Wahrnehmung dieser Wirkung – als ›Mich-Verlassen‹ oder als ›seelenloser Körper‹ – nicht unterscheidbar war, ob es sich um auf ein Außen bezogene Wahrnehmungen, um eigene Projektionen oder um eine einem ›subjektiven Objekt‹ entsprechende Illusion handelte, musste dies erscheinen, als sei etwas Zerstörerisches in die Therapeutin hineingekommen: die Abwesenheit des Denkens, mit der die Unterscheidung von äußerer Realität und innerer Fantasie unmöglich wird. Der Vorgang der *Wendung* ist als ein kreativer Akt der Objektzerstörung zu verstehen. Als Folge eines ›Angriffes‹ der schwermehrfachbehinderten Menschen auf die Denk- und Symbolisierungsfähigkeit der TherapeutIn, bei der diese vorübergehend zerfällt wird mit der *Wendung* – mit der sinnlich-konkreten Beziehungsfigur und dem darauf bezogenen metaphorischen Verstehen – zugleich die Nicht-Identität der Interagierenden mit dem fantasmatischen Objekt deutlich: die einzig mögliche Form, das Bedrohliche benennen zu können.

Die *Wendungen* sind die Realisierung des Sinns, der in den unverständlichen Verhaltensweisen des schwermehrfachbehinderten Gegenüber enthalten und in den emotionalen Schwierigkeiten, den sachlich-logischen Gedanken und der technologischen Sprache aufgegriffen wird. Der Schrecken des ›Mich-Verlassens‹ oder des ›zuckenden seelenlosen Körpers‹ wurde darin schließlich verstanden als die durch das therapeutische Beziehungsangebot verursachte und darin beantwortete Rückwendung von Anna und Aufregung von Jens, die zugleich ihr Versuch des Sich-Behauptens in einer erschreckenden, Fremdheit erzeugenden und doch auch zugleich aufregend verlockenden Welt sind: ein Schrecken, der ihnen jedoch erst sehr begrenzt zugänglich war, den die Therapeutin daher für sie halten musste. Von ihm ist in den beschriebenen *Wendung* etwas ins Verstehen gekommen. Die entstandenen Einigungsfiguren ermöglichten Anna und Jens das ›Allein-Sein in Gegenwart einer Anderen‹, nicht als eine ständig verfügbare Fähigkeit, jedoch als Prototyp des Vorganges der Aneignung. Die Einigungsfiguren boten eine Grundlage dafür, dass im weiteren Verlauf des therapeutischen Prozesses weitere Aspekte des ›Mich-Verlassens‹ und ›seelenlosen Körpers‹ deutlich und verstehbar werden konnten.

Der Konflikt, den der schwermehrfachbehinderte Mensch nicht realisieren kann und der sich als solcher ausschließlich in der Therapeutin zu ereignen scheint, lässt sich somit als Zerstörung/Verdrehung/Umdrehung jener Funktion verstehen, die es der nichtbehinderten Beziehungsperson ermöglichen würde, mittels der träumerischen Einfühlung als ein Behälter zu fungieren und die ›unverträglichen Beziehungsbotschaften‹ in Gedanken darüber zu verwandeln, was ihm fehlen könnte und ihm dieses geben zu können. Die Sinnlosigkeit der ins ›Nichts‹ gehenden Bewegungen als drohende Erfahrung der Auflösung des Denkens erscheint nun als das Eindringen von Eindrücken, die die Behälter-Funktion der Therapeutin zerstören, oder aber als Aufnahme eines defekten Behälters. Sie steht mit der »eingeübten Erwartungshaltung«[9] in Verbindung, dass ein Verstehen vernichtend sein könnte. Die ›Aufnahme eines defekten Behälters‹ – eine andere Formulierung für die bislang als Barriere beschriebene Verwicklung – ist in diesem Fall ein kreativer Akt und kann als Folge des Versuches der Objektzerstörung verstanden werden. Wenn er von der Therapeutin überlebt wird, kann Wirklichkeit in dem Sinne entstehen, dass sich die ›unerträglichen und als zerstörerisch befürchteten Beziehungsbotschaften‹ in sinnlich-konkreten Beziehungsfiguren als subjektiv erlebbare Sinn metaphorisch verwirklichen und dem schwermehrfachbehinderten Menschen den Zustand des ›Alleinseins in Gegenwart einer anderen‹ gestatten.

Die *Wendungen* eröffnen jenen wenn auch schwer erträglichen Spannungsraum, der mit der Infragestellung der dyadisch fixierten Identität durch die sich zum Trieb organisierende sinnlich-erregende Spannung entsteht. Mit der Möglichkeit des metaphorischen Verstehens werden die bislang im unmittelbaren interaktiven Zusammenspiel bzw. in der Verwicklung gebundenen Impulse in der Triebspannung als sinnlich-erregendes Geschehen affektiv spürbar. Das ›Mich-Verlassen‹ wie der ›seelenlose Körper‹ sind Synonyme für das dyadisch fixierte Beziehungsmuster, das mit der triebenergetisch erzwungenen Infragestellung zu einem ›unmöglich erscheinenden Identitäts-Thema‹ wird. Das Konzept der Hülle ermöglicht, diesen Spannungsraum als Balance der inner – und intrasubjektiven Beziehung im Kontext dyadisch fixierter Interaktionsformen zu denken. Das ›Ich‹ des schwermehrfachbehinderten Menschen kann in einer einschließenden – der *konkretistisch-leeren Metapher* – und sie ausschließenden – der Sinnlosigkeit des fremden Anderen als fantasmatisches Objekt – Ausschließung anerkannt werden, die vom ›Ich‹ der nichtbehinderten Beziehungsperson gehalten und ertragen wird. Dies ist entsprechend einer Hülle zu denken, die sich immer wieder zerstören lassen muss, um zeitweilig eine Hülle sein zu können.

---

[9] NIEDECKEN, D. 1988, S. 102

In Folge dieses Verstehensprozesses gewann die therapeutische Beziehung zunehmend an regulierender Kraft und Orientierung, in der partiell Ich-Funktionen ausgehandelt werden konnten. Das in den *Wendungen* entstehende ›Allein-Sein in Gegenwart einer anderen‹ entspricht einer ersten Form von Ich-Bezogenheit. Diese Form der Bezogenheit ermöglicht dem behinderten Menschen die Organisation seiner Aufmerksamkeit in einer Weise, die auf die in der Interaktion wirksam werdenden Reize/Impulse gerichtet ist. Oder anders ausgedrückt, der nichtbehinderten Beziehungsperson war es zunehmend möglich, als ein ›Behälter‹ zu fungieren und einen regulierenden Rahmen zur Verfügung zu stellen, innerhalb dessen die Bewegungen und Laute des behinderten Gegenüber sinnvoll werden konnten oder nicht, auf den sie sich jedoch beziehen ließen.

Dies führte zu einer Reaktivierung des episodischen Gedächtnisses und ermöglichte eine Form der interaktiven Bezogenheit, in deren Kontext sich der schwermehrfachbehinderte Mensch als Autor und Initiator wahrgenommen und bestätigt erfahren konnte, um auf diese Weise in seinem Selbsterleben und seiner Selbstwahrnehmung gestärkt zu werden. Die hierin sich realisierende interaktive Bezogenheit stellte einen stabilen Rahmen, eine erste Orientierung nach innen und außen dar. Diese bestimmte sich hinsichtlich der einbrechenden Reize von außen (außerhalb der therapeutischen Beziehung) wie auch von innen (Körperinneren), die jeweils wieder einen Schrecken herbeirufen konnten. Mit zunehmender Stabilität der Beziehung wurde es möglich, diese inneren und äußeren Ereignisse anzusprechen und die Bemühungen des schwerbehinderten Menschen, diese Ereignisse sinngebend zu verarbeiten, zu unterstützen. Auf diese Weise entstanden Interaktionsformen, die das Teilen von Erfahrungen beinhalten und einen gemeinsamen Umgang mit Störungen ermöglichten, sodass die erkennbar werdenden Ansätze zu präreflexiven Verarbeitungsmechanismen stabiler und differenzierter werden konnten. Hierbei haben die interaktiven, gemeinsam hergestellten Irritationen und Störungen eine besondere Bedeutung. Diese galt es anzusprechen und auf die jeweiligen Interaktionsformen zu beziehen bzw. das Störungsmuster aufzugreifen, das die Irritation verursacht hat.

Als Ergebnis der Arbeit werden schwermehrfachbehinderte Menschen in zunehmendem Maß aktiver. Ihre Verhaltensweisen sind deutlicher zielgerichtet bzw. können von den nichtbehinderten Beziehungspersonen verstanden und auf einen sinnhaften Rahmen bezogen werden. Sie können ihre Aufmerksamkeitsspanne länger halten. Auch außerhalb der therapeutischen Beziehung sind ihnen diese Entwicklungen verfügbar.

Die größte Bedeutung der Arbeit liegt jedoch darin, dass mit ihr mit der dyadisch fixierten Beziehung der subjektiv verfügbare Rahmen deutlich wird, innerhalb dessen schwermehrfachbehinderte Menschen leben, auf den sie sich beziehen und den sie erforschen. Er mag klein erscheinen. Er ist jedoch einer, innerhalb dessen sie sich als Subjekte behaupten, indem sie versuchen, etwas von ihrer Erfahrung mit sich und der Welt wiederzufinden und zu verstehen, um sich als Subjekte und darin Teil einer Welt begreifen zu können. Hierin, in diesem Bemühen und nicht in der Selbstreflexion oder der Ratio als einem möglichen Ergebnis dieses Bemühens liegt die Conditio Humana, mit dem ein Mensch subjektiv einen Anspruch auf Leben erhebt.

Literatur

ALTMEYER, Martin: Narzißmus, Intersubjektivität und Anerkennung. In: Psyche (2000) 54, 143–171

ARGELANDER, Hermann: Der psychoanalytische Dialog In: Psyche (1968) 22, 325–339

ARGELANDER, Hermann: Gruppenprozesse – Wege zur Anwendung der Psychoanalyse in Behandlung, Lehre und Forschung. Reinbek bei Hamburg 1972

ARP, D.: Keine Entwarnung in der Bioethik–Konvention. In: Das Band (1995) 3, 38–39

AYRES, A. Jean: Lernstörungen. Heidelberg 1979

BAUMANN, Zygmunt: Dialektik der Ordnung. Hamburg 1992

BAUMANN, Zygmunt: Tod, Unsterblichkeit und andere Lebensstrategien. Frankfurt 1994

BECKER, Maria: Musiktherapie mit schwermehrfachbehinderten Menschen. www.sub.uni-hamburg.de/disse/76/Disse.pdf. Hamburg 1999

BECKER, Maria: Verstehens-Fragmente. Unveröffentlichtes Manuskript über Gruppenprozesse. Hamburg 1995

BENJAMIN, Jessica: Die Fesseln der Liebe. Frankfurt 1990

BENJAMIN, Jessica: »Ein Entwurf zur Intersubjektivität: Anerkennung und Zerstörung«. In: BENJAMIN, J. Frankfurt 1993

BENJAMIN, Jessica: Phantasie und Geschlecht. Frankfurt 1993

BENEDETTI, Gaetano: Psychotherapie als existentielle Herausforderung. Göttingen1998

Bericht über die XIX. Konferenz des Vereins für Erziehung, Unterricht und Pflege Geistesschwacher vom 26.–28.9.1927 in Kassel und Hephata bei Treysa. Halle 1929

BION, Wilfried R.: Lernen durch Erfahrung. Frankfurt 1992

BOHLEBER, Werner: Die Entwicklung der Traumatheorie in der Psychoanalyse. In: Psyche (2000) 54, 797–839

BOSSINGER, Wolfgang/HEISS, Peter: Musik und außergewöhnliche Bewußtseinszustände In: Musiktherapeutisch Umschau (1993) 14, 239–254

BRÄUTIGAM, Hans Harald/WEYMAYR, Christian: Ich, Ich, Ich und Ich. In: DIE ZEIT vom 5.11.1993

BRAZELTON, T./Berry/CRAMER, Bertrand G.: Die frühe Bindung. Die erste Beziehung zwischen dem Baby und seinen Eltern. Stuttgart 1991

BRONFEN, Elisabeth/ERDLE, Birgit R./WEIGEL, Sigrid (Hrsg.): Trauma. Wien 1999

BRUHN, Herbert/OERTER, Rolf/RÖSING, Helmut (Hrsg.): Musikpsychologie. Ein Handbuch. Hamburg 1993

BRUNS, Thea/PENSELIN, Ulla/SIERCK Udo (Hrsg.): Tödliche Ethik. Hamburg 1993

DEHM-GAUWERKY, B.: Die Erleichterung. Das Sterben der 70-jährigen, dementen Frau S. In: KIMMERLE, G. (Hrsg.) 2000

DEVREUX, Georges: Angst und Methode in den Verhaltenswissenschaften. Frankfurt 1992

DERRIDA, Jacques: Die Schrift und die Differenz. Frankfurt 1972

DOLTO, Francoise: Fallstudien zur Kinderanalyse. Stuttgart 1989

DORNES, Martin: Der kompetente Säugling. Frankfurt 1993

ELIACHEFF, Caroline: Das Kind, das eine Katze sein wollte. München 1994
EMRICH, Hinerck, M.: Euthanasie und ärztliches Handeln. In: FRENSCH, M./SCHMIDT, M./
   SCHMIDT, M. (Hrsg.) 1992, 72–90
ERDHEIM, Mario: Psychoanalyse und Unbewußtheit in der Kultur. Frankfurt 1988
ERDHEIM, Mario: Die gesellschaftliche Produktion von Unbewußtheit. Frankfurt 1990
FERENCZI, Sandor: Sprachverwirrung zwischen den Erwachsenen und dem Kind. In: Bau-
   steine zur Psychoanalyse BD I Arbeiten aus den Jahren 1908–1933. Bern 1984
FONGAY, Peter/TARGET, Mary: Mit der Realität spielen. Zur Doppelgesichtigkeit psychi-
   scher Realität von Borderline-Patienten. In: Psyche (2001) 55, 961–995
FORNEFELD, Barbara: Das schwerstbehinderte Kind und seine Erziehung. Heidelberg 1995
FRENSCH, Michael: Die Euthanasie-Frage und die Geheimnisse von Geburt und Tod. In:
   Frensch, M. 1992, 122–142
FRENSCH, Michael/SCHMIDT, Martin/SCHMIDT, Michael (Hrsg.): Euthanasie – sind alle Men-
   schen Personen? Schaffhausen 1992
FREUD, Anna: Einführung in die Technik der Kinderanalyse. Schriften Bd. I. München 1980
FREUD, Anna: Das Ich und die Abwehrmechanismen. Frankfurt 1984
FREUD, Sigmund: Die Traumdeutung. Frankfurt 1900/1961
FREUD, Sigmund: Die Verneinung. In: Das Ich und das Es. Frankfurt 1925/1992
FREUD, Sigmund: Massenpsychologie und Ich-Analyse. Frankfurt 1921/1993
FREUD, Sigmund: Studien über Hysterie. Frankfurt 1895/1997
FRÖHLICH, Andreas D.: Basale Stimulation. Düsseldorf 1991
FRÖHLICH, Andreas D.: Der somatische Dialog. Behinderte (1982) 4, 82
FRÖHLICH, Andreas D.: Die Mütter schwerstbehinderter Kinder. Heidelberg 1986
FRÖHLICH, Andreas D.: (Hrsg.): Lernmöglichkeiten. Ansätze zu einer pädagogischen Förde-
   rung schwerst mehrfachbehinderter Kinder. Heidelberg 1981
FRÖHLICH, Andreas D.: Probleme der Förderung von Schwerst- und Mehrfachbehinderten.
   (o. J.)
GEBAUER, Gunter/Wulf, Christoph: Mimesis. Hamburg 1992
GRINBERG, Léon/LANGER, M./RODRIGUÉ.: Psychoanalytische Gruppentherapie. Stuttgart
   1960
GRINBERG, Léon/SOR, Dario/TABAK DE BIANCHEDI, Elisabeth: W. R. BION. Stuttgart/Bad
   Cannstatt 1993
GRUBRICH-SIMITIS, Ilse: Extremtraumatisierung als kumulatives Trauma. In: Psyche (1979)
   33, 991–1023
HAUPT, Ursula/FRÖHLICH Andreas D.: Entwicklungsförderung schwerstbehinderter Kinder.
   Bericht über einen Schulversuch. Teil I. Mainz 1982
HINZ, Helmut: Projektive Identifizierung und psychoanalytischer Dialog. In: Psyche (1989)
   43, 609–631
HIRSCH, Mathias: Realer Inzest. New York/ Berlin/Heidelberg 1994
JACOBSEN, Edith: Das Selbst und die Welt der Objekte. Frankfurt 1978
KIMMERLE, G. (Hrsg.): Zeichen des Todes in der psychoanalytischen Erfahrung. Zübingen
   2000
KLEE, Ernst: Durch Zyankali erlöst. Frankfurt 1990
KLEIN, Melanie: Frühstadien des Ödipuskomplexes. Frankfurt 1985
KÖHLER, Lotte: Neuere Ergebnisse der Kleinkindforschung. Ihre Bedeutung für die Psycho-
   analyse. In: Forum der Psychoanalyse (1990) 6, 32–51
KOHUT, Heinz: Die Heilung des Selbst. Frankfurt 1979
KOHUT, Heinz: Narzißmus. Frankfurt 1973
KOHUT, Heinz: Wie heilt die Psychoanalyse? Frankfurt 1987
KRYSTAL, Henry: Psychische Widerständigkeit bei Holocaust-Überlebenden. In: Psyche
   (2000) 54, 840–859
KÜCHENHOFF, Joachim: Verlorenes Objekt, Trennung und Anerkennung. Zur Fundierung

psychoanalytischer Therapie und psychoanalytischer Ethik in der Trennungserfahrung. In: Forum der PSA (1999) 15,189–203

LAPLANCHE, J.: Die unvollendete kopernikanische Revolution in der Psychoanalyse. Frankfurt 1996

LANGER, Susanne: Philosophie auf neuen Wegen. Das Symbol im Denken, im Ritus und in der Kunst. Frankfurt 1984

LAUB, Dori: Eros oder Thanatos? Der Kampf um die Erzählbarkeit des Traumas. In: Psyche (2000) 54, 860–894

LEMPA, Günter (1992): Zur psychoanalytischen Theorie der psychotischen Symptombildung. In: MENTZOS, S. (Hrsg.) 1992

LIBESKIND, Daniel: trauma/void. In: BRONFEN, Elisabeth/ERDLE, Birgit R./WEIGEL, Sigrid (Hrsg.) 1999

LICHTENBERG, Joseph D.: Psychoanalyse und Säuglingsforschung. Heidelberg New York 1991

LICHTENSTEIN, Heinz: Identity and Sexuality. In: Journal of the American Psychoanalytic Association (1961) 9, 179–260

Lieder kunter bund edition: Liederwolke. Liederbuch 7. Köln 1986

LINCKE, Harold: Wirklichkeit und Illusion. In: Psyche (1972) 26, 821–852

LORENZER, Alfred: Sprachzerstörung und Rekonstruktion. Frankfurt 1976

LORENZER, Alfred: Das Konzil der Buchhalter. Frankfurt 1988

MANNONI, Maud: Das behinderte Kind und seine Mutter. Olten 1972

McDOUGALL, Joyce:Theater des Körpers. Stuttgart 1998

MELTZER: Der derzeitige Stand der Frage der Unfruchtbarmachung Minderwertiger. In: Bericht über die XIX. Konferenz des Vereins für Erziehung, Unterricht und Pflege Geistesschwacher. Halle 1929

MENTZOS, Stavros (Hrsg.): Psychose und Konflikt. Göttingen 1992

MERLEAU-PONTY, Maurice: Keime der Vernunft. München 1994

MÜLLER-POZZI, Heinz: Psychoanalytisches Denken. Bern 1995

NIEDECKEN, Dietmut: Einsätze. Hamburg 1988

NIEDECKEN, Dietmut:: Namenlos. München 1989

NIEDECKEN, Dietmut: Rekonstruktion von Zeit und Raum. In: Musiktherapeutische Umschau (1994) 15, 174–186

NIEDECKEN, Dietmut: Versuch über das Okkulte. Eine psychoanalytische Studie. Tübingen 2001

OGDEN, Thomas, H.: Frühe Formen des Erlebens. Wien1995

PFEFFER, Wilhelm: Förderung schwer geistig Behinderter. Würzburg 1988

QUINDEAU, Ilka: Trauma und Geschichte. Frankfurt 1995

SCHMIDT, Marianne: Sterben als Erlösung. Zürich 1973

SCHOENHALS, Helen: BIONS Raster – leicht gemacht. 1997

SEGAL, Hanna: Ödipuskomplex und Symbolisierung. In: WEIß , Heinz (Hrsg.) 1999

SIERCK, Udo/DANQUARDT, Didi (Hrsg.): Der Pannwitzblick. Hamburg 1993

SPAEMANN, Robert : Sind alle Menschen Personen? In: FRENSCH, M./SCHMIDT, M./SCHMIDT, M. (Hrsg.) 1992, 91–105

SPITZ, Rene A.: Die Entstehung der ersten Objektbeziehungen. Stuttgart 1957

TÜPKER, Rosemarie: Ich singe, was ich nicht sagen kann. Regensburg 1988

WEIß , Heinz (Hrsg.): Ödipuskomplex und Symbolbildung. Tübingen

WEIZENBAUM, Joseph: Die Macht der Computer und die Ohnmacht der Vernunft. Frankfurt 1990

WELLENDORF, Franz: Jenseits der Empathie. In: Forum der PSA (1999) 15, 9–24

Weymann, Eckhard: Anzeichen des Neuen. In: Musiktherapeutische Umschau (2000) 21, 363–376

WINNICOTT, Donald, W.: Über die Fähigkeit, Allein zu sein. In: Psyche (1958) 12, 344–352

WINNICOTT, Donald, W.: Die Angst vor dem Zusammenbruch. In: Psyche (1991) 45, 1116–1126

WINNICOTT, Donald, W.: Reifungsprozesse und fördernde Umwelt. Frankfurt 1984

WINNICOTT, Donald, W.: Vom Spiel zur Kreativität. Stuttgart 1985

WINNICOTT, Donald, W.: 1983) Von der Kinderheilkunde zur Psychoanalyse. Frankfurt

WUNDER, Michael/SIERCK, Udo (Hrsg.): Sie nennen es Fürsorge. Frankfurt 1987

ZIEGER, Andreas: Informationen und Hinweise für Angehörige von Schädel-Hirn-Verletzten und Menschen im Koma und apallischen Syndrom. Oldenburg 1994

ZIEGER, Andreas: Keine »Euthanasie« bei Wachkomapatienten!. Diskussionsschrift zur 2.Europäischen Konferenz in Bonn 9.12.1995 zu medizinischen Fragen in der Behandlung von Patienten im Wachkoma

ZUR LIPPE, Rudolf: Vom Leib zum Körper. Reinbek bei Hamburg 1988